Hindgut Club Japan 創立15周年記念誌

消化管の栄養・生理と腸内細菌

Hindgut Club Japan 編

執筆者（五十音順）

石田達也	石塚　敏	市川宏文	稲垣明子	井上　亮	今岡明美	牛田一成
梅﨑良則	太田篤胤	大西竜子	大橋雄二	落合邦康	落合智子	梶浦貴之
唐木晋一郎	木原　稔	桐山修八	桑原厚和	佐伯　徹	坂口　英	坂田　隆
篠崎純子	鈴木　学	鈴木裕一	高橋　徹	武田智子	塚原隆充	十倉充範
中山啓三	西村直道	長谷耕二	早川弘子	原　博	星　清子	松川典子
松本　敏	松本　恵	光山慶一	森田達也	矢島昌子	矢島髙二	山田和彦
山本真悠子						

Hindgut Club Japan

『消化管の栄養・生理と腸内細菌』刊行にあたって

Hindgut Club Japan
代表　牛田一成

　2010年12月4日にHindgut Club Japan創立15周年記念誌を刊行しました。この記念誌は，Hindgut Club Japanの15年あまりの活動の中間総括として，これまで実施したシンポジウムの内容をまとめたものです。このほど，栄養学や生理学，腸内細菌学，粘膜免疫学を学ぶ大学院生や学生の皆さんたち，そして企業の若手研究者に手軽に手にとってもらえるようにその装丁を軽くして，本書を発行することになりました。

　この本の発行にあたり，「Hindgut Club Japan」(HCJ)とは何者なのか，簡単に説明しておきたいと思います。

　HCJは，法人格をもった学会や協会ではなく，それらを目指す学術交流集会でもありません。ですから，いわゆる「会員」はおりませんし，会長や理事，評議員という役員制度もありません。「規約」，「規程」と称するものから身軽な形態をとろうという心構えを共有する集団と言えば，言えなくもないかもしれません。年に1回，"聞きたい話を聞いてみよう"という形でともかくも出発した集まりです。そもそもHindgut Club Japanには，なぜ「Japan」とついているのか。いかにもHindgut Klub DeutscheやHindgut Club Françaisというのがありそうなのですが，現実にそうしたものはまだありません。が，「まだありません」と書いたのは，そうしたものを指向していなかったわけではないからです。

　最初のHindgut Clubは，1989年8月27日に仙台で開かれました。第7回国際反芻動物生理学会（ISRP）が仙台市民会館で開催されるのに合わせて，石巻専修大学の坂田隆がホストになりサテライトミーティングとして開催されました。次のHindgut Clubは，1994年9月にドイツで開催された第8回ISRPのサテライトとして9月25日にギーセン獣医大学で開かれました。このときのホストは，当時ギーセンにいたゲルハルト・ブレービスでした。このように，Hindgut Clubは，そもそも国際集会としてスタートしたという"前史"をもっているのです。

　国内における継続的な活動は，1995年11月に坂田隆（石巻専修大），原博（北大），坂口英（岡山大），鈴木裕一（静岡県立大），牛田一成（京都府立大），太田篤胤（当時明治製菓），木原稔（当時マルハ），矢島髙二（当時明治乳業），星清子（当時明治乳業）によってHCJ運営の方針を決定しました。その目的は，Hindgutの機能，生理形態等の仕事に関わる研究者が参集してディスカッションすることによりコミュニケーションと相互の研究推進を図るという趣旨で，具体的には定例のシンポジウムの開催を目的として発足しました。この場合の研究者としては，大学よりも企業の研究者を強く意識していました。機能性食品に関する研究は玉石混淆な状態ではあったものの，企業における研究が大学よりも進んでいる面があったからです。そして最初に書いたとおり，堅苦しさをなくすということと運営を身軽にするために通常の学会のような会員登録や会員管理をすることなく，シンポジウムの内容に関心をもった人が来て参加費を払ってもらうという形で運営していくことにしました。

　1年間の準備を経て1995年11月29日，第1回のシンポジウムを静岡県立大で開くことができ

ました。坂田，太田，矢島，星で計画案を立て，鈴木が会場の手配と一部シンポジストの手配を担当しています。このときから，意見交換を進めるためにポスターセッションを開催しています。また，第2回目のシンポジウムからポスター賞として Hindgut Club 奨励賞を創設して，腸管の研究を志す若手の研究や学生の場合は就職を微力ながらサポートする体制をとってきました。

　毎年のシンポジウムは，コンビーナー自身が聞いてみたいと思う話を集めてプロデュースするという方針ですから，その時々のトピックスを追うという傾向があります。今では普通の話題となった腸管免疫を取り上げたのもかなり早い時期でした。また，コンビーナーが直接関与している分野が生理学から栄養学，細菌学，免疫学に至る範囲に及ぶために，毎年のシンポジウムの主題が大きく変わることになります。そのため，それらの話題を集成する本書の内容は多岐にわたります。しかし，それぞれの内容は腸管機能という点でお互いにクロスリンクしていますから，実際どの章から読み始めていただいても本書の意義が損なわれることはありません。ただし，自分の関与している分野にとらわれず，幅広い視野で本書を俯瞰していただくようにお願いします。とくに若い研究者や学生にはそうした視点で本書を捉えてもらいたいと思っています。様々な分野に研究を展開するよう将来要請されるであろう若い研究者にとって，今現在の自分が関係しているテーマに興味を集中・限定するのではなく，周辺領域に幅広くアンテナを張り，新しいことに対する嗅覚を発達させることが必要だと考えるからでもあります。

2011年1月

消化管の栄養・生理と腸内細菌

■目 次

第1章
- 大腸内容物の有機酸測定方法 ……………………………………………………… 星　清子　11
- 短鎖脂肪酸研究の落とし穴 ………………………………………………………… 坂田　隆　27
- 大腸からの短鎖脂肪酸の吸収－単純そうで複雑な輸送メカニズム－ ………… 矢島髙二　33
- 消化管の管腔内化学受容と消化管機能制御 ……………………… 唐木晋一郎・桑原厚和　39
- 腸内細菌の代謝産物による大腸上皮細胞の増殖促進および抑制
  ……………………………………………………… 稲垣明子・市川宏文・坂田　隆　57
- 消化器官における水・電解質代謝 ………………………………………………… 鈴木裕一　67
- フラクトオリゴ糖のミネラルに対する吸収促進作用と欠乏症改善作用 ……… 太田篤胤　79
- エクササイズと大腸
  －ラット自発回転走行ケージを用いた運動負荷による大腸発酵の変化－ … 松本　恵　87

第2章
- 消化管内容物の通過時間の評価方法と問題点 …………………………………… 坂口　英　99
- 消化管内容物の粘度とその生理的意義 …………………………………………… 高橋　徹　113
- 消化管運動の生理的意義と測定 …………………………………………………… 大橋雄二　125
- 魚類の消化管形態と消化戦略 ……………………………………………………… 木原　稔　129

第3章
- 炭水化物の消化・吸収・発酵と腸内細菌 ………………………… 山田和彦・石田達也　145
- 大腸発酵モデル動物としてのラットやマウスの落とし穴
  －プレバイオティクスや食物繊維の正しい評価系－ …………………………… 牛田一成　155
- 腸内細菌の宿主特異性－ヒトフローラ動物の特徴と機能性－ … 今岡明美・梅﨑良則　163
- 哺乳期のバクテリアルトランスロケーション …………………………………… 矢島昌子　169
- 口腔における嫌気性菌代謝産物の影響：歯周病と全身疾患 …… 落合邦康・落合智子　185

第4章
- 腸管免疫系の発達 …………………………………………………………………… 井上　亮　205
- 腸管免疫系細胞の存在位置とその粘膜恒常性維持における役割 ……………… 石塚　敏　215
- 腸管特殊上皮M細胞による粘膜抗原トランスサイトーシス機能の解析 …… 長谷耕二　225

第5章

慢性炎症と発がん：腸内細菌の関与の可能性 ……………… 松本　敏・山本真悠子・光山慶一　237

炎症性腸疾患マウスにおける成分栄養剤の腸内細菌叢変化を介した腸炎抑制機序
　………………………………… 梶浦貴之・十倉充範・篠崎純子・武田智子・鈴木　学　249

実験動物の悪性腫瘍とヒトとの比較 ……………………………………… 塚原隆充・中山啓三　257

第6章

腸内細菌と胆汁酸－プレバイオティクスやプロバイオティクスの役割－ ………… 早川弘子　267

胆汁酸の腸肝循環にかかわるトランスポーター ………………………………… 佐伯　徹　275

大腸発酵と胆汁酸排泄の亢進によるコレステロール代謝調節 ………………… 西村直道　289

レジスタントプロテインの生理作用 ………………… 森田達也・大西竜子・桐山修八　303

フラボノイド配糖体の腸管吸収と体内動態
　－生体利用性の向上を目指して－ ……………………… 松川典子・松本　恵・原　博　311

　さくいん ……………………………………………………………………………………………321

●著者一覧 (五十音順)

石田達也	明治乳業(株) 研究本部
石塚　敏	北海道大学大学院 農学研究院 応用生命科学部門
市川宏文	東北大学 医学系研究科 先進外科学分野
稲垣明子	東北大学 国際高等研究教育機構 国際高等融合領域研究所
井上　亮	京都府立大学 生命環境科学研究科
今岡明美	(株)ヤクルト本社 中央研究所
牛田一成	京都府立大学 生命環境科学研究科
梅﨑良則	(株)ヤクルト本社 中央研究所
太田篤胤	城西国際大学 薬学部 医療薬学科
大西竜子	東京医科歯科大学
大橋雄二	日本獣医生命科学大学大学院 獣医生命科学研究科 応用生命科学専攻
落合邦康	日本大学 歯学部細菌学教室, 日本大学 総合歯学研究所生体防御部門
落合智子	日本大学 松戸歯学部感染免疫学教室
梶浦貴之	味の素(株) 医薬研究所・ライフサイエンス研究所
唐木晋一郎	静岡県立大学
木原　稔	東海大学 生物理工学部
桐山修八	ルミナコイド・ラボ
桑原厚和	静岡県立大学
佐伯　徹	京都府立大学 生命環境科学研究科
坂口　英	岡山大学大学院 自然科学研究科 バイオサイエンス専攻
坂田　隆	石巻専修大学 理工学部 基礎理学科
篠崎純子	味の素(株) 医薬研究所・ライフサイエンス研究所
鈴木　学	味の素(株) 医薬研究所
鈴木裕一	静岡県立大学
高橋　徹	福岡女子大学大学院
武田智子	味の素(株) 医薬研究所
塚原隆充	(株)栄養・病理学研究所
十倉充範	味の素(株) ライフサイエンス研究所
中山啓三	(株)栄養・病理学研究所
西村直道	名寄市立大学 保健福祉学部
長谷耕二	(独)理化学研究所 免疫アレルギー科学総合研究センター
早川弘子	(株)ヤクルト本社 中央研究所 食品研究部
原　博	北海道大学大学院 農学研究科
星　清子	尚絅学院大学 総合人間科学部 健康栄養学科
松川典子	北海道大学大学院 農学研究科
松本　敏	(株)ヤクルト本社 中央研究所 免疫制御研究室
松本　恵	北海道大学 創成研究機構
光山慶一	久留米大学 医学部 消化器内科
森田達也	静岡大学 農学部
矢島昌子	北海道大学 創成研究機構 研究部 明治乳業寄附研究部門
矢島髙二	北海道大学 創成研究機構 研究部 明治乳業寄附研究部門
山田和彦	女子栄養大学
山本真悠子	(株)ヤクルト本社 中央研究所 免疫制御研究室

消化管の
栄養・生理と
腸内細菌

第1章

■大腸内容物の有機酸測定方法

尚絅学院大学 総合人間科学部健康栄養学科　星　清子

はじめに

　以下の盲腸内容物有機酸測定リングテストは，1997年から1998年にHindgut Club Japanの主催によって産学官20機関の協力のもとに実施されたものである。当時のリングテストによって測定結果の精度，再現性，妥当性が確認された大腸内容物の有機酸測定方法が12年を経過した今なお，多くの研究者によって採用され汎用されている。本稿では，当時の報告書（1998年Hindgut Club ミーティング）を一部リメイクして復刻し，リングテストによる検証と推奨された測定方法の一例を紹介する。なお，協力いただいた機関名は，リングテストが実施された当時の組織名，部署名を記載した。協力いただいた大部分の機関が組織改編などにより現在と名称が異なっているがお許しいただきたい。

盲腸内容物有機酸測定リングテスト結果報告
1）背景・試験目的

　難消化性糖質は小腸での消化・吸収を免れて大腸に達し，腸内細菌によって酢酸，プロピオン酸，n-酪酸のような短鎖脂肪酸に変換される。短鎖脂肪酸には様々な生体の機能を変化させる生理的な刺激物質としての機能がある。言い換えれば，難消化性糖質の生理作用の一部は，大腸内で産生される短鎖脂肪酸の生理作用である可能性がある。このような背景のもとに，大腸内容物の有機酸量を測定した報告が多数発表されている。

　当時行われていた大腸内容物中の短鎖脂肪酸濃度の測定方法には，ガスクロマトグラフィー（GLC）法，高速液体クロマトグラフィー（HPLC）法，キャピラリー電気泳動法などがあった。GLC法だけでも，ガラスカラムによる分離，キャピラリーカラムによる分離，使用している充填材の違いなどによって多くの方法が報告されていた。ここ十数年来，大腸内環境を左右する重要な要因のひとつとして認識されるようになった乳酸やコハク酸など，短鎖脂肪酸以外の有機酸も同時定量が可能なHPLC法が大腸内容物の有機酸分析に多く使われるようになった。

　HPLC分離には，酸性溶離液を用いた逆相分離法，イオン排除分離法，イオン交換分離法などが繁用されているが，カラムの仕様は供給メーカーによって異なる。また溶離液に用いられている強酸水溶液（リン酸，硫酸，過塩素酸，p-トルエンスルフォン酸など）との組み合わせによってカラムの有機酸分離能が異なるようである。さらに，カラム溶離液の有機酸の検出方法にも種々の方法がある。イオン排除クロマトグラフィーによって分離した有機酸の検出には，カルボキシル基の吸光性に由来する205nm付近での吸光光度法や，pH指示薬をポストカラム反応検出法に応用して有機酸イオンの溶出に伴うpH変化を吸光度変化として測定する方法，縮合剤を用いたポストカラム誘導体化検出法，電気伝導度検出法，ポストカラムpH緩衝化電気伝導度検出法などが報告されている。そして，最近では液体クロマト-質量分析法（LC-MS）も報告されている。

　さらに，分析する試料の前処理方法も研究施設によって異なっているので，使用カラムと分離条件（溶離液，温度，流量），検出方法などとの組み合わせによる多種多様の分析方法によって大腸内容物の有機酸分析が行われている。このような種々異なる分析方法間での分析値の再現性はいまだ確認されていない。従って，現状では，測定結果の絶対値を各研究報告間で比較することが難しい。

そこで，本試験は，同一の試料を複数の施設において，各施設が各々用いている方法によって有機酸分析を行い，結果を比較することによって，それぞれの前処理方法や分析方法の長短や問題点を明らかにすることを目的として開始した。

今回報告するリングテストは，上記の趣旨に賛同した施設間で測定方法の相違による定量値に相互的再現性があるか否かを明らかにすることを目的として行った。

2) 試験試料

下記2種の試験試料（試料A，B）を，試料の内容を明らかにしないで各施設に供給した。

試料Aはと殺直後のブタ3頭の盲腸内容物を混合して，8,000×Gで10分間遠心分離したのち，上清を2重のガーゼでろ過してから，さらに15,000×Gで15分間遠心分離した上清である。試料Bには上記の試料AにL（＋）乳酸リチウム塩4.705mmol/kg，酢酸ナトリウム9.375mmol/kg，プロピオン酸ナトリウム4.687mmol/kg，およびn-酪酸ナトリウム4.702mmol/kgの標準物質を添加した。すべての操作は0～4℃で行った。こうして調製した試料をガラス製スクリュー管に約8mLずつ分注して凍結し，凍結状態を保ったまま各施設に送付した。

3) 分析方法

試料の前処理方法，有機酸の分離方法，検出方法，有機酸の標準物質，濃度および検量線の作成方法（内部標準法，外部標準法，1点検量線，n点検量線）はとくに指定せず，各々の施設が通常行っている方法を用いてA，Bの2試料の有機酸測定を依頼した。測定は各試料について前処理の段階から4～6連で行い，同一施設内での測定の再現性も検討した。

4) 試験の概要

実施期間は，1997年9月～1998年10月の1年間で，分析は，計43分析例数を下記に示す20機関で実施した。分析方法の概要を**表1**に示した。

------ 試験実施機関（順不同）------

- 国立健康・栄養研究所
- 宮城学院女子大学（家政学科）
- 東京医科歯科大学（第一内科）
- 東京農業大学（農学部・栄養学科）
- 岡山大学（農学部・生産物利用学講座）
- 山之内製薬株式会社（コンシューマー製品研究所）
- 松谷化学工業株式会社
- 東亜電波工業株式会社
- 明治製菓株式会社（生物科学研究所）
- 明治乳業株式会社（中央研究所）
- 北海道大学（農学部・食品栄養学講座）
- 石巻専修大学（理工学部・基礎理学科）
- 京都府立大学（農学部・畜産学研究室）
- 岐阜大学（農学部・食品科学講座）
- 岡山大学（農学部・家畜機能調節学講座）
- 株式会社島津製作所
- 親和化工株式会社（ガスクロ事業部）
- 株式会社日立製作所（計測器事業部）
- 塩水港精糖株式会社（糖質研究所）
- 明治乳業株式会社（栄養科学研究所）

＊上記の参加機関名はリングテストが実施された1998年当時の組織名で記載した。

各分析機関で測定した結果について，試料A，試料Bの各有機酸の測定濃度と試料Bに添加した既知量の有機酸（乳酸，酢酸，プロピオン酸およびn-酪酸）の回収率を比較した。

5) 試験結果

本リングテストにおいて，試験試料としたブタ盲腸内容物試料液中にリンゴ酸，ギ酸，イソ酪酸，イソ吉草酸およびn-吉草酸が検出されたという報告もあった。これらの酸は，いずれも低濃度であり測定機関や測定方法によって結果が一致しなかった。そこで，今回は，酢酸，プロピオン酸，

表1　有機酸測定リングテストにおける有機酸分析方法の概要

分析方法	分析数	前処理*	文献
ガスクロマトグラフィー	11		
パックドカラム	(3)	除タンパク質処理　　　　　　　(2)	
		過塩素酸 (1), メタリン酸 (1)	
		真空凍結蒸留　　　　　　　　　(1)	1
キャピラリーカラム	(8)	除タンパク質処理　　　　　　　(6)	
		メタリン酸 (1), エタノール (3),	
		トリクロロ酢酸 (2)	
キャピラリー電気泳動法	2		
		除タンパク質処理（過塩素酸）　(1)	
イオン排除クロマトグラフィー	30	フィルターろ過　　　　　　　　(30)	
[イオン排除クロマトカラム]			
1本	(19)	フィルターろ過のみ　　　　　　(6)	
2本直列	(11)	クロロホルム可溶化物抽出処理　(19)	
[検出方法]		除タンパク質処理　　　　　　　(5)	
・紫外部吸収（210nm）測定法	(1)	過塩素酸使用 (4)	
・電気伝導度測定法	(1)	Carrez 溶液使用 (1)	2
・ポストカラム pH 緩衝化電気伝導度測定	(24)	（$ZnSO_4$ 溶液・$K_4[Fe(CN)_6]$ 溶液)	3, 4
・ポストカラム pH 緩衝化ブロムチモールブルー（BTB）色素変化検出法	(3)		5, 6, 7
・ポストカラム pH 緩衝化ブロモクレゾールパープル（BP）色素変化検出法	(1)		8
[算出方法]		（使用内部標準）	
内部標準法	(23)	クロトン酸 (22), 3-メチル吉草酸 (1)	
外部標準法	(7)		

*（　）内の数字は分析数を示した

n-酪酸，コハク酸および乳酸を主な有機酸として報告する。

①試料 A 液，B 液の有機酸濃度測定結果および添加標準回収率（総データ）

20分析機関から報告された試料 A 液および B 液の分析例数43の有機酸濃度測定値（mmol/kg）の平均および変動幅を**表2**に示した。

各々の測定値の変動幅を変動係数（(標準偏差／平均値)×100）として表した。酢酸，プロピオン酸，および n-酪酸濃度の変動幅は A 液，B 液ともに14～25％の範囲であった。しかし，コハク酸と乳酸の測定値の変動幅は大きく，とくに，乳酸濃度が低かった A 液では122％の変動幅があった。

各分析結果から算出した回収率は**表3**に示した。それぞれの回収率の変動幅は，酢酸52％，プロピオン酸39％，n-酪酸25％および L-乳酸43％といずれも大きく，分析方法や分析機関による結果の相違があった。

②各分析例の測定結果と各分析例間の測定結果変動幅の比較

リングテスト全分析例（43例）の酢酸，プロピオン酸，および n-酪酸の測定結果（mmol/kg，繰り返し分析数4～6）と平均値を**図1**に，コハク酸と乳酸の測定結果（mmol/kg，繰り返し分

表2 試料A液有機酸濃度測定結果（20機関，分析例数43）

	酢酸	プロピオン酸	n-酪酸	コハク酸	乳酸
	\multicolumn{5}{c}{A液 有機酸濃度（mmol/kg）}				
平均	85.4	31.2	15.6	7.6	3.2
標準偏差	14.3	4.3	4.0	1.8	3.9
例数	43	43	43	28	31
最小値	60.9	23.3	10.8	4.6	0
最大値	122.7	44.5	35.3	12.7	17.3
変動係数	16.7	13.7	25.4	23.8	122.0
10%調整平均	84.0	30.8	14.9	7.5	2.4
	\multicolumn{5}{c}{B液 有機酸濃度（mmol/kg）}				
平均	95.4	36.3	20.5	7.3	9.4
標準偏差	15.3	4.8	4.1	1.8	4.1
例数	43	43	43	28	31
最小値	66.9	26.7	14.3	3.5	5.6
最大値	133.1	51.2	38.7	12.8	22.2
変動係数	16.0	13.3	20.0	25.3	42.9
10%調整平均	94.2	35.9	19.9	7.2	8.7

＊変動係数（CV）＝（標準偏差／平均値）×100

表3 添加標準回収率（%）（20機関，分析例数43）

	酢酸	プロピオン酸	n-酪酸	乳酸
平均	107	108	104	134
標準偏差	55	42	26	58
例数	43	43	43	31
最小値	−154	−67	10	83
最大値	273	196	168	286
変動係数	51.7	39.3	24.9	43.2
10%調整平均	107	108	104	125

＊回収率（%）＝（B液濃度 − A液濃度）／（添加標準濃度）×100

析数4～6）を図2に示した。

全分析43例の酢酸，プロピオン酸，n-酪酸，コハク酸および乳酸濃度の測定結果の分散に有意な差があった（p＜0.001）。

一分析で4～6回の繰り返し測定を行った測定結果の変動範囲は，全分析43例中33例が5%以内，6例が5～10%，3例が10%以上であった。10%以上の変動範囲を示した分析例の多くは，乳酸の測定結果の変動によるものであった。1例については，繰り返し分析数が1回であった。

各有機酸の測定結果の分散に有意な差があったが，この結果は個々の分析機関内での測定結果の再現性に問題があるのではなく，分析前の試料の処理方法または有機酸の測定方法の違いによるものと推測した。

③イオン排除クロマトグラフィー法による有機酸濃度測定結果の比較

本リングテストにおいて，全43分析例のうち30例がイオン排除クロマトグラフィー法を用い

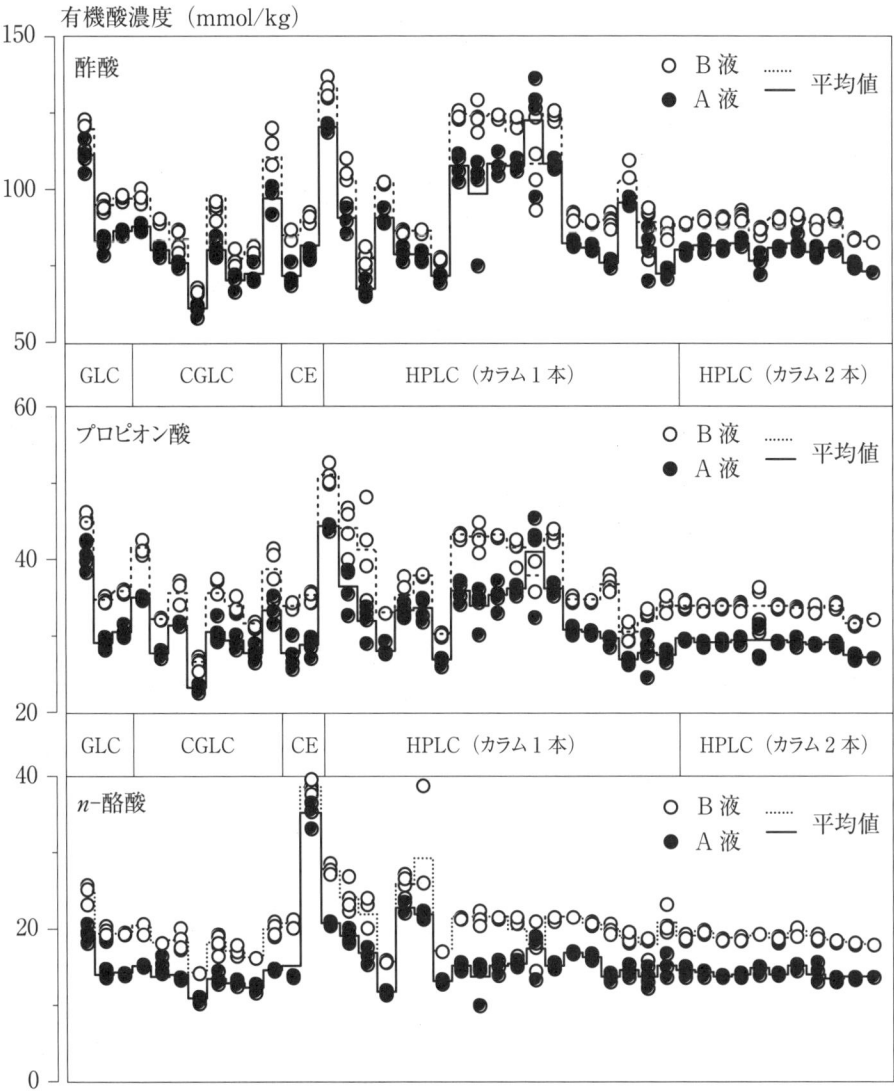

図1 酢酸，プロピオン酸および n-酪酸濃度の測定結果（20分析機関，43分析例）
A液：標準物質無添加試料液，
B液：標準物質（酢酸，プロピオン酸，n-酪酸，L-乳酸）添加試料液
GLC：パックドカラムガスクロマトグラフィー，CGLC：キャピラリーガスクロマトグラフィー
CE：キャピラリー電気泳動法，HPLC：イオン排除高速液体クロマトグラフィー

ていた。イオン排除クロマトグラフィー法も表1に示したように試料の前処理条件や測定条件がそれぞれ異なっていた。そこで，イオン排除クロマトグラフィー法の測定結果に試料の前処理方法や測定条件の相違がどう影響するかを検討した。

1) 試料の前処理方法の相違

本リングテストで有機酸分析のための試料の前処理には，大別して以下の3つの方法が用いられていた。

①フィルターろ過のみ
②クロロホルム可溶化物抽出処理後フィルターろ過
③除タンパク質処理後フィルターろ過

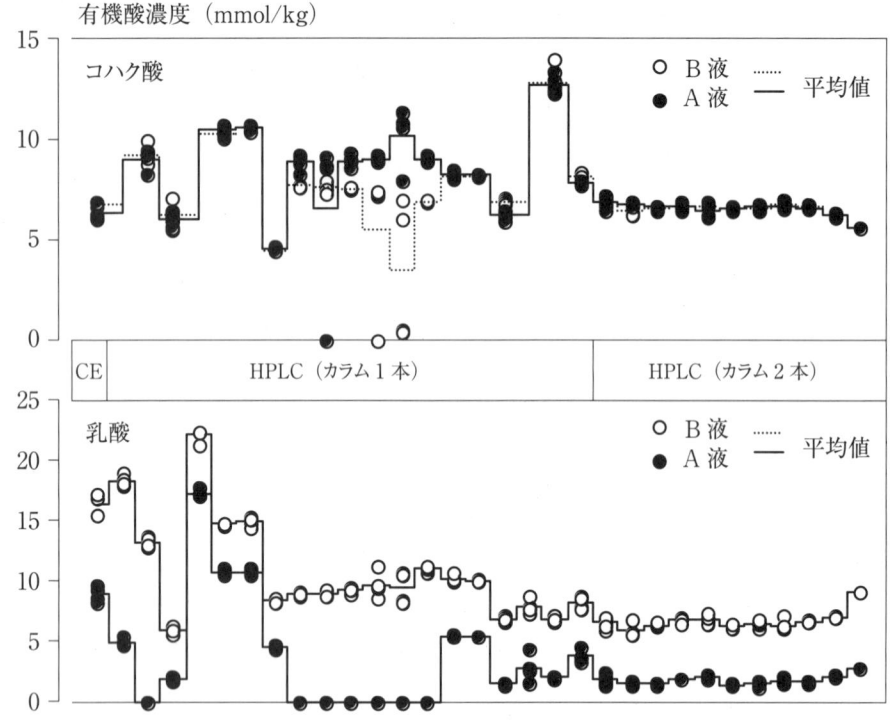

図2 コハク酸と乳酸濃度の測定結果（17分析機関，31分析例）
A液：標準物質無添加試料液，
B液：標準物質（酢酸，プロピオン酸，n-酪酸，乳酸）添加試料液
CE：キャピラリー電気泳動法，HPLC：イオン排除高速液体クロマトグラフィー

　クロロホルムによる抽出処理は，中鎖または長鎖の脂肪酸などクロロホルムに溶ける夾雑物を取り除き，有機酸の分離や電気伝導度測定による定量性を高めることを目的に行っている。また，溶出時間の長い不要物質をクロロホルム抽出で取り除くことはイオン排除クロマトグラフィー分析時間の短縮にもなり，カラム汚染防止の意味からも利点がある。クロロホルム可溶化物抽出処理を行うためには，試料溶液がpH7以上であることが必須条件である[4]。pH6以下では，内部標準物質として使用するクロトン酸や3-メチル吉草酸の一部，さらには測定目的物質である有機酸の一部もクロロホルム画分に移行し，著しく定量性を損なうからである。本試験において，クロロホルム抽出処理を行った分析機関の抽出処理時の試料液pHが，試料液の調製方法に0.5M NaOH溶液を使用したという記述からpH10～11の間になっていたと推測した。また，本試験においてクロロホルム抽出処理と除タンパク質処理を併用した分析機関はなかった。

　そこで，有機酸濃度測定値または添加標準回収率についてイオン排除クロマトグラフィー法による分析30例を対象に各有機酸とクロロホルム可溶化物抽出処理の有無または除タンパク質処理の有無を要因とする5（添加標準回収率については4）×2の二元配置分散分析を行った。その結果，今回の試験試料の分析において，クロロホルム可溶化物抽出処理によって定量性に問題を生じることはなかった。カラム保持の問題を別として，電気伝導度測定による検出方法では，クロロホルム抽出処理と同様に除タンパク質処理の有無も測定結果に影響しなかった。

2）イオン排除クロマトグラフィー分離条件とカラム溶離液中有機酸の検出方法の相違
　本試験における30例のイオン排除クロマトグラフィーの分離条件は以下に示すように，分析機関によって異なった。

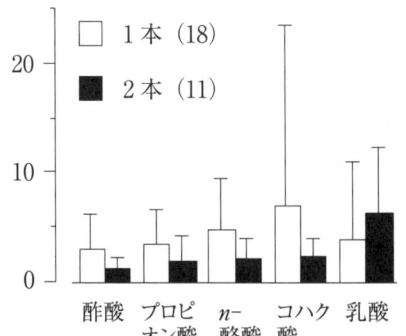

図3 イオン排除クロマトグラフィーカラムの使用本数と測定濃度の変動係数
＊平均値±標準偏差
＊変動係数＝（標準偏差／平均値）×100

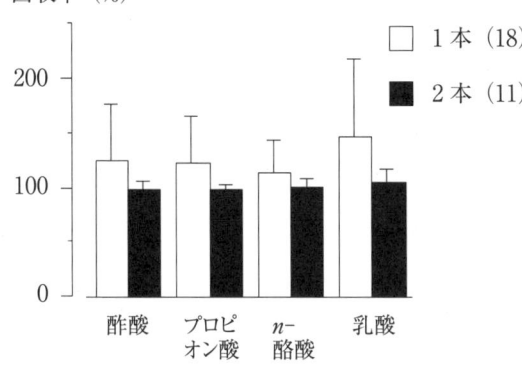

図4 イオン排除カラムの使用本数と添加標準回収率
＊平均値±標準偏差
＊回収率（％）＝（B液濃度－A液濃度）／（添加標準濃度）×100

　イオン排除クロマトグラフィー用カラムの供給メーカーは7社，1本のイオン排除クロマトグラフカラム使用分析例が19例，2本直列使用が11例であった。
　カラムの移動相は0.02％過塩素酸溶液，0.5％過塩素酸溶液，3mM過塩素酸糖液，0.75mM硫酸溶液，20％アセトニトリル・0.75mM硫酸溶液，25％アセトニトリル・0.75mM硫酸溶液，15mM過塩素酸：アセトニトリル（95：5）または5mM p-トルエンスルフォン酸溶液と8種類が使用されていた。移動相の流量は0.5，0.7，0.8，0.9，1.0mL／分，分離温度は40℃，45℃，55℃，60℃，63℃，および80℃と各機関によって様々な条件が用いられていた。
　また，カラム溶離液中の有機酸の検出方法は，紫外部吸収測定法が1件，電気伝導度測定法が1件，ポストカラムpH緩衝化色素変化検出法が4件（ブロムチモールブルー（BTB）使用3件，ブロムフェノール（BP）使用1件）であったほか，24件がポストカラムpH緩衝化電気伝導度測定法であった。
　一方，有機酸濃度の算出方法は内部標準法23件，外部標準法7件，検量線の作成方法は1点検量線法が4件，多点検量線法（2～5点）が26件であった。
　このように様々な分離条件，検出方法が用いられていたが，変動係数が20％以上であった1例を棄却したイオン排除クロマトグラフィー法による分析29例を対象に各有機酸の測定結果の変動

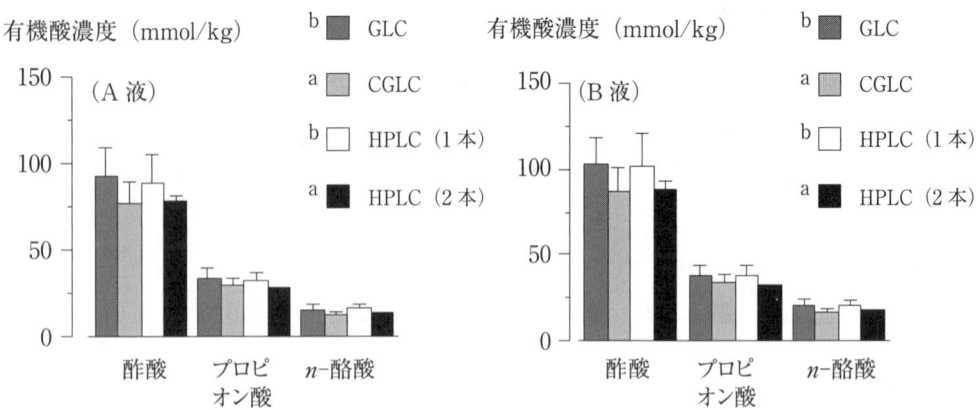

図5 イオン排除クロマトグラフィー法およびガスクロマトグラフィー法によるリングテスト試料液の短鎖脂肪酸濃度測定値の比較（平均値±標準偏差）
GLC：パックドカラムクロマトグラフィー（3例），CGLC：キャピラリーカラムクロマトグラフィー（8例）
HPLC（1本）：イオン排除クロマトグラフィー〔カラム1本使用〕，
HPLC（2本）：イオン排除クロマトグラフィー〔カラム2本使用〕
a〜b：凡例左肩の異なるアルファベットは方法間にTukey's HSD多重比較検定により危険率5%以内で有意差があることを示した。

係数について分離カラムの仕様（1本使用，2本直列使用）と各有機酸（酢酸，プロピオン酸，n-酪酸，コハク酸および乳酸）を要因にした二元配置分散分析（2×5）を行った。その結果，イオン排除クロマトグラフ用カラム2本を直列に接続して分離した場合，測定結果の変動係数が有機酸の種類に関係なく，1本の使用よりも小さかった（図3）。

同様に添加標準の回収率を分離カラムの仕様と添加標準有機酸（酢酸，プロピオン酸，n-酪酸および乳酸）を要因にして二元配置分散分析（2×4）を行った。その結果，添加有機酸の回収率は添加した有機酸の種類に関係なく，イオン排除クロマトグラフ用カラムを2本直列で使用して分離した場合に101±8（SD）%と1本使用の場合の128±51（SD）%よりも良好な結果が得られた（図4）。

3）イオン排除クロマトグラフィー法とガスクロマトグラフィー法による短鎖脂肪酸濃度測定値の比較

本リングテストでは，全43分析例のうち30分析例がイオン排除クロマトグラフィー法（分離カラム1本使用19例，2本使用11例），11分析例がガスクロマトグラフィー法（パックドカラム3例，キャピラリーカラム8例），2分析例がキャピラリー電気泳動法を用いた。

イオン排除クロマトグラフィー法では分離用カラムを1本で測定した場合よりも2本を直列に接続して測定したほうが，精度の高い再現性のある測定結果が得られることを前項で示した。そこで，2つの条件のイオンクロマトグラフィー法（カラム1本使用，2本使用）と2つの条件のガスクロマトグラフィー法（パックドカラム使用，キャピラリーカラム使用）の4方法間で共通して測定できる短鎖脂肪酸（酢酸，プロピオン酸，n-酪酸）について測定結果を比較した。

2本直列に接続したカラムを使用したイオン排除クロマトグラフィー法とキャピラリーカラムガスクロマトグラフィー法による短鎖脂肪酸の測定濃度の間に有意な差がなかった（図5）。とくに，2本直列に接続したカラムを使用したイオン排除クロマトグラフィー法の分析結果はほかの方法と比べて機関内変動係数も機関間変動係数も小さかった。

試験液に添加した有機酸の平均回収率は，パックドカラムガスクロマトグラフィー法で111±11（SD）%，キャピラリーガスクロマトグラフィー法で97±20（SD）%，カラム1本使用のイ

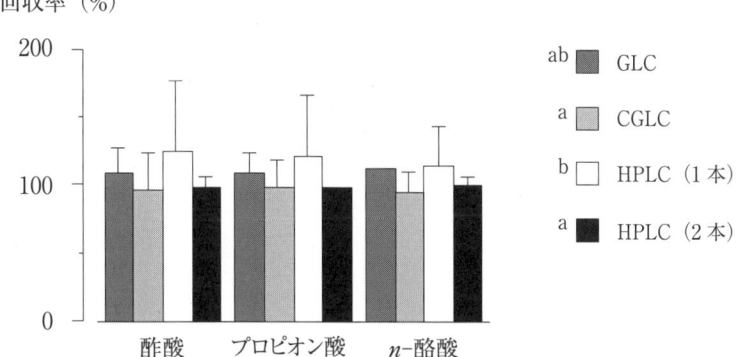

図6　イオン排除クロマトグラフィー法およびガスクロマトグラフィー法による添加標準有機酸の回収率（平均値±標準偏差）
GLC：パックドカラムクロマトグラフィー（3例），CGLC：キャピラリーカラムクロマトグラフィー（8例）
HPLC（1本）：イオン排除クロマトグラフィー〔カラム1本使用〕，
HPLC（2本）：イオン排除クロマトグラフィー〔カラム2本使用〕
※回収率（％）＝（B液濃度 － A液濃度）／（添加標準濃度）× 100
a～b：凡例左肩の異なるアルファベットは方法間に Tukey's HSD 多重比較検定により危険率5％以内で有意差があることを示した。

オン排除クロマトグラフィー法で 122 ± 42（SD）％，2本直列接続使用のイオン排除クロマトグラフィー法で 99 ± 6（SD）％であった。

　以上の結果より，ガスクロマトグラフィー法ではキャピラリーカラムの使用，イオン排除クロマトグラフィー法では2本のカラムを直列接続して使用したほうが，より精度の高い，再現性の良好な分析結果が得られるということが分かった。

まとめと問題点

　1997年9月～1998年10月に20の参加機関において，各機関が現在用いている方法によって同一の試料（ブタ盲腸内容物）について有機酸分析を行い，得られた測定結果の相互的再現性を比較した。その結果，以下の実状と問題点が明らかとなった。
①それぞれの機関で用いられている分析方法による測定結果は，施設内で高い再現性が得られた。
②しかし，得られた絶対測定値には異なる分析機関の間で最大約120％の変動があった。
③とくに，コハク酸，乳酸の低濃度域での測定値に大きな変動があった。

本試験で用いられた測定方法：
④本試験で実施された20機関43分析の有機酸分析方法は，ガスクロマトグラフィー法11例（パックドカラム使用3例，キャピラリーカラム使用8例），キャピラリー電気泳動法2例，イオン排除クロマトグラフィー法30例であった。

イオン排除クロマトグラフィー法による有機酸測定値の比較：
［試料の前処理方法］
⑤今回供給した分析試料について，クロロホルム可溶化物抽出処理および除タンパク質処理のいずれの前処理も測定値に影響しなかった。
［イオン排除クロマトグラフィー分離条件］
⑥イオン排除クロマトカラムの2本直列使用による分離は，カラム1本による分離よりも添加

標準の回収率が良好であり，異なる分析例の間で測定結果の変動幅も小さかった。
[カラム溶離液中の有機酸の検出方法]
⑦紫外部吸収測定法が1件，電気伝導度測定法が1件，ポストカラムpH緩衝化色素変化検出法が4件（BTB使用3件，BP使用1件），ポストカラムpH緩衝化電気伝導度が24件であった。
⑧従って，本試験の例数では，検出方法の相違による比較検討はできなかった。

ガスクロマトグラフィー法とイオン排除クロマトグラフィー法による有機酸測定値の比較：
⑨パックドカラムガスクロマトグラフィー法（3例），キャピラリーカラムガスクロマトグラフィー法（8例），イオン排除クロマトグラフィー法（カラム1本使用，19例）およびイオン排除クロマトグラフィー法（カラム2本使用，11例）の4方法による測定結果を比較した。
⑩キャピラリーカラムガスクロマトグラフィー法とカラム2本直列接続使用したイオン排除クロマトグラフィー法による測定結果の間に差異がなかった。
⑪キャピラリーカラムガスクロマトグラフィー法による添加標準有機酸の回収率が97%，カラム2本直列接続使用したイオン排除クロマトグラフィー法による回収率が99%と良好であり，機関間での変動係数も小さかった。
⑫とくに，カラム2本直列接続使用したイオン排除クロマトグラフィー法では機関内変動係数，機関間変動係数が小さく，添加有機酸の回収率もほぼ100%であった。

NOTE：イオン排除クロマトグラフィー・ポストカラムpH緩衝化電気伝導度検出法

前述した盲腸内容物有機酸測定リングテストにおける測定条件の検証結果を基に筆者が前職場（明治乳業株式会社研究本部食機能科学研究所）で実施していた盲腸内容物の有機酸測定方法の一例を紹介する。測定プロトコルには，可能な限り実際的なノウハウを Hint としてコメントを追加した。測定者の一助になれば幸いである。

1）HPLC構成
①**分離条件**
　　カラム：イオン排除クロマトカラム　Shim-pack SCR-102H（8.0mmI.D. × 300mmL）
　　　　　　硬質のスチレン－ジビニルベンゼン基体，H型陽イオン交換樹脂
　　　　　　2本直列使用，ガードカラム（SCR-102H）装着
　　移動相（溶離液）：5mM p-トルエンスルホン酸水溶液
　　流量：0.8mL／min
　　カラム温度：45℃

②**検出条件**
　　緩衝液：5mM p-トルエンスルホン酸と100μM EDTAを含む20mM Bis-Tris*水溶液
　　　　　　＊ビス（2-ヒドロキシエチル）アミノトリス（ヒドロキシメチル）メタン
　　流量：0.8mL/min
　　検出器：電気伝導度検出器（島津 CDD-6A）
　　　　　polarity：+，response：SLOW，gain：0.1μs/sm，range：1　検出温度：48℃

③**HPLC流路**
　　HPLC流路を図示した（図7）。
　　Hint 流路の洗浄はこまめに！
　電気伝導度検出は，流路の汚れや脈流を感度よく検出する。ベースラインのノイズを最小にして，分析精度を良好に保つためには，日常の流路メンテナンスが重要なポイントである。

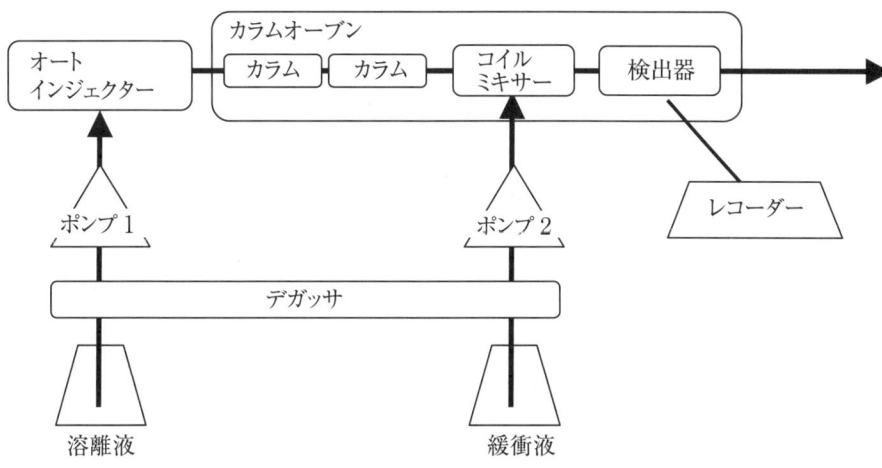

図7 HPLC 流路図

> **Hint** 流路の洗浄方法
>
> カラムをはずしてコイル抵抗管につけ替えて次の手順で洗浄すると効果的である。
> 各液の送液時間は洗浄の頻度と測定数にもよるが，各液15～30分を目途にする。送液圧力を上げ，45℃程度に加温すると洗浄効果が上がる。
>
> 蒸留水→イソプロピルアルコール（IPA）→蒸留水→1M 硝酸→蒸留水
> →10mM EDTA・2Na→蒸留水
>
> **危険警告！**
> <u>IPAと硝酸は混触により爆発物を生じる可能性があるため</u>，IPAと硝酸の間には必ず充分な蒸留水による洗浄を行う。また，IPAと硝酸は別々の廃液ボトルに回収する。

2) 検量線の作成（内部標準法）

大腸では，発酵基質の濃度，産生された有機酸の種類や濃度によって内容物の水分量が大きく変動する。生体への有機酸の影響は，大腸上皮細胞に接触する有機酸水溶液の濃度が関与するところが大きい。従って，容易に異なる水分含量を補正するために，大腸内容物の有機酸測定には，内部標準法が望ましいと考える。筆者らは，クロトン酸を内部標準液として使用している。**表4**に，盲腸内容物中の有機酸分析に用いている標準物混合液の一例を紹介する。

3) 盲腸内容物の前処理（内部標準法）

試料中の有機酸を電気伝導度法により検出する場合に，除タンパク質処理は必要ない。通常，除タンパク質には過塩素酸やトリクロル酢酸（TCA）などの強酸が用いられる。過塩素酸やTCAはイオン排除クロマトカラムで分離して，電気伝導度で検出した際，溶出の冒頭に大きなピークとして検出され，有機酸のピーク検出に影響を及ぼすのでピークの面積計算に注意が必要である。

前述したリングテストの検証では，除タンパク質処理の有無は測定結果に影響を与えなかった。しかし，イオン排除クロマトカラムは高価で，再生も困難であるので，可能な限り試料中の不純物は除いてカラムにインジェクトしたほうがカラム保持のために好ましい。

筆者らは以下の方法で，盲腸内容物の試料調製を行っている。

［試薬］

内部標準試薬：1mM（または5mM）クロトン酸 10mM NaOH 溶液

クロロホルム

表4 盲腸内容物の有機酸測定用の標準混合液[*1]

	物質名	使用試薬	濃度範囲（mM）
1	リン酸[*2]	$NaH_2PO_4 \cdot 2H_2O$	2.5−10
2	クエン酸	Citric acid Monohyrate	0.8−3.2
3	ピルビン酸	Pyruvic acid sodiunm salt	2.5−10
4	DL-リンゴ酸	DL-Malic acid	1.25−5
5	コハク酸	Succinic acid	1.25−5
6	L（+）乳酸[*3]	Lithium L-Lactate	2.5−10
7	ギ酸	Sodium Formate	2.5−10
9	酢酸	Sodium Acetate	2.5−10
10	レブリン酸	Sodium Levulinate	2.5−10
11	DL-ピログルタミン酸	DL-Pyroglutamic acid	2.5−10
12	プロピオン酸	Sodium Propionate	2.5−10
13	イソ酪酸	Sodium *iso*-Butyrate	2.5−10
14	酪酸	Sodium *n*-Butyrate	2.5−10
15	イソ吉草酸	Sodium *iso*-Valerate	2.5−10
16	吉草酸	Sodium *n*-Valerate	2.5−10
17	クロトン酸	Crotonic acid	5
18	水酸化ナトリウム[*4]	NaOH	10

Hint
- *1 1）②に示したHPLC条件に設定したときは，蒸留水で5倍に希釈して10μLをインジェクトする。
- *2 有機酸ではないが，盲腸内容物中に存在するので，ピークの判定に加えておくとよい。
- *3 L-乳酸，D-乳酸は分離せず，電気伝導度にも差がないので，どちらを用いてもよい。
- *4 揮発性脂肪酸の揮発や微生物による分解を防ぎ，標準液の保存性を保つ。また，盲腸内容物の前処理で脂溶性物質を除去する目的でクロロホルム処理をする際には，溶液のpHをアルカリ性にしておく必要がある。

［方法］

①混合して均一にした大腸内容物を100〜200mg（採取量は試料によって調整）に1mMクロトン酸10mM NaOH溶液を1mL加え，超音波破砕機または微量サンプルホモゲナイザー（ポリトロンなど）で内容物を分散させる。

Hint HPLCにインジェクト時の試料液中クロトン酸濃度を1mMにする

HPLCにインジェクト時の試料液中のクロトン酸濃度が1mMのとき，前述のHPLC条件で，検出されるピークサイズがちょうどよい大きさになるので，内部標準（クロトン酸）濃度が最終的に1mMになるように調製すればよい。例えば，内容物300〜500mg採取して5mMクロトン酸10mM NaOH溶液を1mL加えた場合は，HPLCにインジェクトする際に蒸留水で5倍に希釈する。

Hint 大腸摘出後の腸内細菌による代謝進行に注意！

大腸摘出後の腸内細菌による代謝を抑制するために，内容物の採取から1mMクロトン酸10mM NaOH溶液を加えるまでの時間を極力短時間で速やかに行う。氷上で作業するなどの工夫も効果的である。筆者らは，解剖時に消化管の測定目的部位を結紮して摘出後，直ちに液体窒素またはドライアイスで急速冷凍して分析時まで凍結保存したものを後日解凍して処理している。半解凍

状態で結紮した消化管を切り開き内容物を取り出し，氷冷しながら内容物を均一に混合して必要量を採取し，クロトン酸 10mM NaOH 溶液を加えるまでの一連の操作を一気に行っている．

② 10,000〜12,000rpm，5℃で 15 分間，遠心分離し，上清を蓋付きガラス製試験管に分取する．

③ 約同量のクロロホルムを加え，約 30 秒間振とう混合する．

Hint クロロホルム処理は試料溶液の pH に注意！

クロロホルム処理は，試料溶液中の脂溶性物質をクロロホルム相に抽出し除去するために行う．また，試料溶液中の可溶性タンパク質を変性させ，不溶化させる作用もあるので，試料溶液中の不用物質を取り除くためには有効な処理である．しかし，試料水溶液の pH がアルカリ性でなければならない．試料水溶液が酸性の場合は，目的物質の短鎖脂肪酸を始めとする有機酸，内部標準物質のクロトン酸もクロロホルム相に移行するので大きく測定精度が損なわれる．とくに，予め試料を強酸で除タンパク質処理した場合は，この操作は必要ない．操作①で大腸内容物に 1mM クロトン酸 10mM NaOH 溶液 1mL を加えた溶液は pH11 以上になっていることを確認した．

④ 10,000〜12,000rpm，5℃で 15 分間，遠心分離して，上層の水相を分取して HPLC 分析時まで凍結する．

Hint 遠心分離は高速で！

クロロホルム相と水相の分離は 3,000〜5,000rpm 程度でも可能であるが，同時にクロロホルムによって変性したタンパク質などの不溶物を沈殿させて除去するためには高速遠心分離が望ましい．

⑤ 凍結融解した試料溶液を 10,000〜12,000rpm，5℃で 15 分間，遠心分離して上層を遠心ろ過用（0.22μm フィルター）*に分取し，5,000rpm で遠心ろ過する．

*ミリポア　ULTRAFREE-MC 0.22μm filter，（Cat No.UFC30GV00）

Hint 凍結融解させた試料溶液を遠心分離すると沈殿が生じる！

クロロホルム処理後の試料溶液を凍結することによって，残存していたタンパク質などが不溶化して沈殿として除去することができる．

Hint 可能な限り 0.22μm でろ過したほうがカラムの保持によい！

0.22μm フィルターでろ過が困難な場合は，先に 0.45μm フィルターでろ過後，0.22μm でろ過するとよい．ろ過は遠心ろ過が一度に多くの試料を処理することができて便利だが，フィルターろ過でもよい．

⑥ ろ液を 10μL インジェクトする．5mM クロトン酸溶液を用いた場合は，5 倍希釈したものをインジェクトする．

⑦ 結果は内部標準を基準として作成した各有機酸の検量線から，試料溶液の有機酸濃度を算出し，さらに目的に応じて有機酸濃度を μmol/g 内容物中水，または μmol/g 内容物，または μmol/消化管を算出する．有機酸濃度を内容物中の水溶液濃度として算出する場合は，別途，内容物中の水分含量を測定しておく必要がある．

4）そのほかの有機酸分析

リングテストで明らかになったように，電気伝導度法を用いて有機酸を検出する場合には除タンパク質処理は必須ではない．むしろ，チャートのヘッドに除タンパク質処理に用いる過塩素酸やトリクロロ酢酸の大きなピークが出現し，溶出時間の速い有機酸の分離に障害になることが多い．しかし，有機酸を 200〜210nm のカルボキシル基による紫外部吸収（UV）測定で検出する場合には，この波長領域に吸収を持つ有機物がたくさんあるため，除タンパク質処理は必須の前処理となる．もちろん，クロロホルム処理は溶液 pH をアルカリ性に調整することなく行ってはならない．除タンパク質処理をした場合に，クロロホルム処理は必要ない．

また，短鎖脂肪酸の生理作用を検討する際に，しばしば吸収された短鎖脂肪酸，すなわち門脈

血の有機酸濃度が重要な情報をもたらすことがある。門脈血血漿の有機酸濃度をイオン排除クロマトグラフィー・ポストカラムpH緩衝化電気伝導度検出法で測定する場合，血漿中の溶解タンパク質濃度が高いので，除タンパク質処理が必要である。筆者らは，血漿中の有機酸濃度を測定する場合には，過塩素酸を最終濃度が1%になるようにクロトン酸とともに血漿に加え，血漿タンパク質を沈殿させて除去後，HPLCにインジェクトしている。

前述したように，電気伝導度検出法では，過塩素酸やトリクロル酢酸が溶出のヘッドに大きなピークとして検出されるため，おおよそ20～25分以前に検出される有機酸は過塩素酸やトリクロル酢酸ピークのテーリングの影響を受け，通常と溶出時間にずれが生じる。従って，過塩素酸やトリクロル酢酸を用いた場合は，有機酸標準混合液にも同量の過塩素酸またはトリクロル酸を含有させて検量線を作成する必要がある。また，筆者らは，有機酸標準物質や試料の溶液と同量の過塩素酸またはトリクロル酢酸を内部標準のクロトン酸とともにインジェクトしたときのクロマトチャートを検量線や試料分析チャートのベースラインとして用いている。さらに，血漿試料液に有機酸標準液を混ぜたものを分析して，各有機酸の溶出時間を確認することが望ましい。

おわりに

各有機酸の溶出時間は，カラムの種類だけではなく，メーカーやロットによっても多少の変化が生じるようである。本稿で紹介した有機酸分析のHPLC条件では，21～23分付近にコハク酸と乳酸，26分付近に酢酸，30分付近にプロピオン酸，37～38分付近に酪酸，そして，45分前後に内部標準のクロトン酸のピークが出現する。

リングテストの結果や筆者らの経験から，有機酸のHPLC分析はピークの分離状態が分析の精度を左右する。経済的負担や1試料の分析時間が長くなるなどの問題もあるが，1本のカラムで分離するよりも2本使用したほうが，分離能が高く，データのバラつきも少なく，再現性の高いデータを得ることができる。例えば，本稿で紹介したHPLCの分析条件では，とくに，コハク酸と乳酸，ピログルタミン酸またはグルタミン酸とプロピオン酸，イソ吉草酸と内部標準に用いたクロトン酸の分離がカラムを2本使用することによって顕著に改善される。例えば，培養液中の有機酸濃度を測定する場合，グルタミン酸を含む培地では，グルタミン酸とプロピオン酸のピーク分離が不十分であるとプロピオン酸を過剰評価してしまう可能性もあり注意しなけばならない。また，嫌気培養した培地中の分析では，炭酸イオン（または重炭酸イオン）が試料溶液中に多量に存在し，イソ酪酸付近にピークが出現する。炭酸イオンが量的に少ない場合は大きな問題にならないが，嫌気培養液のように多量に存在する場合は炭酸イオンのピークが大きくなり，周辺のピーク（例えばイソ酪酸）と分離しなくなることもあるので注意しなけばならない。

さらに，酢酸ピークの前には非常に多数の有機酸のピークが存在する。それらは，互いにわずか数秒，溶出時間が違うものもある。ピークの同定を誤らないように，酢酸や内部標準のクロトン酸の溶出時間などとの相対的溶出時間を比べて，慎重に判断しなければならない。従って，近年，報告されているイオン交換クロマトと質量分析（MS）を組み合わせたイオン交換液体クロマト-質量分析法（LC-MS）を用いた有機酸分析は，溶出前半に多数，密着して検出される未知試料中の有機酸同定に有効な手段として期待される。

謝辞

本リングテストにおいて試験試料としたブタ盲腸内容物を提供していただきました宮城県仙北食肉衛生検査所に深謝いたします。

本リングテストの趣旨にご賛同いただき，有機酸分析にご協力をいただきました参加各機関および関係諸氏に厚く御礼申し上げます。

そして，事務局として本リングテストの遂行に便宜を図っていただきました明治乳業株式会社に感謝いたします。最後に，試料の保存・管理，データ集計にあたって，明治乳業株式会社研究本部栄養科学研究所（現，食機能科学研究所）栄養研究部の山本（鹿島）直子氏をはじめ，筆者の前職場の仲間たちの大きな助力があって成し遂げられたものであることを記し，深甚の謝意を表します。

実験方法参考文献

真空凍結蒸留：

1) Tollinger C D et al. Mesurement of Acetate in Human Bloodby GasChromatography: Effects of Sample Preparation, Feeding, and Various Diseases. Clin. Chem. 1979; 25 (10): 1787-1790.

電気伝導度測定有機酸分析法：

2) TOSOH Separation Report No.076

ポストカラム pH 緩衝化電気伝導度測定（試料の前処理；クロロホルム可溶物質抽出処理）：

3) 林 守正. ポストカラム pH 緩衝化電気伝導度検出法を用いた HPLC による食品中有機酸の分析. 島津評論. 1992; 49: 59-64.

4) Hoshi S et al. Galactosylsucrose and Xylosylfructosite Alter Digestive Tract Size and Concentrations of Cecal Organic Acids in Rats Fed Diets Containing Cholesterol and Cholic Acid. J.Nutr. 1994; 124: 52-60.

ポストカラム pH 緩衝化ブロムチモールブルー（BTB）色素変化検出法：

5) Wada A et al. A study of areaction system for organic acid analysis using a pH indicator as post-column reagent. J.Chromatogr. 1984; 191: 111-118.

6) TOSOH Separation Report No.076 & No.080.

7) 大桃定洋ら. 高速液体クロマトグラフィーによるサイレージ中の有機酸の定量. 草地試験場研究報告. 1993; 48: 51-56.

ポストカラム pH 緩衝化ブロモクレゾールパープル（BP）色素変化検出法（試料の前処理；Carrez 溶液除タンパク質処理）：

8) Kaneko T et al. Growth Stimulator for Bifidobacteria Produced by Propionibacterium freudenreichii and Several Intestinal Bacteria. J. Dairy Sci. 1994; 77: 393-404.

■短鎖脂肪酸研究の落とし穴

石巻専修大学 理工学部　坂田　隆

はじめに

　大腸内には多数の細菌がすんでいて，大腸に流入してきた炭水化物を代謝して酢酸などの短鎖脂肪酸を，ときに乳酸やコハク酸などを生産する。短鎖脂肪酸は大腸の上皮細胞の主要なエネルギー源であるとともに，宿主の様々な機能に影響を与える。水・電解質の吸収や消化管運動，上皮細胞増殖の維持といった大腸の機能を正常に維持するには短鎖脂肪酸が必要である。つまり，大腸の機能や大腸内細菌の働き，食物繊維や難消化性オリゴ糖などの難消化性糖質による作用のかなりの部分を短鎖脂肪酸の作用が担っていることが分かってきた。こうしたことから短鎖脂肪酸の研究が盛んになってきたが，そのなかには方法論のうえで疑わしいものもある。そこで，短鎖脂肪酸の生産量・吸収量の評価と短鎖脂肪酸の生理作用を評価するうえで注意すべき点について述べることにする。

短鎖脂肪酸生産・吸収の評価

1）大腸管腔内やふん中の短鎖脂肪酸濃度

　大腸管腔内やふん中の短鎖脂肪酸濃度から，大腸内細菌による短鎖脂肪酸産生の多少を議論しようとする研究がある。しかし，これは乱暴である。

　大腸管腔内の短鎖脂肪酸濃度は大腸内細菌による短鎖脂肪酸産生速度と，大腸からの吸収や肛門方向への排出などによる短鎖脂肪酸の除去速度との差し引きによって決まる。従って，かりに短鎖脂肪酸の生産速度が同じでも短鎖脂肪酸の吸収速度が変われば管腔内濃度は変化する。しかも大腸内で生産された短鎖脂肪酸の95％以上が吸収されると考えられているから[1]，ふん中の短鎖脂肪酸を測定するということは吸収されなかった5％以下を測定していることになる。

　実際，かなりの量の短鎖脂肪酸をラットの大腸内に持続注入しても大腸内にはほとんど短鎖脂肪酸が残存しない[2]。ただし，吸収速度が短鎖脂肪酸よりも遅いとされる乳酸を持続注入した場合には，注入した液の約半分の濃度の乳酸が大腸管腔内に残っていた。これらの事実を合わせて考えると，管腔内の有機酸の濃度比が生産された有機酸の量比を反映しないことは明らかである。

　このように，大腸管腔内やふん中の短鎖脂肪酸濃度は大腸内細菌による短鎖脂肪酸産生速度や産生量，吸収速度や吸収量の指標としては不適切である。また，ラットの盲腸内などの発酵部位における内容物量と内容物中の短鎖脂肪酸濃度をかけ合わせた内容物中の短鎖脂肪酸現存量（プールサイズ）を短鎖脂肪酸生産の指標として用いる研究者もいるが，上に述べたのと同じ理由で不適切である。

2）動静脈差

　｜（大腸から出てゆく静脈血あるいは門脈血中の短鎖脂肪酸濃度－動脈中の短鎖脂肪酸濃度）×門脈血流量｜から，大腸から門脈への短鎖脂肪酸の正味の流入速度を計算することができる[3]。大腸内細菌が作った短鎖脂肪酸の大部分が吸収されることを考えると，この方法は大腸内での短鎖脂肪酸産生速度を測定する方法としても利用可能である。また，分単位での時間分解能が期待できる点でもすぐれている。さらに，動脈血中の短鎖脂肪酸濃度は末梢組織にとどけられる短鎖脂肪酸の量を反映するので，短鎖脂肪酸の遠隔作用を検討するときには重要な情報になる。

　ただし，大腸の上皮細胞は吸収した酪酸の大部分とプロピオン酸の約半分，酢酸の10％強を利

用すると考えられているので[4]，酪酸とプロピオン酸については過小評価をする可能性がある。この問題については，体外培養での各短鎖脂肪酸の産生量比と動静脈差法による各短鎖脂肪酸流入量比との関係式を樹立できれば克服できる可能性がある。

一方，ヒトの場合には門脈に留置カテーテルを装着するのは簡単ではないので，この方法は難しい。今後，ブタなどでの研究で門脈血中と動脈血中あるいは毛細血管血中との短鎖脂肪酸濃度の相関が得られれば，動脈血や毛細血管血中の短鎖脂肪酸濃度から大腸内での短鎖脂肪酸生産速度を推定できるようになるかもしれない。

3）同位体希釈法

放射性同位体あるいは安定同位体で標識した短鎖脂肪酸を大腸内あるいは血中に投与して，その希釈の動態から細菌による短鎖脂肪酸の産生速度や内因性の短鎖脂肪酸（おもに酢酸）の産生や消費，大腸からの短鎖脂肪酸の流入を測定しようという方法である[5]。ガスクロマトグラフィー・質量分析計（GC-MS）を使った分析方法の進歩によってラットなどの小動物にも可能になっている。

理論的には現在のところ最もすぐれた方法であるが，末梢プールへの流入と流出が定常状態にあることを前提にした計算方法が今のところ主流なので，実際の短鎖脂肪酸産生のように時間によって変動する状況にどれくらい当てはまるかは今後の検討課題である。また，同位体の価格の点から多数の測定をするには困難がある。一方で，安定同位体を用いればヒトでも測定できる点は魅力的である。

4）ふん中菌体タンパク質排出

大腸内細菌は難消化性糖質のうちで分解可能なものを分解して，その過程で増殖のためのエネルギーを得るとともに最終的な代謝産物として短鎖脂肪酸などの有機酸や二酸化炭素を排出する。従って，大腸内細菌の増殖と短鎖脂肪酸産生との間には正の相関がある。大腸内細菌が増殖するということは細菌の菌体を合成するということなので，細菌体の生産量と短鎖脂肪酸の産生量とは基本的に直線正比例する。Cummingsはこの原理を利用して，ヒトのふん中に排出される菌体タンパク質量から大腸内での短鎖脂肪酸産生量を推測した[6]。

実際の細菌体タンパク質量を測定するにはヒトのタンパク質やヒトの食物にはほとんど含まれていないジアミノピメリン酸というアミノ酸を定量して，このアミノ酸の細菌体タンパク質中の平均的な含量から換算することが多い。

この方法では短鎖脂肪酸産生だけでなく大腸内細菌が分解した炭水化物量も推測できる。一方で，細菌体タンパク質の生産量と短鎖脂肪酸産生の比率が，例えば基質の急速な流入による大腸内の酸性化による短鎖脂肪酸産生から乳酸・コハク酸生産へのシフトによって，変化すると誤差を生じる。また，どのような酸がどのような比率で産生されるかは，分からない。

5）体外培養

人のふん便や動物の大腸内容物あるいはふん便を培養して，これに研究対象となる難消化性糖質を投与してどれだけの短鎖脂肪酸が産生されるかを測定することができる。培養下での撹拌が生体での消化管運動による撹拌を完全には反映しないことは明らかだし，培養時間と生体の大腸内での滞留時間との関連も明らかにはなっていない。また，大部分の培養系では大腸での短鎖脂肪酸吸収は再現していない。さらにバッチ培養では基質の消費と産物の蓄積が避けられない。

このような欠点があるものの，体外培養は比較的簡単で基質の流入速度や培養の希釈率，撹拌頻度などを簡単に制御できる点がすぐれている。また，少なくとも相対的な比較では生体での状況とのある程度の平行性は期待できる。従って，管腔内濃度やふん中濃度よりは信頼できる方法であると考えられる。

大腸内細菌の体外培養で注意すべきなのは採取した細菌をなるべく元のままの組成で用いることと，希釈しすぎないことである。希釈しすぎると，総細菌濃度が定常状態に達するまでの間に細菌は増殖を繰り返すが，この過程で世代時間が短い細菌の割合が多くなる可能性があるし，生体に比べて細菌の増殖に振り分けられるエネルギーの割合を過大評価し，短鎖脂肪酸産生に回されるエネルギーの割合を過小評価する可能性があるからである。

短鎖脂肪酸のエネルギー貢献の評価

　酢酸，プロピオン酸，n-酪酸の燃焼エネルギーはそれぞれ14.6，20.7，25.0 kJ/gで，これらの短鎖脂肪酸や乳酸が吸収された場合には維持エネルギーとしてグルコースの75～85％のエネルギーを生産する。つまり，酢酸，プロピオン酸，n-酪酸の代謝エネルギーはそれぞれ10.9～12.6，15.5～17.6，18.8～21.3 kJ/gとなる[7]。

　従って，上に述べた様々な方法で求めた短鎖脂肪酸生産量に0.95（吸収率）をかけたものに各短鎖脂肪酸の代謝エネルギーをかければ産生された短鎖脂肪酸のエネルギー貢献を推測できる。同様に，同位体希釈法で短鎖脂肪酸の体内への流入量が求まれば，それに各短鎖脂肪酸の代謝エネルギーをかければエネルギー貢献を推測できる。

短鎖脂肪酸の生理作用の評価

1）短鎖脂肪酸濃度と作用との相関

　管腔内やふん中の短鎖脂肪酸濃度と様々な機能や症状との相関から短鎖脂肪酸の作用をいう研究がある。これは乱暴な論法である。相関は因果関係を保証しないという基本的な問題だけでなく，先に述べたように管腔内やふん中の短鎖脂肪酸濃度が大腸内での短鎖脂肪酸の産生や大腸からの短鎖脂肪酸吸収をかならずしも反映しないからである。

　例えば，ラットの大腸内に短鎖脂肪酸を持続注入した実験では短鎖脂肪酸の管腔内濃度は増加しなかったのにもかかわらず，短鎖脂肪酸による大腸上皮細胞の増殖が認められた[2]。従って，短鎖脂肪酸の管腔内濃度は作用を反映しなかったことになる。

2）直接的な曝露をしているか

　短鎖脂肪酸の作用をうたった研究のなかには短鎖脂肪酸の産生を促すような難消化性糖質を投与したときの作用を，多くは管腔内やふん中の短鎖脂肪酸濃度との相関も援用しながら，短鎖脂肪酸の作用に帰するものがある。しかし，難消化性糖質の作用のなかには小腸でのカルシウム吸収促進のように上皮細胞への直接作用と考えられるものもあるし，一方で難消化性糖質にはアンモニアや硫化水素の正味の発生を減少させるという作用もある。従って，難消化性糖質を投与したときの作用のうち，どれほどが短鎖脂肪酸の作用によるのかは，こうした実験だけからは言えない。

　論理的に無理がない方法は，瘻孔や留置カニューレ経由，注腸などで短鎖脂肪酸を大腸内に直接投与することである。

3）用量は妥当か

①生体位での実験

　生体位での実験では生体位での短鎖脂肪酸の産生速度や，管腔内の短鎖脂肪酸濃度が投与速度や濃度の目安になる。よく用いられるのは難消化性糖質を欠乏させた食物を投与して短鎖脂肪酸産生を低下させた状態にしておいて，ここに短鎖脂肪酸を投与して，難消化性糖質欠乏による状態の変化を短鎖脂肪酸投与で回復できるかどうかを観察する方法である。

　肝臓を対象にした実験では門脈内への投与が，そのほかの臓器を対象にした実験では静脈内投与も有効な方法である。

②培養系での実験

　大腸上皮細胞を対象にした培養系での実験では用量の設定が難しい。大腸上皮細胞の近傍の短鎖脂肪酸濃度がよく分かっていないからである。とくに大腸上皮細胞の増殖を対象にするときは深刻である。大腸上皮細胞の増殖ゾーンは陰窩の底部側にあるが，陰窩底部周囲の短鎖脂肪酸濃度が分かっていないからである。とくに，酪酸は上皮細胞によって消費される割合が大きいので管腔表面と増殖細胞周囲との濃度の違いが大きいと考えられる。おそらく，管腔内容物中の濃度よりも門脈血中の濃度に近いのではないかと考えられる。

　また，大腸内容物は全血の500倍以上の粘度をもつ粘性流体であるから[8]，拡散はそれほど速くないはずである。一方で，大腸粘膜は短鎖脂肪酸を素早く吸収するので，大腸内細菌による短鎖脂肪酸産生速度と大腸粘膜による短鎖脂肪酸の吸収速度に拡散が追いつかなくなって，管腔中心部と粘膜表面とで短鎖脂肪酸の濃度勾配ができる可能性がある。ラットの盲腸で測定してみると，管腔中心部の内容物に比べて管腔の周辺部，つまり粘膜に近いところの内容物のほうが短鎖脂肪酸の濃度が低かった[9]。大腸粘膜のまさに表面部分の内容物中の短鎖脂肪酸濃度は分かっていないが，内容物の平均的な濃度よりも，はるかに低いと考えるべきであろう。実際に大腸粘膜が触れている環境という意味で，粘膜表面の短鎖脂肪酸濃度の測定は今後の重要な課題である。

　このように考えると，門脈血中の濃度と内容物中の濃度を含んだ濃度範囲での用量応答試験をするのが現時点での安全策ではないだろうか。

　一方で，肝細胞への影響を考えるときには門脈血中の，大腸平滑筋細胞やすい臓内分泌細胞などへの影響を考えるときには動脈血中の短鎖脂肪酸濃度を参考にできる。

4）曝露時間と結果を観察する時間

　対象とする器官や組織，細胞などをどれだけの間，短鎖脂肪酸に曝露すべきかも難しい問題である。急性の現象を見たいのか，慢性の現象を観察したいのかによって曝露期間を設定すればよいのだが，曝露の長さによって作用が逆転する例があるので注意が必要である。例えば，遠位結腸の管腔側にプロピオン酸を作用させると数秒後に収縮するが，作用させたままにしておくと遠位結腸はやがて弛緩する[10]。従って，曝露時間と観察する時間をどれほどにするかによって逆の結論に至ることになる。

5）日内変動

　生体の機能には日内変動があるものが多い。例えば消化管上皮細胞の増殖は動物の活動期（人では昼，ラットやマウスでは夜）に低く，休止期に高いという日内変動がある。短鎖脂肪酸の作用が日内のどの時点でも見られるのか，ピークを高くするのか，谷間をもち上げるのかを明らかにすることは作用機構を考えるうえで重要である。また，日内変動の時刻によって短鎖脂肪酸の作用が違う場合には，どの時刻に投与するか，どの時刻に観察するかによって結果が大きく異なる可能性がある。従って，少なくとも6時間ごとの4時点程度は観察して作用の日内変動の様子を観察するのが望ましい。

　例えば，増殖に対する影響を調べた実験では短鎖脂肪酸は日内変動のパターンを変化させることなくピークの高さだけを増加させることが分かっている[11]。

　また，ラットのように暗期のはじめに主に採食する動物では，盲腸や結腸内の短鎖脂肪酸濃度は採食した難消化性糖質が盲腸に到達してから経時的に増加したのちに減少するという日内変動を示すので，濃度の測定時刻は重要である。

6）代謝産物どうしの相互作用

　よほど人工的な条件でなければ大腸内には炭水化物やタンパク質など種々の物質が流入し，多種類の大腸内細菌が相互に代謝産物をやり取りしながら多種類の物質を生産する。こうした複数の

代謝産物の間に相互作用が存在することを前提に研究を進めるべきであろう。

　例えば，大腸内細菌とアンモニアはともに結腸上皮細胞の増殖を促進するが，両者をともに結腸内に投与しても作用の相加性はない[12]。即ち，短鎖脂肪酸とアンモニアの作用の間には負の相互作用がある。また，短鎖脂肪酸の作用はpHによって大きく異なることがある[2]。従って，短鎖脂肪酸の作用は共存する酸あるいは塩基によって大きく修飾される可能性がある。このように，短鎖脂肪酸を単独で作用させたときの結果をそのままで生体に外挿できるかどうかは慎重に検討する必要がある。

　解決策の一つとしては，通常の代謝産物のなかに調べたい物質を添加するか，あるいは特定の代謝産物だけを除去するような実験系を開発することであろう。

おわりに

　以上に述べたように，短鎖脂肪酸の研究には落とし穴が多い。研究者だけでなく，研究成果を審査する立場の方や研究成果を利用される企業の方も，方法論に十分に注意を払っていただきたいと考えている。こうすれば大丈夫という決定打はなさそうであるが，用量応答性や時間経過，日内変動などをきちんと確認することがまず第一にすべきことではないだろうか。

　一方で，大腸の粘膜表面の短鎖脂肪酸濃度や粘膜固有層の短鎖脂肪酸濃度が明らかになれば，大腸上皮細胞が触れている環境の短鎖脂肪酸濃度が明らかになるので培養系の実験は飛躍的に進めやすくなる。今後の進展が期待される点である。

参考文献

1) von Engelhardt W, Rönau K, Rechkemmer G, Sakata T. Absorption of short-chain fatty acids and their role in the hindgut of monogastric animals. Anim Feed Sci Technol. 1989 ; 23 : 43-53.

2) Ichikawa H, Sakata T. Effect of L-lactic acid, short-chain fatty acids, and pH in cecal infusate on morphometric and cell kinetic parameters of rat cecum. Dig Dis Sci. 1997 ; 42 (8) : 1598-1610.

3) Bach Knudsen K E, Serena A, Canibe N, Juntunen K S. New insight into butyrate metabolism. Proc Nutr Soc. 2003 ; 62 (1) : 81-86.

4) Roediger R. The place of short-chain fatty acids in colonocyte metabolism in health and ulcerative colitis : the impaired colonocyte barrier. In : "Physiological and clinical aspects of short-chain fatty acids", eds. J. Cummings, J. Rombeau and T. Sakata, Cambridge : Cambridge University Press, 1995. 337-351.

5) Pouteau E, Nguyen P, Ballèvr O, Krempf M. Production rates and metabolism of short-chain fatty acids in the colon and whole body using stable isotopes. Proc Nutr Soc. 2003 ; 62 (1) : 87-93.

6) Cummings J H. 栄養と疾病における大腸の役割　生活習慣病予防の視点から, 東京：ダノン健康・栄養普及協会, 2001.

7) Molis C, Flourie B, Ouarne F, Gailing M F, Lartigue S, Guibert A, Bornet F, Galmiche J P. Digestion, excretion, and energy value of fructooligosaccharides in healthy humans. Am J Clin Nutr. 1996 ; 64 (3) : 324-328.

8) Takahashi T, Sakata T. Large particles increase viscosity and yield stress of pig cecal contents without changing basic viscoelastic properties. J Nutr. 2002 ; 132 (5) : 1026-1030.

9) Yajima T, Sakata T. Core-and periphery-concentrations of short-chain fatty acids in lumi-

nal contents of the rat colon. Comp Biochem Physiol. 1992 ; 103A : 353-355.
10) Cherbut C. Motor effects of short-chain fatty acids and lactate in the gastrointestinal tract. Proc Nutr Soc. 2003 ; 62 (1) : 95-99.
11) Sakata T. Stimulatory effect of short-chain fatty acids on epithelial cell proliferation in the rat intestine : a possible explanation for trophic effects of fermentable fibre, gut microbes and luminal tropic factors. Br J Nutr. 1987 ; 58 : 96-103.
12) Ichikawa H, Sakata T. Stimulation of epithelial cell proliferation of isolated distal colon of rats by continuous colonic infusion of ammonia or short-chain fatty acids is nonadditive. J. Nutr. 1998 ; 12 (5) : 843-847.

■大腸からの短鎖脂肪酸の吸収
―単純そうで複雑な輸送メカニズム―

北海道大学 創成研究機構研究部 明治乳業寄附研究部門　矢島髙二

はじめに

　短鎖脂肪酸はカルボキシル基（R-COOH）をもつ有機酸に属し，その名のとおり炭化水素鎖が短い（1〜6）飽和脂肪族モノカルボン酸である。水性酸性で，水蒸気蒸留により容易に分離されることから揮発性脂肪酸とも呼ばれる。自然界には乳脂肪中のトリグリセリドエステルの形で短鎖脂肪酸は含まれるが，カルボン酸としては主として嫌気的発酵産物のなかに見いだされる。動物の嫌気的発酵部位である反芻動物の第一胃（ルーメン）および動物や魚類の大腸において，細菌による糖発酵の終末代謝産物として多量の短鎖脂肪酸が産生される。通常，消化管内に存在する主要な短鎖脂肪酸は酢酸，プロピオン酸，酪酸である。ルーメンや大腸には 100mM 前後の短鎖脂肪酸が存在し，その割合は酢酸 60〜75%，プロピオン酸 15〜25%，酪酸 10〜15%である[1]。

　ルーメンでは産生される短鎖脂肪酸が反芻動物の必須なエネルギー源となっていることから，短鎖脂肪酸の吸収に関する研究はルーメンで進展し，ルーメン上皮での速い吸収と血中への輸送が確認された。一方，大腸では短鎖脂肪酸の吸収が遅く発酵性（浸透圧性）下痢の原因と見なされた時期があったが，その後の研究により大腸発酵で産生される短鎖脂肪酸はルーメンと同様にすみやかに吸収されることが判明した[1]。

　これまでになされた消化管からの短鎖脂肪酸の吸収速度および吸収機構に関する研究報告は枚挙に暇がないが，一致した見解が得られていない。この原因は，動物の違い，消化管部位の違い，実験手法の違い（生体位での灌流実験，摘出した標本実験）に起因すると推測される。本稿では，大腸からの短鎖脂肪酸の輸送メカニズムを概観し，近年の遺伝子解析の進歩から存在が明らかとなったモノカルボン酸トランスポーターについても解説する。

短鎖脂肪酸吸収の特徴

　短鎖脂肪酸は脂肪族モノカルボン酸であるが，炭化水素鎖が短いので水への溶解度が高く，溶解度が極めて低い長鎖脂肪酸とは消化管での吸収機構が異なっている。長鎖脂肪酸の吸収には十二指腸で分泌される胆汁酸塩とのミセル化による水への溶解が必須であるが，短鎖脂肪酸は遊離の酸として吸収される。吸収された長鎖脂肪酸は上皮細胞内でトリグリセリドエステルへ再エステル化後に，リポタンパク質との会合によりカイロミクロンとしてリンパ管に輸送されるが，短鎖脂肪酸はそのまま門脈中に輸送される。

　長鎖脂肪酸の吸収は胆汁酸によるミセル化を必要とするので小腸に限られるが，短鎖脂肪酸は消化管のどこからでも吸収される。ルーメンと大腸の粘膜は，前者が重層扁平上皮で後者が単層円柱上皮と異なっているにもかかわらず短鎖脂肪酸の吸収能力はほぼ等しく，8〜10μmol/cm^2/hr の速度で吸収され，2〜4μmol/cm^2/hr の速度で血液側に輸送される[1]。

　短鎖脂肪酸のなかでとくに酪酸は大腸上皮細胞で代謝され，エネルギー源となる[2]。従って，血管側に輸送される割合が低くなり，管腔液からの消失を指標とした灌流実験においては見かけ上の吸収量より低くなる。

短鎖脂肪酸の拡散輸送

短鎖脂肪酸が拡散輸送される実験的根拠として、①短鎖脂肪酸の濃度と吸収速度の関係が直線的であり、高濃度で飽和による抑制が起こらない、②短鎖脂肪酸同士の拮抗抑制が起こらない、ことがあげられる。ヒト結腸の灌流実験では、短鎖脂肪酸は90mMまで直線的に吸収され[3]、そのほかの動物の盲腸においても短鎖脂肪酸の灌流液濃度と吸収量は直線的であり、高濃度での吸収抑制は起こらない。

1）非解離型拡散輸送

薬物の消化管吸収の分野で広く受け入れられているpH-分配仮説に従えば、水中でプロトン（H^+）を解離しない非解離型モノカルボン酸は脂溶性で脂質二重層からなる生体膜を単純拡散で容易に通過する。水溶液での短鎖脂肪酸の非解離型の割合はpHにより決まる。その濃度は、Henderson-Hasselbalchの式（$HA=(A^-)×10^{pK-pH}$）により、pHの低下とともに増加するので、短鎖脂肪酸の拡散輸送量はpHの低下に依存して増加することになる。短鎖脂肪酸のpK値は約4.8であるため、生理的条件下ではほとんど解離型（アニオン）として存在しているので、短鎖脂肪酸が非解離型の単純拡散で吸収されるにはプロトンH^+の供給を必要とする。実際、pHの低下に伴う短鎖脂肪酸の吸収量の増加がルーメン、大腸、小腸での灌流実験や結腸単離細胞で報告されている。一方で、pHの影響が見られないとする報告もあり、この原因は消化管粘膜の構造に起因する。一般に、粘膜上にはムチン層（140～700μm）で被膜され、管腔内pHに影響されにくい非撹拌水層が形成されている。モルモット結腸粘膜上の非撹拌水層のpHは中性であり、管腔内のpH変化に影響されず、灌流液のpHを8から6に変化させても短鎖脂肪酸の吸収はほぼ一定であった[4]。

酢酸、プロピオン酸、酪酸の油と水への分配係数は酸性化で約4倍ずつ増加し、人工的脂質二重膜の透過は炭素鎖が増すごとに輸送量が3～5倍になる。摘出した結腸をUssingフラックスチェンバーに取りつけ、粘膜側液を激しく撹拌して非撹拌水層の影響を除去した条件での短鎖脂肪酸の輸送量は炭素鎖に比例して増加した。しかし、撹拌しないと炭素差の効果は消失する[5]。

2）プロトンH^+の供給

大腸内容物のpHは通常中性付近であるので、短鎖脂肪酸は99％以上が解離型として存在している。しかしながら、短鎖脂肪酸は非常に速く吸収される。先にも述べたが、短鎖脂肪酸の吸収が脂溶性の非解離型で起こるとするならば管腔側へのプロトンH^+の供給が必要となる（図1）。大腸におけるプロトンH^+の供給系として、①上皮細胞の酸化代謝や腸内細菌発酵に由来するCO_2の水和反応（$CO_2 + H_2O \rightarrow HCO_3^- + H^+$）で生じるプロトン$H^+$、②大腸上皮細胞の管腔膜に局在する$H^+$-$Na^+$交換輸送担体により分泌されるプロトン$H^+$[6]、③遠位部結腸上皮細胞の管腔膜に局在するウワバイン感受性H^+-K^+ATPaseにより分泌されるプロトンH^+、がある[7,8]。

ヒトを含めた動物の大腸灌流実験における短鎖脂肪酸の吸収量と管腔側HCO_3^-蓄積量から計算すると、CO_2の水和反応で供給されるプロトンH^+に依存する短鎖脂肪酸吸収の割合は、ラット31～34％、ヒト60％、ウマ35～80％であった。H^+-K^+交換輸送担体とH^+-K^+ATPaseの阻害剤を用いたモルモット盲腸、近位結腸、遠位結腸の各灌流実験から、供給されたプロトンH^+による非解離型短鎖脂肪酸の吸収割合は、それぞれ35％、30～50％、60～80％と見積もられている[6]。

3）解離型拡散輸送

短鎖脂肪酸が吸収される経路として、管腔側の刷子縁膜から細胞内を通り、漿膜側の基底側膜から出る細胞内経路のほかに、細胞間結合部（タイトジャンクション）を通過する細胞間隙経路が考えられる。脂溶性で電気抵抗の高い生体膜を通過する細胞内経路に比べて、細胞間隙は解離型（イオン）のような脂溶性の低い物質の透過経路となる。細胞間隙を通るイオン輸送の駆動力は管腔側と漿膜側の濃度勾配と電位勾配であるので、Ussingチャンバー法により管腔側と漿膜側の電位勾

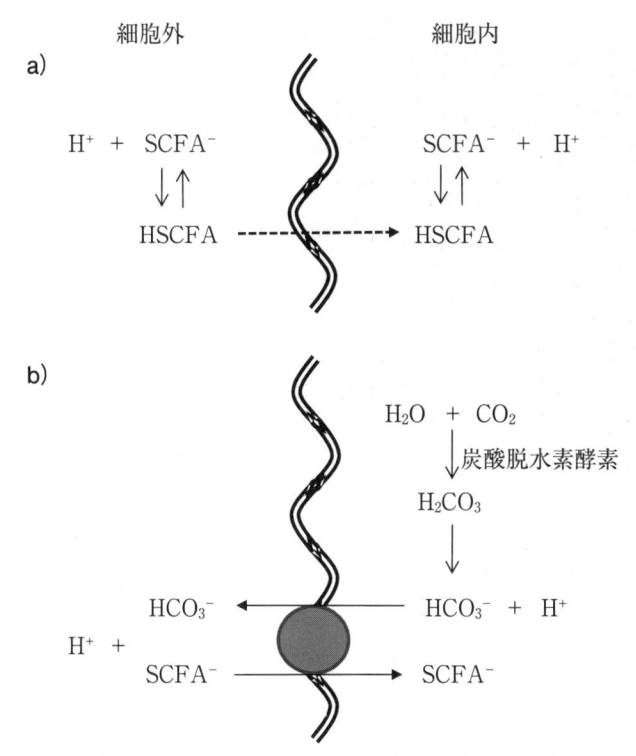

図1 短鎖脂肪酸が大腸上皮細胞管腔側膜を通過するモデル
a) 管腔側 pH の変化や Na^+-H^+ および K^+-H^+ 交換輸送による H の供給に基づく非解離型短鎖脂肪酸（HSCFA）の拡散輸送
b) アニオン交換輸送体（丸部分）による解離型短鎖脂肪酸（$SCFA^-$）の輸送

配に依存した解離型短鎖脂肪酸（$SCFA^-$）の透過性が測定できる。その結果，モルモット近位部結腸では酢酸，プロピオン酸，酪酸の約50％が解離型で輸送され，細胞間隙電気抵抗がより高い結腸遠位部での短鎖脂肪酸解離型輸送は近位部の35％と低くなった[9]。しかし，短鎖脂肪酸の解離型輸送は細胞間隙を通る拡散輸送ばかりでなく，大腸上皮細胞膜に存在する特別なイオン輸送システムによっても輸送される。

短鎖脂肪酸吸収と重炭酸イオン分泌

ラット結腸の灌流実験において短鎖脂肪酸（SCFA）の吸収に連動して重炭酸イオン（HCO_3^-）が蓄積することが初めて報告された[10]。短鎖脂肪酸吸収と HCO_3^- の蓄積のモル比は5：1で，酢酸，プロピオン酸，酪酸で変化はなかった。この現象は細胞の管腔膜上の両陰イオン交換輸送システムを介した HCO_3^- の分泌とも解釈でき，$SCFA^-$-HCO_3^- 交換輸送システムの存在が指摘された（図1）。実際，ラットおよびヒト結腸の管腔膜ベジクルを用いた in vitro の実験において，外向きの HCO_3^- 勾配により短鎖脂肪酸のベジクル内への取り込みが促進され，$SCFA^-$-HCO_3^- 交換輸送システムの存在が示唆された[11,12]。

最近，摘出腸管において $SCFA^-$-HCO_3^- 交換輸送システムの存在が確実視されつつある。通常溶液中の重炭酸イオン（HCO_3^-）は容易に炭酸ガス（CO_2）とヒドロキシアニオン（OH^-）との平衡状態になり，溶液はアルカリ化する。そこで溶液中の CO_2 を追い出すために酸素バブリング下

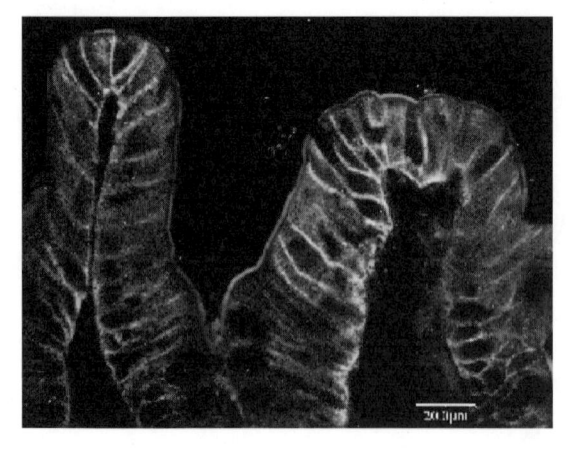

図2 Na⁺依存性モノカルボン酸トランスポーター（SMCT1）とH⁺依存性モノカルボン酸トランスポーター（MCT1）のマウス盲腸粘膜の免疫組織化学
上皮細胞の管腔側微絨毛膜にSMCT1，基底側膜にMCT1が局在している（カラー画像では両者が明確に色分けされている）。写真は岩永敏彦教授（北大医）のご厚意により提供された。

でOH⁻を酸（H⁺）で連続的に中和滴定（pHスタット法）することで分泌されたHCO₃⁻を測定することができる。Ussingチャンバーに装着したラット遠位部結腸の粘膜標本において，管腔側のSCFA（酢酸，プロピオン酸，酪酸いずれも）により漿膜側のアルカリ化がpHスタット法により確認された。さらに，漿膜側のHCO₃⁻が存在しないとアルカリ化が見られないことからSCFAとHCO₃⁻との交換輸送システムの存在が支持された[13,14]。しかし，pHスタット法ではOH⁻の分泌あるいはH⁺の吸収によるアルカリ化との区別ができないことから，炭酸ガス電極によるガス分析法の手段により（酸添加によりHCO₃⁻をすべてCO₂に変換後の全CO₂濃度測定），マウス遠位部結腸の摘出標本においてSCFA⁻とHCO₃⁻の交換輸送システムの存在が確認された[15]。

これらの結果は，短鎖脂肪酸の吸収には非解離型の拡散輸送と輸送担体による解離型の吸収が同時に進行することを示している。

短鎖脂肪酸吸収とNa輸送

ラット結腸の灌流実験において酢酸，プロピオン酸，酪酸それぞれの吸収に連動したNaと水の吸収促進が起こり，乳酸では観察されない[10]。ラット結腸での短鎖脂肪酸吸収とNa吸収のモル比は1：2であったが，同様な現象はほかの動物の大腸灌流実験で報告され，その比率は動物種と大腸の部位で様々であった。ラット遠位部結腸の単離標本をUssingチャンバーに装着した電位固定実験において，Na吸収が短鎖脂肪酸の炭素鎖に依存して（酪酸＞プロピオン酸＞酢酸）促進されることが示されたが，電位発生的な結果ではなかった。大腸上皮細胞でのNa吸収は，刷子縁膜の起電性Na⁺チャンネル経路とNa⁺-H⁺交換輸送で行われている。電位が発生しないNa⁺-H⁺交換輸送で分泌されたH⁺の供給により短鎖脂肪酸の非解離型拡散輸送が促進され，結果的にNaの吸収促進になると解釈される。

短鎖脂肪酸吸収とモノカルボン酸トランスポーター

近年，遺伝子解析が長足に進歩したことにより，トランスポーター遺伝子（SLC：Solute carrier）の発見が続いている。これまでに47遺伝子ファミリーからなる300を超えるトランスポーター遺伝子スーパーファミリーの存在が色々な臓器で確認されている[16,17]。そのなかで，Na⁺依存性モノカルボン酸トランスポーター（SMCT1）がマウス大腸の微絨毛膜上に発現し，H⁺依存性モノカルボン酸トランスポーター（MCT1）がマウス，ラット，ヒト，ヤギの大腸の基底側膜上に発現していることが示された[18,19]。SMCT1とMCT1の上皮細胞での配位から（図2），SMCT1は短鎖脂肪酸の上皮細胞への取り込みに，MCT1は上皮細胞内から血管側へ短鎖脂肪酸の輸送に

機能しているとの説が提唱されている。

1) Na⁺依存性モノカルボン酸トランスポーター（SMCT1）

SMCT1（SLC5A8）はNa-グルコース供輸送体遺伝子ファミリーに属するヒト結腸がん抑制遺伝子として発見され，その後，正常結腸において短鎖脂肪酸の輸送への関与が指摘され，研究が進んだ。ヒトSMCT1遺伝子を導入したアフリカツメガエル卵母細胞において，短鎖脂肪酸や乳酸，ピルビン酸の取り込みが起こり，その親和性は酪酸（Km＝0.07mM）＞プロピオン酸（Km＝0.13mM）＞L-乳酸（Km＝0.16mM）＞ピルビン酸（Km＝0.39mM）＞酢酸（Km＝2.46mM）の順であった。電気生理学手法により取り込みは電位発生的Na依存性が確認され，プロピオン酸の取り込みとNa⁺電荷移動の比は1：3であった[20]。

しかしながら，色々な動物の結腸摘出標本での電気生理学的手法を用いた研究において，短鎖脂肪酸の吸収に伴うNa電流の発生は確認されていない。また，結腸灌流実験において乳酸によるNa吸収の促進は観察されていない。実際，結腸上皮膜でのSCFA⁻とNa⁺の輸送比率および短鎖脂肪酸の総吸収におけるSMCT1の寄与については今後の検討が必要である。

2) H⁺依存性モノカルボン酸トランスポーター（MCT1）

モノカルボン酸トランスポーターの遺伝子ファミリーとして，これまでに14のタンパク質が同定されている。最初にMCT1-MCT4が，エネルギー代謝に重要な乳酸やピルビン酸，ケト酸を細胞外あるいは細胞内へ輸送するモノカルボン酸トランスポーターとして見つかった。MCTsの機能はH⁺とモノカルボン酸濃度を駆動力とする促進拡散輸送で，ATPのエネルギーを使わない。

最近，MCT1の抗体染色により，マウス，ラット，ヤギ，ヒトの大腸粘膜の基底側膜での局在が確認された。大腸粘膜と同じようにMCT1の基底膜側での発現が確認されているヤギ第一胃において，MCT1の阻害剤（パラクロロ安息香酸水銀）の漿膜側投与により短鎖脂肪酸の吸収抑制が観察されている[19]。一方，マウス結腸においてMCT1の特異的阻害剤（β-シアノヒドロキシケイ皮酸）の管腔側投与では短鎖脂肪酸の吸収抑制は見られない[15]ことから，MCT1の機能は大腸上皮細胞内から血管側へ短鎖脂肪酸の輸送を担っていると推察される。

上皮細胞の管腔膜を横切る短鎖脂肪酸の輸送システムが非解離型拡散あるいは重炭酸イオンとの交換輸送でも，細胞内ではSCFA⁻とH⁺が供輸送されたのと同じ結果になる（図1）。基底側膜上のMCT1によりSCFA⁻とH⁺が血管側にくみ出されることで，大腸発酵で多量に産生される短鎖脂肪酸による細胞内pHの低下を引き起こさずに，短鎖脂肪酸の吸収が進行する。これまで，短鎖脂肪酸の吸収において，基底側膜を通過する短鎖脂肪酸のメカニズムについて諸説があったが，MCT1の局在と機能は生理学的に納得いく解釈である。今後，色々な動物の大腸においてMCT1の機能が確認されるものと期待される。

文献

1) Bugaut M. Occurrence, absorption and metabolism of short chain fatty acids in the digestive tract of mammals. Comp Biochem Physiol. 1987；86B：439-472.

2) Roediger W E M. Utilization of nutrients by isolated epithelial cells of the rat colon. Gastroenterol. 1982；83：424-429.

3) Ruppin H, Bar-Meir S, Soergel K H, Wood C M, Schmitt M G. Absorption of short-chain fatty acids by the colon. Gastroenterol. 1980；78：1500-1507.

4) Rechkemmer G, Engelhardt Wv. Concentration- and pH-dependence of short-chain fatty acid abosorption in the proximal and distal colon of guinea pig (Cavia porcellus). Comp Biochem Physiol. 1988；91A：659-663.

5) Guth R D, Engelhart Wv. Qurt J Exp Physiol. 1989 ; 74 : 511-519.
6) Engelhardt Wv, Burmester M, Hansen K, Becker G, Rechkemmer G. Effects of amiloride and ouabain on short-chain fatty acid transport in guinea-pig large intestine. J Physiol. 1993 ; 460 : 455-466.
7) Suzuki Y, Kaneko K. Ouabain-sensitive H^+-K^+ exchange mechanism in the apical membrane of guinea pig colon. Am J Physiol. 1989 ; 256 : G979-988.
8) Watanabe T, Suzuki T, Suzuki Y. Ouabain-sensitive K^+-ATPase in epithelial cells from guinea pig colon. Am J Physiol. 1990 ; 258 : G506-511.
9) Luciano L, Reale E, Rechkemmer G, Engelhardt W V. Structure of zonulae occludentes and the permeability of the epithelium to short-chain fatty acids in the proximal and the distal colon of guinea pig. J Membr Biol. 1984 ; 82 : 145-156.
10) Umesaki Y, Yajima T, Yokokura T, Mutai M. Effect of organic acid absorption on bicarbonate transport in rat colon. Pflugers Arch. 1979 ; 379 : 43-47.
11) Harig J M, Knaup S M, Shoshara J, Dudeja P K, Ramaswamy K, Brasitus T A. Transport of N-butyrate into human colonic luminal membrane vesicle. Gastroenerol. 1990 ; 98 : A543.
12) Mascolo N, Rajendran V M, Binder H J. Mechanism of short-chain fatty acid uptake by apical membrane vesicle of rat distal colon. Gstroenterol. 1991 ; 101 : 331-338.
13) Dohgen M, Hayashi H, Yajima T, Suzuki Y. Stimulation of bicarbonate secretion by luminal short-chain fatty acid in the rat and human colon in vitro. Jpn J Physiol. 1994 ; 44 : 519-531.
14) Vidyasagar S, Barmeryer C, Geibel J, Binder H J, Rajendran M. Role of short-chain fatty acids in colonic HCO_3 secretion. Am J Physiol. 2005 ; 288 : G1217-1226.
15) Kawamata K, Hayashi H, Suzuki Y. Propionate absorption associated with bicarbonate secretion in vitro in the mouse cecum. Eur J Physiolo. 2007 ; 454 : 253-262.
16) Nishimura M, Naito S. Tissue-specific mRNA expression profile of human ATP-binding cassette and solute carrier transporter superfamilies. Drug Metab Pharmacokinet. 2005 ; 20 : 452-477.
17) Nishimura M, Naito S. Tissue-specific mRNA expression profiles of human solute carrier transporter superfamilies. Drug Metab Pharmacokinet. 2008 ; 23 : 22-44.
18) Iwanaga T, Takebe K, Kato I, Karaki S, Kuwahara A. Cellular expression of monocarboxylate transporter (MCT) in the digestive tract of the mouse, rat, and human, with special reference to slc5a8. Biomed Res. 2006 ; 27 : 243-254.
19) Kirat D, Masuoka J, Hayashi H, Iwano H, Yokota H, Taniyama H, Kato S. Monocaroxylate transporter 1 (MCT1) plays a direct role in short-chain fatty acids absorption in caprine rumen. J Physiol. 2006 ; 576 : 635-647.
20) Miyauchi S, Gopal E, Fel Y-J, Ganapathy V. Functional identification of SLC5A8, a tumor suppressor down-regulated in colon cancer, as a Na^+-coupled transporter for short-chain fatty acids. J Biol Chem. 2004 ; 279 : 13293-13296.

■消化管の管腔内化学受容と消化管機能制御

静岡県立大学　唐木　晋一郎，桑原厚和

はじめに

本稿では，消化管の化学受容と消化管生理機能（運動・分泌）制御について概説する。しかしその前に，ここで一度，食物摂取から排出までの過程を追ってみたい。

まず，我々が摂取しようとする食物は，摂取される前に嗅覚により，そして，口腔で咀嚼されながら味覚と嗅覚によって知覚され，場合によっては排除される。飲み込まれた食物は食道に送り込まれ，噴門を通過して胃に蓄えられる。胃底部の受容性弛緩 receptive relaxation によって胃に蓄えられた食物は，消化酵素・塩酸を含んだ強酸性の胃液とともに混和・撹拌され，半液状の粥汁（キーム chyme）となり，順次，幽門を通り抜けて十二指腸に送られる。十二指腸では，強酸による粘膜への刺激によってアルカリ性の重炭酸イオン（HCO_3^-）を含んだすい液が分泌され，内容物の酸性は中和される。内容物に水に不溶な脂肪分が存在すると，界面活性作用のある胆汁酸を含んだ胆汁が分泌され，その乳化作用によって脂肪分は溶解する。空腸に流入した内容物は消化酵素を含む大量の腸液とともに分節運動 segmentation や振子運動 pendular movement によって撹拌・消化され，少しずつ輸送されながら絨毛の吸収上皮から栄養分が吸収されていく。内容物の栄養分が減少してくると，口側から肛門側へ伝播する蠕動運動 peristalsis が生じる頻度が増加し[1]，内容物はさらに輸送されていく。やがて内容物は回腸の終末部に達するが，そこでもなお内容物に栄養分が含まれていると，胃や十二指腸といった上部消化管の消化管運動に対して抑制的な信号が送られ，内容物の輸送が制限されることが知られている（回腸ブレーキ ileal brake）[2]。

ここまで述べてきた過程は食後期 postprandial state の消化管運動についてである。空腹期 fasted state には食後期とは異なり，食間伝播性運動群 interdigestive migrating contractions（IMC；あるいは伝播性筋収縮群 migrating motor complex, MMC）と呼ばれる特有の運動を示す。IMC は，いわゆる「腹の虫」として，空腹時に発生する強力な伝播性の収縮を含んだ胃から小腸終末まで達する運動群であるが，摂食によって消失する。胃や小腸に食物や粥汁が流入することで IMC は消滅し，食後期の運動が惹起される。

さて，次に内容物は回盲弁を通って大腸に入る。盲腸／上行結腸に入った内容物は，すぐには先に進まず，通常とは逆に肛門側から口側へ伝播する逆蠕動 antiperistalsis によって，盲腸／上行結腸に徐々に蓄えられてゆく。盲腸／上行結腸では 100 兆個ものバクテリアからなる腸内細菌叢が形成されており，上部消化管で消化を免れた食物繊維 dietary fiber などが腸内細菌によって分解・代謝され，大量の有機酸，とくに酢酸 acetate，プロピオン酸 propionate，酪酸 butyrate などの短鎖脂肪酸 short-chain fatty acids（SCFAs）が産生される。この SCFAs は栄養分として大腸粘膜から吸収されるとともに，大腸粘膜を刺激して大腸運動を促進し[3]，粘膜からは水分泌の指標となる塩素イオン Cl^- 分泌[4]や HCO_3^- 分泌[5]，粘液分泌[6]が促進されることが報告されている。

横行結腸では結腸膨起 haustra coli がそれぞれ分節運動し，内容物は前後しながら水分の吸収が行われ，粥状から半固形のふん便状となり，徐々に下行結腸〜 S 状結腸へと押し出される。そして，とくに胃に食物が流入したときに惹起される胃・結腸反射 gastrocolic reflex によって，多くの結腸膨起が一斉に収縮，さらに蠕動運動が加わった大（総）蠕動 mass peristalsis が生じ，内容物は一気に直腸に押し込まれる。そして，押し込まれた内容物による直腸壁の圧刺激がきっかけとなって排便反射が惹起され，内容物は便として排泄される。

このようにあらためて消化・吸収・排泄の過程を追っていくと，消化管はそれぞれの部位で常にその管腔内の物理的・化学的環境を感受し，局所的・遠隔的に適切な生理応答を惹起することによってその機能を果たしていることが分かる。本稿では，消化管の管腔内化学物質受容のメカニズムについて，最近，報告が増えている受容体の発現・分布について，そして，消化管各部位において惹起される生理的応答（蠕動反射・分泌反射など）について概説したい。

腸管の化学センサー細胞　luminal chemosensory cells

生体の外部環境に対する化学受容として一般的にもなじみ深いのは，味覚や嗅覚であろう。消化管の化学受容とは少し異なるかもしれないが，最近，味覚や嗅覚に関連した受容体やチャネル，そのほか機能性タンパク質が，消化管の管腔内化学受容においても機能している可能性が示されている。そこで，腸管の化学受容細胞とともに，まずは味覚および嗅覚の受容細胞について簡単に概説する。

1）味細胞 taste cells

舌の味蕾 taste bud を形成する味細胞 taste cells は，I～IV型に分類されており（図1，表1），味孔 gustatory pore に微柔毛（味毛 taste hair）を出している I～III 型のうち，II 型細胞が甘味，苦味，うま味，III 型細胞が塩味，酸味を受容すると考えられている[7,8]。I 型は神経細胞にとってのグリア細胞のような支持細胞，IV 型は基底細胞であり，I～III 型の前駆細胞と考えられている。ただし，I 型細胞が塩味を受容する可能性も最近示されている[9]。II 型，III 型の味細胞は味刺激によって脱分極し，活動電位 action potential を発生する[10]。そして，III 型細胞は味神経線維の神経終末とシナプスを形成し，セロトニン serotonin（5-hydroxytryptamine, 5-HT）を含有したシナプス小胞を有していることが報告されている[11]。当初，II 型細胞は神経終末と化学シナプスを形成していないことから，その情報がどのように神経に伝達されるのかは謎であった。しかし 2005 年，アデノシン三リン酸（ATP）が伝達物質として味覚伝達に重要な役割を有することが報告され[12]，味物質の刺激によって，ヘミ（hemi-,「半」の意）チャネル hemichannel と呼ばれる会合していないギャップ結合チャネル gap junction channels から ATP が放出される可能性が示唆され

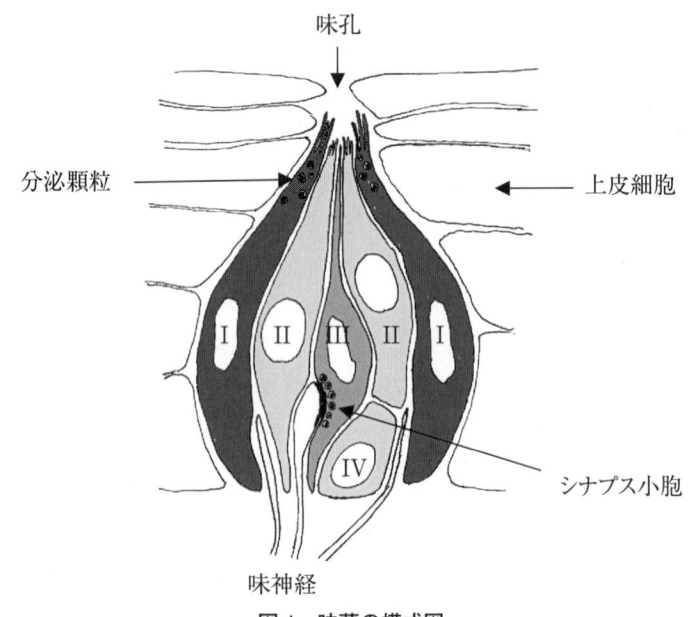

図1　味蕾の模式図

表1 味細胞の分類

タイプ	電顕所見	主な発現分子	機能
I型	暗細胞	ENaC ?, GLAST[a], NTPDase2[b]	支持細胞（塩味を受容？）
II型	明細胞	G_gust, T1Rs, T2Rs, mGluR4, TRPM5, PLCβ2[c]	甘味，苦味，うま味受容
III型	中間型細胞	5-HT, SNAP-25[d], PKD1L3 & PKD2L1 (TRPP2)[e]	シナプス前細胞，酸味受容
IV型	基底細胞	Shh[f]	前駆細胞

[a]GLAST：グルタミン酸／アスパラギン酸輸送体 glutamate/asparate transporter[17]
[b]NTPDase：ヌクレオシド三リン酸加水分解酵素 nucleoside triphosphate diphosphohydrolase[18]
[c]PLCβ2：ホスホリパーゼ phospholipase Cβ2[7]
[d]SNAP-25：シナプトソーム関連タンパク質 synaptosomal-associated protein 25 kD
[e]PKD1L3 & PKD2L1：多発性嚢胞腎様チャネル polycystic kidney disease-like channels（酸味受容，PKD2L1 = TRPP2）[19,20]
[f]Shh：ソニック・ヘッジホッグ Sonic hedgehog mRNA[21]
略語：ENaC, epithelial sodium channel；G_gust, α-gustducin；5-HT, 5-hydroxytryptamin；mGluR4, metabotropic glutamate receptor 4；T1Rs, type 1 taste receptors；T2Rs, type 2 taste receptors；

た[13,14]。さらに，III型細胞と同様，SNAP-25やシンタキシンなど，シナプス小胞とシナプス前膜の融合に関連する開口放出関連タンパク質群である，可溶性N-エチルマレイミド感受性因子付着タンパク質受容体 soluble NSF attachment protein receptor（SNARE）が，II型細胞にも発現していることが報告されている[15]。小胞に核酸を輸送する小胞核酸輸送体 vesicular nucleotide transporter（VNUT）がII型細胞に発現していることも報告された。

2）嗅細胞 olfactory cells

一方，鼻粘膜嗅部の嗅上皮 main olfactory epithelium や鋤鼻器 vomeronasal organ（哺乳類においてはフェロモンを受容すると考えられているが，ヒトではほぼ退化している）における化学受容は，嗅細胞 olfactory cells あるいは嗅覚受容神経細胞 olfactory receptor neuron（ORN）と呼ばれる双極性の神経細胞によって行われる（図2）。その細胞体は嗅上皮中にあり，上皮表面に向かって樹状突起にあたる細長い突起を出している。上皮表面に突き出した先端部は嗅小胞 olfactory vesicles と呼ばれるふくらみをつくり，ここから数本〜十数本の1μm〜数十μmの嗅小毛 olfactory cilia が伸びている。基底側には一本の軸索にあたる突起が出ており，数十〜数百本集まって嗅神経 olfactory nerve を形成し，脳の嗅球 olfactory bulb でシナプスを形成し，ニューロンを交換する。ORNは嗅上皮の基底細胞として存在する幹細胞から分化・再生・死滅を繰り返す極めてユニークなニューロンであり，神経の再生という視点からも研究されている。

3）胃腸すい内分泌細胞 gastroenteropancreatic（GEP）endocrine cells

味覚や嗅覚は意識として知覚されるが，腸管での化学受容は，我々はそれを直接知覚することができない。しかし，前述したとおり，知覚として意識されることはないが，腸管が管腔内の化学物質を受容していることは古くからよく知られている。例えば，十二指腸に強酸性の胃液が流入したときに誘発されるすい液分泌は，十二指腸上皮に存在するS細胞と呼ばれる腸内分泌細胞 enteroendocrine cells が管腔の酸を受容してセクレチン secretin を基底膜側に分泌し，そのセクレチンが血流にのってすい臓に到達，セクレチン受容体に作用することによって惹起される。この

図2 嗅上皮の模式図

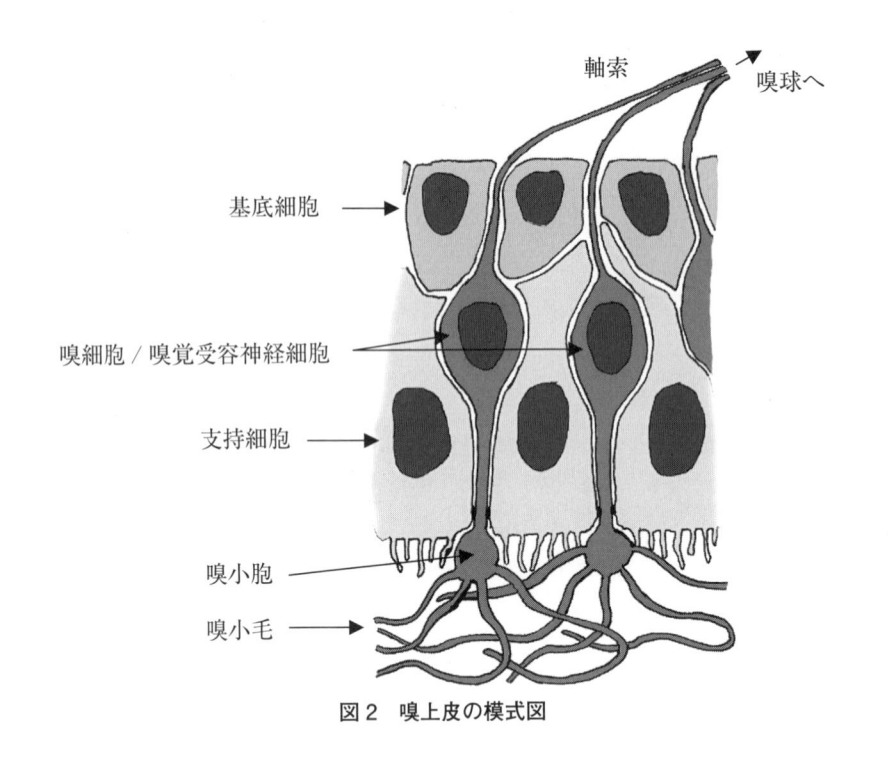

ように，腸内分泌細胞，あるいは消化管分泌細胞 gut endocrine cells は，内分泌細胞であると同時に，その一部は管腔内の化学物質を受容する化学受容細胞でもあると考えられる。

消化管内分泌細胞は，すい臓の内分泌細胞と合わせて，胃腸すい内分泌系 gastroenteropancreatic（GEP）endocrine system という内分泌系を構成している。表2に，現在知られている GEP 内分泌細胞を，種類別に分類した。消化管分泌細胞は，主として基底側細胞質に種々の消化管ホルモン gut hormones を含有する分泌顆粒を有しているため，基底顆粒細胞とも呼ばれる。そして，管腔側細胞質が管腔に出ていないタイプを「閉鎖型 closed type」と呼ぶ（グレリンを含有する X／A-like 細胞，ヒスタミンを含有する EC-like（ECL）細胞など胃体部の細胞）。一方，比較的細い細胞質突起を管腔に伸ばし，微絨毛を冠する頂端膜 apical membrane を管腔側に突き出しているタイプは「開放型 open type」と呼ばれ，こちらが一般的である（図3）。

本稿の主題である管腔内の化学受容を担うのは，この開放型の消化管内分泌細胞であると考えられるので，ここでは開放型の消化管内分泌細胞についてそれぞれ概説することにする。また，基底膜側に1本以上の突起を有する細胞も存在する。この突起は長いものでは，陰窩の全長ほどにも達するものが存在し，まるで双極性のニューロンのような形態をとる細胞まで存在することが報告されている[22]。

4）腸クロム親和細胞 enterochromaffin（EC）細胞

EC 細胞は，クロムを含有した固定液によって顆粒が黄色に色づくことからこのように名づけられた，胃から直腸に渡って存在する代表的な腸内分泌細胞であり，顆粒中の伝達物質は 5-HT である。5-HT は，血小板や，中枢神経系 central nervous system（CNS）や腸管神経系 enteric nervous system（ENS）の一部のニューロンも含有しているが，全身に存在する 5-HT のおよそ 90％は EC 細胞中に存在すると考えられている。EC 細胞は，生理的には内容物の移動による粘膜の摩擦などの機械的刺激[23]や化学的刺激としてグルコース[24]，SCFAs[3]を感受して 5-HT を分泌し，蠕動運動や分泌反射を誘発すると考えられている。ただし，我々は SCFA 受容体が EC 細胞に発

表2 胃腸膵・GEP・内分泌細胞の分類

タイプ	消化管ホルモン	管腔内化学刺激物質／受容体等の発現分子	胃体/胃底部	幽門前庭部	すい臓	十二指腸	空腸	回腸	盲腸（虫垂）	結腸	直腸
EC	5-HT	グルコース，アミノ酸，コレラ・トキシン／SGLT-3, mGluR4, OR1G1, G$_{gust}$?	+	+	±	+	+	+	+	+	+
G	Gastrin	タンパク質，アミノ酸		+		±					
D (δ)	SOM	H$^+$（胃ではクローズド・タイプ）	+	+	+	+	+	±	±	±	±
P/D$_1$/X/A-like	Ghrelin	（クローズド・タイプ）	+	±		±	±				
ECL	Histamine	（クローズド・タイプ）	+								
A (α)	Glucagon	（すい臓ランゲルハンス島）			+						
B (β)	Insulin	（すい臓ランゲルハンス島）			+						
PP (γ)	PP	（すい臓ランゲルハンス島）			+						
I (CCK)	CCK	脂肪酸，糖，アミノ酸など栄養物質／GPR120				+	+	±			
S	Secretin／5-HT	HCl				±	+	+			
K (GIP)	GIP	糖，アミノ酸，脂肪酸／FFA1 (GPR40)				+	+	±			
M (MO, M$_O$)	Motilin	管腔内pH上昇や栄養物質はモチリン分泌を抑制する。				+	+				
N	NT	脂肪酸					+	+			
L	GLP-1/PYY	糖，アミノ酸，脂肪酸，SCFAsなど栄養物質／FFA2 (GPR43), FFA3 (GPR41), mGluR4, SGLT-3 ?, G$_{gust}$?					±	+	+	+	+

略語：CCK, cholecystokinin；EC, enterochromaffin；ECL, enterochromaffin-like；FFA, free-fatty acid；G$_{gust}$, α-gustducin；GIP, gastric inhibitory polypeptide；GLP-1, glucagon-like peptide-1；5-HT, 5-hydroxytryptamine；mGluR4, metabotropic glutamate receptor 4；NT, neurotensin；O1R1, olfactory receptor 1；PP, pancreatic polypeptide；PYY, peptide YY；SCFAs, short-chain fatty acids；SGLT, sodium-dependent glucose transporter 3；SOM, somatostatin

現しておらず，後述のL細胞に発現していることを報告している[25-27]。従って，SCFAsによる5-HT分泌は，L細胞刺激を介する間接的なものかもしれない。

一方，病態生理学的には，コレラ菌の産生する外毒素exotoxinであるコレラトキシンcholeratoxinもEC細胞から5-HTを分泌させることが知られ[28]，コレラによる分泌性下痢secretory diarrheaの原因であると考えられる。そして最近では，スパイスの一種，クローブ（丁子）に含まれるオイゲノールなどの香気物質odorantsがEC細胞に作用して5-HT分泌を誘発することも報告されており[29]，EC細胞の化学受容の可能性は最近さらに広がっている。

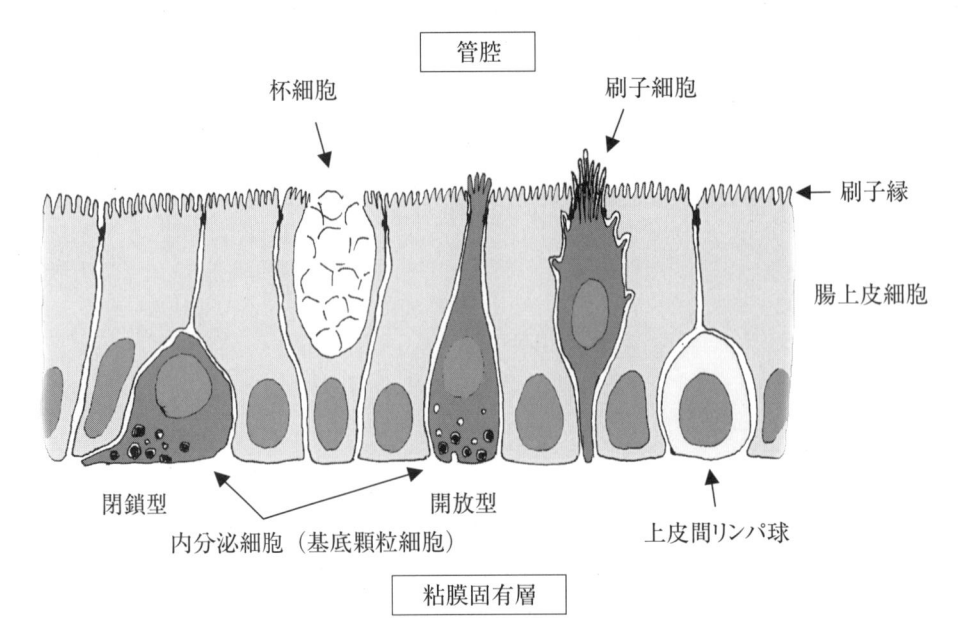

図3 胃・腸上皮の模式図

5) G細胞

G細胞はガストリン gastrin を含有する主として胃の幽門前庭部に存在する，開放型の基底顆粒細胞である[30]。タンパク質やアミノ酸の刺激によってガストリンを分泌することが知られている[31]。ガストリンは胃腺 gastric gland の壁細胞 parietal cells に作用し，塩酸を分泌させる。

6) D細胞

D細胞は，すい臓ランゲルハンス島に存在するD細胞と同様，ソマトスタチン somatostatin を含有する細胞であるのでD細胞と呼ばれ，胃腸管においては，胃には閉鎖型が，腸管には開放型が，主として小腸上部に存在することが報告されている（わずかながら結腸にも存在する）[32]。小腸上部のD細胞は，セクレチンを分泌するS細胞と同様，酸の刺激によってソマトスタチンを分泌し，こちらは，G細胞を抑制してガストリンの分泌を抑制する。小腸に流入する胃酸を減少させるように作用することで，十二指腸を保護する役割があるものと考えられる。

7) S細胞

S細胞は，前述したとおり，主として十二指腸に存在し，胃酸の流入を感受してセクレチンを分泌する腸内分泌細胞である。セクレチンは，英国の生理学者，ウィリアム・ベイリス William M. Bayliss とアーネスト・スターリング Ernest H. Starling によって発見された歴史上初のホルモンである[33]。S細胞の"S"は，顆粒の大きさが小さいので"small"のSから名づけられたが，セクレチンのSにも通じる。しかし，イヌのS細胞にはセクレチンが含まれず，GIPを含有するK細胞（後述）に，GIPとともにセクレチンが含まれる，と報告されている[34]。また，S細胞は5-HTも含有していることが報告されている[35]。

8) I (CCK) 細胞

I細胞は，主として上部小腸（十二指腸，空腸）に存在し，脂肪酸やアミノ酸などを感受してコレシストキニン cholecystokinin（CCK；あるいはパンクレオザイミン pancreozymin）を分泌する。CCKは胆嚢を収縮，オッディーの括約筋を弛緩させ胆汁を分泌させ，すい臓の腺房細胞に作用してすい酵素分泌を惹起する。

9) K細胞

K細胞は，I細胞と同様に上部小腸に存在し，糖，アミノ酸，脂肪酸などの栄養物質を感受し，グルコース依存性インスリン分泌刺激ポリペプチド glucose-dependent insulinotropic polypeptide（GIP）を分泌する。GIPはすい臓ランゲルハンス島のβ（B）細胞に作用し，インスリンの分泌を促進する。またGIPは，後述のグルカゴン様ペプチド glucagon-like peptide-1（GLP-1）とともに，インスリン分泌を促進するホルモンとして，インクレチン incretinと総称される。

10) M（MO, M$_O$）細胞

M細胞は，空腹期に胃から始まり回腸終末部まで伝播するIMC（MMC）の発生に関与することが示唆されている[36]モチリン motilinを含有する腸内分泌細胞であり，十二指腸および空腸に存在する[37]。ところで，パイエル板の濾胞被蓋上皮に散在し，管腔内抗原を経細胞輸送 transcytosisによって輸送する細胞もM細胞と呼ばれるので，混同しないように注意したい。モチリン分泌を惹起させる管腔内因子には不明な点が多いが，管腔内のpH上昇や，栄養分は，モチリン分泌を抑制すると考えられている。

11) N細胞

N細胞は，ニューロテンシン neurotensin（NT）を含有する主として回腸に存在する腸内分泌細胞である[38]。回腸の脂質による刺激によって，血中にNTが放出されることが報告されている[39]。NTは，上部胃腸管の分泌や運動を抑制するが，結腸運動・分泌を促進することが報告されている[40]。

12) L細胞

L細胞は，比較的大きな（large）分泌顆粒を有することから名付けられた，小腸～直腸に存在する腸内分泌細胞である[41]。L細胞は，グルカゴン様ペプチド-1 glucagon-like peptides（GLP-1），ペプチド peptide YY（PYY），すい臓ポリペプチド pancreatic polypeptide（PP）を含有し[42]，糖[43]，アミノ酸[44]，脂肪酸[43]，短鎖脂肪酸[45]などの栄養物質によって，これらの消化管ホルモンを放出することが報告されている。GLP-1は，すい臓ランゲルハンス島のα（A）細胞から放出されるグルカゴン glucagonと同じ遺伝子からプログルカゴン proglucagonとして転写合成され，プロセッシングによって切り離されて産生されるペプチドであり，すい臓ランゲルハンス島β細胞に作用してインスリンの分泌を促進するインクレチンである[46]。胃腸管に対しては，PYYとともに，「はじめに」で述べた回腸ブレーキに関与することが示唆されている[47]。PYYは，PPと70％，ニューロペプチドY（NPY）と70％の相同性を有するNPYファミリーの一つであり，上部消化管の運動および分泌を抑制し，さらに，GLP-1などとともに節食抑制作用を有していることが報告されている[48]。

13) 刷子細胞 brush cells

刷子細胞［タフト（房の意）細胞 tuft cells，カベオラ細胞 caveolated cellsとも呼ばれる］は，特徴的な微絨毛 microvilliを管腔側に突き出した頂端膜を有する細胞として，気管上皮において1956年に初めて報告された[49]。基底膜側の細胞体は細い突起状の形状をしている。しかしながら，その生理機能が不明であったために長らく忘れ去られていたが，1996年に，味覚受容に関連するGタンパク質と考えられているα-gustducin（G$_{gust}$）が発現していることが報告され[50]，管腔内化学物質受容細胞としての機能を有する可能性が高まった。II型味細胞に発現しているTRPM5（transient receptor protein, TRPファミリーのカチオンチャネルの一種）も刷子細胞に発現していることも報告されている[51]。

刷子細胞の基底膜には腸内分泌細胞に見られるような分泌顆粒は存在していないが，ラットの

胃とすい臓の刷子細胞に一酸化窒素合成酵素 nitric oxide syntase (NOS) を発現していることが報告されている[52]。しかし，マウス小腸の刷子細胞には nNOS が発現していないことも報告されており[53]，情報がどのように神経などに伝達されるのかは不明である。また，現時点（2010年7月）では，刷子細胞が本当に管腔内化学受容を行っているという生理学的な実験データの報告も存在していないことから，今後の研究の進展が望まれるところである。

腸管の管腔内化学物質受容体

　これまで述べてきた管腔内化学物質受容細胞が，実際にどのように化学物質を受容するのか，近年，分子生物学的手法によって，その分子的実体が明らかになりつつある。ここでは，最近明らかになった受容体，Gタンパク質，チャネルなどの分子的実体と，前述の化学受容細胞との関連について概説する。

1) 味覚・嗅覚受容関連分子

　本稿の最初に概説した味覚・嗅覚受容に関連する受容体は，近年，その分子的実体が明らかにされ，いずれも7回膜貫通型のGタンパク共役型受容体 G-protein coupled receptors (GPCR) であることが示されている。味覚受容体 taste receptors には，甘味とうま味を受容する T1Rs と苦味を受容する T2Rs の遺伝子ファミリーが存在する。T1Rs は T1R1～T1R3 の3種類のメンバーによって構成され，T1R1／T1R3 あるいは T1R2／T1R3 というヘテロ二量体を構成して，それぞれ，うま味（T1R1／T1R3）および甘味（T1R2／T1R3）を受容することが知られている。一方，T2Rs はヒトで約30種のメンバーが知られているが，リガンドが不明なものも多い。**表3**に現在知られている T1Rs と T2Rs のリガンドをまとめた。

　味覚受容の細胞内情報伝達系についての解析も進んできた。甘味，うま味，苦味受容体と共役するGタンパク質のαサブユニットが味蕾を含む舌上皮からクローニングされ，ガストデューシン gustducin (Ggust) と名づけられた[54]。そして，これらの受容体やα-gustducin，などの味覚・嗅覚受容に関連する機能分子が，味細胞や嗅覚細胞のみならず，腸内分泌細胞[55]や腸管の刷子細胞[56]にも存在することが近年，報告されている。生理学的な実験データとしても，苦味物質のひとつである 6-n-propyl-2-thiouracil (6-PTU) がヒトおよびラット結腸においてアニオン（Cl^-／HCO_3^-）分泌を惹起すること，そして，6-PTU に応答することが知られているヒトの human (h)

表3　ヒトの味覚受容体とそのリガンド

タイプ	メンバー	リガンド
T1R	1	
	2	T1R1/T1R3：うま味（グルタミン酸等）
	3	T2R1/T1R3：甘味（スクロース等）
T2R	1	6-PTU
	4	Denatonium, 6-PTU
	10	Strychnine
	14	様々な苦味物質
	16	Salicin
	31／44*	6-nitro-saccharin, denatonium
	38	PTC, 6-PTU
	43／61*	6-nitro-saccharin

*番号は異なるが，同じ受容体
略語：6-PTU, 6-n-propyl-2-thiouracil；PTC, phenylthiocarbamide

T2R1, hT2R4, hT2R38 および rat（r）T2R1, rT2R16, rT2R26 の遺伝子発現がヒトおよびラット結腸粘膜にあることを我々は報告した[57]。

嗅覚受容体 olfactory receptors（ORs）は，味覚受容体と同じく GPCR であり，1000 以上のメンバーが含まれる GPCR ファミリー中，最大のサブファミリーを形成している．ヒトにおいては，現在，18 の遺伝子ファミリーと 300 のサブファミリー中に，390 の機能遺伝子と 465 の偽遺伝子が含まれる[58]。

実際の腸管において，これらの受容体がどんなリガンドを認識しているのか，現在のところ明らかではないが，例えば二次胆汁酸のような，腸内細菌により代謝産生される化学物質を受容しているのかもしれない．いずれにしても，味覚・嗅覚受容体が腸管の管腔内化学受容に関与していることは間違いないものと思われる．

2）遊離脂肪酸受容体 free-fatty acid receptors

前述のとおり，腸管管腔の脂質は，I, K, N, L 細胞などに作用して，各消化管ホルモンを遊離することが知られている．また，食物繊維やオリゴ糖などから，腸内細菌による発酵作用によって産生される，酢酸，プロピオン酸，酪酸などの SCFAs が，腸管粘膜に作用して平滑筋収縮[59,60]や水・電解質分泌[4]を惹起することも報告されている．このように，遊離脂肪酸が腸内分泌細胞を刺激することは明らかであると考えられるが，その分子的実体については長く不明であった．しかし，2000 年代に入って，リガンド不明の GPCRs, いわゆる「みなしご」orphan GPCR のなかから，遊離脂肪酸をリガンドとして認識する GPCR が次々同定されていった（表4）。

現在，国際薬理学連合 International Union of Pharmacology（IUPHAR）によって，遊離脂肪酸受容体 free-fatty acid（FFA）受容体ファミリーとして 3 種類が登録されている[61]：FFA1（GPR40）（中・長鎖）[62], FFA2（GPR43）（短鎖）[63,64], FFA3（GPR41）（プロピオン酸，酪酸）[63,64]．括弧内は，オーファン GPCR であったときにつけられていた名称である．また，このほかの GPCR にも，GPR120 が長鎖脂肪酸を，GPR84 が中鎖脂肪酸を[65]リガンドとすることが知られており[66]，さらに最近，ニコチン酸の受容体として知られている GPR109A（HM74A；ヒト，PUMA-G；マウスとも呼ばれる）が，SCFAs のなかで，酪酸だけに応答することも報告されている[67]。

我々は，ラットの摘出腸管を用いた生理実験によって，SCFA, とくにプロピオン酸が結腸粘膜を刺激することによって惹起される平滑筋収縮[60]や，自発性収縮[68,69]に対する影響を報告してきた．これらの研究を進めている間に，SCFA 受容体についての報告が相次いでなされたため，我々は

表4 遊離脂肪酸受容体

名称	別称	G-protein	効果	アゴニスト
FFA1	GPR40	$G_{q/11}$	Ca^{2+} ↑	中鎖〜長鎖脂肪酸（C12 〜 C18）
FFA2	GPR43	$G_{i/o}$ G_q	cAMP ↓ Ca^{2+} ↑	短鎖脂肪酸（C2 〜 C7） acetate = propionate = butyrate
FFA3	GPR41	$G_{i/o}$	cAMP ↓	短鎖脂肪酸（C2 〜 C7） propionate = butyrate > acetate
GPR84		$G_{i/o}$	cAMP ↓	中鎖脂肪酸（C9 〜 C14）
GPR120		G_q	Ca^{2+} ↑	長鎖脂肪酸（C14 〜）
GPR109A	HM74A, PUMA-G	$G_{i/o}$	cAMP ↓ Ca^{2+} ↑	Nicotinate > C5 = C6 > C8 > C4 > C6

我々の生理実験にそれらの受容体が関与するのではないかと考え，消化管におけるこれらの受容体の発現・分布に関する研究も併せて開始した．その結果，FFA2（GPR43）は，ラット[25]およびヒト[26]のPYY含有腸内分泌細胞，即ちL細胞に発現していることを報告し，FFA3（GPR41）もヒト結腸に発現し，やはりPYYを含有していることを報告した[70]．そして，FFA2とFFA3はともにPYYを含有しているL細胞であるが，両者は共存せず，FFA3の発現量はFFA2に比してかなり少ないことも明らかにした[27]．表4に示したように，FFA2は3種の主要なSCFAsにほぼ同等に作用するが，FFA3はプロピオン酸≧酪酸＞＞酢酸であり，FFA3の作用強度の順が，我々と先行研究の生理実験データと一致している．従って，SCFAsの局所的な生理作用に関連するのはFFA3である可能性が高く，受容体の発現量と生理作用は必ずしも一致しないことを示している．

中長鎖脂肪酸受容体FFA1（GPR40）は，膵臓のβ細胞に発現し，脂肪酸刺激によってインスリンが放出されることが報告されている[71]．さらに，胃腸管においては，K細胞に発現していることが示唆されている[72]．一方，長鎖脂肪酸受容体GPR120の遺伝子発現は，胃腸管においてはI細胞に作用してCCKを分泌させることが報告されているが[73]，回腸よりも下部，結腸に最も強く発現していることが示されており[66]，クロモグラニン陽性の腸内分泌細胞に発現していることが示されている[74]．しかし，長鎖の脂肪酸が結腸まで到達することは考えにくいため，結腸のGPR120は結腸内容物に含まれる未知の物質を受容しているのかもしれない．また，GPR120はII型味細胞にも発現していることが示されており[75]，脂肪酸を味覚（油脂味？）としても受容しているかもしれない．

ニコチン酸／酪酸受容体GPR109Aは，マウス小腸における絨毛の吸収上皮細胞の頂端膜，マウス結腸およびヒト結腸における表面上皮の上皮細胞のやはり頂端膜に発現していることが示されており，酪酸の腫瘍抑制作用に関与していることが示唆されているが[67]，生理的な化学受容に対する関与については不明である．

3）アミノ酸受容体

1908年に，池田菊苗博士が昆布出汁の「うま味」の成分としてグルタミン酸を発見してから100年，「うま味」はumamiとして第5番目の基本味として世界的に認識されるようになっている[76]．代謝型グルタミン酸受容体 metabotropic glutamate receptors（mGluR）のファミリーのなかからmGluR4が味細胞に発現していることが示され[77]，「うま味」の存在は確定的になった．そして，mGluR4がEC細胞にも発現していることを示す報告も存在する[55]．しかし現在のところ，そのほかの腸内分泌細胞や刷子細胞に発現しているかどうかは明らかにされておらず，今後の研究の進展が待たれるところである．

4）Toll様受容体 Toll-like receptors（TLR）

TLRは，自然免疫の主体をなす受容体であり，特定のひとつの物質を認識するのではなく，ある特有の分子構造を認識するパターン認識受容体 pattern recognition receptor（PRR）であり，菌体成分であるリポポリサッカライド lipopolysaccharide（LPS）やペプチドグリカンなどを受容する．現在ヒトでは10種類のサブタイプが同定されている（**表5**）．TLR10を除くほぼすべてのサブタイプが腸上皮細胞に発現しているという報告があるが[78]，発現は限定的であるという考えもあり[79]，議論がある．生理的な管腔内化学物質（菌体成分）認識を考えると，頂端膜側に発現しているのか，基底膜側に発現しているのかは非常に重要であると思われるが，この点についても見解は様々である．しかしながら，これらの多くの報告は培養細胞での発現についての報告であり，実際の生体においては，種差と部位差，そしてそのときの生理的あるいは病態生理的な状態によってかなりの違いがあるのではないかと思われる．

表5 Toll 様受容体

受容体	リガンド
TLR1	トリアシルリポタンパク質
TLR2	リポタンパク質，ペプチドグリカン，リポテイコ酸，糖タンパク質など
TLR3	二本鎖 RNA
TLR4	リポ多糖 lipopolysaccharide（LPS）
TLR5	フラジェリン（細菌の鞭毛を構成するタンパク質）
TLR6	ジアシルリポタンパク質
TLR7	イミダキソキノロン（抗ウイルス薬）などの合成化合物，1本鎖 RNA
TLR8	イミダキソキノロン（抗ウイルス薬）などの合成化合物，1本鎖 RNA
TLR9	細菌 DNA 中のシトシン-リン酸-グアニン（CpG）モチーフ
TLR10	不明

　いずれにしても，TLR が活性化されると，上皮細胞においても炎症性サイトカインやケモカイン，プロスタグランジン類 prostaglandins（PGs）が産生され，自然免疫系が駆動されるとともに，水分泌を惹起したり，腸管運動に影響を及ぼす可能性がある。例えば，IL-1β や TNF-α はヒト結腸において水分泌を惹起することが報告されている[80]。PGs は，粘膜上皮における水分泌を主に促進する重要な因子であり[81,82]，腸管運動に対しても，PGs の種類や作用部位によって，様々な作用を及ぼすことが知られている[83]。さらに，腸内分泌細胞にも TLR が発現しており，菌体成分の刺激により，含有する消化管ホルモンの分泌を促進することも報告されている[84]。

5）一過性受容器電位チャネル transient receptor potential (TRP) channel

　TRP チャネルは，唐辛子の辛味成分，カプサイシン capsaicin によって活性化される TRPV1 をはじめとする，4量体で機能する6回膜貫通型のカチオンチャネルである[85]。TRP チャネルは温度受容器として機能するとともに，浸透圧や機械刺激，そして酸，カプサイシンのような化学的刺激によっても活性化されることから，管腔内化学物質受容体としても重要な候補であると考えられる。III 型の味細胞には，酸受容体として TRPP2（PKD2L1）が発現し，機能していることが報告されている[19,20]。また，ヒトとラットの EC 細胞には，温度受容器としては低温（<17℃）によって活性化され，化学的刺激物質としてはワサビの辛味成分であるアリルイソチオシアネートで活性化される TRPA1 が発現しており，単離 EC 細胞にアリルイソチオシアネートを曝露すると，5-HT が放出されることが報告されている[86]。

6）ナトリウム依存性グルコース輸送体 sodium (Na$^+$)-dependent glucose transporters (SGLT)

　ラット小腸の管腔にグルコースを作用させると 5-HT の放出が誘発されることが報告されているが，この作用に SGLT-3 が関与する可能性が示唆されている[87]。

おわりに

　本稿では，消化管の管腔内化学受容について，消化管ホルモンの発見から，現在の分子生物学的テクニックを駆使した受容体レベルの分子メカニズムまでを概説した。今日，消化管機能の生理学的知見と，形態学的基盤，そして分子生物学に基づく生命工学の技術によって，消化管の化学受容の実体が明らかになりつつある。管腔内化学物質受容の研究は，消化管内から生体の内部環境 internal milieu に直接働きかける医薬品の開発にもつながることが期待される。我々は，分子・細胞レベルから，生体レベルをつなぐ，組織・器官レベルの生理学的研究によって，総合的な管腔

内化学受容メカニズムを今後も追及していきたいと考えている。

引用文献

1) Schemann M, Ehrlein H J. Postprandial patterns of canine jejunal motility and transit of luminal content. Gastroenterology. 1986 ; 90 : 991-1000.
2) Maljaars P W, Peters H P, Mela D J, Masclee A A. Ileal brake : a sensible food target for appetite control. A review. Physiol. Behav. 2008 ; 95 : 271-281.
3) Fukumoto S, Tatewaki M, Yamada T, Fujimiya M, Mantyh C, Voss M, Eubanks S, Harris M, Pappas T N, Takahashi T. Short-chain fatty acids stimulate colonic transit via intraluminal 5-HT release in rats. Am. J. Physiol. Regul. Integr. Comp. Physiol. 2003 ; 284 : R1269-1276.
4) Yajima T. Luminal propionate-induced secretory response in the rat distal colon in vitro. J. Physiol. 1988 ; 403 : 559-575.
5) Dohgen M, Hayahshi H, Yajima T, Suzuki Y. Stimulation of bicarbonate secretion by luminal short-chain fatty acid in the rat and human colon in vitro. Jpn. J. Physiol. 1994 ; 44 : 519-531.
6) Shimotoyodome A, Meguro S, Hase T, Tokimitsu I, Sakata T. Short chain fatty acids but not lactate or succinate stimulate mucus release in the rat colon. Comp. Biochem. Physiol. A. Mol. Integr. Physiol. 2000 ; 125 : 525-531.
7) Clapp T R, Yang R, Stoick C L, Kinnamon S C, Kinnamon J C. Morphologic characterization of rat taste receptor cells that express components of the phospholipase C signaling pathway. J. Comp. Neurol. 2004 ; 468 : 311-321.
8) Huang Y A, Maruyama Y, Stimac R, Roper S D. Presynaptic (Type III) cells in mouse taste buds sense sour (acid) taste. J. Physiol. 2008 ; 586 : 2903-2912.
9) Vandenbeuch A, Clapp T R, Kinnamon S C. Amiloride-sensitive channels in type I fungiform taste cells in mouse. BMC Neurosci. 2008 ; 9 : 1-13.
10) Kashiwayanagi M, Miyake M, Kurihara K. Voltage-dependent Ca2+ channel and Na+ channel in frog taste cells. Am. J. Physiol. 1983 ; 244 : C82-88.
11) Yamamoto Y, Atoji Y, Suzuki Y. Innervation of taste buds in the canine larynx as revealed by immunohistochemistry for the various neurochemical markers. Tissue Cell 1997 ; 29 : 339-346.
12) Finger T E, Danilova V, Barrows J, Bartel D L, Vigers A J, Stone L, Hellekant G, Kinnamon S C. ATP signaling is crucial for communication from taste buds to gustatory nerves. Science. 2005 ; 310 : 1495-1499.
13) Romanov R A, Rogachevskaja O A, Bystrova M F, Jiang P, Margolskee R F, Kolesnikov S S. Afferent neurotransmission mediated by hemichannels in mammalian taste cells. EMBO J. 2007 ; 26 : 657-667.
14) Huang Y J, Maruyama Y, Dvoryanchikov G, Pereira E, Chaudhari N, Roper S D. The role of pannexin 1 hemichannels in ATP release and cell-cell communication in mouse taste buds. Proc. Natl. Acad. Sci. U. S. A. 2007 ; 104 : 6436-6441.
15) Ueda K, Ichimori Y, Okada H, Honma S, Wakisaka S. Immunolocalization of SNARE proteins in both type II and type III cells of rat taste buds. Arch Histol Cytol. 2006 ; 69 : 289-296.
16) Iwatsuki K, Ichikawa R, Hiasa M, Moriyama Y, Torii K, Uneyama H. Identification of the vesicular nucleotide transporter (VNUT) in taste cells. Biochem Biophys Res Commun.

2009 ; 388 : 1-5.

17) Lawton D M, Furness D N, Lindemann B, Hackney C M. Localization of the glutamate-aspartate transporter, GLAST, in rat taste buds. Eur. J. Neurosci. 2000 ; 12 : 3163-3171.

18) Bartel D L, Sullivan S L, Lavoie E G, Sevigny J, Finger T E. Nucleoside triphosphate diphosphohydrolase-2 is the ecto-ATPase of type I cells in taste buds. J. Comp. Neurol. 2006 ; 497 : 1-12.

19) Ishimaru Y, Inada H, Kubota M, Zhuang H, Tominaga M, Matsunami H. Transient receptor potential family members PKD1L3 and PKD2L1 form a candidate sour taste receptor. Proc. Natl. Acad. Sci. U. S. A. 2006 ; 103 : 12569-12574.

20) Kataoka S, Yang R, Ishimaru Y, Matsunami H, Sevigny J, Kinnamon J C, Finger T E. The candidate sour taste receptor, PKD2L1, is expressed by type III taste cells in the mouse. Chem. Senses 2008 ; 33 : 243-254.

21) Miura H, Kusakabe Y, Sugiyama C, Kawamatsu M, Ninomiya Y, Motoyama J, Hino A. Shh and Ptc are associated with taste bud maintenance in the adult mouse. Mech. Dev. 2001 ; 106 : 143-145.

22) Kuramoto H, Kadowaki M, Sakamoto H, Yuasa K, Todo A, Shirai R. Distinct morphology of serotonin-containing enterochromaffin (EC) cells in the rat distal colon. Arch. Histol. Cytol. 2007 ; 70 : 235-241.

23) Kim M, Javed N H, Yu J G, Christofi F, Cooke H J. Mechanical stimulation activates Galphaq signaling pathways and 5-hydroxytryptamine release from human carcinoid BON cells. J. Clin. Invest. 2001 ; 108 : 1051-1059.

24) Kim M, Cooke H J, Javed N H, Carey H V, Christofi F, Raybould H E. D-glucose releases 5-hydroxytryptamine from human BON cells as a model of enterochromaffin cells. Gastroenterology. 2001 ; 121 : 1400-1406.

25) Karaki S, Mitsui R, Hayashi H, Kato I, Sugiya H, Iwanaga T, Furness J B, Kuwahara A. Short-chain fatty acid receptor, GPR43, is expressed by enteroendocrine cells and mucosal mast cells in rat intestine. Cell Tissue Res. 2006 ; 324 : 353-360.

26) Karaki S, Tazoe H, Hayashi H, Kashiwabara H, Tooyama K, Suzuki Y, Kuwahara A. Expression of the short-chain fatty acid receptor, GPR43, in the human colon. J. Mol. Histol. 2008 ; 39 : 135-142.

27) Tazoe H, Otomo Y, Karaki S, Kato I, Fukami Y, Terasaki Y, Kuwahara A. Expression of short-chain fatty acid receptor GPR41 in the human colon. Biomed. Res. 2009 ; 30 : 149-156.

28) Osaka M, Fujita T, Yanatori Y. On the possible role of intestinal hormones as the diarrhoeagenic messenger in cholera. Virchows Arch. B. Cell Pathol. 1975 ; 18 : 287-296.

29) Braun T, Voland P, Kunz L, Prinz C, Gratzl M. Enterochromaffin cells of the human gut : sensors for spices and odorants. Gastroenterology. 2007 ; 132 : 1890-1901.

30) Solcia E, Vassallo G, Capella C. Studies on the G cells of the pyloric mucosa, the probable site of gastrin secretion. Gut. 1969 ; 10 : 379-388.

31) Feldman E J, Grossman M I. Liver extract and its free amino acids equally stimulate gastric acid secretion. Am. J. Physiol. 1980 ; 239 : G493-496.

32) Buchan A M, Sikora L K, Levy J G, McIntosh C H, Dyck I, Brown J C. An immunocytochemical investigation with monoclonal antibodies to somatostatin. Histochemistry 1985 ; 83 : 175-180.

33) Bayliss W M, Starling E H. (1902) The mechanism of pancreatic secretion. J. Physiol. 28 : 325-353.
34) Usellini L, Capella C, Frigerio B, Rindi G, Solcia E. Ultrastructural localization of secretin in endocrine cells of the dog duodenum by the immunogold technique. Comparison with ultrastructurally characterized S cells of various mammals. Histochemistry 1984 ; 80 : 435-441.
35) Cetin Y. Secretin-cells of the mammalian intestine contain serotonin. Histochemistry. 1990 ; 93 : 601-606.
36) Itoh Z. Motilin and clinical application. Peptides. 1997 ; 18 : 593-608.
37) Usellini L, Buchan A M, Polak J M, Capella C, Cornaggia M, Solcia E. Ultrastructural localization of motilin in endocrine cells of human and dog intestine by the immunogold technique. Histochemistry 1984 ; 81 : 363-368.
38) Polak J M, Sullivan S N, Bloom S R, Buchan A M, Facer P, Brown M R, Pearse A G. Specific localisation of neurotensin to the N cell in human intestine by radioimmunoassay and immunocytochemistry. Nature. 1977 ; 270 : 183-184.
39) Ferris C F, Hammer R A, Leeman S E. Elevation of plasma neurotensin during lipid perfusion of rat small intestine. Peptides 2 Suppl. 1981 ; 2 : 263-266.
40) Zhao D, Pothoulakis C. Effects of NT on gastrointestinal motility and secretion, and role in intestinal inflammation. Peptides. 2006 ; 27 : 2434-2444.
41) Osaka M, Sasagawa T, Fujita T. Endocrine cells in human jejunum and ileum : an electron microscope study of biopsy materials. Arch. Histol. Jpn. 1973 ; 35 : 235-248.
42) Solcia E, Fiocca R, Capella C, Usellini L, Sessa F, Rindi G, Schwartz T W, Yanaihara N. Glucagon- and PP-related peptides of intestinal L cells and pancreatic/gastric A or PP cells. Possible interrelationships of peptides and cells during evolution, fetal development and tumor growth. Peptides 6 Suppl. 1985 ; 3 : 223-229.
43) Fu Cheng X, Anini Y, Chariot J, Voisin T, Galmiche J P, Roze C. Peptide YY release after intraduodenal, intraileal, and intracolonic administration of nutrients in rats. Pflugers Arch. 1995 ; 431 : 66-75.
44) Zhang T, Brubaker P L, Thompson J C, Greeley G H Jr. Characterization of peptide-YY release in response to intracolonic infusion of amino acids. Endocrinology. 1993 ; 132 : 553-557.
45) Longo W E, Ballantyne G H, Savoca P E, Adrian T E, Bilchik A J, Modlin I M. Short-chain fatty acid release of peptide YY in the isolated rabbit distal colon. Scand. J. Gastroenterol. 1991 ; 26 : 442-448.
46) Holst J J. The physiology of glucagon-like peptide 1. Physiol. Rev. 2007 ; 87 : 1409-1439.
47) Wen J, Phillips S F, Sarr M G, Kost L J, Holst J J. PYY and GLP-1 contribute to feedback inhibition from the canine ileum and colon. Am. J. Physiol. 1995 ; 269 : G945-952.
48) Gardiner J V, Jayasena C N, Bloom S R. Gut hormones : a weight off your mind. J. Neuroendocrinol. 2008 ; 20 : 834-841.
49) Rhodin J, Dalhamn T. Electron microscopy of the tracheal ciliated mucosa in rat. Z. Zellforsh. 1956 ; 44 : 345-412.
50) Hofer D, Puschel B, Drenckhahn D. Taste receptor-like cells in the rat gut identified by expression of alpha-gustducin. Proc. Natl. Acad. Sci. U. S. A. 1996 ; 93 : 6631-6634.
51) Bezencon C, Furholz A, Raymond F, Mansourian R, Metairon S, Le Coutre J, Damak S.

Murine intestinal cells expressing Trpm5 are mostly brush cells and express markers of neuronal and inflammatory cells. J. Comp. Neurol. 2008 ; 509 : 514-525.

52) Kugler P, Hofer D, Mayer B, Drenckhahn D. Nitric oxide synthase and NADP-linked glucose-6-phosphate dehydrogenase are co-localized in brush cells of rat stomach and pancreas. J. Histochem. Cytochem. 1994 ; 42 : 1317-1321.

53) Sutherland K, Young R L, Cooper N J, Horowitz M, Blackshaw L A. Phenotypic characterization of taste cells of the mouse small intestine. Am. J. Physiol. Gastrointest. Liver Physiol. 2007 ; 292 : G1420-1428.

54) Wong G T, Gannon K S, Margolskee R F. Transduction of bitter and sweet taste by gustducin. Nature 1996 ; 381 : 796-800.

55) Kidd M, Modlin I M, Gustafsson B I, Drozdov I, Hauso O, Pfragner R. Luminal regulation of normal and neoplastic human EC cell serotonin release is mediated by bile salts, amines, tastants, and olfactants. Am. J. Physiol. Gastrointest. Liver Physiol. 2008 ; 295 : G260-272.

56) Bezencon C, le Coutre J, Damak S. Taste-signaling proteins are coexpressed in solitary intestinal epithelial cells. Chem. Senses. 2007 ; 32 : 41-49.

57) Kaji I, Karaki S, Fukami Y, Terasaki M, Kuwahara A. Secretory effects of a luminal bitter tastant and expressions of bitter taste receptors, T2Rs, in the human and rat large intestine. Am. J. Physiol. Gastrointest. Liver. Physiol. 2009 ; 296 : G971-981.

58) Olender T, Lancet D, Nebert D W. Update on the olfactory receptor (OR) gene superfamily. Hum. Genomics. 2008 ; 3 : 87-97.

59) Yajima T. Contractile effect of short-chain fatty acids on the isolated colon of the rat. J. Physiol. 1985 ; 368 : 667-678.

60) Mitsui R, Ono S, Karaki S, Kuwahara A. Neural and non-neural mediation of propionate-induced contractile responses in the rat distal colon. Neurogastroenterol. Motil. 2005 ; 17 : 585-594.

61) Stoddart L A, Smith N J, Milligan G. International Union of Pharmacology. LXXI. Free fatty acid receptors FFA1, -2, and -3 : pharmacology and pathophysiological functions. Pharmacol. Rev. 2008 ; 60 : 405-417.

62) Briscoe C P, Tadayyon M, Andrews J L, Benson W G, Chambers J K, Eilert M M, Ellis C, Elshourbagy N A, Goetz A S, Minnick D T, Murdock P R, Sauls H R Jr, Shabon U, Spinage L D, Strum J C, Szekeres P G, Tan K B, Way J M, Ignar D M, Wilson S, Muir A I. The orphan G protein-coupled receptor GPR40 is activated by medium and long chain fatty acids. J. Biol. Chem. 2003 ; 278 : 11303-11311.

63) Brown A J, Goldsworthy S M, Barnes A A, Eilert M M, Tcheang L, Daniels D, Muir A I, Wigglesworth M J, Kinghorn I, Fraser N J, Pike N B, Strum J C, Steplewski K M, Murdock P R, Holder J C, Marshall F H, Szekeres P G, Wilson S, Ignar D M, Foord S M, Wise A, Dowell S J. The Orphan G protein-coupled receptors GPR41 and GPR43 are activated by propionate and other short chain carboxylic acids. J. Biol. Chem. 2003 ; 278 : 11312-11319.

64) Le Poul E, Loison C, Struyf S, Springael J Y, Lannoy V, Decobecq M E, Brezillon S, Dupriez V, Vassart G, Van Damme J, Parmentier M, Detheux M. Functional characterization of human receptors for short chain fatty acids and their role in polymorphonuclear cell activation. J. Biol. Chem. 2003 ; 278 : 25481-25489.

65) Wang J, Wu X, Simonavicius N, Tian H, Ling L. Medium-chain fatty acids as ligands for orphan G protein-coupled receptor GPR84. J Biol Chem. 2006 ; 281 : 34457-34464.

66) Hirasawa A, Tsumaya K, Awaji T, Katsuma S, Adachi T, Yamada M, Sugimoto Y, Miyazaki S, Tsujimoto G. Free fatty acids regulate gut incretin glucagon-like peptide-1 secretion through GPR120. Nat. Med. 2005 ; 11 : 90-94.
67) Thangaraju M, Cresci G A, Liu K, Ananth S, Gnanaprakasam J P, Browning D D, Mellinger J D, Smith S B, Digby G J, Lambert N A, Prasad P D, Ganapathy V. GPR109A is a G-protein-coupled receptor for the bacterial fermentation product butyrate and functions as a tumor suppressor in colon. Cancer Res. 2009 ; 69 : 2826-2832.
68) Ono S, Karaki S, Kuwahara A. Short-chain fatty acids decrease the frequency of spontaneous contractions of longitudinal muscle via enteric nerves in rat distal colon. Jpn. J. Physiol. 2004 ; 54 : 483-493.
69) Mitsui R, Ono S, Karaki S, Kuwahara A. Propionate modulates spontaneous contractions via enteric nerves and prostaglandin release in the rat distal colon. Jpn. J. Physiol. 2005 ; 55 : 331-338.
70) Karaki S, Tazoe H, Kaji I, Otomo Y, Yajima T, Kuwahara A. Contractile and secretory responses of luminal short-chain fatty acids and the expression of these receptors, GPR41 and GPR43, in the human small and large intestines. Gastroenterology. 2008 ; 134 : A368.
71) Itoh Y, Kawamata Y, Harada M, Kobayashi M, Fujii R, Fukusumi S, Ogi K, Hosoya M, Tanaka Y, Uejima H, Tanaka H, Maruyama M, Satoh R, Okubo S, Kizawa H, Komatsu H, Matsumura F, Noguchi Y, Shinohara T, Hinuma S, Fujisawa Y, Fujino M. Free fatty acids regulate insulin secretion from pancreatic beta cells through GPR40. Nature. 2003 ; 422 : 173-176.
72) Parker H E, Habib A M, Rogers G J, Gribble F M, Reimann F. Nutrient-dependent secretion of glucose-dependent insulinotropic polypeptide from primary murine K cells. Diabetologia. 2009 ; 52 : 289-298.
73) Tanaka T, Katsuma S, Adachi T, Koshimizu T A, Hirasawa A, Tsujimoto G. Free fatty acids induce cholecystokinin secretion through GPR120. Naunyn. Schmiedeberg's Arch. Pharmacol. 2008 ; 377 : 523-527.
74) Matsumura S, Mizushige T, Yoneda T, Iwanaga T, Tsuzuki S, Inoue K, Fushiki T. GPR expression in the rat taste bud relating to fatty acid sensing. Biomed. Res. 2007 ; 28 : 49-55.
75) Matsumura S, Eguchi A, Mizushige T, Kitabayashi N, Tsuzuki S, Inoue K, Fushiki T. Colocalization of GPR120 with phospholipase-Cbeta2 and alpha-gustducin in the taste bud cells in mice. Neurosci. Lett. 2009 ; 450 : 186-190.
76) Lindemann B. A taste for umami. Nat. Neurosci. 2000 ; 3 : 99-100.
77) Chaudhari N, Yang H, Lamp C, Delay E, Cartford C, Than T, Roper S. The taste of monosodium glutamate : membrane receptors in taste buds. J. Neurosci. 1996 ; 16 : 3817-3826.
78) Otte J M, Cario E, Podolsky D K. Mechanisms of cross hyporesponsiveness to Toll-like receptor bacterial ligands in intestinal epithelial cells. Gastroenterology. 2004 ; 126 : 1054-1070.
79) Abreu M T, Fukata M, Arditi M. TLR signaling in the gut in health and disease. J. Immunol. 2005 ; 174 : 4453-4460.
80) Bode H, Schmitz H, Fromm M, Scholz P, Riecken E O, Schulzke J D. IL-1beta and TNF-alpha, but not IFN-alpha, IFN-gamma, IL-6 or IL-8, are secretory mediators in human distal colon. Cytokine. 1998 ; 10 : 457-465.
81) Karaki S I, Kuwahara A. Regulation of intestinal secretion involved in the interaction be-

tween neurotransmitters and prostaglandin E2. Neurogastroenterol. Motil. 16 Suppl. 2004 ; 1 : 96-99.
82) 唐木晋一郎, 桑原厚和. 大腸の水・電解質輸送調節機構—腸管神経‐内分泌‐免疫系およびプロスタグランジンの関与. G.I.Research. 2007 ; 15 : 123-133.
83) Dey I, Lejeune M, Chadee K. Prostaglandin E2 receptor distribution and function in the gastrointestinal tract. Br. J. Pharmacol. 2006 ; 149 : 611-623.
84) Bogunovic M, Dave S H, Tilstra J S, Chang D T, Harpaz N, Xiong H, Mayer L F, Plevy S E. Enteroendocrine cells express functional Toll-like receptors. Am. J. Physiol. Gastrointest. Liver Physiol. 2007 ; 292 : G1770-1783.
85) 富永真琴. 温度受容の分子機構—TRPチャネル温度センサー. 日薬理誌. 2004 ; 124 : 219-227.
86) Nozawa K, Kawabata Shoda E, Doihara H, Kojima R, Okada H, Mochizuki S, Sano Y, Inamura K, Matsushime H, Koizumi T, Yokoyama T, Ito H. TRPA1 regulates gastrointestinal motility through serotonin release from enterochromaffin cells. Proc. Natl. Acad. Sci. U. S. A. 2009 ; 106 : 3408-3413.
87) Freeman S L, Bohan D, Darcel N, Raybould H E. Luminal glucose sensing in the rat intestine has characteristics of a sodium-glucose cotransporter. Am. J. Physiol. Gastrointest. Liver Physiol. 2006 ; 291 : G439-445.

■腸内細菌の代謝産物による大腸上皮細胞の増殖促進および抑制

東北大学 国際高等研究教育機構 国際高等融合領域研究所　稲垣明子
東北大学 医学系研究科 先進外科学分野　市川宏文
石巻専修大学 理工学部 基礎理学科　坂田　隆

大腸における有機酸濃度

1）大腸管腔内の有機酸と大腸上皮細胞の動態

　大腸内の細菌は食物繊維やレジスタントスターチ，難消化性オリゴ糖などの難消化性糖質と総称される糖質を分解して，酢酸やプロピオン酸，n-酪酸などの短鎖脂肪酸を生産する[1,2]。大腸内の短鎖脂肪酸濃度は合計100～200 mMである[3]。

　一方で，乳酸やコハク酸が大腸内に蓄積することもある。乳酸やコハク酸は炭水化物の分解過程でできる中間代謝産物で，通常は速やかに短鎖脂肪酸へと変換される[4]ので，大腸内の乳酸やコハク酸の濃度は通常数mM以下である[5]。ところが，デンプンなどの発酵しやすい基質が多量に大腸内に流入して急速に発酵が進んだときや，大腸粘膜に炎症が起こると乳酸が蓄積することがある[6]。また潰瘍性大腸炎の患者[7]やある種のオリゴ糖を摂取した場合[8]にはコハク酸が蓄積する。このように，大腸内細菌による炭水化物の分解が途中の段階で止まった場合には，短鎖脂肪酸の生産が減って乳酸やコハク酸が大腸内に蓄積する。乳酸やコハク酸の大腸内濃度は100 mMに達することもあり，状況によっては大腸内の主要な有機酸となるので，これらの酸が大腸上皮細胞の増殖に及ぼす作用も無視できない。

　ところで，水や電解質の吸収や粘液の分泌といった大腸粘膜の機能は，上皮細胞の量に規定される。一方，大腸の粘膜上皮細胞は陰窩底部で増殖し，その一半は陰窩を上昇しながら分化し，ときにその過程で，ときに粘膜表面に達して落屑する。即ち，大腸の粘膜上皮細胞の数は細胞増殖速度と細胞が消失する速度の動的平衡の結果である。これまでの研究で食物繊維などの難消化性糖質，とくに発酵性の難消化性糖質が大腸粘膜の量や上皮細胞の増殖に影響することが明らかになっており，その機構としてこうした糖質から生産される有機酸の作用が想定されてきた。

2）大腸粘膜表面の短鎖脂肪酸濃度は管腔内濃度よりもずっと低い

　大腸内容物中の短鎖脂肪酸濃度はおよそ100～200 mMだが，大腸粘膜表面の濃度はこれよりずっと低い可能性がある。短鎖脂肪酸の大腸粘膜からの吸収は速く，粘膜表面に達した短鎖脂肪酸は速やかに吸収され[9]，とくに酪酸は大部分が吸収の過程で上皮細胞のエネルギー源として消費されてしまう[10]。一方で，大腸内容物は血液の500倍以上の粘度をもつ流体なので[11]，短鎖脂肪酸の拡散は比較的遅いと考えられている。

　これらのことから考えると，短鎖脂肪酸の大腸粘膜からの吸収速度が内容物中の拡散速度よりも速いので，粘膜表面の短鎖脂肪酸濃度は管腔中心部よりもはるかに低い可能性がある。実際，ラットの盲腸内容物の短鎖脂肪酸濃度は，管腔周辺部では管腔中心部よりも10 mM以上も低いことが明らかになっている[12]。

　また，大腸粘膜の粘液産生細胞が分泌する粘液が，短鎖脂肪酸の大腸粘膜への到達を妨げている可能性もある。即ち，粘性の高い粘液自体が拡散障壁となり，さらに粘液産生細胞から分泌されて陰窩管腔を大腸管腔へと向かう粘液の流れも，上皮細胞の増殖ゾーンである陰窩底部への陰窩管

腔経由の短鎖脂肪酸の到達を阻んでいると推察できるからである。

3）陰窩底部の短鎖脂肪酸濃度

大腸粘膜上皮では陰窩の底部およそ1/3に増殖細胞がある。ここで分裂した上皮細胞は，徐々に増殖能を失い，分化しながら管腔側へと移動して，最終的には粘膜表面から脱落するという運命をたどる。増殖細胞が存在する陰窩底部周辺の生理濃度は，大腸粘膜の上皮細胞増殖に対する短鎖脂肪酸などの有機酸の作用を明らかにするうえで非常に重要な情報となる。

上述のように，管腔内容物中の短鎖脂肪酸は，大腸上皮細胞による吸収や拡散速度，そして粘液の流れなどの影響で陰窩底部に到達したときには濃度がかなり低下していると考えることができ，その濃度は結腸静脈中の濃度と大差ないのではないかと考えられる。ちなみに末梢血液中の短鎖脂肪酸濃度は濃度が一番高い酢酸でも 1 mM 以下である[13,14]。培養実験でよく使われる n-酪酸の門脈濃度は 0.1 mM 以下であるが[13]，短鎖脂肪酸は門脈から肝臓に入って代謝されるので[2]，末梢血中の濃度は門脈よりもさらに低く，数 μM 以下となる。

4）乳酸やコハク酸の濃度

乳酸やコハク酸の大腸粘膜からの吸収速度は短鎖脂肪酸の 1/100 以下であるので[15]，短鎖脂肪酸よりも管腔内容物中の濃度勾配ができにくい可能性がある。乳酸やコハク酸は短鎖脂肪酸よりも強い酸であるから[16]，これらの酸が管腔に蓄積すると内容物は急速に酸性になる。しかも乳酸やコハク酸が吸収されても重炭酸イオンは分泌されないので[15]，管腔内の pH は低くなりがちである。このため，乳酸やコハク酸の大腸上皮細胞増殖に対する作用を検証する際は，酸の濃度と pH の相互作用について検証することも必要である。

生体位での短鎖脂肪酸の作用

1）短鎖脂肪酸は上皮細胞増殖を促進する

短鎖脂肪酸は生体位で上皮細胞増殖を促進する作用があることが様々な研究で明らかになっている（表1）。生体位での増殖促進作用については，用量応答や時間経過，作用の日内変動など多くの点が分かっており，難消化性糖質による消化管粘膜発達のかなりの部分を説明する機構だと考えられている[18]。生体位の実験で短鎖脂肪酸の大腸上皮細胞増殖に対する作用を検討する場合，無菌動物，経管栄養や無繊維飼料の摂取で大腸内の短鎖脂肪酸の産生が低下した動物の腸に，短鎖脂肪酸を投与して効果を評価する。このような動物の大腸管腔内に短鎖脂肪酸を投与すると，大腸の上皮細胞増殖が盛んになる[17-20]。増殖促進作用の強さは短鎖脂肪酸の種類によって異なり，n-酪酸

表1 ラット結腸に投与した短鎖脂肪酸の大腸上皮細胞増殖に対する作用

酸の種類（濃度：mM）	効果	文献
酢酸（75）＋プロピオン酸（35）＋ n-酪酸（20）	促進	17)
酢酸（100〜200）	促進	
プロピオン酸（200）	促進	18)
n-酪酸（50〜200）	促進	
酢酸（70）＋プロピオン酸（35）＋ n-酪酸（20）	促進	19)
n-酪酸（20〜150）	促進	
酢酸（100）＋プロピオン酸（60）＋ n-酪酸（20）	促進	20)

>プロピオン酸>酢酸の順に強く，用量依存性である[18]。また，増殖促進作用は同量の短鎖脂肪酸を毎日1〜2回投与しても，連続注入しても現れる[18]。作用は投与開始後1〜2日で発現して，少なくとも2週間は持続する[18]。

2) 短鎖脂肪酸の生体での作用は直接作用と間接作用の総和である

短鎖脂肪酸の上皮細胞増殖促進作用は，神経系やホルモンなどの全身性の伝達機構を介して発現している。例えば，大腸内に短鎖脂肪酸を投与すると，投与部位から離れた小腸粘膜の細胞増殖も盛んになるが，短鎖脂肪酸の投与部位である盲腸や結腸に出入りする神経を遮断したラットでは短鎖脂肪酸の増殖促進効果が消失する[21]ことから，増殖促進作用が求心性の自律神経を介して発現することが明らかになった。また，皮下に空腸片を自家移植し，移植片に出入りする神経を切除した動物の盲腸に短鎖脂肪酸を投与すると，移植片の神経を切断しないときよりは増殖速度は下がるが，短鎖脂肪酸の促進効果は残った[22]。この実験から，中枢から腸への遠心性の情報伝達の最終段階には自律神経が関与しておらず，神経以外の機構が関与していることが明らかになった。

短鎖脂肪酸には，すい臓からのインシュリンやグルカゴンの分泌促進作用や[23,24]，腸粘膜からのペプチドYYの分泌を促進する作用もある[25]。これらのホルモンには消化管上皮細胞の増殖を促進する作用がある[26]。

このようなことから，生体位での短鎖脂肪酸の上皮細胞促進作用は，上皮細胞に対する直接作用と神経系やホルモンなどの全身性の伝達機構を通る作用とが重なりあって発現していると考えられている。こうしたことを考えると，外来の神経系や内分泌系の影響を除去した培養系での検討が重要になる。

3) 乳酸やコハク酸の作用

乳酸にも結腸上皮細胞の増殖促進作用がある[27]。その作用はpHによって大きく異なる。即ち，乳酸が大腸内に蓄積した際に見られる低pH（pH5）では上皮細胞の増殖を促進するが，pH7では効果がない。これは短鎖脂肪酸の場合とは逆である。また，上皮細胞の増殖促進に伴って，短鎖脂肪酸では大腸粘膜や粘膜以外の組織量，陰窩当たりの細胞数が増えるが，乳酸では組織量や上皮細胞の数は変化しない。従って，短鎖脂肪酸は上皮細胞の増殖だけを促進するのに対して，乳酸は増殖とともに，おそらくアポトーシスも促進していると考えることができる。

コハク酸は大腸上皮細胞の増殖を抑制する[28]。コハク酸は潰瘍性大腸炎の患者やある種の難消化性糖質を摂取した場合に大腸内に蓄積するが，コハク酸の増殖抑制作用は潰瘍の進展などに影響を与えている可能性がある。

このように乳酸やコハク酸，そして管腔内のpHも上皮細胞の増殖に影響を与える重要な因子となっている。

培養系での短鎖脂肪酸の作用

1) 培養細胞では増殖を抑制する

短鎖脂肪酸は大腸がん細胞株や培養細胞株，正常細胞などに対して一般に強い増殖抑制作用を示す（表2）。とくにn-酪酸についての研究が盛んで，多くは1〜10 mMで実験が行われている[29-32]。この増殖抑制作用は低濃度では可逆的，高濃度では非可逆的である。n-酪酸はG1期およびG2期にある細胞の増殖を抑制し，ヒストン脱アセチル化酵素を阻害してDNAの合成を抑制することで細胞増殖を抑制する[33-35]。またn-酪酸には細胞にアポトーシスを誘導する作用もある[36-38]。ただし，上で述べたような生理的な低濃度での実験は見当たらない。

2) 器官培養での作用は実験によって異なる

器官培養では大腸粘膜の構造と生理的機能の一部を保った状態で培養できる。従って全身の刺

表2 培養細胞の増殖に対する酪酸の作用

細胞	n-酪酸濃度（mM）	効果	文献
HT-29	5	抑制	29)
LIM1215	1, 10	抑制	30)
HT-29	5	抑制	31)
HCT-116	5	抑制	31)
Caco-2	2.5〜10	抑制	32)

表3 器官培養における短鎖脂肪酸の大腸上皮細胞増殖に対する作用

組織	酸の種類（濃度：mM）	効果	文献
ラット盲腸	酢酸（100）	抑制	
	プロピオン酸（10）	抑制	18)
	n-酪酸（1）	抑制	
ブタ遠位結腸	n-酪酸（5）	促進	39)
ヒト結腸	酢酸（60）	促進	
	プロピオン酸（25）	促進	40)
	n-酪酸（10）	促進	

激伝達機構がない状態で，大腸粘膜を構成する粘膜下組織や神経系，上皮細胞間の相互作用を含む局所の作用を明らかにするために有用なモデルである。

　器官培養における短鎖脂肪酸の大腸の上皮細胞増殖に対する作用は実験によって様々である（表3）。ラット盲腸粘膜で短鎖脂肪酸は上皮細胞の増殖を抑制し，作用の強さはn-酪酸＞プロピオン酸＞酢酸の順である[20]。一方で，ブタ結腸[39]やヒト結腸[40]の粘膜片で短鎖脂肪酸は上皮細胞の増殖を促進する。動物の種による粘膜の厚さや，粘膜片に残存する粘膜下組織の量，そして短鎖脂肪酸に対する感受性の違いなどが，実験による増殖作用に対する作用の違いとして現れた可能性がある。

管腔側と漿膜側の環境の違いを再現する大腸粘膜培養系
1）培養実験の問題点
　上述のように短鎖脂肪酸の大腸上皮細胞増殖に対する作用は実験系によって大きく異なる。こうした研究に用いられた実験方法を検証すると，培養系では生体とはかけ離れた条件で実験が行われていたことに気付く。培養細胞に対しては，通常1〜10 mM以上のn-酪酸などの短鎖脂肪酸を作用させて実験を行うことが多い。しかし，大腸上皮細胞の増殖部位である陰窩底部の濃度が末梢血液濃度，あるいは結腸静脈血濃度に近いと考えると，数μMしか血液中に含まれていないn-酪酸の作用を，1000倍以上も高い濃度で評価していたことになる。また，生体位では管腔側と漿膜側の短鎖脂肪酸濃度が異なる可能性が高いので，培養実験のように細胞の管腔側と血液側とが同じ濃度の短鎖脂肪酸に触れていた点も非生理的である。

2）管腔側と漿膜側を別々の環境に曝露可能な培養装置
　従来の培養実験では，生体での管腔側と漿膜側の有機酸濃度の違いが無視されていた。この問題点を解決するために，私たちはブタ結腸粘膜の管腔側と漿膜側とを別々の環境に曝露可能な器官培養系を開発し（図1），生理的な条件で短鎖脂肪酸やコハク酸などの大腸粘膜上皮細胞増殖に対

する効果を検証することを可能にした．

3）管腔側の短鎖脂肪酸の作用

　私たちが管腔側のみに1または10 mMの短鎖脂肪酸，乳酸あるいはコハク酸を入れて，ブタ結腸粘膜を培養したところ，1 mMのプロピオン酸やn-酪酸，コハク酸は増殖を促進したが，10 mMでは増殖を促進しなかった（図2）[41]．また，10 mMのn-酪酸を管腔側に入れるとアポトーシスを増加させたが，1 mMでは効果がなかった（図3）．この実験から，培養系でも管腔側の有機酸が上皮細胞の増殖に与える影響は酸の種類と濃度によって異なることが示された．増殖促進を示す濃度は1 mMであり，これは生体での管腔内濃度と比べるとはるかに低い濃度であり，10 mMでは増殖促進作用がなかった．生体位では50 mMのn-酪酸を管腔内に注入しても増殖が盛んになる．生体位でn-酪酸を投与した場合には，管腔内容物が存在しており，かつ粘液層も保持されていた可能性があるので，実際の大腸粘膜表面の有機酸濃度が投与した濃度よりもずっと低かった可能性がある．

　また，培養細胞を使った実験で，n-酪酸がアポトーシスを誘導することが明らかになっているが[36-38]，これらの研究では酸の作用部位が管腔側からか，血管側からなのかに留意しておらず，生

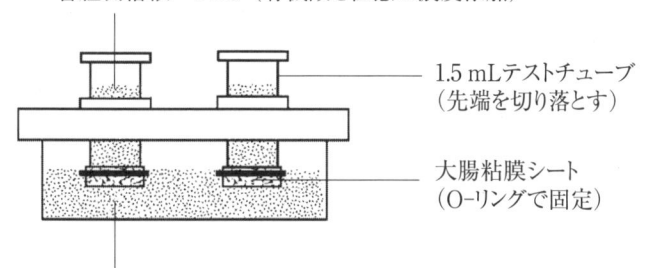

図1　管腔側と漿膜側とを異なる有機酸濃度に設定できる大腸粘膜培養装置

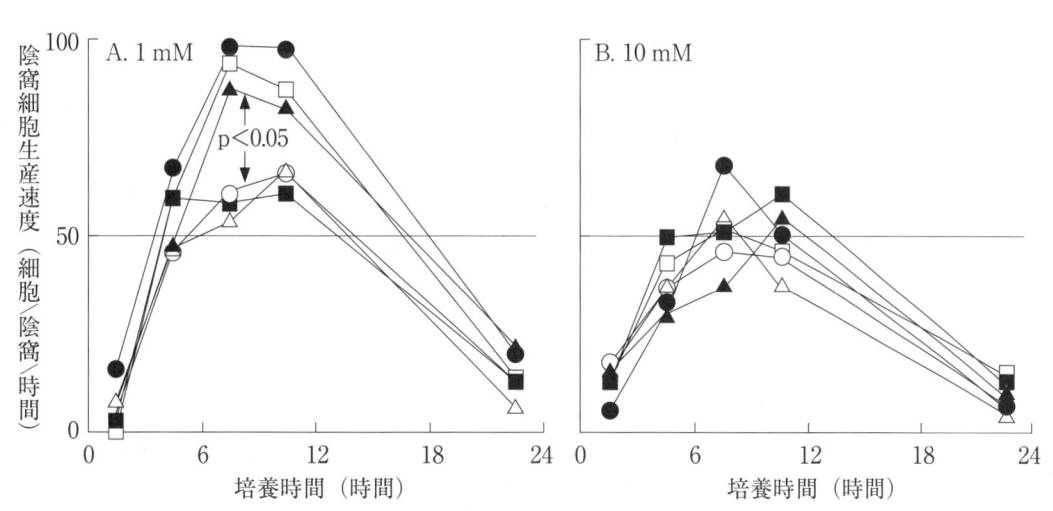

図2　管腔側の各種有機酸（pH7）がブタ結腸粘膜の上皮細胞増殖に与える影響[41]
○：対照，■：n-酢酸，▲：プロピオン酸，●：酪酸，□：乳酸，△：コハク酸
A. 1 mMでは培養6から12時間で，n-酢酸，乳酸，プロピオン酸が増殖促進作用を示したが，B. 10 mMではいずれの酸も増殖に影響を与えなかった．

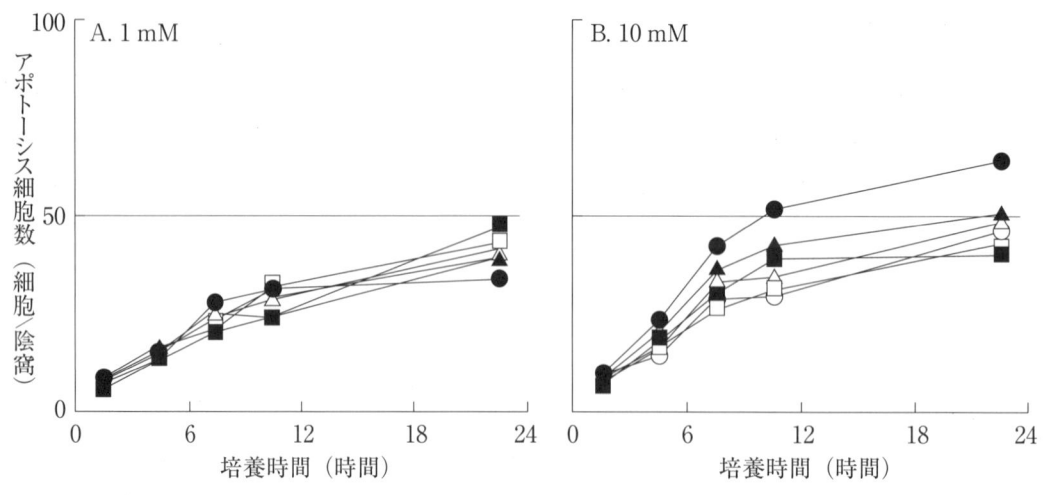

図3 管腔側の各種有機酸（pH7）がブタ結腸粘膜上皮細胞のアポトーシス細胞数に与える影響[41]
○：対照，■：酢酸，▲：プロピオン酸，●：n-酪酸，□：乳酸，△：コハク酸
1 mMではアポトーシス細胞数に酸の種類による違いはなかった。
10 mMでは，n-酪酸＞プロピオン酸≒コハク酸≒酢酸≒対照≒乳酸（$p < 0.05$）の順にアポトーシス細胞数が増加した。

表4 器官培養における管腔側と漿膜側のn-酪酸がブタ遠位結腸粘膜の上皮細胞増殖に与える影響[42]

漿膜側の酪酸濃度（mM）	管腔側の酪酸濃度（mM）			
	0	0.1	1	10
	陰窩細胞生産速度（細胞／陰窩／時間）			
0	6.7^f (0.6)	7.0^f (0.8)	11.1^h (1.5)	6.2^e (1.9)
0.1	10.4^g (0.7)	9.9^g (1.1)	13.9^I (1.7)	4.8^d (1.4)
1.0	7.0^f (1.1)	6.2^e (0.7)	4.9^d (0.3)	3.1^c (2.1)
10	3.6^c (1.3)	3.2^c (1.8)	2.1^b (1.5)	1.5^a (1.2)
要因	分散分析 p-値			
管腔側の酪酸濃度	< 0.001			
漿膜側の酪酸濃度	< 0.001			
交互作用	< 0.001			

a-i：異符号間に二元の分散分析後のTukeyの多重比較で有意差あり（$p < 0.05$）。
平均（SD），n=40（Jackknife Re-sampling後），ブロック=4，プールされたSE=1.45。

理的な条件での効果を見ているとは言い難い。しかし，管腔側と漿膜側の条件を別々に設定した培養実験が可能になることによって，生理的な作用部位である管腔側からの作用だけで，n-酪酸によるアポトーシス増加が起こることが明らかになった。

4) n-酪酸の管腔側と漿膜側からの作用

　私たちは管腔側または漿膜側，あるいは管腔側と漿膜側の両面からのn-酪酸の作用を調べた[42]。即ち，管腔側と漿膜側の両側に，0，0.1，1，10 mMのいずれかの濃度のn-酪酸を入れて，培養7～9時間の陰窩細胞生産速度を測定した。その結果，漿膜側に0または0.1 mMの生理条件に近い濃度のn-酪酸がある場合では，管腔側に1 mMのn-酪酸を入れると増殖が盛んになり，10 mMでは増殖が抑制された（表4）。ところが，漿膜側のn-酪酸濃度をこれまでの培養実験で用いられ

てきたような1または10 mMにすると，管腔側のn-酪酸は用量依存的に増殖を抑制した．

　管腔側からの作用と漿膜側の環境を分けて培養できるようになったことで，短鎖脂肪酸の上皮細胞増殖に対する作用が，非常に複雑であることが分かってきた．つまり，短鎖脂肪酸は低い濃度では上皮細胞の増殖を促進するが，高濃度では増殖を抑制するという，相反した作用を示すことが明らかになった．また，漿膜側の短鎖脂肪酸によって，管腔側の短鎖脂肪酸の作用が影響を受けることも分かった．さらに，これまで培養細胞で見られた増殖抑制作用が，非生理的な高濃度の漿膜側の短鎖脂肪酸によるもので，生体での作用を再現する現象ではないことも明らかになった．

　一方，漿膜側の低濃度の短鎖脂肪酸による増殖促進作用は，大腸に投与した短鎖脂肪酸による小腸上皮細胞の増殖促進作用などの遠隔作用が，大腸粘膜から吸収されて血液に移行した低濃度の短鎖脂肪酸の作用によるものである可能性を示した．

参考文献

1) Macfarlane G T, Gibson G R. Microbiological aspects of the production of short-chain fatty acids in the large bowel. In：Physiological and clinical aspects of short chain fatty acids. Edited by Cummings J H, Rombeau J L, Sakata T. Cambridge：Canmridge University Press, 1995：87-105.
2) Livesey G T, Elia M. Short-chain fatty acids as an energy source in the colon. In：Physiological and clinical aspects of short chain fatty acids. Edited by Cummings J H, Rombeau J L, Sakata T. Cambridge：Canmridge University Press, 1995：427-482.
3) Cummings J H, Macfarlane G T. The control and consequences of bacterial fermentation in the human colon. J Appl Bacteriol. 1991；70（6）：443-459.
4) Miller T L, Wolin M J. Fermentations by saccharolytic intestinal bacteria. Am J Clin Nutr. 1979. 32（1）：164-172.
5) Hove H, Mortensen P B. Colonic lactate metabolism and D-lactic acidosis. Dig Dis Sci. 1995；40（2）：320-330.
6) Bustos D, Pons S, Pernas J C, Gonzalez H, Caldarini M I, Ogawa K, De Paula J A. Fecal lactate and short bowel syndrome. Dig Dis Sci. 1994；39（11）：2315-2319.
7) 島崎猛. Bacteroides vulgatus の細胞変性効果惹起物質の検討. 日本大腸肛門病誌. 1992. 46：280-291.
8) Hoshi S, Sakata T, Mikuni K, Hashimoto H, Kimura S. Galactosylsucrose and xylosylfructoside alter digestive tract size and concentrations of cecal organic acids in rats fed diets containing cholesterol and cholic acid. J Nutr. 1994；124（1）：52-60.
9) Engelhardt W V. Absorption of short-chain fatty acids from the large inrestine. In：Physiological and clinical aspects of short chain fatty acids. Edited by Cummings J H, Rombeau J L, Sakata T. Cambridge：Canmridge University Press, 1995. 149-170.
10) Roediger W E. Utilization of nutrients by isolated epithelial cells of the rat colon. Gastroenterology. 1982；83（2）：424-429.
11) Takahashi T, Sakata T. Large particles increase viscosity and yield stress of pig cecal contents without changing basic viscoelastic properties. J Nutr. 2002；132（5）：1026-1030.
12) Yajima T, Sakata T. Core and periphery concentrations of short-chain fatty acids in luminal contents of the rat colon. Comp Biochem Physiol Comp Physiol. 1992；103（2）：353-355.
13) Cummings J H, Pomare E W, Branch W J, Naylor C P, Macfarlane G T. Short chain fatty acids in human large intestine, portal, hepatic and venous blood. Gut. 1987；28（10）：1221-1227.
14) Pouteau E, Meirim I, Metairon S, Fay L B. Acetate, propionate and butyrate in plasma：

determination of the concentration and isotopic enrichment by gas chromatography/mass spectrometry with positive chemical ionization. J Mass Spectrom. 2001；36（7）：798-805.

15) Umesaki Y, Yajima T, Yokokura T, Mutai M. Effect of organic acid absorption on bicarbonate transport in rat colon. Pflugers Arch. 1979；379（1）：43-47.

16) Fukushima M. Chemistry of short-chain fatty acids. In：Physiological and clinical aspects of short chain fatty acids. Edited by Cummings JH, Rombeau JL, Sakata T. Cambridge：Canmridge University Press, 1995. 87-105.

17) Sakata T, von Engelhardt W. Stimulatory effect of short chain fatty acids on the epithelial cell proliferation in rat large intestine. Comp Biochem Physiol A Comp Physiol. 1983;74（2）：459-462.

18) Sakata T. Stimulatory effect of short-chain fatty acids on epithelial cell proliferation in the rat intestine：a possible explanation for trophic effects of fermentable fibre, gut microbes and luminal trophic factors. Br J Nutr. 1987；58（1）：95-103.

19) Kripke S A, Fox A D, Berman J M, Settle R G, Rombeau J L. Stimulation of intestinal mucosal growth with intracolonic infusion of short-chain fatty acids. J Parenter Enteral Nutr. 1989；13（2）：109-116.

20) Sakata T. Effects of indigestible dietary bulk and short chain fatty acids on the tissue weight and epithelial cell proliferation rate of the digestive tract in rats. J Nutr Sci Vitaminol (Tokyo). 1986；32（4）：355-362.

21) Frankel W L, Zhang W, Singh A, Klurfeld D M, Don S, Sakata T, Modlin I, Rombeau J L. Mediation of the trophic effects of short-chain fatty acids on the rat jejunum and colon. Gastroenterology. 1994；106（2）：375-380.

22) Sakata T. Stimulatory effect of short-chain fatty acids on epithelial cell proliferation of isolated and denervated jejunal segment of the rat. Scand J Gastroenterol. 1989；24（7）：886-890.

23) Kato K. Effects of short-chain fatty acids on exocrine and endocrine pancreatic secretion. In：Physiological and clinical aspects of short chain fatty acids. Edited by Cummings J H, Rombeau J L, Sakata T. Cambridge：Canmridge University Press, 1995. 427-482.

24) Wolever T M, Spadafora P, Eshuis H. Interaction between colonic acetate and propionate in humans. Am J Clin Nutr. 1991；53（3）：681-687.

25) Longo W E, Ballantyne G H, Savoca P E, Adrian T E, Bilchik A J, Modlin I M. Short-chain fatty acid release of peptide YY in the isolated rabbit distal colon. Scand J Gastroenterol. 1991；26（4）：442-448.

26) Bloom S R. Gut hormones in adaptation. Gut. 1987；28 Suppl：31-35.

27) Ichikawa H, Sakata T. Effect of L-lactic acid, short-chain fatty acids, and pH in cecal infusate on morphometric and cell kinetic parameters of rat cecum. Dig Dis Sci. 1997;42（8）：1598-1610.

28) Inagaki A, Ichikawa H, Sakata T. Inhibitory effect of succinic acid on epithelial cell proliferation of colonic mucosa in rats. J Nutr Sci Vitaminol (Tokyo). 2007；53（4）：377-379.

29) Barnard J A, Warwick G. Butyrate rapidly induces growth inhibition and differentiation in HT-29 cells. Cell Growth Differ. 1993；4（6）：495-501.

30) Whitehead R H, Young G P, Bhathal P S. Effects of short chain fatty acids on a new human colon carcinoma cell line (LIM1215). Gut. 1986；27（12）：1457-1463.

31) Hinnebusch B F, Meng S, Wu J T, Archer S Y, Hodin R A. The effects of short-chain fatty

acids on human colon cancer cell phenotype are associated with histone hyperacetylation. J Nutr. 2002 ; 132（5）：1012-1017.

32) Gibson P R, Rosella O, Wilson A J, Mariadason J M, Rickard K, Byron K, Barkla D H. Colonic epithelial cell activation and the paradoxical effects of butyrate. Carcinogenesis. 1999 ; 20（4）：539-544.

33) Archer S, Meng S, Wu J, Johnson J, Tang R, Hodin R. Butyrate inhibits colon carcinoma cell growth through two distinct pathways. Surgery. 1998 ; 124（2）：248-253.

34) Archer S Y, Hodin R A. Histone acetylation and cancer. Curr Opin Genet Dev. 1999;9（2）：171-174.

35) Nishimura A, Fujimoto M, Oguchi S, Fusunyan R D, MacDermott R P, Sanderson I R. Short-chain fatty acids regulate IGF-binding protein secretion by intestinal epithelial cells. Am J Physiol. 1998 ; 275（1 Pt 1）：E55-63.

36) Hague A, Elder D J, Hicks D J, Paraskeva C. Apoptosis in colorectal tumour cells：induction by the short chain fatty acids butyrate, propionate and acetate and by the bile salt deoxycholate. Int J Cancer. 1995 ; 60（3）：400-406.

37) Hague A, Paraskeva C. The short-chain fatty acid butyrate induces apoptosis in colorectal tumour cell lines. Eur J Cancer Prev. 1995 ; 4（5）：359-364.

38) Lupton J R. Butyrate and colonic cytokinetics：differences between in vitro and in vivo studies. Eur J Cancer Prev. 1995 ; 4（5）：373-378.

39) Sakata T, Adachi M, Hashida M, Sato N, Kojima T. Effect of n-butyric acid on epithelial cell proliferation of pig colonic mucosa in short-term culture. Dtsch Tierarztl Wochenschr. 1995 ; 102（4）：163-164.

40) Scheppach W, Bartram P, Richter A, Richter F, Liepold H, Dusel G, Hofstetter G, Ruthlein J, Kasper H. Effect of short-chain fatty acids on the human colonic mucosa in vitro. J Parenter Enteral Nutr. 1992 ; 16（1）：43-48.

41) Inagaki A, Sakata T. Effect of luminal and baso-lateral short-chain fatty acids on crypt cell proliferation and apoptosis of colonic mucosa. FFI Journal. 2005 ; 210（10）：909-916.

42) Inagaki A, Sakata T. Dose-dependent stimulatory and inhibitory effects of luminal and serosal n-butyric acid on epithelial cell proliferation of pig distal colonic mucosa. J Nutr Sci Vitaminol（Tokyo）. 2005 ; 51（3）：156-160.

■消化器官における水・電解質代謝

静岡県立大学　鈴木裕一

消化器官と電解質液

　本稿では，消化器官における電解質液の動態についてまとめ，さらにその生理的役割に関して述べる。

　生体はいわば，皮膚という皮袋のなかに保持された電解質液のなかで生命活動を行っている。含まれる電解質の主なものはNa^+とK^+とCl^-で，細胞外液と細胞内液に分かれて分布している（一部のNa^+は骨に沈着している）。細胞外液にはNa^+とCl^-が多く，細胞内液にはK^+が多い（細胞内の陰イオンとしてCl^-とリン酸，およびタンパクの陰電荷により電気的中性が保たれる）。この生体内の電解質と水は常に少しずつ尿中や便中に排泄される。さらに，皮膚からも少しずつ（発汗時には大量に）失われていく。その失われた電解質と水を補うために，基本的にこれらを口から摂取し，消化管から体内に吸収している[19,22]。

　消化管内には大量の電解質液が存在する。この電解質液は上で述べたような「生体から失われたものを補う」その途中というだけではなく，同時に消化器官内での食物の消化と栄養素の吸収機能にも重要な役割を果たしている。消化と吸収の過程は生理化学反応であり，水分の多い環境でより効率よく進行するので，そのため大量の電解質液を必要とするからである。

　一般に，口から摂取した電解質や水分の量のみでは，この消化と吸収の生理化学反応が進行するのに十分ではないと考えられている。様々な消化腺から分泌される消化液が（消化酵素を運ぶとともに）電解質液の補給を行っている。さらに，小腸や大腸からは腸液も分泌される。これらの電解質液の大部分は，最終的には消化管上皮を介して吸収（再吸収）され，便として体外に排泄される量はわずかである。一定の便（わずかながら水分を含む）の排泄は生体にとって不可欠であるが，そういった状況でも電解質や水分ができるだけ失われないしくみになっている。

　様々な原因で，便中への電解質液の排泄が異常に増大する。これは一般に下痢と呼ばれる病態で，程度がひどいと脱水や電解質バランスの異常をきたす。下痢は，腸管からの電解質液の吸収の低下や，分泌異常亢進などによる腸管内への過剰な流入（多くの場合両者が同時に起こる）による。その原因は様々である。また，消化管内は生体にとって体外にあたるので，浸透圧の高い食物が急速に小腸に入り，その浸透圧効果で大量の水と電解質が体から腸管内に一気に流出したときなどは，下痢にならなくても一種の脱水状態となることがある（ダンピング症候群）[7,10]。

消化管内の電解質液のダイナミックス
1）食性と腸管内の液量

　哺乳類の消化器官の構造と機能は基本的に似ているが，種ごとの違いも見られる。消化管電解質液代謝の面から見ると，食性（肉食性，雑食性，草食性）による違いに気がつく。草食性動物では大腸（盲腸と結腸）が大きく，そこで腸内細菌による発酵が起こり，産生された短鎖脂肪酸が吸収され重要なエネルギー源として利用されている。草食性動物のうち，前胃で発酵が起こる反芻動物や，ヒトやラットなどの雑食性動物は，上記の単胃の草食性動物ほどではないもののそれなりに大腸は発達している。それに対しイヌなどの肉食性動物は比較的単純な大腸しかない。こういった食性を一部反映していると考えられるが，ウサギ，ポニーなど，草食性動物の消化管内の水分（電解質液）量は，食後で生体内の水分量の15〜20％になり，数日の絶食によってもその割合はそれ

ほど低下しない。一方，肉食性である犬の消化管内の水分量は，食後でも生体全体の5％ほどで，絶食2日後には1％以下になることが報告されている[7]。

2) ヒトの消化器官における電解質液ダイナミックス

消化器官の電解質と水の量と動態は，前段で触れたように動物種，動物の食性，食後の時間経過などにより変化すると考えられるが，様々な実験的な制約から，定量的な知見はヒトでのそれを含めても極めて少ない。

図1にヒトにおける消化管各部位における電解質液の量とイオン組成，および流量がまとめられている。消化管内に流入する電解質液量は，1日当たりにして，口からの摂取量として2Lほど，唾液・胃液・すい液・胆汁といった消化液として6Lほどと見積もられている。即ち，少なくても合計8Lの電解質液が小腸上部に流入する。一方小腸から大腸へ移行する電解質液の量は1.5Lであるとされている。従ってこの差の6.5Lが小腸（主として空腸と回腸で）での正味の電解質液吸収量となる。大腸では残りの大部分が吸収され，最終的に便中に排泄される電解質液量は0.1～0.2L程度である。ただし，小腸や大腸の壁からも電解質液（腸液など）が分泌されているので，実際の電解質液吸収量は上で述べた正味の吸収量より多いことになる[20,21]。

腸壁からの電解質液の分泌には2つの機構がある。ひとつは食べ物とその消化産物による浸透圧効果によるもので，それにより水が腸管内に引き出され，ついで濃度勾配によりNa⁺も流入する（つまり電解質液の分泌となる）というものである。この分泌機構は受動的で，食物の消化産物が多い小腸上部で主に働いている。2つ目は能動輸送による電解質液分泌機構で，小腸にも大腸にも存在する（起電性Cl分泌；詳細は後述する）[10]。これらの2つの機構による電解質液分泌は，食後に増大すると考えられる。これに関連し，小腸から大腸に流出する電解質液量は食後に増加し，食間期には低下することが知られている[20]。

いずれにしても先に述べた正味の電解質液吸収量は1日当たりの吸収量であり，日内変動を考慮していないこと，また分泌量と吸収量をそれぞれを独立に求めたものではなく，両者の差（＝正味の吸収量）を評価したものでもあるので，注意が必要である[6]。

3) 電解質組成と等張性液吸収

消化管内の電解質液の組成についてもう少し詳しく考えてみる（図1）。小腸上部に流入する液のNaCl濃度は血漿よりやや低く，K⁺濃度はかなり高い[11]。これは，①摂取した食物の組成と，分泌された消化液の組成，②食物の消化産物の浸透圧効果，③水や電解質の受動的な透過性が高いこ

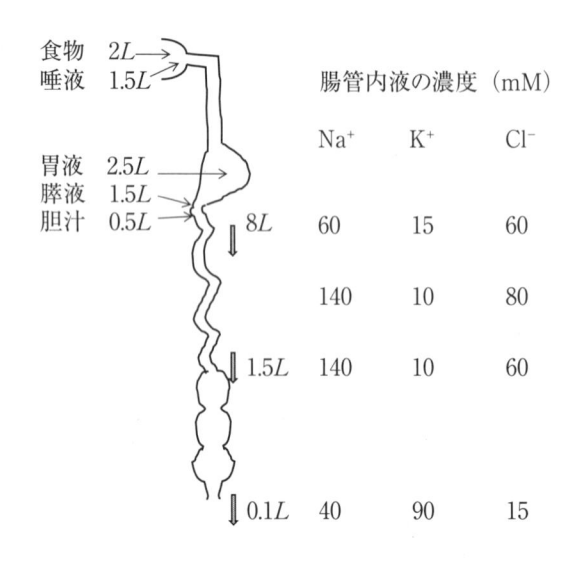

	腸管内液の濃度 (mM)		
	Na⁺	K⁺	Cl⁻
食物 2L, 唾液 1.5L, 胃液 2.5L, 膵液 1.5L, 胆汁 0.5L → 8L	60	15	60
	140	10	80
↓ 1.5L	140	10	60
↓ 0.1L	40	90	15

図1 ヒトの消化器官における電解質液ダイナミックス
1日当たりの消化管内に流入する電解質液量と，各部位の内容物の電解質濃度を示してある。一方血漿中の電解質の濃度はNa⁺＝140～150mM，K⁺＝3.5～5mM，Cl⁻＝100～110mMである。

と，などがあいまってこのような組成になったと考えられる。これに続いて，消化された栄養は上皮より吸収され，K^+は濃度勾配に従って受動的に吸収されて，やがて中部以下の小腸内の液は血漿中のNa^+とK^+濃度に近い電解質組成に落ち着く。Cl^-濃度が小腸下部でやや低いのは，Cl^-の吸収と交換にHCO_3^-分泌が起こっているからである。基本的には小腸では電解質組成があまり変化することなく正味の6.5Lの吸収が起こっている（ということは腸管内と同じ組成の電解質液として吸収されていることになる）。小腸でのこのような電解質液吸収を一般に等張性液吸収と言う。

大腸に入ると大腸発酵により短鎖脂肪酸が産生され，それがCl^-に置き換わって主要な陰イオンになる。また，最終的にはNa^+濃度が低下し，K^+濃度が上昇する。大腸での液吸収も基本的には等張性の液吸収であるが，それに加えて電解質組成を変える機序も大腸には備わっているからである。そのひとつは上皮性Na^+チャネルを介しての起電性Na^+吸収機構で，Na^+を効率よく吸収し便のNa^+濃度を低下させる。またカリウム分泌機構もあり，代わりに腸管内のカリウム濃度が上昇する[18,32]。

上で述べた（図1）電解質液の電解質組成と通過量から，消化管各部位でのNa^+，K^+，Cl^-の吸収量を求めることができるが，それと摂取量と比較してみると興味深い。NaClは1日10g (170mmol) 程度摂取されている。これに，消化液からくるNaClが加わるわけであるが，小腸での吸収の結果，小腸から大腸へと通過していくNaCl量（140mM × 1.5L = 210mmol）は摂取量とほぼ等しい。即ち小腸では見かけ上摂取されたNaはほとんど吸収されない。一方，ふん便中に排泄されるNaCl量（40mM × 0.1L = 4mmol）は摂取量の2%である。生体はいかにも，小腸ではNaClを十分利用し，大腸ではそれを失うことを防いでいる，ように見える。一方Kの動態はNaと全く異なる。Kの1日摂取量50〜60mmolのうち小腸上部で90%が吸収されるが，大腸では残りのKは積極的に回収されることはない（正味の吸収はほぼ0である）。実際便中へのK排泄量は摂取量の10%を超える。Kは，通常の食生活をする限りヒトにとって不足をきたす恐れのない電解質であるように見える（ただしこれはヒトでの話で，我々の行ったラットでの測定では，便中K排泄量は摂取量の数%にすぎない）。

4) ヒト以外の動物の消化器官における電解質液ダイナミックス

既に述べたように草食動物の消化器官内の電解質量は多い。羊やポニーでは，唾液や胃液の量，小腸から大腸内への液流入量，さらにふん便中への液排泄量は，体重当たりでヒトの5〜10倍と見積もられている[27]。

いくつかの動物種に関して，実際の消化管内各部位における電解質の濃度が調べられているが，基本的には図1に示したヒトと同様で，小腸ではNa^+濃度が高いが，大腸後半部では低下し，逆にK^+濃度は大腸で高くなっている。陰イオンに関しては，Cl^-濃度が小腸前半では高いが後半ではHOC_3^-イオン濃度が上昇している。大腸では大腸発酵による短鎖脂肪酸が陰イオンとして主要なものになり，Cl^-濃度は極めて低下している[1,3]。

電解質の吸収と分泌の細胞メカニズム

これまで描写してきた電解質液の吸収は，腸上皮に備わる3種類の電解質吸収機構によって起こる。即ち①グルコースなどの栄養基質との共輸送，②電気的中性Na吸収（NaCl共役吸収），③短鎖脂肪酸で活性化されるNaCl吸収，である。また，腸液分泌をひき起こす能動輸送機構（前述した分泌のうち浸透圧差による受動輸送ではないほうの分泌）も存在する。これら吸収機構は腸陰窩部では作用している（図2）。

1) グルコースなどの栄養基質との共輸送（図2B）

グルコースやアミノ酸，そのほかの水溶性の栄養素の一部は，主として小腸絨毛部より2次性

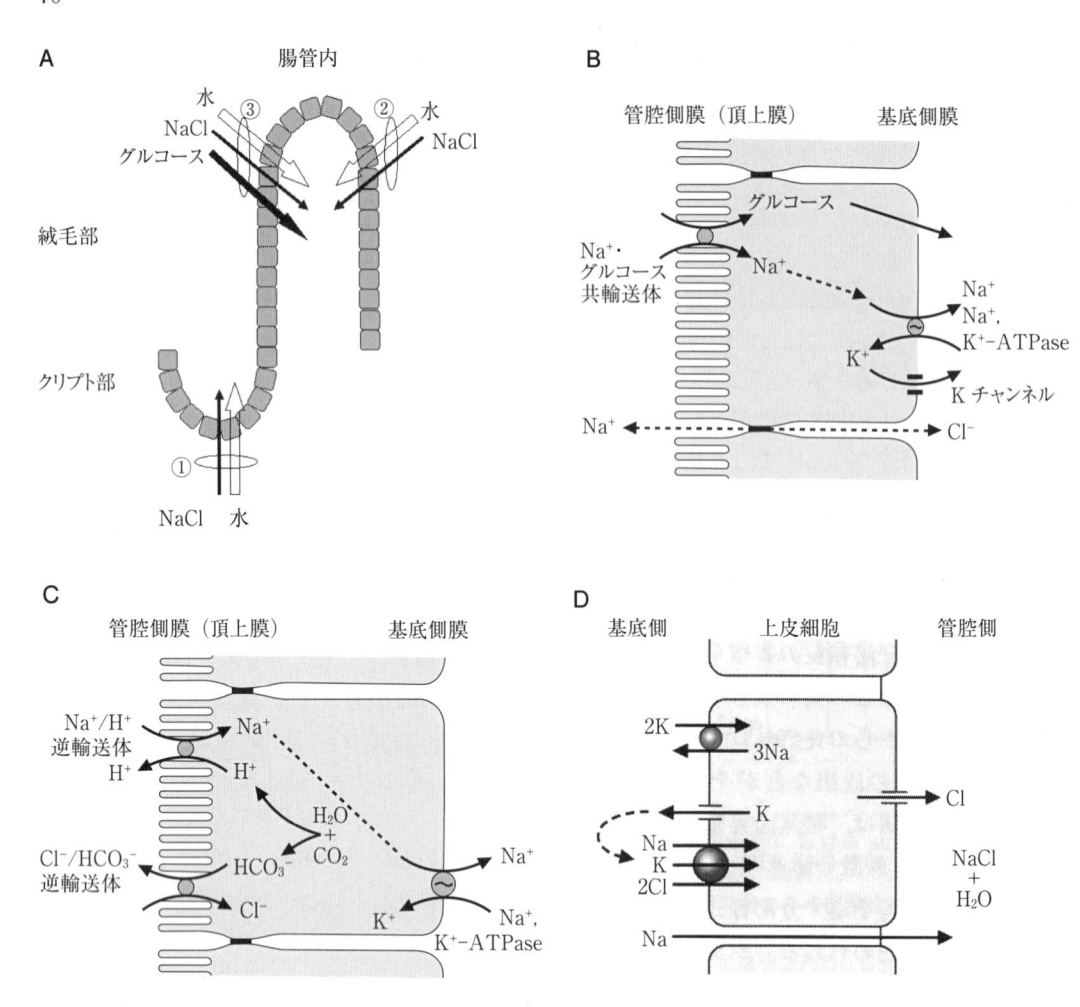

図2 消化管上皮における NaCl の吸収と分泌の細胞メカニズム
A：NaCl の吸収・分泌とそれに伴う水の動き。
B：グルコースと Na の共輸送による NaCl 吸収。
C：NaCl 共役吸収。D：起電性 Cl 分泌。
(B, C, D)：小澤他編. 標準生理学第7版, 医学書院より, 一部改変

能動輸送で吸収される（注）。最初の頂上膜（微絨毛膜）の取り込みには，栄養基質と Na^+ との共輸送体が関与する。共輸送体としてグルコースについては1種類（SGLT1, ガラクトースに対しても輸送活性がある），アミノ酸に関しては数種類存在することが知られている。これらの栄養基質とともに取り込まれた Na^+ は，基底側膜にある $Na^+／K^+$ 交換輸送ポンプにより体内に取り込まれるので，Na^+ も同時に吸収されることになる。電荷をもつ Na^+ 吸収に伴い体内側が管腔内に対して正の経上皮電位差を発生する起電性の吸収である。この電位差によりマイナスイオンの Cl^- が細胞間経路を介して受動的に吸収されると想定されている。グルコースおよび NaCl 吸収に伴う浸透圧効果で H_2O の吸収も起こり，最終的に電解質液吸収が起こることになる[12,31]。多くの動物では，グルコース（デンプン）は圧倒的に主要な栄養素である。またアミノ酸（タンパク質）の吸収量も多い。従ってこれらの栄養基質吸収に伴う電解質液吸収は，量的に重要な位置を占める。なお，下痢に対する経口補液療法は，この電解質液吸収ルートを利用したものである[29]。

　Na^+ との共輸送による栄養基質吸収に関しても，いくつかの調節機構があることが分かってきている[16]。

アレルギー反応や食物の細菌汚染などにより下痢が起こる。多くの場合上記のような機構で起電性 Cl 分泌活性が異常に上昇することが原因となっている。同時に消化管運動も更新し，それも下痢症状を強める。上で述べたように下痢は一種の生体防御反応なので，むやみに止めればいいというものではない。根本的な原因を除去するとともに，脱水を防ぐため点滴や経口補液が行われる。

2）電気的中性 Na 吸収（NaCl 共役吸収）（図 2C）

電気的中性の Na 吸収は，小腸では絨毛部（大腸では表層の上皮部）上皮細胞で起こる。頂側膜にある Na^+／H^+ 交換輸送体を介して取り込まれた Na^+ は基底側膜にある Na^+／K^+ 交換輸送ポンプによりくみ出され体内に取り込まれる。多くの部位では Na^+／H^+ 交換輸送体と並列に Cl^-／HCO_3^- 交換輸送体も働いていると考えられる。この両者は CO_2 の水和反応を介して産生された H^+ と HCO_3^- をそれぞれ利用できるので，両者がうまく協力し合うことにより NaCl が実現していると考えられている（NaCl 共役吸収）。この共役の分子機序に関して細胞生物学的観点から盛んに研究がなされているが，Na^+／H^+ 交換輸送と Cl^-／HCO_3^- 交換輸送は常に共役しているとは限らず，腸管の部位による違いや，調節機構の働きなどにより様々な共役形態があることが知られるようになってきている。なお，Cl^- が側底膜を介して体内に取り込まれるプロセスはよく分かっていない。

NaCl の吸収に伴い粘膜内（上皮直下）の NaCl 濃度が上昇することが報告されている[5]。この上昇はそこでの浸透圧の上昇となり，管腔内から水を引き込む力となる。消化管上皮は水の透過性が良いので，効率の良い等張性の液吸収が最終的に起こることになる。この水の透過路として最近水チャネル（aquaporin）が腸管上皮に存在することが明らかになってきている[28]。しかし，実際に浸透圧が上昇する粘膜内外の部位，水の通り方などの詳細は，起電性 Cl 分泌による腸液分泌の場合も，Na^+ と栄養基質の共輸送に伴う NaCl 液吸収の場合も含めて今後明らかにされていかなければならない課題として残されている[9, 17, 34]。

3）短鎖脂肪酸による NaCl 吸収の活性化

大腸内の主要な陰イオンである短鎖脂肪酸は，腸管での NaCl 液代謝に大きな影響を及ぼす。管腔内の短鎖脂肪酸が NaCl 液吸収を増大することはよく知られている[30]。実際下痢の治療に用いられる経口補液に，大腸発酵による短鎖脂肪酸産生の増大を目的にアミラーゼによる分解に抵抗性のスターチを加えることで，治療効果が増したとの報告がある[23]。短鎖脂肪酸による NaCl 吸収増大のメカニズムや生理的な意義はよく分かっていない。

4）腸液分泌（起電性 Cl 分泌）（図 2D）

腸液分泌：腸液分泌の基礎をなすのは起電性 Cl 分泌である。Na^+／K^+／$2Cl^-$ 共輸送体（NKCC1）を介して基底側膜から取り込まれた Cl^- は，頂上膜にある Cl^- チャネルを通って管腔内に流出する。基底側膜の Na^+／K^+ 交換輸送ポンプが ATP のエネルギーを直接利用し，この能動輸送を間接的に支えている 2 次性能動輸送（注）の一種である。この Cl^- 分泌に伴い管腔内負の経上皮電位が発生するので「起電性」との形容詞がついている。この電位差により（おそらく細胞間経路を介して）Na^+ も管腔内に流出する。その結果 NaCl の分泌となり，その浸透圧効果で H_2O も管腔内に引き出されるので，最終的に NaCl 液分泌となる。このときの頂上膜の Cl^- チャネル分子としては CFTR-Cl^- チャネルが重要である。CFTR-Cl^- チャネルは薬剤排出ポンプなどを含む ABC トランスポーターファミリーの一員であり，cAMP-protein kinase A 経路で開く。この起電性 Cl^- 分泌はまた側底膜の K^+ チャネルによっても支えられている。この K^+ チャネルを介し K^+ 流出が起こることにより，側底膜の Na^+／K^+ 交換ポンプや Na^+／K^+／$2Cl^-$ 共輸送体を介して流入した K^+ が処理されるとともに，再び利用されるべく K^+ を供給している（再循環）。さらにこの K^+ 流出は細胞内電位を負の方向に引っ張り，頂上膜から Cl^- チャネルを介して Cl^-（陰イオン）の流出を促進させ

る役割も果たしている。実際このK⁺チャネルを阻害すると起電性Cl分泌活性は著しく低下する[4,6,10,21]。

　小腸や大腸に備わっているこの腸液分泌機構の生理的役割は何であろうか。まず既に説明したように，消化吸収が効率良く行われるのに必要な電解質液を腸管内に供給するという役割が考えられる。消化腺からの消化液や摂取した水分のみでは消化吸収のためには十分でないのであろう。腸液分泌のもう一つの生理的役割は（とくに大腸において），粘膜表面に水分を供給することによりふん便の移動がスムースに起こるようにすることであると考えられる。粘膜表面を軽く機械的に刺激をした場合に起電性Cl分泌が活性化される反射が見られることも，この解釈を裏づけている。腸液分泌はまたアレルギー反応，炎症反応，強い機械的刺激などによっても活性化される。この場合の腸液分泌増加は，病原菌や侵襲因子を洗い流すという防御反応としての役割を果たしている。また，様々な細菌毒素（例えばコレラ菌毒素）も起電性Cl分泌を活性化するが，この場合病原菌側から見て，腸内で増えた病原菌が次の餌食を求めて外に出る戦略と見ることができる[4,6,10,21]。

NaCl吸収と分泌の液性・神経性因子による調節

　既に簡単に述べたように，絨毛部でのNaCl共役吸収機構とクリプトからのCl分泌機構は，内分泌や傍分泌などの液性因子および神経性因子で調節されている。また，病原菌の放出する因子の影響も受ける。一般に，Cl分泌活性化を引き起こす因子は同時にNaCl吸収抑制を引き起こし，一方NaCl吸収亢進因子はCl分泌活性を抑制するので，分泌亢進あるいは抑制の効果はさらに高まる。これらの反応においては，細胞内cAMP，cGMPないしCa²⁺が細胞内のシグナル伝達物質として働いている。また，Cl分泌活性化とNaCl共役吸収の抑制が同時に起こされる場合，基本的に同じシグナル伝達物質が関与していることが多い。

1）急性の調節
①分泌亢進

　最も安静な状態においてはCl⁻分泌の活性はほとんどなく，一方ある程度のNaCl吸収活性は維持されている。様々な因子がCl⁻分泌を活性化するが，同時にNaCl吸収活性が抑えられる場合が多い。

　腸壁内神経末端から放出されるVIP，substance P，アセチルコリンなどは，腸管上皮細胞にある受容体に働きCl⁻分泌を活性化する。この壁内分泌神経の活性化は，消化管壁内の局所反射による場合と，外来性の自律神経（主に副交感神経系）を介する場合がある[4,33]。外来性の副交感神経系の活性化は，腸管運動を高めるが，電解質液分泌亢進・吸収抑制作用も引き起こす。それに対して交感神経は分泌を抑制する。これら外来性の自律神経の上皮イオン輸送に対する作用は，直接作用もあるが多くは腸壁内神経を介している[4,10,33]。

　腸の上皮には孤立性に内分泌細胞がある。粘膜表面を機械的に刺激すると，腸内分泌細胞からセロトニン（5-HT）などが血液側に分泌され，それが壁内感覚神経を活性化し，局所神経反射を介してCl⁻分泌を引き起こす。この反射は防御的な意味合いのほかに，大腸ではふん便のスムースな移動に役立っていると考えられる。そのほかに管腔側から腸内分泌細胞に働いて局所分泌反射を起こすものとして低濃度の短鎖脂肪酸やコレラ毒素などが知られている。

　炎症性物質（プロスタグランジン類，ヒスタミン，トロンビン，PAF，ブラディキニンなど）も腸液分泌を活性化する。分泌の強い活性化は下痢などを引き起こし，病原体や毒物を洗い流すことになり，炎症反応のもつ生体防衛反応として役割の一翼を担っている[4,10]。

　また，細菌の毒素（コレラ菌，クロストリジウム菌，大腸菌など）のなかにもCl分泌を強く活性化するものが知られている（Field, 2003）。既にふれたように，これは細菌側から見て戦略的

意味がある。コレラ毒素は腸上皮細胞頂上膜の GM1 ガングリオシドに結合し，一連の過程を経て cAMP 濃度を上昇させる。また海外で起こる下痢の多くはある種の毒素原性大腸菌の経口感染が原因であるが，この大腸菌の産生する易熱性エンテロトキシン（LT）も，コレラ毒素と同様の機序で下痢を引き起こす[4,10]。

ペプチドの uroguanylin やそれと近縁の guanylin が粘膜上皮に存在する。これらの guanylin ペプチドは腸管内に分泌され頂上膜の guanylin 受容体（＝guanylate cyclaseC）に働き，細胞内の cGMP 濃度を上昇させて Cl 分泌を活性化する[26]。この受容体には，毒素原性大腸菌の産生するもうひとつの毒素である耐熱性エンテロトキシン（STa）も働き，この菌に感染したときの下痢発症に加わっている[10]。

これらの分泌調節にかかわる細胞外，細胞内の因子は複雑な相互作用をしていることが知られている。例えば腸内分泌細胞より基底側に放出されたセロトニンは，壁内神経の局所性の分泌反射を刺激する。またアセチルコリンなどは，直接上皮細胞に働くのみならず，プロスタグランジン類の産生を刺激し，プロスタグランジン類を介した Cl 分泌増大も引き起こす。さらに，細胞内シグナル伝達系も複雑に絡み合っている。例えば，細胞内シグナル伝達として cAMP が関与する分泌活性化因子と，Ca^{2+} が関与する分泌活性化因子の両者が同時に存在すると，それぞれ単独で引き起こすことのできる分泌活性の和を超える著明な分泌増大（増強作用）が引き起こされる[4]。炎症時には様々な因子が動員されるので，このとき見られる下痢には，この増強作用が重要な役割を果たしていると考えられる。

②吸収亢進

ある調節因子は，NaCl 吸収亢進ないし Cl 分泌抑制，あるいはその両者を引き起こす。交感神経系の活性化により放出されたノルアドレナリンは電解質液吸収を増加させることが知られている。さらに，アンギオテンシンやアドレナリンなどの交感神経系のメディエーターも電解質液吸収を増大させる。これらの効果は体液の保持や消化器官機能の抑制ということであり，一般的な交感神経の生理的役割と軌を一にしている[6,10]。

EGF，TGF-α などの成長因子も吸収亢進を引き起こす。また，モルヒネは古くから止瀉剤として使われてきたが，腸壁内にある分泌活性化神経のオピオイド受容体に働き，その神経活動を抑制することにより，Cl 分泌亢進を抑える。現在最もよく使われる止瀉剤のロペラマイドも同じオピオイド受容体に働き，その作用をもたらしているとされている[6,10]。

2）長期（慢性）の調節

これまで述べてきた電解質液吸収・分泌の調節は，秒から時間単位の比較的急性の調節である。それに対して数時間から何日にも及ぶ慢性の調節機構も働いている。慢性の調節はとくに体液バランスの変化に対応した適応現象として見ることができる場合が多い。Na^+ 摂取制限や血液量の低下に伴いレニン—アンギオテンシン—アルドステロン系が活性化され，腎臓での NaCl 再吸収が亢進する体液バランス調節はよく知られているが，この系は同時に腸管の NaCl 吸収をも増大する。とくに遠位大腸の上皮性 Na^+ チャネルを介しての起電性 Na 吸収メカニズムの活性化が著明に見られる[18]。同時に $Na^+／H^+$ 交換輸送体も増えて（少なくともラットの近位結腸では），それを介する NaCl 共役吸収も増大する[15]。腸管でのこれらの変化は，腎臓での NaCl 再吸収亢進による体温保持の適応反応をある程度助けていると考えられる。糖質コルチコイドも主として $Na^+／H^+$ 交換輸送体を介する NaCl 共役吸収を活性化する[4,34]ことが知られているが，その生理的意味はよく分かっていない。

NaCl共役吸収を担う頂上膜の交換輸送体

最後に，NaCl共役吸収をになうNa^+／H^+交換輸送体の分子実体とその活性調節メカニズムについてまとめる。また，Cl^-／HCO_3^-交換輸送体についても触れる。

1) Na^+／H^+交換輸送体

Na^+／H^+交換輸送体はNHEファミリーに属する。9種類あるNHEファミリーのうち，小腸と大腸の上皮の頂上膜（付近）に発現しているのはNHE2（SLC9A2）とNHE3（SLC9A3）である[17,34]。NHE3欠損マウスでは，下痢が見られ，また腸管内容物のpHが野生型のマウスより高い。これより，主にNHE3が日常的な腸管Na吸収に関与していると考えられる。実際，NHE3欠損マウスの空腸のNa吸収活性（Ussing chamberを用いたin vitroでの$^{22}Na^+$ flux測定）は著明に低下している[25]。腸管上皮の頂上膜にNHE3と同様に発現しているもうひとつのNa^+／H^+交換輸送体のNHE2に関しては，欠損マウスでは下痢などの症状は全く見られず，その役割は不明である[13,24]。

NHE3タンパクのN末端側の約半分は，12回の膜貫通領域で，Na^+／H^+交換輸送活性を担っている。それに続くC末端側の約半分は細胞内に比較的緩い構造で存在し，細胞骨格タンパクやそのほかの調節タンパクと相互作用をし，主として活性の調節にあずかっている[2,8,17]。

既にふれたように小腸や大腸のNaCl吸収の活性は，様々な液性・神経性の因子により調節されているが，この調節においてNHE3の活性制御が重要な役割を果たしている[17,34]。そのメカニズムには，頂上膜上のNHE3の輸送活性（turnover number）が直接制御される場合と，頂上膜と頂上膜直下の細胞内小胞（recycling endosome）との間での膜の行き来（trafficking）を介しての頂上膜におけるNHE3の数量の変化による制御がある。Na吸収速度が安定な状態においては，頂上膜が細胞内へ取り込まれる速度と，NHE3をもつrecycling endosomeが頂上膜に組み込まれる速度が釣り合っているが，活性が低下する場合，頂上膜からrecycling endosomeへの移行がまさり，活性が増大する場合は，recycling endosomeから頂上膜への移行がまさることになる[2,8,34]。さらに，上皮細胞全体のNHE3の発現量が増加する，あるいは低下するようになる（細胞の数の変化も含めて）変化を介しての調節も考えられる[34]。

いくつかの液性・神経性因子はcAMP-protein kinase A（PKA）経路でNaCl共役吸収を抑制するが，PKAは，NHE3の552番目と605番目のセリンをリン酸化することにより，活性を抑制することが提案されている。このリン酸化は，NHE3を頂上膜から細胞内小胞（endosome membrane）に移動することを促進していると考えられる[2,8,17,34]。

膜タンパクと，細胞骨格やシグナル伝達に関与するタンパク質を結合させ，相互作用を促進させることにより調節の効率を上げる役割を担うタンパク質を一般に足場タンパク質（scaffolding protein）という。NHE3に結合する足場タンパク質として，ezrinおよび4種類のNHERF（Na^+-hydrogen exchanger regulatory factor）が知られている。これらの足場タンパク質の一つの役割はアクチン骨格（腸上皮頂上膜の微絨毛内部は何本かのアクチンフィラメントが平行に走っている）にNHE3をつなぎとめることであるらしい。例えばNHERFとの結合部位をNHE3から取り除くと，膜上でのNHE3の側方拡散速度が増大することが報告されている。NHERFがどのようなメカニズムでNHE3の活性調節，とくに頂上膜とrecycling endosomeとのtraffickingに関わっているかに関して盛んに研究されているが，まだよく分かっていない。またNHERFはそのほかのトランスポータや受容体（リン酸トランスポータ，CFTRクロライドチャネル，β-2アドレナリン受容体など）にも結合することが知られている。NHERFを介して，トランスポータ同士，あるいはトランスポータと受容体が集合し様々な相互作用が促進されていると想定されているが，実際の証明は今後の検討課題として残されている[2,8,17,34]。

細胞内のH⁺濃度が上昇すると，輸送される基質としてのH⁺濃度の上昇の結果だけでは説明できないNHE3のturnover numberの増加が起こる[34]。NHE3のC末端側の細胞内ドメインにH⁺を受容しturnover numberを変える部位があると考えられている。このH⁺感受性という特性は，並んで存在しているCl⁻／HCO₃⁻交換輸送体との協調性を考えると都合が良い。Na⁺／H⁺交換輸送活性とCl⁻／HCO₃⁻交換輸送活性は，細胞内からの輸送基質のH⁺とHCO₃⁻が共通のCO₂の水和反応に由来する（図2）。Cl⁻／HCO₃⁻交換輸送活性の上昇は細胞内のH⁺濃度の上昇（pHの低下）をもたらすが，Na⁺／H⁺交換輸送活性も上記の機構によりスムースに増加する。これに関連して最近Cl⁻／HCO₃⁻交換輸送体にも同様の働きをしているH⁺感受性（この場合はH⁺濃度上昇はCl⁻/HCO₃⁻交換輸送体活性の低下させる）の存在が明らかにされている[14]。

以上でまとめたNHE3活性調節のメカニズムの研究では，腸上皮培養細胞系（例えばCACO2細胞）や，全く別の細胞にNHE3発現させた系が主として用いられてきた。NHE3が実際に働いている小腸や大腸の上皮における活性調節の分子機構の解明はこれからである。

2）Cl⁻／HCO₃⁻交換輸送体

小腸や大腸でのCl吸収が，頂側膜にあるCl⁻／HCO₃⁻交換輸送体によることは，in vivoでの吸収の実験や，頂上膜の小胞への³⁶Cl⁻取り込み実験などから支持されてきた。とくに劣性遺伝疾患である先天性クロール下痢症（酸性の下痢便と，アルカローシス）の所見は，大腸や小腸にCl⁻／HCO₃⁻交換輸送活性があり，この病気ではそれが障害されていることを示唆している。その後，先天性クロール下痢症の原因遺伝子SLC26A3が同定された。SLC26A3は小腸と大腸には発現しており，HCO₃⁻を含めて様々な陰イオンとCl⁻の交換輸送を起こすことも明らかになっている。SLC26A3は陰イオン輸送トランスポータのSLC26ファミリーの一員で，slc26a3欠損マウスでは先天性クロール下痢症と似た症状を示す。現在では，大腸でのCl吸収にはこのSLC26A3が主要なものであるが，小腸の上皮ではSLC26A3とともに，SLC26ファミリーの一員でやはり陰イオンとCl⁻の交換輸送活性を持つSLC26A6も，頂上膜に存在し，Cl吸収に関与していると考えられている[9]。

消化管でのCl吸収はcAMPやCa²⁺などの細胞内シグナル伝達系により抑制される。この抑制がどのようにして起こるか，即ちSLC26A3やA6にも，NHE3の場合で考えられているような調節機序（上述）が存在するのか，それともNHE3が調節され，その結果起こる細胞内pH変化によりSLC26交換輸送体の活性が変化するのみなのか，今後明らかにされなければならない。いずれにしても，SLC26A3もA6もNHE3同様に足場タンパクのNHERFに結合できると考えられており，NHE3と密接かつ複雑な相互作用をしていることがうかがわれる[14]。

（注）2次性能動輸送

基底側にあるNa⁺／K⁺交換ポンプ（Na⁺-K⁺-ATPase）はATPの加水分解のエネルギーを直接利用してNa⁺（とK⁺）を能動輸送している。これを1次性能動輸送という。Na⁺との共輸送体は，その結果Na⁺に蓄えられた細胞内方向へのエネルギー差を利用して共輸送される基質を能動輸送（細胞内に高濃度に蓄積）としている。そのため，このような形式の能動輸送を2次性能動輸送と言う。

引用文献

1) Alexander F. The Concentration of Electrolytes in the Alimentary Tract of the Rabbit, Guinea Pig, Dog and Cat. Res Vet Sci. 1965；6：238-244.
2) Alexander R T, Grinstein S. Tethering, recycling and activation of the epithelial sodium-

proton exchanger, NHE3. J Exp Biol. 2009 ; 212 : 1630-1637.
3) Argenzio RAaS, C.E. Cyclic changes in ionic composition of digesta in the equine intestinal tract. American Journal of Physiology. 1975 ; 228 : 1224-1230.
4) Barrett KEaKSJ. Integrative pathology and pathophysiology of intestinal electrolyte transport. In : Physiology of the gastrointestinal tract, edited by Johnson LR. Amsterdam : Elsevier, 2006. p. 1931-1951.
5) Bohlen H G. Na^+-induced intestinal interstitial hyperosmolality and vascular responses during absorptive hyperemia. Am J Physiol. 1982 ; 242 : H785-789.
6) Chang EBaR, M.C. Intestinal water and electrolyte transport. In : Physiology of the gastrointestinal tract, edited by Johnson LR. Raven Press, 1994. p. 2027-2081.
7) Cizek L J. Total water content of laboratory animals with special reference to volume of fluid within the lumen of the gastrointestinal tract. American Journal of Physiology. 1954 ; 179 : 104-110.
8) Donowitz M, Mohan S, Zhu C X, Chen T E, Lin R, Cha B, Zachos N C, Murtazina R, Sarker R, and Li X. NHE3 regulatory complexes. J Exp Biol. 2009 ; 212 : 1638-1646.
9) Dudeja PKaR, K. Intestinal anion absorption. In : Physiology of the gastrointestinal tract, edited by Johnson LR. Academic Press, 2006. p. 1881-1915.
10) Field M. Intestinal ion transport and the pathophysiology of diarrhea. J Clin Invest. 2003 ; 111 : 931-943.
11) Fordtran JSaL, T.W. Ionic constituents and osmolality of gastric and small-intestinal fluids after eating. American Journal of Digestive Disease. 1966 ; 11 : 503-521.
12) Ganapathy V, Gupta N, Martindale R G. Protein digestion and absorption. (Fourth edition ed.), edited by Johnson L R. Academic press, 2006. p. 1667-1692.
13) Gawenis L R, Stien X, Shull G E, Schultheis P J, Woo A L, Walker N M, Clarke L L. Intestinal NaCl transport in NHE2 and NHE3 knockout mice. Am J Physiol Gastrointest Liver Physiol. 2002 ; 282 : G776-784.
14) Hayashi H, Suruga K, Yamashita Y. Regulation of intestinal Cl^-/HCO_3^- exchanger SLC26A3 by intracellular pH. Am J Physiol Cell Physiol. 2009 ; 296 : C1279-1290.
15) Ikuma M, Kashgarian M, Binder H J, Rajendran V M. Differential regulation of NHE isoforms by sodium depletion in proximal and distal segments of rat colon. Am J Physiol. 1999 ; 276 : G539-549.
16) Kellett G L, Brot-Laroche E, Mace O J, Leturque A. Sugar absorption in the intestine : the role of GLUT2. Annu Rev Nutr. 2008 ; 28 : 35-54.
17) Kiela PRaG, F.K. Na-H exchanve in mammalian digestive tract. In : Physiology of the gastrointestinal tract (Fourth edition ed.), edited by Johnson L R. Academic Press, 2006. p. 1847-1879.
18) Kunzelmann K, Mall M. Electrolyte transport in the mammalian colon : mechanisms and implications for disease. Physiol Rev. 2002 ; 82 : 245-289.
19) Montain S J. Human water and electrolyte balance. In : Present knowledge in nutrition, edited by Bowman BAaR, R.M. Washington DC : International Life Science Institute, 2006. p. 422-429.
20) Phillips S F. Diarrhea : A current view of the pathophysiology. Progress in Gatroenterology. 1972 ; 63 : 495-518.
21) Powell D W. Intestinal water and electrolyte transport. In : Physiology of the gastrointesti-

nal tract, The concentration of electrolyteecond edition, edited by Johnson L R. New York : Raven Press, 1987. p. 1267-1305.

22) Preuss H G. Electrolytes : sodium, chloride, and potassium. In : Present knowledge in nutrition, edited by Bowman BAaR, R.M. Washington, DC : International Life Sciences Institute, 2006. p. 409-421.

23) Ramakrishna B S, Venkataraman S, Srinivasan P, Dash P, Young G P, and Binder H J. Amylase-resistant starch plus oral rehydration solution for cholera. N Engl J Med. 2000 ; 342 : 308-313.

24) Schultheis P J, Clarke L L, Meneton P, Harline M, Boivin G P, Stemmermann G, Duffy J J, Doetschman T, Miller M L, Shull G E. Targeted disruption of the murine Na^+/H^+ exchanger isoform 2 gene causes reduced viability of gastric parietal cells and loss of net acid secretion. J Clin Invest. 1998 ; 101 : 1243-1253.

25) Schultheis P J, Clarke L L, Meneton P, Miller M L, Soleimani M, Gawenis L R, Riddle T M, Duffy J J, Doetschman T, Wang T, Giebisch G, Aronson P S, Lorenz J N, Shull G E. Renal and intestinal absorptive defects in mice lacking the NHE3 Na^+/H^+ exchanger. Nat Genet. 1998 ; 19 : 282-285.

26) Sindic A, Schlatter E. Cellular effects of guanylin and uroguanylin. J Am Soc Nephrol. 2006 ; 17 : 607-616.

27) Stevens CEaH, I.D. Comparative physiology of the vertebrate digestive system. Cambridge : Cambridge University Press, 1995.

28) Thiagarajah JRaV, A.S. Water transport in the gastrointesitnal tract. In : Physiology of the gastrointestinal tract, edited by Johnson L R. Academic Press, 2006. p. 1827-1845.

29) Thillainayagam A V, Hunt J B, Farthing M J. Enhancing clinical efficacy of oral rehydration therapy : is low osmolality the key ? Gastroenterology. 1998 ; 114 : 197-210.

30) Vidyasagar S, Ramakrishna B S. Effects of butyrate on active sodium and chloride transport in rat and rabbit distal colon. J Physiol. 2002 ; 539 : 163-173.

31) Wright E M, Loo, D D F, Hirayama B A, Turk E. Sugar absorption. In : Physiology of the gastrointestinal tract (Fourth edition ed.), edited by Johnson LR. Academic Press, 2005. p. 1653-1665.

32) Wrong O M, Edmond C J, Chadwick V S. The large intestine. Lancaster : MTP Press Limited, 1981.

33) Xue J, Askwith C, Javed N H, Cooke H J. Autonomic nervous system and secretion across the intestinal mucosal surface. Auton Neurosci. 2007 ; 133 : 55-63.

34) Zachos N C, Tse M, Donowitz M. Molecular physiology of intestinal Na^+/H^+ exchange. Annu Rev Physiol. 2005 ; 67 : 411-443.

■フラクトオリゴ糖のミネラルに対する吸収促進作用と欠乏症改善作用

城西国際大学 薬学部 医療薬学科　太田篤胤

はじめに

　国民の各種栄養素の基準として2005年よりわが国で使用されている食事摂取基準において，13種類のミネラルについて推奨量あるいは目安量（ナトリウムについては目標量）が示されている。飽食の時代と言われる現在，ほとんどの栄養素の摂取状況が推奨値を上回っているなかで，カルシウムや鉄といったミネラルについては，多くのあるいは特定の階層の国民において充足していない状況にある[1]。また，マグネシウムなどのように摂取実態すら十分調査できていないミネラルも少なくない。こうしたミネラルに関する情報の不足や摂取量の非充足状況が，骨粗鬆症や貧血，あるいは虚血性心疾患などの一因となっている可能性も否定できない。

　一方で，国民医療費の激増が大きな社会問題となっている。このまま有効な策が講じられずに超高齢社会に突入した場合，2025年に国民医療費は現在の倍以上の約69兆円に達すると試算されている[2]。ミネラル栄養の改善は，種々の疾患を予防することによって，国民医療費の増加抑制に寄与できる可能性がある。とくに骨粗鬆症は，脳卒中に次いで入院期間が長くなる（長期臥床）原因疾患であり，カルシウム栄養の改善によるその予防は医療費抑制のうえでも非常に重要であると考えている。

　フラクトオリゴ糖（FOS）は，ブドウ糖に果糖が2～4個重合した代表的な難消化性少糖であり，プレバイオティクスとして腸内細菌叢の状態を整えることで整腸効果をもたらすだけではなく，カルシウム（Ca），マグネシウム（Mg）および鉄といったミネラルの吸収を促進する作用をもつことが多くの実験によって検証されてきた。またこうした食品機能を応用した特定保健用食品が，実用に至っている。本稿では，FOSのミネラル吸収促進作用と各種ミネラル欠乏症の改善作用について紹介する。

フラクトオリゴ糖のミネラル吸収促進作用

　糖質として最初にミネラルの吸収に対して促進的に働くことが明らかにされたのは，乳糖である[3]。牛乳中のCaの吸収は良いと信じられていたので，その一因としてこの乳糖の働きは広く受け入れられた。当時，この作用の発現部位は小腸と考えられていた。その理由は，小腸粘膜細胞にはCaの輸送に関与するカルシウム結合タンパク質（CaBP-D9k：CaBP）量がほかの消化管部位に比して非常に高かったためである。1960年代には乳糖に関する一連の研究が行われたが，その作用の程度が必ずしも十分でなかったことから実用に至らないまま幕を閉じた。1980年代に入って，DemigneとRemesyらのグループが，難消化性糖質がCaなどのミネラルの吸収に対して促進的に作用すること，またこの作用の発現に大腸内発酵産物である短鎖脂肪酸が関与していることを示唆する結果を発表し始めた[4]。そののち1990年代に入り，種々の難消化性糖質が動物実験において，CaおよびMgに対する吸収促進作用を有することが報告されるようになった[5]。著者らは，FOSがCaおよびMgの吸収を促進することについてラットを用いた動物実験で確認し，1993年に報告した[6]。当時最も大きな課題となったのは，この作用の消化管における発現部位と作用機作の解明であった。定性的には，大腸からCaやMgが吸収されることは既に確かめられていたが[4]，

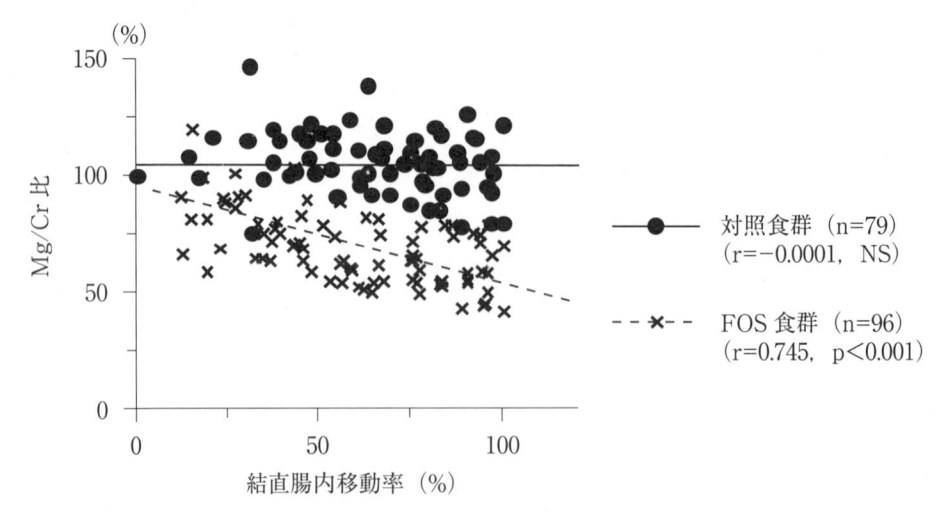

図1 ふん塊の盲腸から肛門に向かっての結直腸内移動に伴う Mg/Cr 比の変動に及ぼすフラクトオリゴ糖（FOS）摂取の影響
注）非吸収性マーカーとして Cr 染色セルロースを用いている

　それが栄養的に意味のある量なのか，また意味がある量を大腸が吸収できるとすれば，その機作はどのようなものなのかという疑問が残されていた。
　著者らは，この2つの課題に焦点を絞りFOSを用いてその解明を試みた。最初に，ラットにおける難消化性糖質の主な発酵部位は盲腸である。そこで盲腸を切除したラットを用い，FOSのCaおよびMgに対する吸収促進作用の変化を観察した。その結果，盲腸の切除によりFOSのCa吸収促進作用はほとんど消失し，Mgの吸収促進作用も70％程度に減弱したことから，大腸および大腸内発酵の関与が明らかとなった[7]。次いで，ラットの結直腸内でふん塊が盲腸から肛門に向かって移動する際に，CaおよびMgが吸収されているか，またその吸収がFOSによって促進されるかどうかについて非吸収性マーカーを用い調べた。その結果，対照群では結直腸におけるCaおよびMgの吸収が観察されなかったのに対し，FOS群では有意な吸収が認められた。またこの結果は，出納試験の結果とも定量的に一致し，FOSのCaおよびMgの吸収促進作用の約半分が結直腸で発現していることが明らかとなった[8]（図1）。そののちの研究からも，難消化性糖質のCaおよびMgの吸収促進作用の大部分が大腸で発現していること，またその程度も栄養学的に意義のある量であることを証明した。
　作用発現部位の特定に関する研究が進む一方で，機作の解明も進んだ。短鎖脂肪酸の直接的な関与および結腸がCaやMgを吸収し得ることを，Lutzらが in situ の実験により証明した[9,10]。Trinidadらは，ヒトにおける臨床研究によってこの現象を検証した[11]。Trinidadらは，洗浄した直腸に非吸収性マーカーとCaを注腸し，酢酸やプロピオン酸という短鎖脂肪酸のCa吸収に及ぼす影響を観察した。その結果，注入液のpHとは無関係に，短鎖脂肪酸共存下でCaの吸収が促進された。これらの研究から，大腸内発酵により難消化性糖質から産生された短鎖脂肪酸がCaやMgの吸収を促進する因子であることが明らかになった。
　詳細な作用機作についてはいまだその全貌が明らかになっているとは言えない。大腸発酵による大腸内容物pHの低下が不溶性となったミネラルの再溶解を促進し，細胞間経路を通る単純拡散での吸収が促進されるという機作が最も一般的である。しかしながら著者らは，ラットの大腸において，粘膜細胞内CaBPがFOSの摂取量に依存して増加すること，またこの増加がCa吸収量の増加とも相関することから，FOSのCa吸収促進作用においてCaの細胞内輸送系が何らかの関与

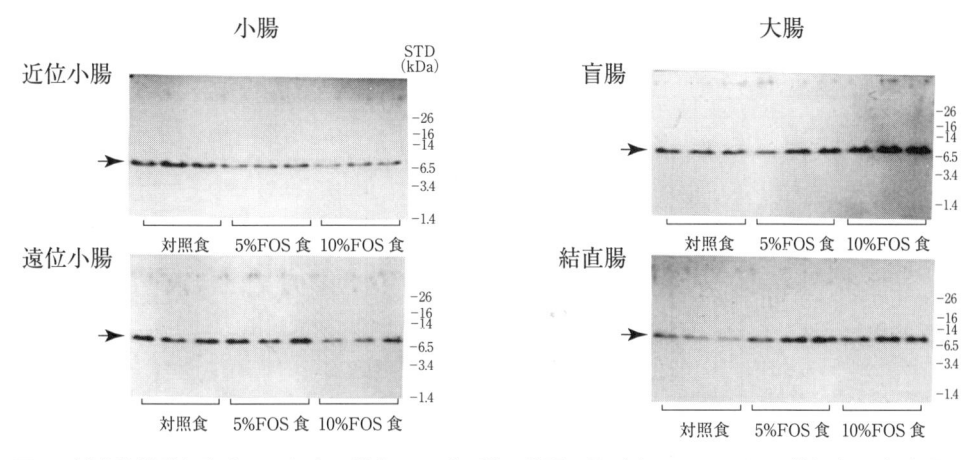

図2 消化管粘膜細胞内カルシウム結合タンパク質の発現に及ぼすフラクトオリゴ糖 (FOS) 摂取の影響 (Western blotting)

をしていることを明らかにしている[12]（図2）。また，FOS による大腸 CaBP 量の増加は，ビタミン D が直接的に関与していないことを示唆するデータも得ている[13]。これまでの種々の研究結果から，難消化性糖質の作用機作は単一ではないと推定される。Mineo らの研究によれば，2糖類である無水ジフルクトースⅢ（ツイントース®）にミネラル吸収促進作用を見いだしているが，その作用は大腸発酵に依存しないと報告している[14]。難消化性少糖の種類によっても作用に多少の差異が認められているので，それらを詳細に検討することによりミネラル吸収促進作用へのそれぞれの機作の寄与を明らかにすることが可能であると考えられる。

フラクトオリゴ糖によるミネラル欠乏症の改善

フラクトオリゴ糖のミネラル吸収促進作用が栄養学的に意義のあるものであることは，単にミネラル吸収率を上昇させるのみではなく，各種ミネラル欠乏モデル動物においてミネラルの生体利用を促進し，欠乏症状を改善することからも確認されている。

1) FOS のカルシウム (Ca) 欠乏症の改善

Ca の生体内最大のプールは骨であるので，難消化性糖質を摂取させることにより Ca の吸収を促進させることで Ca の生体利用性が改善したか否かは，骨分析によって評価することができる。一連のラットを用いた動物実験において，FOS の Ca 吸収促進効果の最も顕著な骨への効果が観察されたのは，胃切除モデルラットにおいてであった[15,16]。栄養実験に通常使用される AIN-93G 精製飼料にカルシウム源として使用されているのは炭酸カルシウムであるが，この Ca が吸収されるためには，胃酸によっていったん溶解される必要がある。そのため胃切除により胃酸が分泌されないラットでは，飼料から摂取したカルシウムを吸収することができない。その結果，成長期のラットでは，顕著な骨の形成不全が生じる。FOS の摂取により，胃切除ラットにおけるこうした骨形成不全がほぼ完全に防止される。FOS 摂取による胃切除ラットの骨形成不全防止効果については，以下の種々の測定結果により検証されている。

① DEXA 法[15,16]

DEXA 法は，現在最も一般的な骨密度測定法となっている。胃切除ラットの大腿骨および脛骨全体の骨密度と FOS 摂取による改善効果を図3に示す。骨密度は，胃切除により約70％程度まで低下するが，FOS 5％添加飼料を摂取させることにより，偽手術対照飼料摂取ラットの骨密度と比してほとんど差がないレベルまで骨密度を維持することができる。本試験においては，偽手術ラッ

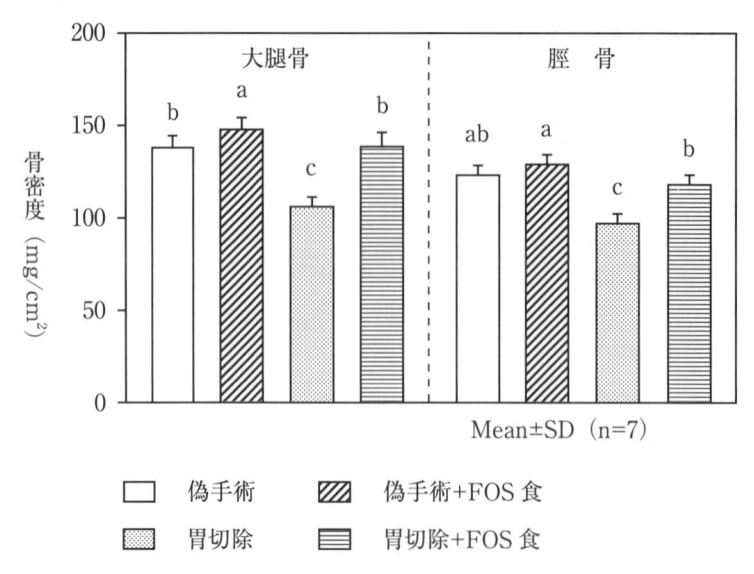

図3 胃切除ラットの大腿骨・脛骨骨密度に及ぼすフラクトオリゴ糖（FOS）摂取の影響（DEXA法）

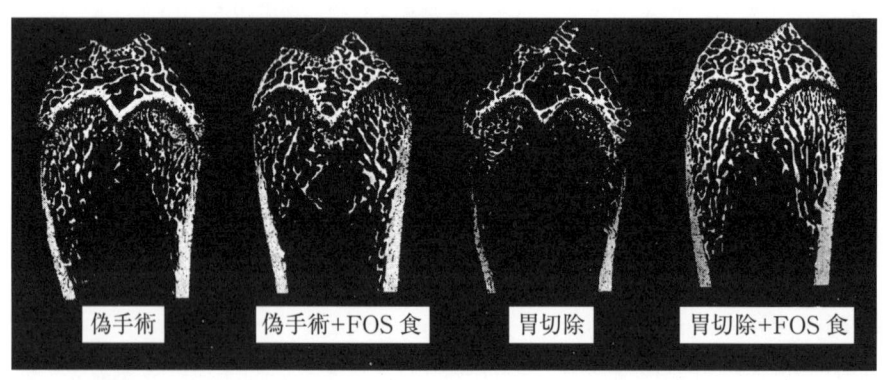

図4 胃切除ラットの大腿骨遠位骨端部に及ぼすフラクトオリゴ糖（FOS）摂取の影響（反射電子像）

トにおいても，FOSによる大腿骨骨密度の有意な上昇が認められている．

② 軟X線画像観察[17]

軟X線画像による骨全域にわたる石灰化の状況を観察した結果，胃切除により骨灰分の大腿骨全域からの消失が認められたが，FOSの摂取により大腿骨全域にわたり骨灰分が維持されることが明らかとなった．

③ 反射電子像観察[17,18]

反射電子像による画像観察では，骨断面の局所的な構造を観察することができる．胃切除ラット大腿骨遠位骨端部断面の反射電子像を図4に示す．この画像に示すように，FOS摂取により胃切除による骨塩の喪失がほぼ完全に抑えられていることが分かった．

④ X線解析[18]

X線解析装置を用いて，骨のCa，Mg，P組成を調べた結果，胃切除により骨Ca含量の顕著な低下が，FOS摂取によりほぼ完全に抑制されることが明らかとなった．

2) FOS のマグネシウム（Mg）欠乏症の改善

　Mg 欠乏モデル動物は，通常飼料中の Mg を欠乏ないし低減させることにより作製されるが，Mg の吸収を過剰に摂取させることにより阻害する Ca やリン（P）の飼料への大量添加によっても作製することができる。AIN-93G のミネラル配合を用いた場合，Ca と P の含有量をそれぞれ 2 倍および 3 倍に高めると，Mg の吸収量は約 1/3 にまで低下し，ラットは典型的な Mg 欠乏症状である耳介部および腹部の発赤，浮腫を発症する。このような飼料に，あらかじめ FOS を添加しておくと Mg の吸収が上昇し，欠乏症状も発症しないことから，FOS が Mg の生体利用性を改善することが証明された[19]。X 線顕微鏡を用いた FOS を摂取させたラット大腿骨の解析からも，骨中 Mg の上昇が観察されている。

3) FOS の鉄欠乏症の改善

　鉄の生体利用性に関しては，鉄欠乏飼料を摂取させることにより作製した鉄欠乏性貧血ラットの貧血の回復過程を対照食と FOS 含有食で比較することにより評価した。その結果，FOS の添加により貧血の回復が促進され，FOS が鉄の生体利用性を改善することが明らかとなった[20]。また，前述の胃全摘除ラットにおいては，鉄の吸収も著しく低下し重度の貧血を発症するが，このような貧血に対しても FOS は著しい改善効果を示した[16]。

　以上，Ca，Mg および鉄に対する FOS を中心とした難消化性糖質の吸収促進作用を介した生体利用性改善作用を紹介したが，そのほかのミネラルについては報告は極めて少なく，今後の研究課題として残されている。

ヒトにおける効果の検証

　難消化性糖質の Ca および Mg 吸収促進作用に関しては，ヒトにおける複数の試験結果が報告されている。これまでに評価された難消化性糖質には，イヌリン，オリゴフラクトース（イヌリン分解物），フラクトオリゴ糖，マルチトールおよび水添多糖類がある。また試験方法としては Ca 安定同位体の尿中排泄量の変化を指標とする試験方法，古典的な出納試験および Mg の安定同位体を用いた試験などが実施されている。1990 年代に行われたイヌリンとその分解物や FOS に関する試験では，これらが Ca および Mg の吸収を促進する傾向は認められたものの，有意な差としては検出できていなかった[21]。しかし，FOS について閉経後女性を対象に行われた 2001 年の試験と，マルチトールおよび水添多糖類について成人男性を対象に行われた 2002 年の試験の両試験において有意な Ca および Mg 吸収促進作用が認められた。また，ヒトにおいて Mg の吸収促進作用が検証されたのは，これらの食品成分が初めてであり，極めて画期的な研究成果であると言える[22]。著者らは，Ca の安定同位体の尿中排泄量における変化を指標とし FOS の Ca 吸収促進作用をヒトで確認した[23,24]（図 5）。

　鉄については，女子運動選手に対して鉄および FOS を含有するサプリメントを摂取させることによりヘモグロビン濃度が上昇することなどを確認している[25]。しかしながら，この試験においては，プラセボ群が設定されていないため FOS の吸収促進効果の明確な証明には至っておらず，今後の研究課題として残されている。

おわりに

　食品の三次機能を応用し，国民の健康維持増進を図ろうとする試みは，1990 年代に入って大きな研究の潮流となり，「食と健康ブーム」を生み出した。約 20 年が経過した現在，このブームはさらに国民に浸透してきているように感じられる。またこの間に，本稿で紹介した「カルシウムの吸収にすぐれた特定保健用食品（トクホ）」[26]をはじめ，研究が実用の段階に達し生活習慣病予防の

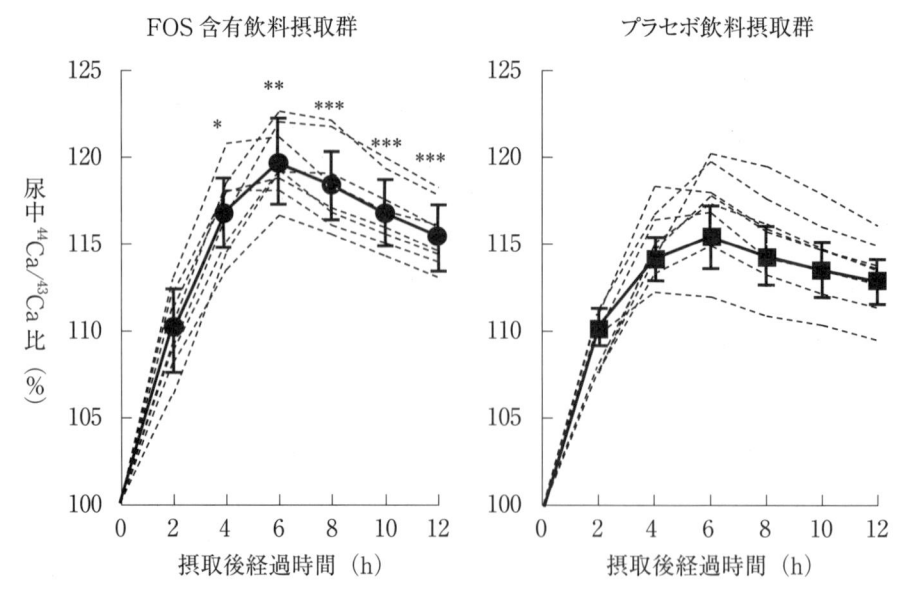

図5 ヒトにおける麦芽飲料中カルシウムの吸収に及ぼす影響

ための多くのトクホが誕生した。これらの普及が，実際に国民の疾病構造を改善することが期待された。その一方で，生活習慣病の増加には一向に歯止めがかかっていない状況が続いている。この矛盾は，トクホを初めとした機能性食品を消費者が適切に利用していないことに問題がある可能性を示唆している。例えば，トクホの効用に過剰な期待をもち，生活習慣の改善を怠るなどである。この間にも，国民医療費は確実に増加し続けている。平成20年から始まった特定健康診査・保健指導も既に多くの課題に直面しており，早急に実効が上がることは期待できそうにはない。食品機能に関する研究者は，その機能の応用において適正利用にも十分配慮していくことが重要であると考える。

引用文献

1) 厚生労働省. 平成15年 国民健康・栄養調査報告. 健康・栄養情報研究会編. 第一出版, 2006. 287-290.
2) 朝日新聞 平成17年9月4日（朝刊）.
3) Wasserman R H, Lengmann F W. Further observations on lactose stimulation of the gastrointestinal absorption of calcium and strontium in the rat. J Nutr. 1960；70；377-384.
4) Demigne C, Remesy C. Stimulation of volatile fatty acids and minerals in the cecum of rats adapted to a very high fiber diet. J. Nutr. 1985；155；53-60.
5) Schulz A G, Van Amelsvoot J M, Beynen A C. Dietary native resistant starch but not retrograded resistant starch raises magnesium and calcium absorption in rats. J. Nutr. 1993；123；1724-1731.
6) 太田篤胤, 越阪部奈緒美, 山田和彦, 斎藤安弘, 日高秀昌. フラクトリゴ糖および各種少糖類のラットにおけるCa, Mg, Pの吸収に及ぼす影響. 栄食誌. 1993；46：123-129.
7) Ohta A, Ohtsuki M, Takizawa T, Inaba H, Adachi T, Kimura S. Effects of fructooligosaccharides on the absorption of magnesium and calcium by cecectomized rats. Internat. J. Vit. Nutr. Res. 1994；64；316-323.
8) Ohta A, Ohtsuki M, Baba S, Adachi T, Sakata T, Sakaguchi E. Calcium and magnesium ab-

sorption from the colon and rectum are increased in rats fed fructooligosaccharides. J. Nutr. 1995 ; 125 : 2417-2424.
9) Scharrer E, Lutz T. Effects of short chain fatty acids and K on absorption of Mg and other cations by the colon and caecum. Z Ernahrungswiss. 1990 ; 29 : 162-168.
10) Lutz T, Scharrer E. Effect of short-chain fatty acids on calcium absorption by the rat colon. Exp. Physiol. 1991 ; 76 : 615-618.
11) Trinidad T P, Wolever T M, Thompson L U. Effect of acetate and propionate on calcium absorption in the rectum and distal colon of human. Am. J. Clin. Nutr. 1996 ; 63 : 574-578.
12) Ohta A, Motohashi Y, Ohtsuki M, Hirayama M, Adachi T, Sakuma K. Dietary fructooligosaccharides change the concentration of calbindin-D9k differently in small and large intestine of rat . J. Nutr. 1998 ; 128 : 934-939.
13) Takasaki M, Inaba H, Ohta A, Motohashi Y, Sakai K, Morris H, Sakuma K. Dietary short-chain fructooligosaccharides increase Calbindin-D9k levels only in the large intestine inrats independent of dietary calcium deficiency or serum 1,25 dihydroxy Vitamine D levels. Int. J. Vitam. Nutr. Res. 2000 ; 70 : 206-213.
14) Mineo H, Amano M, Chiji H, Shigematsu N, Tomita F, Hara H. Indigestible disaccharides open tight junctions and enhance net calcium, magnesium, and zinc absorption in isolated rat small and large intestinal epithelium. Dig. Dis. Sci. Jan. 2004 ; 49 : 122-132.
15) Ohta A, Ohtsuki M, Hosono A, Adachi T, Hara H, Sakata T. Dietary fructooligosaccharides prevent osteopenia after gastrectomy in rats. J Nutr. 1998 ; 128 : 106-110.
16) Ohta A, Ohtsuki M, Uehara M, Hosono A, Adachi T, Hara H. Dietary fructooligosaccharides prevent postgastrectomy anemia and osteopenia in rats. J Nutr. 1998 ; 128 : 485-490.
17) Morohashi T, Atsutane O, Yamada S. Dietary fructooligosaccharides prevent reduction of cortical trabecular bone following total gastrectomy in rats. Jpn J Pharmacol. 2000 ; 82 : 54-58.
18) Hirama Y, Morohashi T, Sano T, Maki K, Ohta A, Sakai N, Yamada S, Sasa R. Fructooligosaccharides prevent disoders of the femoral neck following gastrectomy in growing rats. J Bone Miner Metab. 2003 ; 21 : 294-298.
19) Ohta A, Baba S, Takizawa T, Adachi T. Effects of fructooligosaccharides on the absorption of magnesium in the magnesium-deficient rat model. J. Nutr. Sci. Vitaminol. 1994 ; 40 : 171-180.
20) Ohta A, Ohtsuki M, Baba S, Takizawa T, Adachi T, Kimura S. Effects of fructooligosaccharides on the absorption of iron, calcium and magnesium in iron-deficient anemic rats. J. Nutr. Sci. Vitaminol. 1995 ; 41 : 281-291.
21) Coudray C, Bellanger J, Castiglia-Delavaud C, Remesy C, Vermorel M, Rayssiguier Y. Effect pf soluble and partly soluble dietary fibres supplementation on absorption and balance of calcium, magnesium, iron and zinc in healthy young men. Eur. J. Clin. Nutr. 1997 ; 51 : 375-380.
22) Tahiri M, Tressol J C, Arnaud J, Bornet F, Bouteloup-Demange C, Feillet-Coudray C, Ducros V, Pepin D, Brouns F, Rayssiguier A M, Coudray C. Five week intake of short-chain fructooligosaccharides increases intestinal absorption and status of magnesium in postmenopausal women. J. Bone Miner. Res. 2001 ; 16 : 2152-2160.
23) 上西一弘, 太田篤胤, 福島洋一, 香川靖雄. フラクトオリゴ糖の配合が麦芽飲料中カルシウムの吸収に及ぼす影響と長期飲用時の安全性に関する検討. 栄養学雑誌. 2002 ; 60 : 11-18.

24) 福島洋一, 陳建君, 毛涯歌織, 太田篤胤, 酒井健介, 上西一弘, 香川靖雄. フラクトオリゴ糖を添加した麦芽飲料のヒトにおけるカルシウム吸収効率と安全性の評価. 健康・栄養食品研究. 2002;5:49-60.
25) Inaba H, Sakai K, Tsuboi R, Yamagishi H, Ohta A, Sonoda M, Itabashi A. Low dose iron supplementation with fructooligosaccharides improves iron status and anerobic capacity in women under moderate physical training. Jpn. J. Appl. Physiol. 2003;33:305-311.
26) 太田篤胤. フラクトオリゴ糖の応用によるミネラル（Ca, Mg）吸収促進作用を有する特定保健用食品の開発. 細胞培養工学. 2000;26:585-588.

■エクササイズと大腸
―ラット自発回転走行ケージを用いた運動負荷による大腸発酵の変化―

北海道大学 創成研究機構　松本　恵

はじめに

運動は健康的な生活にとって有益である[1-3]。例えば，適切な運動習慣によって身体活動量が増加することにより，脂質代謝[3]や骨代謝[4]，筋肉代謝[5]が改善されることがよく知られている。動物試験でも継続的な自発回転走行が脂質代謝を改善し，血液，骨格筋，心臓中の中性脂肪を減少させることが報告されている[6,7]。運動は様々な生理現象に対して影響を与えるが，近年，いくつかの疫学調査では身体活動量が多いほど，大腸がんのリスクが減少することが報告され[8-10]，運動の消化管に対する健康効果についても関心が高まってきた。そこで，本項では運動と大腸の関係について，筆者らが行った，ラット自発回転走行ケージを用いた運動負荷による大腸発酵の変化についての報告を中心に最近の動向を概説したいと思う。

運動と大腸がん

近年，日本でも大腸がんの罹患率が上昇している。食生活の欧米化や身体活動量の低下が原因と考えられている[11,12]。疫学調査で，身体活動量と大腸がんには負の相関が見られたことから，そのメカニズムを探るため，いくつかの動物試験が行われた。FukuらはDMH（1, 2-dimethylhydrazine）を投与して結腸のACF（aberrant crypt foci，前がん病変）を誘発させたラットにトレッドミルを用いて走行運動を4週間負荷することによって，ACFの発現量を低下させることを報告している[13]。また，Buehlmeyerらは，ラットの自発回転走行ケージを用いた試験で身体活動量が増加すると結腸粘膜でのOrnithine Decarboxylase-1の発現量が上昇することを明らかにし，このことが大腸がんのリスクを低下させるのではないかと考察している[14]。そのほか，大腸腺腫症遺伝子欠損のAPC^{Min}マウスを用いた運動負荷試験でも大腸ポリープの成長を抑えたことが報告されている[15,16]。

これらの薬物投与ラットや大腸がんモデルマウスを用いた動物試験の報告では，非運動群と比較して運動群で大腸がんの成長にかかわる前がん病変や遺伝子の発現量に変化があったことを明らかにしており，確かに運動が大腸がんの発生リスクを低下させるようである。一方，これまで大腸がんは大腸発酵の生成物である酪酸によって抑制されることが報告されている[17]。また，腸内細菌の生成する二次胆汁酸は大腸がんのプロモーターであることが報告[18,19]されており，腸内菌叢の変化は大腸がんの発生リスクと大きくかかわっている。しかし，運動によって大腸がんの発生リスクが抑えられている動物試験の報告のなかでも，発がんや病状の進行に大きな影響を及ぼすことが考えられる腸内菌叢の変化ついては関連づけて考察されてこなかった。

継続的な自発回転走行が大腸発酵に及ぼす影響

これまで運動が大腸発酵に及ぼす影響について明らかにした報告はほとんどなかったことから，筆者らはまず，長期間ラットに自発回転走行ケージを用いて運動を負荷し，その際の大腸発酵の変化を調べる試験を行った[20]。小動物に運動を負荷する方法はいくつかあげられる。トレッドミルによる強制的な走行運動[21]，水深50cm程度の水槽での強制的な水泳運動[22]，金網ケージの1m程度の高さに水飲み瓶を設置するか，ケージの底辺部にホットプレートを設置して金網を半強制的に登

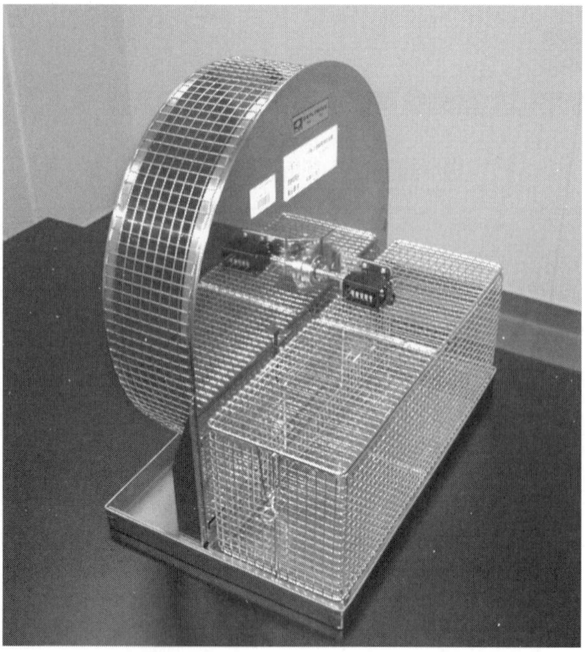

図1 ラット回転走行ゲージ

表1 回転走行またはクライミング運動の違いがラットの盲腸重量に及ぼす影響

Groups	Cecal weight g/100g body weight
Control	1.05 ± 0.04
Exercise	
Running	1.52 ± 0.09*
Climbing	1.13 ± 0.10

Significant difference (n=7, *P<0.05).

らせるクライミングケージでの運動負荷[23,24]，筆者たちが用いたような回転ドラムが併設されたケージで飼育し，自発的な運動を促す方法などがある（図1）。自発回転走行ケージ以外はいずれも強制的な運動負荷となるため，動物にストレスを与えてしまう可能性があり，また，動物自身が運動中にえさや飲量水を自由に摂取することができず，運動継続時間も限られてしまう。動物にストレスが加わると，運動負荷試験中に下痢の症状が見られることもある[25]。一方，自発回転走行ケージはラット自身が自発的に回転ドラムへ移動して走行することから，ストレスを与える心配もなく，疲労や空腹，喉の渇きを感じたときには，摂食，飲水が自由にできる。以上のことから運動の消化管への影響を生理的な条件下で調べるうえでは，強制的な運動負荷は不向きであると考えられたため，筆者らはストレスが少なく，運動継続時間も長時間確保できる自発回転走行ケージを用いた。

5週間自発回転走行ケージで毎日運動したあとのラットの盲腸重量は，通常のアパートメントケージで飼育されたラットの盲腸の1.5倍の高値を示した（表1）。このとき，盲腸に内容物が入ったまま輪切りにし，HE染色した画像[26]を図2に示したように，運動群の内容物はよく詰まっており，非運動群の内容物性状と変化は見られなかった。盲腸内容物中の短鎖脂肪酸濃度をHPLC分析した結果，盲腸内容物重量当たりの酪酸濃度が運動群で有意に高値を示し（表2），継続的な走行運動によって大腸発酵が変化したことが明らかとなった。さらに，盲腸内の細菌叢を調べるために16s-rDNAのTGGE[27,28]分析を行い，クラスター解析したところ，運動群と非運動群は明確にクラスターが分かれた（図3）。また，運動群に特異的に見られたバンドをゲルから切り出してDNA配列を調べた結果，酪酸生成菌のSWPT4_aaa04g09と高い相同性が確認された[29]。これらの試験結果によって，継続的な運動は腸内菌叢を変化させ，発酵も変化させることが動物試験で初めて明らかとなった。なぜ運動によって菌叢が変化したかについては今後，さらなる研究が必要であると思われるが，運動は消化管内容物の滞留時間を変化させたり，免疫システムやムチン層の変化を促したりすることが考えられ，これらのことが関係しているかもしれない。

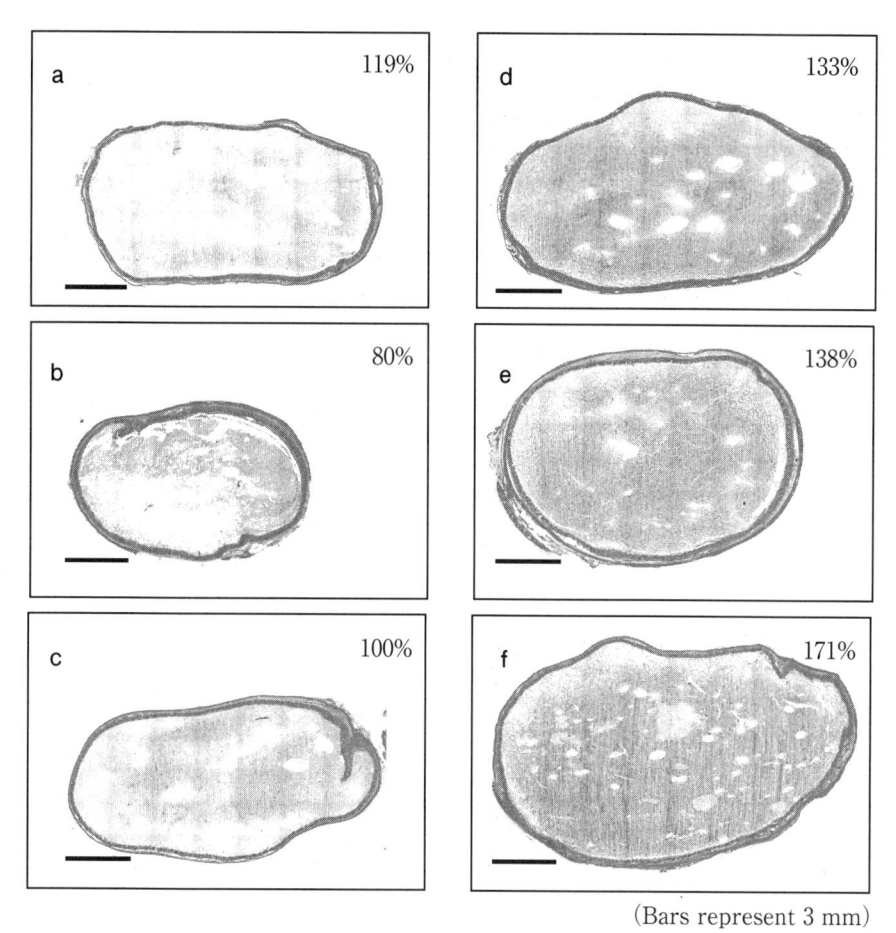

図2 コントロール (a, b, c) と回転走行運動 (d, e, f) の試験開始5週間後のラット盲腸切片画像

(Bars represent 3 mm)

表2 コントロールと回転走行ラットの盲腸内容物中の有機酸濃度

	Control	Running
	(μmol/g of cecal contents)	
Succinate	1.31 ± 0.25	0.65 ± 0.19
Lactate	1.74 ± 0.30	1.39 ± 0.13
Acetate	41.7 ± 3.44	43.9 ± 2.94
Propionate	15.2 ± 0.75	16.6 ± 0.76
n-Butyrate	4.87 ± 0.41	8.14 ± 1.36*
iso-Butyrate	1.71 ± 0.92	1.58 ± 0.11
Valerate	1.71 ± 0.28	1.60 ± 0.15
iso-Valerate	1.56 ± 0.29	1.49 ± 0.30
Total SCFA	66.8 ± 3.87	73.4 ± 3.91

Significant difference (n=7, *$P<0.05$). Total SCFA：酢酸，プロピオン酸，酪酸，イソ酪酸，吉草酸，イソ吉草酸の合計

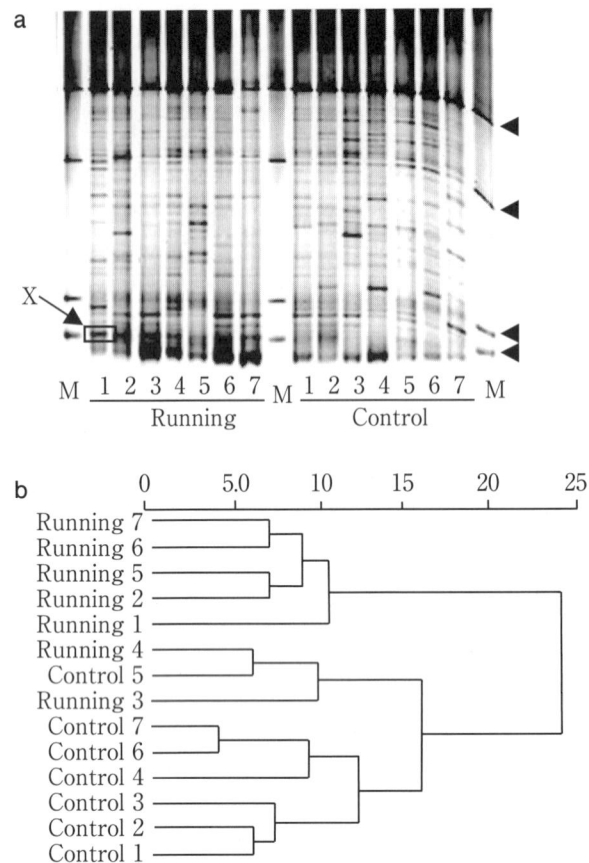

図3 盲腸細菌叢の 16S rRNA の TGGE 分析 (a) によるクラスター解析結果 (b)

運動と肥満予防と菌叢の関係

　適切な運動習慣がなく，身体活動量が低下すると，摂取エネルギーと消費エネルギーのバランスが崩れ，脂肪の蓄積が増加する。また，筋肉代謝が衰えることにより，インスリン感受性をはじめとして，糖代謝や脂質代謝も低下する[30-32]。従って，近年のメタボリックシンドローム発症者の増加は身体活動量の低下が原因の一つであると考えられている。一方で，近年，肥満との関係について消化管の細菌叢の存在が注目されている。

　筆者らの試験では運動群で特異的に SWPT4_aaa04g09 に高い相同性をもつ菌が検出されたが，この菌は，Turnbaugh らの ob/ob マウスを用いた試験の報告で，盲腸内での酪酸の生成と関係があることが示唆されている。さらに興味深いことにこの菌は肥満マウスで特異的に検出された[33]。Turnbaugh らは無菌動物と比較して，腸内細菌が存在することにより，酪酸などの短鎖脂肪酸の生成が増加し，結果，宿主の余分なエネルギー摂取になるため，肥満が引き起こされるという仮説を立てた。しかし，もちろん，筆者らの運動ラットは非運動群と比較して，内臓脂肪，肝臓中，血中脂質濃度いずれも低値を示している。

　また，筆者らのラットを用いた別の試験では，牛乳を継続的に毎日飲用することによって，盲腸内の菌叢が変化して，プロピオン酸量が上昇し，インスリン感受性が改善された[34]。筆者らは，牛乳摂取によって盲腸内で増加した短鎖脂肪酸は宿主の余分なエネルギーになるのではなく，インスリン感受性を改善する働きをしているのではないかと考察している。もう一つの肥満と腸内細菌の関係に関する，Cani らの報告では，抗生物質を処理したマウスと比較して，菌叢が存在するマウスは炎症物質が腸管内で増加し，これが肥満と関係があることを示唆している[35]。このように，

肥満予防と腸内菌叢の関係については，さらに研究報告が増え，整理される必要があるが，今後は，肥満予防研究として，運動と腸内菌叢についても加味した研究が多くなされることを期待する。

運動（エクササイズ）と消化管内容物の滞留時間

運動負荷による身体活動量の増加はいくつかの動物試験で大腸がんのリスクを低下させることと，腸内菌叢を変化させることが明らかになったことを述べてきた。通常，腸内菌叢の変化は大腸内容物滞留時間の変化によっても大きく影響を受ける[36-38]。筆者らが示した運動負荷による腸内菌叢の変化は，身体活動量の増加による消化管内容物の滞留時間の変化と関係しているかもしれない。さらに，もし，運動が消化管内容物の滞留時間を短縮させるのであれば，二次胆汁酸のような大腸がんのプロモーターが腸管粘膜と接する時間を短縮することが考えられる。日本の慣例では，全身運動が便秘症状の改善のため推奨されているが，運動は本当に大腸の内容物滞留時間を短縮するのであろうか。

Carrioらの報告では，日常的にジョギングを習慣とするヒトとほとんど運動をしないヒトを比較して，ジョギングを習慣的に行うヒトで胃排泄が速くなるとされているが[39]，Rehrerらの報告では両者に差はなかった[40]。ジョギングのようなトレーニング習慣のあるヒトの大腸での内容物移動速度を測定した報告はない。一方，短時間の運動を行ったときの消化管運動への影響についてのヒト試験の報告では，低強度のトレッドミル走行を負荷したときの胃排泄速度はほとんど変わらないが，高強度（Vo2max 70%）の運動を負荷した場合には胃排泄が遅れるという報告がある[41,42]。実際に，マラソンやトライアスロン選手では，レース中の胸焼け，下痢，胃腸出血の症状が見られることがある[43-45]。これは，高強度の運動によるストレスが交感神経を刺激し，消化管の血流量が減少し，胃排泄を遅らせ，大腸では逆に蠕動運動が促進されることなどが関係していると考えられる。運動による消化管運動への影響には，ほかにも負荷する運動の強度，持続時間や継続期間，気温やストレスなど多くの要因によって大きく変化することが考えられる。消化管内容物の滞留時間を測定する試験を行う際の環境を整備することが煩雑なため，研究報告も少ない。今後，運動と消化管運動の関係，とくに大腸内容物滞留時間への影響について明らかになることが期待される。

運動と二次胆汁酸の関係

大腸がんは腸内細菌が一次胆汁酸を代謝して発生する二次胆汁酸によってプロモートされることが報告されている[18,19]。運動によって菌叢が変化したり，大腸内容物の滞留時間が変化したりすることは大腸での二次胆汁酸の生成や粘膜との接触時間に影響を与える可能性があり，大変興味深い。これまで，運動によって，胆汁の分泌が増加することが動物試験で報告されているが[46,47]，大腸内の胆汁酸組成が変化するかについての報告はない。ヒト試験では，Sutherlandらは長距離ランナーの男性において，運動をほとんど行わないヒトと比較して，便中の胆汁酸量が少なかったことを報告している[48]。しかし，そのほか身体活動量によって便中の二次胆汁酸／一次胆汁酸比率の変化が見られるのかについて明らかにした直接的な報告はまだない。今後，腸内菌叢の変化と二次胆汁酸の変動の関係が運動によって変化するかについて明らかになることが期待される。

大腸の健康と適切な運動量

これまで述べてきたように継続的な運動は大腸発酵を変化させることが考えられた。しかし，大腸の健康を増進するための適切な運動量は，どの程度の運動強度で持続時間や継続期間を考慮すると良いのであろうか。また，運動の種類によって大腸発酵に対する影響は変わるのであろうか。これまで，筆者らのクライミングケージと自発回転走行ケージを用いて5週間後の盲腸重量を比較

した試験では，クライミングケージを用いて飼育したラットは非運動群と比較して，盲腸重量が有意な高値を示さないことを確認している（表1）。これらのことから，運動による大腸発酵の変化は運動の継続期間や強度，運動の種類などによって，効果が異なる可能性が考えられた。今後，健康増進のための運動プログラムのなかに，大腸の健康にも考慮した，適切な運動処方を提案することができるよう，運動と大腸発酵の研究が進展することが望まれる。

謝辞

本稿をまとめるにあたり，ご指導，ご助言いただきました，北海道大学創成研究機構の矢島高二教授，同大学大学院農学研究科の原博教授，石塚敏准教授，京都府立大学大学院環境生命科学研究科の牛田一成教授，藤女子大学人間生活学部の知地英征教授に心より感謝申し上げます。また，動物試験の実施と分析にご協力いただいた，京都府立大学大学院環境生命科学研究科の井上亮講師，北海道大学大学院農学研究科博士課程後期の鶴田剛司さん，萩尾真人さん，盲腸組織標本を作製していただきました，株式会社京都栄養・病理研究所の塚原隆充博士に心よりお礼申し上げます。

引用文献

1) Suzuki I, Yamada H, Sugiura T, Kawakami N, Shimizu H. Cardiovascular fitness, physical activity and selected coronary heart disease risk factors in adults. J Sports Med Phys Fitness. 1998 ; 38 : 149-157.
2) Hagg U, Wandt B, Bergstrom G, Volkmann R, Gan L M. Physical exercise capacity is associated with coronary and peripheral vascular function in healthy young adults. Am J Physiol Heart Circ Physiol. 2005 ; 289 : 27-34.
3) Igarashi K, Fujita K, Yamase T, Morita N, Okita K, Satake K, Kanazawa N, Nishijima H. Sapporo Fitness Club Trial (SFCT) --design, recruitment and implementation of a randomized controlled trial to test the efficacy of exercise at a fitness club for the reduction of cardiovascular risk factor--. Circ J. 2004 ; 68 : 1199-1204
4) Kishimoto N, Okita K, Takada S, Sakuma I, Saijo Y, Chiba H, Ishii K, Kishi R, Tsutsui H. Lipoprotein metabolism, insulin resistance, and adipocytokine levels in Japanese female adolescents with a normal body mass index and high body fat mass. Circ J. 2009 ; 73 : 534-539.
5) Peters H P, De Vries W R, Vanberge-Henegouwen G P, Akkermans L M. Potential benefits and hazards of physical activity and exercise on the gastrointestinal tract. Gut. 2001 ; 48 : 435-439.
6) Karlsson M K. Physical activity, skeletal health and fractures in a long term perspective. J Musculoskelet Neuronal Interact. 2004 ; 4 : 12-21.
7) Laughlin M H, Roseguini B. Mechanisms for exercise training-induced increases in skeletal muscle blood flow capacity : differences with interval sprint training versus aerobic endurance training. J Physiol Pharmacol. 2008 ; 7 : 71-88.
8) Peters H P, De Vries W R, Vanberge-Henegouwen G P, Akkermans L M. Potential benefits and hazards of physical activity and exercise on the gastrointestinal tract. Gut. 2001 ; 48 : 435-439.
9) Colditz G A, Cannuscio C C, Frazier A L. Physical activity and reduced risk of colon cancer : implications for prevention. Cancer Causes Control. 1997 ; 8 : 649-667.
10) Cerin E, Leslie E, Bauman A, Owen N. Levels of physical activity for colon cancer preven-

tion compared with generic public health recommendations : population prevalence and sociodemographic correlates. Cancer Epidemiol. Biomarkers Prev. 2005 ; 14 : 1000-1002.
11) Park S, Bae J, Nam B H, Yoo K Y. Aetiology of cancer in Asia. Asian Pac J Cancer Prev. 2008 ; 9 : 371-380.
12) Kuriki K, Tajima K. The increasing incidence of colorectal cancer and the preventive strategy in Japan. Asian Pac J Cancer Prev. 2006 ; 7 : 495-501.
13) Fuku N, Ochiai M, Terada S, Fujimoto E, Nakagama H, Tabata I. Effect of running training on DMH-induced aberrant crypt foci in rat colon. Med Sci Sports Exerc. 2007 ; 39 : 70-74.
14) Buehlmeyer K, Doering F, Daniel H, Schulz T, Michna H. Exercise associated genes in rat colon mucosa : upregulation of ornithin decarboxylase-1. Int J Sports Med. 2007 ; 28 : 361-367.
15) Baltgalvis K A, Berger F G, Peña M M, Davis J M, Carson J A. The Interaction of a High-Fat Diet and Regular Moderate Intensity Exercise on Intestinal Polyp Development in ApcMin/+ Mice. Cancer Prev. Res. (Phila Pa). 2009 ; in press
16) Mehl K A, Davis J M, Clements J M, Berger F G, Pena M M, Carson J A. Decreased intestinal polyp multiplicity is related to exercise mode and gender in ApcMin/+ mice. J Appl Physiol. 2005 ; 98 : 2219-2225.
17) Perrin P, Pierre F, Patry Y, Champ M, Berreur M, Pradal G, Bornet F, Meflah K, Menanteau J. Only fibres promoting a stable butyrate producing colonic ecosystem decrease the rate of aberrant crypt foci in rats. Gut. 2001 ; 48 : 53-61.
18) Flynn C, Montrose D C, Swank D L, Nakanishi M, Ilsley J N, Rosenberg D W. Deoxycholic acid promotes the growth of colonic aberrant crypt foci. Mol Carcinog. 2007 ; 46 : 60-70.
19) Bernstein H, Bernstein C, Payne C M, Dvorakova K, Garewal H. Bile acids as carcinogens in human gastrointestinal cancers. Mutat Res. 2005 ; 589 : 47-65.
20) Matsumoto M, Inoue R, Tsukahara T, Ushida K, Chiji H, Matsubara N, Hara H. Voluntary running exercise alters microbiota composition and increases n-butyrate concentration in the rat cecum. Biosci Biotechnol Biochem. 2008 ; 72 : 572-576.
21) Buehlmeyer K, Doering F, Daniel H, Kindermann B, Schulz T, Michna H. Alteration of gene expression in rat colon mucosa after exercise. Ann Anat. 2008 ; 190 : 71-80.
22) Morifuji M, Sanbongi C, Sugiura K. Dietary soya protein intake and exercise training have an additive effect on skeletal muscle fatty acid oxidation enzyme activities and mRNA levels in rats. Br J Nutr. 2006 ; 96 : 469-475.
23) Matsuo T, Nozaki T, Okamura K, Matsumoto K, Doi T, Gohtani S, Suzuki M. Effects of voluntary resistance exercise and high-protein snack on bone mass, composition, and strength in rats given glucocorticoid injections. Biosci Biotechnol Biochem. 2003 ; 67 : 2518-2523.
24) Lee S, Barton E R, Sweeney H L, Farrar R P. Viral expression of insulin-like growth factor-I enhances muscle hypertrophy in resistance-trained rats. J Appl Physiol. 2004 ; 96 : 1097-1104.
25) Brown, D A, Johnson M S, Armstrong C J, Lynch J M, Caruso N M, Ehlers L B, Fleshner M, Spencer R L, Moore R L. Short-term treadmill running in the rat : what kind of stressor is it? J Appl Physiol. 2007 ; 103 : 1979-1985.
26) Tsukahara T, Iwasaki Y, Nakayama K, Ushida K. An improved technique for the histological evaluation of the mucus-secreting status in rat cecum. J Nutr Sci Vitaminol. 2002 ; 48 :

311-314.
27) Gordon J I. The gut microbiota as an environmental factor that regulates fat storage. Proc Natl Acad Sci USA. 2004 ; 101 : 1518-1523.
28) Inoue R, Ushida K. Vertical and horizontal transmission of intestinal commensal bacteria in the rat model. FEMS Microbiol Ecol. 2003 ; 46 : 213-219.
29) Louis P, Duncan H S, McCrae I S, Millar J, Jackson S M, Flint J H. Restrcted distribution of the butyrate kinase pathway among butyrate-producing bacteria from the human colon. J Bacteriol. 2004 ; 186 : 2099-2106.
30) DeFronzo R A, Sherwin R S, Kraemer N. Effect of physical training on insulin action in obesity. Diabetes. 1987 ; 36 : 1379-1385.
31) Dela F, Mikines K J, Larsen J J, Galbo H. Training-induced enhancement of insulin action in human skeletal muscle : the influence of aging. J Gerontol A Biol Sci Med Sci. 1996 ; 51 : B247-252..
32) Solomon T P, Sistrun S N, Krishnan R K, Del Aguila L F, Marchetti C M, O'Carroll S M, O'Leary V B, Kirwan J P. Exercise and diet enhance fat oxidation and reduce insulin resistance in older obese adults. J Appl Physiol. 2008 ; 104 : 1313-1319.
33) Turnbaugh P J, Ley R E, Mahowald M A, Magrini V, Mardis E R, Gordon J I. An obesity-associated gut microbiome with increased capacity for energy harvest. Nature. 2006 ; 444 : 1027-1031.
34) Matsumoto M, Inoue R, Tsuruta T, Hara H, Yajima T. Long-term oral administration of cow's milk improves insulin sensitivity in rats fed a high-sucrose diet. Br J Nutr. 2009 ; in press
35) Cani P D, Bibiloni R, Knauf C, Waget A, Neyrinck A M, Delzenne N M, Burcelin R. Changes in gut microbiota control metabolic endotoxemia-induced inflammation in high-fat diet-induced obesity and diabetes in mice. Diabetes. 2008 ; 57 : 1470-1481.
36) Klurfeld D M. Dietary fiber-mediated mechanisms in carcinogenesis. Cancer Res. 1992 ; 1 : 2055s-2059s.
37) García-Lafuente A, Antolín M, Guarner F, Crespo E, Malagelada J R. Modulation of colonic barrier function by the composition of the commensal flora in the rat. Gut. 2001 ; 48 : 503-507.
38) Lesniewska V, Rowland I, Laerke H N, Grant G, Naughton P J. Relationship between dietary-induced changes in intestinal commensal microflora and duodenojejunal myoelectric activity monitored by radiotelemetry in the rat in vivo. Exp Physiol. 2006 ; 91 : 229-237.
39) Carrió I, Estorch M, Serra-Grima R, Ginjaume M, Notivol R, Calabuig R, Vilardell F. Gastric emptying in marathon runners. Gut. 1989 ; 30 : 152-155.
40) Rehrer N J, Beckers E J, Brouns F, ten Hoor F, Saris W H. Effects of dehydration on gastric emptying and gastrointestinal distress while running. Med Sci Sports Exerc. 1990 ; 22 : 790-795.
41) Neufer P D, Young A J, Sawka M N. Gastric emptying during walking and running : effects of varied exercise intensity. Eur J Appl Physiol Occup Physiol. 1989 ; 58 : 440-445.
42) Feldman M, Nixon J V. Effect of exercise on postprandial gastric secretion and emptying in humans. J Appl Physiol. 1982 ; 53 : 851-854.
43) Brouns F, Beckers E. Is the gut an athletic organ? Digestion, absorption and exercise. Sports Med 1993 ; 15 : 242-257.

44) Øktedalen O, Lunde O C, Opstad P K, et al. Changes in the gastrointestinal mucosa after long-distance running. Scand J Gastroenterol 1992 ; 27 : 270-274.
45) Peters H P, Bos M, Seebregts L, et al. Gastrointestinal symptoms in long-distance runners, cyclists, and triathletes : prevalence, medication, and etiology. Am J Gastroenterol. 1999 ; 94 : 1570-1581.
46) Watkins J B, Crawford S T, Sanders R A. Chronic voluntary exercise may alter hepatobiliary clearance of endogenous and exogenous chemical in rats. Drug Metab Dispos. 1994 ; 22 : 537-543.
47) Bouchard G, Carrillo M C, Tuchweber B, Perea A, Ledoux M, Poulin D, Yousef I M. Moderate long-term physical activity improves the age-related decline in bile formation and bile salt secretion in rats. Proc Soc Exp Biol Med. 1994 ; 206 : 409-415
48) Sutherland W H, Nye E R, Macfarlane D J, Robertson M C, Williamson S A. Fecal bile acid concentration in distance runners. Int J Sports Med. 1991 ; 12 : 533-536.

消化管の
栄養・生理と
腸内細菌

第2章

■消化管内容物の通過時間の評価方法と問題点

岡山大学大学院 自然科学研究科 バイオサイエンス専攻　坂口　英

はじめに

　食物がひとたび摂取されると，まず破砕，唾液との混合，軟化などの物理的な過程を経て，消化酵素と混合され化学的な消化過程へと進む。その間食物は胃に一時とどめられるが，消化管の筋肉運動によって常に下部へと送られる。摂取された食物が消化管内を移行する速度と様相は，摂取する食事の成分，物理性状，量などによって大きく異なることが知られている。

　消化管内容物の移行に関する情報の正確な把握は，消化管の運動生理と栄養との関連を説明するのに重要で，いわば両者の接点を埋めるために不可欠の情報である。さらに，食餌成分の消化管機能や生体機能に及ぼす効果のメカニズムの解明にとっても，消化管内容物の移行状態の把握は重要な情報になる。

　例えば食餌成分，とくに繊維成分の消化の程度が，消化管内容物通過時間によって左右されることはよく知られている。このことは，消化管内に生息するバクテリアの種類や数にも影響し，生成される短鎖脂肪酸の種類や量にも影響する。ひいては消化管内容物通過時間が体内栄養素代謝にも影響を及ぼすことも考えられる。滞留時間に影響する因子として，内容物粒子サイズ，比重，食餌成分の種類と組成（繊維含量など），摂食量，飼料添加物や薬物の添加などが知られている。さらに滞留時間に影響する動物側の要因として年齢（日齢），妊娠，運動，摂食回数などが，また環境要因として温度がある。

　このように，動物の栄養生理と密接に関連する滞留時間に対して様々な因子が影響するので，種々の条件下での動物の消化管にかかわる栄養生理的現象の解明にとって，内容物通過（滞留）時間の正確な把握は重要な意味を持つ。

内容物移行の尺度

　消化管内容物の動き方（移行や滞留）は消化管の構造や容量，長さ，運動性などに影響され，その全容を正確に把握し数値化することは簡単ではないが，一般に消化管内容物の大まかな動きは通過速度（時間）と滞留時間という概念によって表される。

　通過時間（transit time）とは内容物の移行速度（velocity：単位時間に移行する距離）と関連するが，管（チューブ）状の消化管内を内容物塊が連続して移行するのに要する時間ということができる。

　滞留時間（retention time）とは消化管内容物が機械的な撹拌，消化，微生物発酵，吸収などの過程を経ながら，消化管内に滞留する時間である。消化管内ではすべての内容物が同じ速度で移動するのではなく，種々の条件によって個々の内容物構成成分で移動速度（滞留時間）は異なる。そこで最も意味のある測定値は平均滞留時間（mean retention time）で，すべての消化管内容物成分における滞留時間の平均値と言うことができる。恒常状態下では，平均滞留時間は部分流出率（fractional flow rate）の逆数に等しい。部分流出率とは，消化管各部位や分節の内容物の一定量が一定時間に流出することを意味しており，消化管内が恒常状態にあること，即ち消化，吸収，分泌，流入，運動などの速度は常に一定であるという条件（仮定）のもとに意味をもつ。

　理想的な恒常状態の下では、消化管の管状部分の長さを内容物の移行速度で除した値が、その部分の滞留時間に等しい。同様に消化管各部の平均滞留時間は，内容物量と流出率の商に等しい。

非恒常状態では移行速度，流出速度，および滞留時間との間の関係は複雑である。

消化管モデル

消化管各部位は，化学反応槽モデルをほとんどそのまま適用できる。即ち batch reactors, continuous stirred tank reactors (CSTR), plug-flow reactors (PFR) の3種のモデルである[1,2]。batch reactors は水を汲み置いたバケツのようなもので，一定時間内容物の流入・流出はない。このなかで反応材料と触媒が混合されて反応が進み，反応材料と反応生成物の濃度が時間の経過とともに相互補完的に変化し，一定時間経過後に排出される。この型の消化管を備える哺乳動物としてウサギがあげられる。ウサギの結腸には固相液相分離能が備わっており，これによって液相内容物を選択的に盲腸に貯留しバクテリアの増殖を促す。増殖したバクテリア群は，1日のなかの一定時刻に盲腸ふん（軟ふん）として排出される。バクテリア態タンパク質はウサギのタンパク質栄養にとって重要な供給源である。CSTRでは反応材料と触媒が発酵槽内での濃度を一定に保ちながら，一定速度で反応槽に流入し，また同時に流出する。反応速度と反応生成物流出量は反応槽からの流出速度に関係する。PFR では反応材料と触媒が一定速度で継続的に長い管状の発酵槽に流入し，一定速度で出口に向かって移動する。反応材料，酵素，反応生成物の濃度や反応速度は発酵槽の前後方向に沿って漸次変化する。即ち前二者は槽状の消化管で後者は管状の消化管と言える。

哺乳類や鳥類の消化管各部位は，おおむね胃や盲腸のような CSTR と小腸や結腸のような PFR の2つの型に分類することができ，動物種によってこの2つの型の数と組み合わせが異なる。このような形態的な面のみならず，消化管には筋肉の収縮・弛緩に伴う，消化管の収縮，蠕動，分節運動などによって内容物を撹拌，輸送，固液分離，逆輸送などをする機能が備わっている。これによって同時に摂取された食餌構成物のすべてが同じ時間で消化管内を移動することはない。従って，消化管内容物滞留時間の測定は，消化管の構造と動物種によって異なる内容物貯留機能を考慮しながら，適当な測定方法を用いなければならない。

消化管内容物マーカー

1）マーカーの条件

滞留時間の測定とは，内容物の動きと一致する物質（マーカー）の動き方を追跡することであり，この目的のために古くから様々なマーカーが使われてきた。マーカーが備えるべき条件は，まず消化管内容物と一緒に動くことと非吸収性であることが最も重要である。次に消化管や消化管内微生物に影響したり，影響されたりしないことも備えるべき重要な要素である。更に，内容物やふん中のマーカーの検出や測定が鋭敏にでき，その検出がほかの物質によって妨害されないことなども実用上大切である。

2）マーカーの種類

マーカーは次の4つの範疇に分けられる。

①食餌成分（dietary marker）

リグニン，クロモーゲンなどの難消化性成分などが利用される。正確な測定が難しいことと，条件によっては消化される部分があることが欠点である。

②液状マーカー（solute marker）

ポリエチレングリコール（PEG），Cr あるいは Co 標識 EDTA（Cr- or Co-EDTA）などの液相マーカーである。消化管内の自由内容液と固形内容物の細胞内あるいは細胞間隙中の液体との間で，液状マーカーがどのように分布するのかは重要な問題である。PEG（MW4000）を使った場合，ビートパルプのなかの水には含まれなかった[3]，あるいは，タンニンの多い飼料を与えると PEG

が沈殿した[4]と報告されている。

③粒子状マーカー（particulate marker）

消化管内で不溶性の物質，例えば酸化クロム，プラスチック粒子などの固相マーカーである。ガラスビーズ，綿糸の結び目，ゴム，小粒の種子，アルミニウム，鉄，銀，金の小片，砂利，硫酸バリウム，酸化鉄，カルミンを，ウサギ，モルモット，イヌ，ネコ，ラット，マウス，サル，ハト，ニワトリ，ヒトの内容物通過速度を測定するためのマーカーとして用いたところ，マーカーの比重が通過速度に影響し，比重の大きい物質が消化管内で遅滞することが観察されている[5]。またすべての粒子状マーカーは消化管内容物中の不溶物質とサイズ，比重，表面の性状が同じとは言えない。繊維成分にCrあるいはCoなどを結合させたマーカーは，食餌成分の一部とみなすことができるので有利な点が多い[6]。

④粒子マーカー（particle marker）

Yb-acetateなどの本来は水溶性であるが，食餌粒子成分と物理的，化学的に結合する固相マーカーで，例えば染色剤，希土類元素などがあげられる。粒子マーカーは内容物の粒子間を転移することが確かめられている[7,8,9]。

3）マーカー選択の重要性

前述のように様々なマーカーが使われているが，それぞれに長所と短所があり，内容物移行にかんする研究において実験目的に合うマーカーの適正な選択が重要である。とくに固相マーカーは粒子サイズや比重がマーカーとしての性質にかかわる重要な要素であり，十分な配慮が必要である。

著者らが過去に行った一連の試験において，難消化性オリゴ糖の飼料への添加は，ラットでは盲腸の組織重量と内容物量の増大を伴って，消化管内容物滞留時間を遅延させた[10]。この場合内容物滞留時間の測定にあたって用いたマーカーは，液相マーカーとしてCo-EDTA，固相マーカーとしてCr-CWCであった。不溶性かつ非吸収性で定量が容易にできる酸化クロムは，古くから飼料成分の消化率測定のための基準物質として，また消化管内容物の粒子状マーカーとしても用いられてきた。しかしながら，酸化クロムの比重が大きいことによって，消化管内で食餌残渣と酸化クロムの動きが異なる場合が多いことが知られるようになり，消化管内容物マーカーとしては適当とは言えない。

そこで，このようなむしろ内容物とは異なった動きをする物質の消化管内での移行に対して，難消化性オリゴ糖がどのような影響を及ぼすのかを以下のようにして調べてみた。摂取量を揃えて飼育した成熟ラットに対照飼料とフラクトオリゴ糖添加飼料を与え2週間飼育しその間固相マーカーCr-CWCの平均滞留時間を測定した。その後，酸化クロムを飼料中に0.1％添加して10日間飼育した。その間排泄された酸化クロムを，また試験終了後に消化管内に残留している酸化クロムを回収し，1時間当たりのマーカー摂取量に対する消化管各部位に残存するマーカー量の比から，消化管各部位と消化管全体の内容物平均滞留時間を算出した。その結果，消化管内に残存する酸化クロムは，対照飼料では時間の経過とともに増加する傾向が見られ平均滞留時間はCr-CWCのそれより長かった。また，フラクトオリゴ糖の添加によって，消化管各部位の酸化クロム滞留時間は減少し，消化管全体における酸化クロムの平均滞留時間が短縮された。このように食餌に添加した食餌成分の効果にかんして，用いるマーカーによって逆の情報を得る場合もあることに注意が必要である（未発表データ）。

滞留時間測定方法

消化管内容物の通過速度あるいは滞留時間の測定は，古くから種々の方法によって行われてきた[11]。そのなかには実用的とは思えない方法も多くあり，現在では，ほとんど使われていない方法

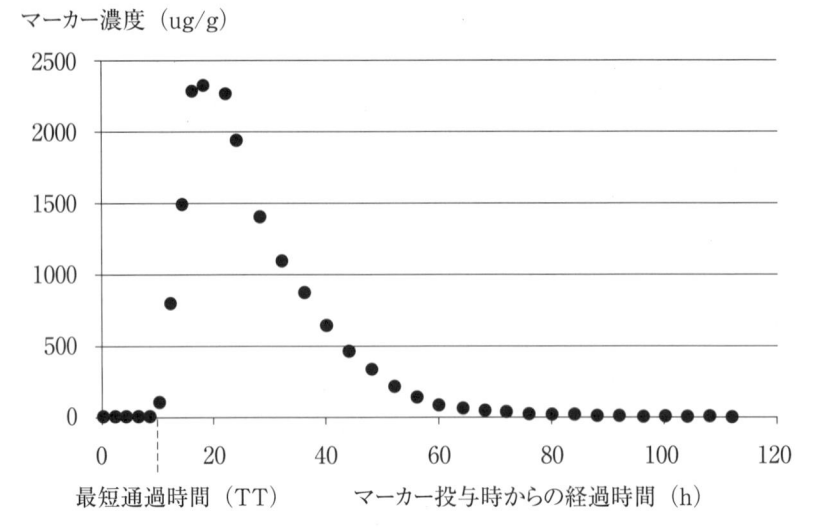

図1 単胃動物におけるマーカー単回投与後のマーカーのふん中濃度

も多い。ここでは，現在用いられている主要な測定方法について，それらの概要を記す。測定方法は消化管全体の滞留時間を求める方法と，個別の消化管について滞留時間を算出する方法の2つに大別できる。

1）消化管全体の滞留時間測定方法

食餌摂取後の食餌内容が消化吸収過程を経ながら消化管内を移行するのに要する時間は，同時に摂取した食餌内容のなかでも，比較的速く移行する部分と，これよりも遅延する部分がある。これは消化管内での撹拌や脈動などの作用を受けることによるものと思われるが，この場合最も速く移動した部分のみの滞留時間（最短通過時間）を食餌内容全体の滞留時間とすることは，消化管内容物通過の一側面しか見ていないことになり，消化管の機能や食餌成分の作用を把握するためには十分とは言えない。消化管内容物の移行をより正確に示すために以下のような"平均滞留時間"の測定が必要である。

①マーカー単回投与後経時的総量回収による方法

マーカーを単回経口投与し，経時的に排泄されるふんをすべて回収し，マーカーの回収量の経時的変化から算出する。一般に排泄マーカーの累積経時変化はS字カーブを呈するが，経時的なふん中マーカー濃度変化は図1のようになる。

このデータから，表1の計算例に示すように，マーカー投与後からの経過時間とマーカー排泄量との積の合計値をマーカー総排泄量で除した値を平均滞留時間とする。この方法は，かつてはmean timeとして求められた方法[12]で，現在では平均滞留時間（mean retention time，MRT）として広く用いられている。即ち，マーカーを経口的に単一投与したのち，経時的に全ふん中マーカーを回収することによって以下の式を用いて計算する。

$$\mathrm{MRT} = \sum_{i=1}^{n}(x_i t_i) / \sum_{i=1}^{n} x_i$$

ここで，x_iはマーカー投与後のt_i時間でのi番目に回収されたふん中マーカーの総量である。この方法は平均滞留時間を直接計算できるが，正確な滞留時間の算出にとって，マーカー全部を回収することが必要である。

この方法はどのような条件でも用いることができる。マーカーの投与と同時に食餌として摂取され，マーカーとともに移行する内容物構成成分については，この方法による滞留時間測定値は十分に信頼できる。

表1 マーカー単一投与後のふん中排泄パターンからの平均滞留時間（MRT）算出例
（データは実際のものではない）

経過時間 (t_i, h)	マーカー濃度 (ug/g)	ふん重量 (g)	マーカー排泄量 (x_i, ug)	$x_i \cdot t_i$
0	0	0.1	0	0
2	0	0.1	0	0
4	0	0.2	0	0
6	0	0.1	0	0
8	5	0.2	1	8
10	98	0.1	9.8	98
12	800	0.2	160	1920
14	1500	0.1	150	2100
16	2300	0.1	230	3680
18	2340	0.2	468	8424
24	1950	0.1	195	4680
30	1420	0.1	142	4260
36	880	0.2	176	6336
42	640	0.4	256	10752
48	340	0.3	102	4896
54	135	0.3	40.5	2187
60	80	0.4	32	1920
66	60	0.4	24	1584
72	32	0.3	9.6	691
78	20	0.3	6	468
84	12	0.5	6	504
90	8	0.3	2.4	216
96	5.5	0.3	1.65	158
102	4.5	0.4	1.8	183
108	3.3	0.3	0.99	107
116	2.2	0.3	0.66	77
122	1.1	0.2	0.22	27
128	0	0.3	0	0

$$\sum_{i=1}^{n} x_i = 2016$$
$$\sum_{i=1}^{n} (x_i t_i) = 55277$$
$$MRT = \sum_{i=1}^{n} (x_i t_i) / \sum_{i=1}^{n} x_i$$
$$= 55277/2016$$
$$= 27.4h$$

②マーカー単回投与後経時的標本（部分）回収による方法

マーカーを単回だけ経口投与し，経時的に排泄されるふんの一部をサンプルとして経時的に採取し，ふん中マーカー濃度を測定する。このふん中濃度から求める方法は以下の式によって求める方法がある（図2）。即ち，

$$MRT = \sum_{i=1}^{n} t_i c_i \Delta t_i / \sum_{i=1}^{n} c_i \Delta t_i$$

で示され，c_i はマーカー投与後経過時間 t_i におけるマーカー濃度，Δt_i は i 番目のサンプリング間隔，n はふんサンプル数である[13]。この式は流入と流出の速度，量が等しくかつ一定であるような系に適用できるものであって，この条件にバラツキがあるような消化管への適用には誤差が生じやすい。従って，この方法はふんを全量回収することが困難なときに有効であるが，この方法では，消化管内に流入（摂取）する量が一定でしかも規則的であり，排泄もコンスタントで，排泄間隔が短いような定常状態であることが必要条件である。

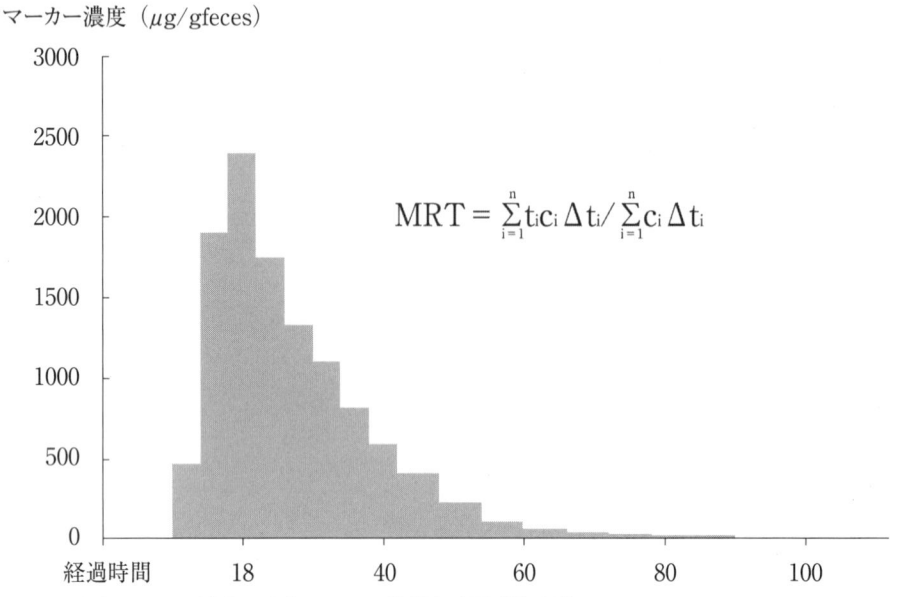

図2 ふん中マーカー濃度の変化からの平均滞留時間計算方法

$$MRT = \sum_{i=1}^{n} t_i c_i \Delta t_i / \sum_{i=1}^{n} c_i \Delta t_i$$

MRT：平均滞留時間，c_i：マーカー投与後経過時間 t_i におけるマーカー濃度，Δt_i：i番目のサンプリング間隔，n：ふんサンプル数，x_i：i番目のサンプリング時におけるマーカー排泄量，t_i：i番目のサンプリング時における経過時間（Thielemans et al. 1978）

③マーカー反復（継続）投与・総量回収・直接計算

動物によっては滞留時間の個体内での変動の大きい場合がある。このような動物には反復試験が必要であり，上記の方法では時間的・労力的に負担が大きい。次に示す方法[14]は，時間的に滞留時間の反復測定が比較的短期間で可能になる。マーカーは全量が回収できるものを用いることが必須条件となる。

マーカーを決められた日内間隔の決められた時間に繰り返し投与し，試験期間中の排泄ふんを経時的に全量回収する。それによって，消化管内に残留しているマーカーの量が個々のサンプリング時点について計算できる。数回以上のマーカー投与・回収によって平衡状態になったのち，それぞれの期間に対する滞留時間を以下の式によって算出する。

$$MRT = P/M$$

（Pは算出対象日の平均マーカープールサイズ，Mは1時間当たり平均マーカー摂取量）

Pは $\sum_{i=1}^{n} x_i t_i / \sum_{i=1}^{n} t_i$（$x_i$ は時間 t_i における消化管に存在するマーカーの量，nは対象日のなかの異なる x_i の数）で計算される。ちなみにこの式の分母（$\sum_{i=1}^{n} t_i$）は24時間になる。

この方法のサンプリング回数を減らす試みがある[15]。異なる3種類のマーカーを1日単回ずつ3日間与え，4日目の最初の排泄ふんを採取し，マーカー存在量を測定して，以下の式によって滞留時間を算出した。

$$MRT = (x_1 s_1 + x_2 s_2) / (s_1 + s_2)$$

ここで x_1, x_2 は最も多く存在したマーカー2種の摂取から排泄までの時間，s_1, s_2 はそのマーカーの存在量である。

2）消化管各部位の滞留時間測定方法

消化管の各部位における内容物の滞留時間を知ることは，消化生理や栄養素消化過程の解析にとってさらに重要な情報を与える。消化管各部位の滞留時間測定するために，これまで様々な方法が用いられてきたが，大きく分けると以下の4つに分けられる。これらのなかには，特定部位の消

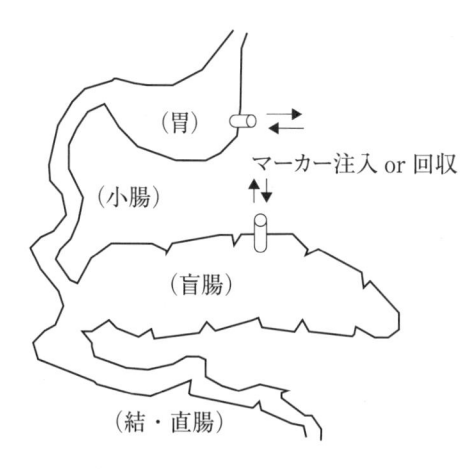

図3 消化管の特定部位の通過時間あるいは滞留時間の測定
（マーカーを特定部位に注入して，特定部位から経時的に回収する）

化管から内容物を直接採取する方法と，投与されたマーカーのふん中への経時的な排泄パターンを解析する方法がある．特定部位の内容物滞留時間の測定は，対象部位からの直接的なマーカー採取が最も信頼できる測定方法と言える．しかしながら，ふん中マーカー排泄の経時的な変動を解析する測定方法も，消化管モデルの改良などの様々な工夫がなされており，それぞれの動物種に適合する方法を用いることで，信頼度の高い測定も可能である．

①マーカー単回投与後外部からマーカーを検出する方法

放射線不透過物質を投与してX線撮影する方法や放射性物質の単回投与などによって，体外からマーカーの存在と量を検出し，滞留時間を求める方法である．この方法は定量的な測定が不正確になりやすく，また消化管内に存在するすべてのマーカーの正確な場所の特定が困難である．しかしながら，消化管運動と内容物の移動・貯留との関連を調べる際には有効な手段と思われる．

②マーカー投与後消化管部位別に回収する方法

カニューレやフィステル（瘻管）装着動物の作成によって行う方法（図3），即ち経口的にあるいはカニューレからマーカーを単回あるいは継続投与し，投与部位あるいはほかの消化管各部位からマーカーを回収することによって，消化管各部位におけるマーカーの滞留時間や通過時間を測定する方法と，マーカー単回投与後に経時的，あるいは継続投与後に消化管各部位に残存するマーカーを回収し，各部位での滞留時間を算出する方法に分けられる．

(1) カニューレ装着によるマーカー投与と異なる部位からの回収

マーカーを消化管各部位に注入するか，経口的に投与し，消化管のある部位から内容物中のサンプルを回収する．マーカー注入場所とサンプリング場所との間の平均滞留時間を計算する（後述）．消化管各部位へのマーカー投与や回収はカニューレから行われるが，腸管へのチューブ装着は完璧に近い状態であることが要求される．またカニューレ装着，マーカー注入・採取が消化管の機能に影響したりしてはいけない．この方法では分割する消化管部位の数が制限されることや，ときにはカニューレからのサンプルに信頼性が乏しいこともあるなど注意が必要である．

(2) フィステル装着によるマーカーの投与と同一部位からの回収

槽状の消化管（内容物混合貯留部位）の滞留時間を求めることができる．貯留部位にフィステルを装着し，マーカーを単一投与したのち，経時的にフィステルから採取した内容物中のマーカー濃度の経時変化に対して，指数回帰式を適用し，回帰定数から平均滞留時間（回帰定数の逆数）を計算する．フィステルが消化管機能に影響しないこと，適正なサンプルが採取できること，消化管内容物の動きが定常状態であることが条件となる．

著者らは，モルモットの盲腸についてこの方法によって内容物の滞留時間を測定した[16]。このとき盲腸内でのマーカーの希釈速度が，マーカーを経口投与した場合のふん中マーカー濃度の減衰速度と一致した。このことから，ふん中マーカーの減衰パターンに適用した指数回帰式から求めた平均滞留時間は，盲腸内のマーカーの滞留時間そのものであることが明らかである。従って，このような単純化できる構造と機能をもった動物の消化管には，後述するコンパートメントモデルを適用することの妥当性が高いものと判断できる。

このほか，消化管各部位にマーカーを投与後，ふんからの回収，またマーカーを経口投与したのち，消化管各部位からの回収などが考えられるが，これらの場合は管状の消化管と槽状の消化管の組み合わせになるので，得られるデータの解析にあたっては，貯留槽の数と大きさ，またその順序などを考慮した解析が求められる。

フィステルやカニューレの装着による測定は，それらの装着が滞留時間や通過速度に影響しないこと，また装着したフィステルやカニューレから，マーカーの注入が正確に目的の場所に行えること，さらにマーカー回収用のサンプルとして適当な内容物が採取できることなどが求められる。

③マーカー投与後全消化管各部位からのマーカー回収

・マーカー単回投与・経時的と殺による回収：多数の動物を用い，同じ時刻にマーカーを経口的に単回投与し，マーカー投与後から異なる経過時間後に割り当てた動物をと殺し，各消化管とふんのマーカーを回収する。最後のと殺時間は，投与したすべてのマーカーがそれまでに排泄される時間に設定する。

それぞれのサンプリング時間について，各動物の消化管各部位とふん中に排泄されたマーカーの量を測定し平均値をとる。次に，消化管各部位について，それよりもうしろにある消化管部位（ふんも含む）に存在するマーカーの量を計算する。それによって各サンプリング時間の間にその消化管部位から流出したマーカーの量が算出できる。これは前に述べたマーカー単回投与・総量回収で計算される消化管全体の滞留時間と同じ算出方法を適用することができる。即ち，口からその消化管部位までの平均滞留時間が算出できることになる。その場合のマーカー投与後の経過時間は，2つのサンプリング時間の中間とする。個々の部位における滞留時間は，口から対象部位までの滞留時間と，口から対象部位の前の部位までの滞留時間との差である[11]。

このようにして得たマーカーの消化管内残留量の経時変化に対する指数回帰式から，貯留部位での滞留時間を測定することもできる。著者らが行った測定方法の概要を以下に紹介する（未発表）。

すべての供試動物に対して同じ時刻にマーカーを経口的に単回投与し，投与後異なるサンプリング時間帯に割り当てた数頭の動物をと殺し，直ちに消化管各部位の内容物を全部採取して，消化管各部位のマーカーの残存量を求める。次にマーカー全回収量に対する特定の消化管部位に残存するマーカーの割合を算出し，マーカー残存割合について同時間帯にと殺した動物の平均値を求め，その時間帯の特定消化管のマーカー残存割合とする。この平均マーカー残存割合を各サンプリング時間に対応させた経時変化に指数回帰式を適用し，消化管部位滞留時間を算出する。このとき指数回帰式を適用できるマーカー残存割合の経時変化は，特定の消化管部位に上部消化管からマーカーの流入がなくなり，経時的減衰（指数回帰）を示し始める時点以後のものに限られる。

$$Y = A \cdot e^{-kt}, \quad MRT = 1/k$$

Yはマーカー投与後経過した時間tにおける消化管部位のマーカー残存割合，Aは消化管の部位によって異なる定数である。

前述したように，単一貯留槽でのマーカーの希釈速度は，マーカー濃度の経時変化に対する指数回帰式から求められる（single compartmental analysis）。ここで用いている方法はこの概念に基づいているが，マーカー濃度の経時変化ではなく，マーカーの投与量（全回収量）に対する消化

管各部位に残存する割合の経時変化に対して指数回帰定数を求め，マーカーの希釈速度としている。これは以下の仮定（1）〜（4）に基づいている。

(1) 消化管内のマーカー濃度（C）はマーカーの残存量（Mp）の内容物量（V）に対する割合で表される。
$$C = Mp/V \cdots (a)$$

(2) 消化管各部位のマーカー残存割合（Y）はマーカー残存量（Mp）のマーカー全投与量あるいは全回収量（Mt）に対する割合で表される。
$$Y = Mp/Mt$$
即ち，
$$Mp = Y \cdot Mt \cdots (b)$$

(3) 式（b）を式（a）に代入すると
$$C = Y \cdot Mt/V$$
ここで，Mt は供試したすべての動物で同じ値であり，V は各サンプリング時間で変動しないと仮定すれば，Mt/V は各サンプリング時間に共通する値とみなすことができるので，式のなかでは定数 K（Mt/V = K）とすることができる。即ち，
$$C = K \cdot Y \cdots (c)$$

(4) 式（c）は，消化管各部位におけるマーカーの濃度（C）と残存割合（Y）の比例式である。従って，残存割合の経時変化に対する指数回帰定数は，マーカーの希釈速度に対する指数回帰定数と一致する。

・マーカー反復（連続）投与・と殺による回収：消化管内への内容物の流入速度と消化管から内容物が流出する速度が一定であるような，ほぼ定常状態にある動物に適用できる。このとき個々の消化管部位についても同様に定常状態とみなす。

動物に対してマーカーを食餌に混合して（食餌成分でリグニンなど，非吸収性の物質もマーカーとなりうる）コンスタントに摂取させる（連続あるいは短い等時間間隔）。これによってマーカーは消化管各部位の内容物と均一に混合される。これはふん中のマーカー濃度が一定になることで確認できる。このことを確認したのち動物をと殺し，個々の消化管に存在するマーカーの量を測定する。特定の部位の平均滞留時間は，特定部位のマーカー存在量を 1 時間当たりの平均マーカー摂取量で割った値（商）に等しい[11]。

④マーカー単回投与・ふん中マーカー排泄パターンのモデル解析

経口投与されたマーカーの排泄は規則的で，数学的な法則に従う動物が多い。このような排泄パターンに対しては，数式によって消化管内容物貯留部位での滞留時間を解析する方法が用いられる。実際のマーカー排泄のデータは様々な様相を呈することが多く，ときには，同じ動物でも 2 種類あるいはそれ以上の解析式が当てはまる場合がある。しかしながら，それぞれの動物に最も理想的な消化管モデルの解析式を適用するべきであろう。

前述したように，各動物に対する消化管モデルは，基本的には管状の部分と槽状の部分との組み合わせである。管状の部位では，内容物のなかの同じ構成成分は同じ滞留時間になるので，マーカーがその部位に数回投与を繰り返しても，排泄パターンはそれぞれが独立した同じ型になる。混合貯留部位である槽状の部分では，内容物が完全に混ざり合い，流入速度と流出速度が一定で，槽内が定常状態であれば，マーカーが単回投与されると，排出されるマーカーの内容物中濃度は急激に最高濃度に達し，続いて指数関数的に減少する。実際，ふん中マーカー濃度がピーク値に達したあと，時間の経過とともに指数関数的に減衰することは多くの動物で観察されている。また消化管のある特定の部位から流出するマーカー濃度が，指数関数的減衰を示すことも反芻動物以外でも確

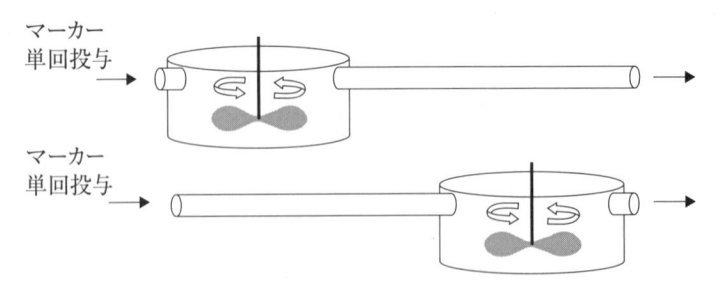

Single compartment モデル（上：貯留槽が前方；下：貯留槽が後方）

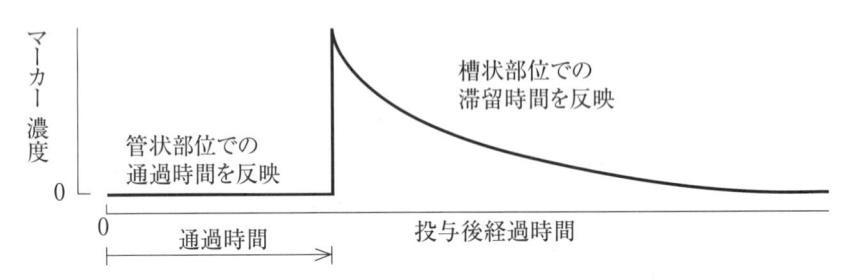

図4 一定速度で流れる流路の排出部位におけるマーカー濃度の経時変化（概念図）
このモデルでは，マーカー濃度の経時変化は貯留槽の位置に影響されない。

認されている。従って，多くの動物で1つあるいはそれ以上の混合貯留槽が存在するとみなすことができ，消化管モデルによる数学的解析が意味のあるものと考えられる。

コンパートメント解析（compartmental analysis）：経口的に単一投与したマーカーのふん中への排泄パターンから数学的に消化管内の貯留部位での滞留時間を算出する方法である。反芻動物に対しては，1956年にBlaxterら[12]が2つの混合貯留部位と管状の部位からなるモデルを示唆して以来，1973年のGrovum&Williams[17]の2-compartmental analysisによる平均滞留時間の算出方法の提示へと続き，さらに種々の方法が考案されている。それらの基本型として，以下に貯留槽が1つのモデルと2つのモデルについて解析法を紹介する。

・Single Compartmental Analysis：主に単胃動物で観察されるが，マーカー単回投与後一定時間経過すると，急激にふん中マーカー濃度が上昇し，短時間でピーク値に達し，その後指数関数的に濃度が減少する動物がある。このようなふん中へのマーカーの排泄パターンは，貯留部位が1つと見なすのが妥当である（図4）。

マーカーが混合希釈される部位は大腸（盲腸）の1コンパートメントとみなして以下の指数回帰式をふん中マーカー濃度の経時的変動のデータに当てはめて平均滞留時間を算出することができる[18]。即ち，

$$Y = Y_0 \times e^{-kt}$$

でここでYはマーカー投与後の経過時間tにおけるふん中マーカー濃度，Y_0はマーカー投与量に応じた定数，kは回帰定数であり，kの逆数を貯留部位でのマーカーのターンオーバー時間として計算される。ここで計算されたターンオーバー時間を盲腸における平均滞留時間とみなす。消化管全体の滞留時間は消化管におけるマーカーの最短通過時間（マーカー投与後ふんにはじめて検出されるまでの時間）とターンオーバー時間との和として計算される。大腸が発達していなくて胃が唯一の貯留槽とみなすことのできる動物では，k値は胃での内容物の滞留時間とみなすことができる。

この方法で求めた貯留部位での平均滞留時間と，マーカー経口投与後最初にマーカーをふん中に検出するまでに経過した時間との和を，消化管全体の内容物平均滞留時間（mean retention time）とすることもある。この方法による滞留時間の計算例を図5に示す。

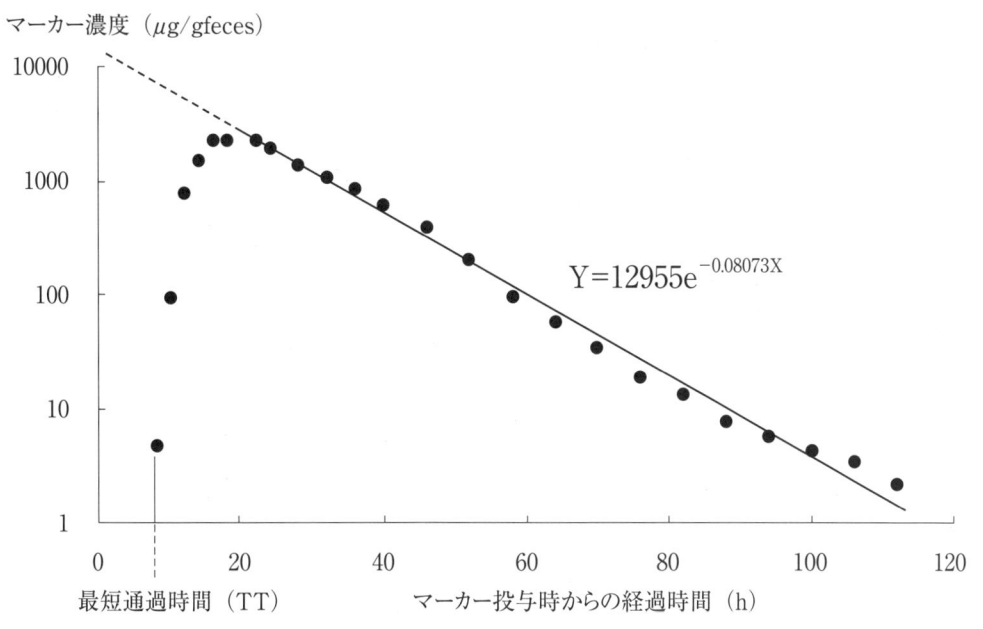

消化管内容物の通過時間の評価方法と問題点　109

```
     マーカー濃度（μg/gfeces）
10000
 1000
  100                                    Y=12955e^{-0.08073X}
   10
    1
     0        20        40        60        80        100        120
     ↑最短通過時間（TT）        マーカー投与時からの経過時間（h）
```

図5　Single compartment 解析による滞留時間の計算例
消化管全体の平均滞留時間（MRT）＝貯留部位での平均滞留時間（1/K）＋TT
　　　　　　　　　　　　　　　　　＝1/0.08073＋8
　　　　　　　　　　　　　　　　　＝20.4h

・2-compartmental analysis：消化管内に2つの混合貯留槽を仮定した解析方法で，反芻動物のふん中マーカー濃度の経時変化を解析するモデルとして考えられた[17]。その後，反芻動物のふん中マーカー排泄パターンは，このモデルに当てはまらない場合も多いとして，多くの研究者によって反芻動物のマーカー排泄パターンの解析が試みられており，multi-compartmentalmodel[19]などの多コンパートメントモデルによる解析が行われている[20,21]。しかしながら，滞留時間測定の目的では，反芻動物以外のより単純な消化管をもつ単胃動物にも適用できる点で有用であるばかりでなく，反芻動物の滞留時間の測定にとっても，この2-コンパートメントモデルはいまだ意義を失ってはいない（図6）。

一般に，経口単回投与されたマーカーのふん中排泄パターンは，はじめは濃度の上昇が見られ，ピークに達すると緩やかに減衰する。この濃度の上昇部分と減衰部分に対して2つの指数回帰式を算出し，それぞれの回帰定数を2つの混合貯留槽の内容物ターンオーバー時間とする。マーカー濃度の減衰する部分は片対数目盛上では直線状になるので，そのまま回帰式を求めればよい。濃度の上昇部分は，濃度をプロットした各時間帯において，減衰部分の回帰式を外挿した値から濃度の実測値を差し引いた値について，その経時変化を指数回帰式にあてはめる（図7）。

このような手順で算出したそれぞれの回帰式の回帰定数，即ちターンオーバー率の逆数（貯留部位での平均滞留時間）と通過時間との和を消化管全体の内容物平均滞留時間（MRT）とする。即ち，

$$\text{MRT} = 1/k_1 + 1/k_2 + \text{TT}$$

ここで，k_1，k_2 は回帰式の回帰定数，TT は通過時間（マーカー投与後からマーカーがふん中にはじめて検出されるまでの時間である。ちなみに半減期（貯留槽からマーカーの半分が流出するのに要する時間）はターンオーバー時間（1/k）の0.693倍である。ターンオーバー時間を貯留部位における平均滞留時間とみなす。この場合減衰部分の回帰定数が回帰定数（k_1）は大きいほうの貯

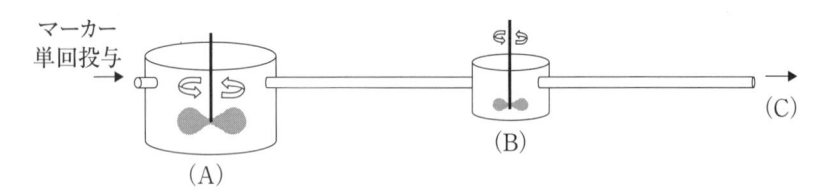

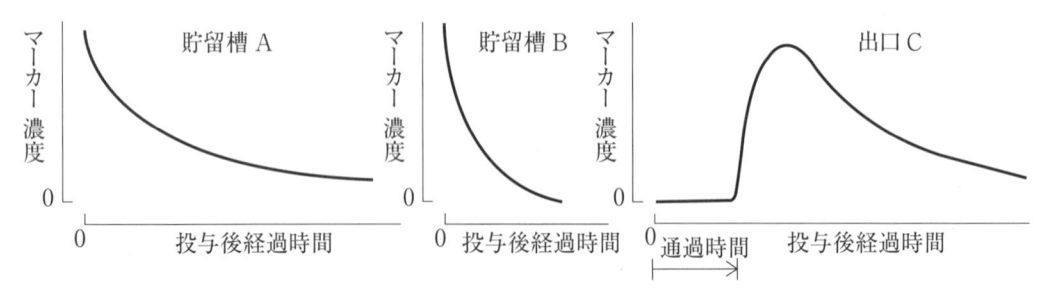

図6 特定部位と排出口におけるマーカー濃度の経時変化
出口Cにおけるマーカー濃度変化から，それぞれの貯留部位のマーカー濃度と経過時間との関係式を算出し，マーカーのターンオーバー時間を求める（図7参照）。

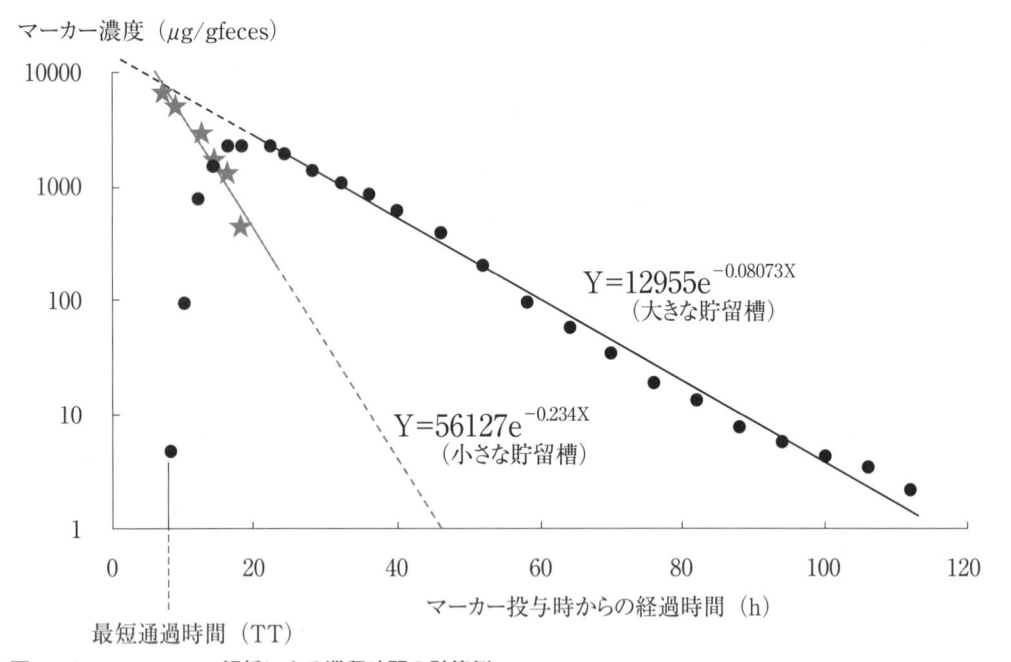

$Y = 12955e^{-0.08073X}$
（大きな貯留槽）

$Y = 56127e^{-0.234X}$
（小さな貯留槽）

最短通過時間（TT）

図7 2-compartment解析による滞留時間の計算例
★：減衰段階に当てはめた回帰式を外挿値から実測値を差し引いた値
消化管全体の平均滞留時間（MRT）＝2つの貯留部位での平均滞留時間（$1/k_1$ および $1/k_2$）＋TT
　　　　　　　　　　　　　　　＝（1/0.08073＋1/0.234）＋8
　　　　　　　　　　　　　　　＝24.8h

留槽（反芻動物ではルーメン）の希釈速度，上昇部分の回帰定数（k_2）を小さい貯留槽の希釈速度とする。

　以上のような消化管モデルに対する数学的解析では，それぞれ独立した管状部分の数や槽状部分の前後（2つ以上の場合）は判断できない。即ち管状部分での滞留時間はすべての合計値しか算出できない。理想的な状態であれば，混合貯留部位の数は明確に把握できる。しかしながら，貯留

部位の数，貯留部位間の容量の差，理想的な状態との差が増大するとともに，理論どおりの排泄パターンにならない場合も多く，このモデルによる数学的な解析は難しくなる。とくに管状の消化管における内容物の移動は複雑で，内容物の混合，また順流（肛門方向）だけでなく逆流の存在も無視できない場合がある。また反芻動物のルーメンは，最もよく知られた貯留槽である。条件が整えば理想的な混合貯留槽に近いと言えるが，その条件には，粒子サイズ分布の安定した食餌の継続的な等量給餌，不断給餌など恒常状態を保つための工夫が含まれる。

おわりに

滞留時間（retention time）とは消化管内容物が機械的な撹拌，消化，微生物発酵，吸収などの過程を経ながら，消化管内に滞留する時間である。従って内容物成分個々の滞留時間は異なることになる。そこで最も意味のある測定値は平均滞留時間（mean retention time）で，すべての消化管内容物成分の滞留時間の平均値と定義される。

ここに紹介した滞留時間測定法はそれぞれが長所と短所を備えているので，研究の目的に応じてそれぞれを使い分け，あるいは組み合わせる必要がある。例えば，図5と図7の計算例に見られるように，同じデータにもかかわらず，解析方法が異なると平均滞留時間の計算値に差が生じる。また，これらの計算値は，同じデータを用いた直接計算法によって求めた平均滞留時間（表1）とも一致していない。従って，モデル解析を利用して平均滞留時間の正確な値を求める場合には，マーカーの排泄パターンをよく吟味して適当な方法を選択する必要がある。また，消化管全体の滞留時間の測定をめざす場合と，消化管部位別滞留時間の測定をめざす場合とでは用いる方法はおのずと異なってくる。さらに，ふんを全量回収することが困難なときなど実施側の制限や，対象動物のサイズや個体内での滞留時間の変動が大きい場合など動物側の制限がある場合にも，用いる方法を選択しアレンジする必要がある。

このように様々な条件が得られるデータの信頼性を左右することになるが，我々が最初に考慮すべき点は，用いるマーカーの選択であろう。消化管内容物は様々な粒子サイズの固形内容物，水溶性内容物，バクテリアなどの微生物が混在し，内容物の動きは個々に複雑である。この内容物の動きを可及的正確に表現でき，検出が容易なマーカーが理想的と言えるが，現在用いられているマーカーのなかにはこの条件から大きく外れるものもある。従って研究目的に応じた適正なマーカーの選択は，マーカー投与方法やサンプリング方法の選択と同様に最重要課題と言える。

滞留時間に関する研究において注意しなければならない点は，データの変動係数（個体間および個体内）が大きく，小さな差を検出するために繰り返し数（n）を多く必要とすること，摂食量や給餌回数などの飼料給与方法の違いが内容物通過時間に影響すること，さらに食餌中の各構成成分は，種類によって多かれ少なかれそれぞれの移行様態が異なることなどがあげられる。このような観点から，飼料給与方法などの試験条件にも配慮が必要である。

引用文献

1) Penry D L, Jumars P A. Modeling animal guts as chemical reactors. Bioscience. 1986；36：310-315.
2) Penry D L, Jumars P A. Modeling animal guts as chemical reactors. Am. Natural. 1987；129：69-96.
3) Czerkawski K W, Breckenbridge G. Distribution of PEG in suspensions of food particles, especially sugarbeet pulp and dried grass pellets. Br. J. Nutr. 1969；23：559-565.
4) Kay R N B. Effects of tannic acid on the solubility of PEG. Proc. Nutr. Soc. 1969；28：22A-

23A.

5) Hoelzel F. The rate of passage of inert materials through the digestive tract. Am. J. Physiol. 1930 ; 92 : 466-497.

6) Udén P, Colucci P E, Van Soest P J. Investigation of chromium, cerium and cobalt as markers in digesta. Rate of passage studies. J. Sci. Food Agric. 1980 ; 31 : 625-632.

7) Poncet C. Utilisation du cerium-141 comme marqueur de la phase solide des contenus digestifs chez le ruminant. 1. Conditions de fixation sur les aliments et comportement dans le contenu de rumen in vivo. Annal. Biol. Anim. Bioch. Biophys. 1976 ; 16 : 731-739.

8) Faichney G J, Griffiths D A. Behavior of solute and particle markers in the stomach of sheep given a concentrate diet. Br. J. Nutr. 1978 ; 40 : 71-82.

9) Hartnell G F, Satter L D. Extent of particulate marker (samarium, lanthanium and cerium) movement from one digesta particle to another. J. Anim. Sci. 1979 ; 48 : 375-380. 17

10) Sakaguchi E, Sakoda C, Toramaru Y. Caecal fermentation and energy accumulation in the rat fed on indigestible oligosaccharides. Br. J. Nutr. 1998 ; 80 : 469-476.

11) Warner A C I. Rate of Passage of digesta through the gut of mammals and birds. Nutr. Abstr. Rev. B. 1981 ; 51 : 789-820.

12) Blaxter K L, Graham N McC, Wainman F W. Some observations on the digestibility of food by sheep, and on related problems. Br. J. Nutr. 1956 ; 10 : 69-91.

13) Thielemans M F, Francois E, Bodart C, Thewis A. Measure du transit gastrointestinal chez le porc a laid des radiolanthides. Comparaison avec le mouton. Annal. Biol. Anim. Biochem. Biophys. 1978 ; 18 (2A) : 237-247.

14) Cummings J H, Jenkins D J A, Wiggins H S. Measurement of the mean transit time of dietary residue through the human gut. Gut. 1976 ; 17 : 210-218.

15) Cummings J H, Wiggins H S. Transit through the gut measured by analysis of a single stool. Gut. 1976 ; 17 : 219-223.

16) Sakaguchi E, Heller R, Becker G, Engelhardt W v. Retention of digesta in the gastrointestinal tract of the guinea pig. J. Anim. Physiol. Anim. Nutr. 1986 ; 55 : 44-50.

17) Grovum W L, Williams V J. Rate of passage of digesta in sheep. 4. Passage of marker through the alimentary tract and the biological relevance of rate constants derived from the changes in concentration of marker in faeces. Br. J. Nutr. 1973 ; 30 : 313-329.

18) Brandt C S, Thacker E J. A concept of rate of food passage through the gastrointestinal tract. Anim. Sci. 1958 ; 17 : 218-223.

19) Dhanoa M S, Siddons R, France C J, Gale D L. Multicompartmental model to describe marker excretion patterns in ruminant faeces. Br. J. Nutr. 1985 ; 53 : 663-671.

20) Faichney G J, Boston R C. Interpretation of the faecal excretion patterns of solute and particle markers introduced into the rumen of sheep. J. agric. Sci. Camb. 1983 ; 101 : 575-581.

21) Pond K R, Ellis W C, Matis J H, Ferreiro H M, Sutton J D. Compartment models for estimating attributes of digesta flow in cattle. Br. J. Nutr. 1988 ; 60 : 571-595.

■消化管内容物の粘度とその生理的意義

福岡女子大学大学院　髙橋　徹

消化管内容物の特性

1）流体としての性質

　消化管内容物は，水溶性成分と固形粒子（Solid particle）および水から構成されており，水溶性成分が溶解した水に固形粒子が懸濁した状態で存在している。消化管内容物をその特性から大まかに分類すると，非ニュートン流体になる。非ニュートン流体とは，パイプのなかを流体が流れる場合，流速が変わると粘度が変化する流体のことをさす。詳細な分類ではビンガム流体（Bingham fluid）あるいは Herschel-Bulkley 流体に分類される[1,2]。これらの流体は，固体としての性質をもっており，ある一定以下の力では弾性を示して流動を起こさない性質をもつ。壁に塗られた生コンクリートは重力に抵抗して壁にとどまって流れ出さないが，質的にはこれと似た性質が消化管内容物にも存在する。また，消化管内容物の構成から見ると固形粒子が懸濁した懸濁流体（Suspension fluid）にあたり，さらに詳細な分類としては様々な粒子径の固形粒子を含んでいることから Multiparticle fluid あるいは Polydisperse fluid に分類される[3]。Multiparticle fluid には生コンクリートやパルプ液，パイプラインのなかを流れるスラッジなどが含まれている。消化管内容物と類似した特性をもつ流体の研究は多いため，消化管内容物に対して流体力学的な視点からのアプローチが可能である。本稿では消化管内容物の粘度を流体力学的な視点から捉えて，生理的意義を考察する。

2）粘度の定義

　粘度は，流体が流れる場合に生じる流れに対する内部抵抗と定義されている[3]。従って，粘度は流れとの関係から考えなければならない。流体は圧力が高いところから低いところへ流れる。逆も成り立ち，流れが生じるのは圧力の差が存在するからである。圧力の差が一定の場合，高粘度の流体は内部抵抗が高いのでゆっくり流れ，低粘度の流体は早く流れる。また，流速が一定の場合，高粘度の流体は内部抵抗が高いので大きな圧力の差が必要であり，低粘度の流体は圧力の差は小さくてすむ。このように粘度は流れを作る圧力の差との関係から考える必要がある。ここで述べている圧力の差は専門的には圧力降下と言われているが，本稿では「圧力の差」を用いる。

3）懸濁流体の粘度

　懸濁流体が流れる場合，固形粒子は回転や変形あるいは固形粒子同士で接触を起こす[5,6]。回転や変形あるいは接触のため，固形粒子には運動エネルギーが必要になる。固形粒子の運動エネルギーはやがて熱エネルギーとして散逸してしまう[3]。即ち，懸濁流体が流れると，固形粒子を運動させるためのエネルギーが必要になる。このエネルギーは前述の圧力の差から得ることになる。言い換えれば，懸濁流体は，固形粒子を含んでいない流体と比べ，流速を一定に維持する場合にはより多くの圧力の差が必要になる。これは流れに対する内部抵抗の増大を示しており，粘度上昇を意味している。実際に，固形粒子は懸濁が条件で流体の粘度を上昇させることが広く知られている[7]。

　懸濁流体の粘度（従属変数）と固形物（独立変数）の関係は指数関数的である[4,5]。固形粒子の粘度上昇効果は固形粒子の濃度が高ければ高いほど急速に大きくなる。消化管内容物は，固形粒子の濃度が比較的高い流体である[8]。そのため，固形粒子が消化管内容物の粘度に与える影響が大きいことが推測できる。実際に，消化管内容物は生理的な条件では固形粒子が懸濁した状態で存在しているため，固形粒子は消化管内容物の粘度に大きく寄与している[8]。

4）固形粒子の懸濁

　固形粒子は懸濁が条件で流体の粘度を上昇させるが[5]，固形粒子が懸濁しやすい状態と沈殿しやすい状態が存在する。固形粒子含量が高いと固形粒子は懸濁しやすく，様々な大きさの固形粒子が存在している場合も懸濁しやすい[3]。さらに，懸濁流体は流動していれば，流速や流れ方に無関係に固形粒子は沈殿しづらくなり[3]，固形粒子の比重が水に近い場合も固形粒子は沈殿しづらくなる。消化管内容物は，固形物含量が高い流体であり，様々な大きさの粒子径の固形粒子を懸濁しており，消化管管腔内を流れており，食物繊維などの比重が比較的水に近い。このように消化管内容物中の固形粒子には懸濁しやすい条件が揃っている。従って，消化管内容物のなかの固形粒子は，消化管内容物の粘度を上昇させると考えてよさそうであり，実際に粘度を上昇させる[1]。

　一方，固形粒子が懸濁していない流体の場合，即ち固形粒子が完全に沈殿して水と分離されている場合では，固形粒子は流体の粘度に影響を与えない。

5）消化管内容物の構成成分

　消化管内容部物中の固形粒子は，口や胃では食餌の粒子や，デンプン，不溶性のタンパク質，非水溶性食物繊維，脂肪滴（詳細な分類では fluid particle になる），少量の脱落上皮細胞などが含まれる。小腸では，胃内容物のなかからデンプンやタンパク質が減少し，脱落上皮が増加する。大腸では食物繊維と細菌が多く含まれるようになる。このうち，デンプンおよび非水溶性食物繊維，細菌，油滴は懸濁液や溶解液の粘度を上昇させることが確認されている[9,10,11,12]。

　また，消化管内容物中の水溶性成分は口や胃で，糖やアミノ酸，唾液に含まれる重炭酸ナトリウムや酵素などの成分，粘液，水溶性食物繊維，塩化ナトリウムなどが主である。小腸では，胃内容物から糖やアミノ酸が減少し，胆汁とすい液が加えられる。大腸では，短鎖脂肪酸が高濃度で存在するようになる。このうち，水溶性食物繊維および粘液，糖，界面活性剤，酸が流体の粘度に影響を与えることが知られている[13,14,15,16]。また，粘度に与える影響は，固形粒子と水溶性成分は独立ではないことが知られている[5]。相乗作用があるのである。即ち以下の数式が成り立つ。固形粒子と水溶性成分のそれぞれの効果を加算して推測するというような方法論には限界があることになる（式1）。

（消化管内容物の粘度）≠
　　　　（消化管内容物の遠心上清の粘度）+（固形粒子が寄与する粘度上昇分）………（式1）

　消化管内容物の粘度に影響を与えるものとしては，水の比率も大きな要因である。水の比率は固形粒子と水溶性成分の濃度の和である固形物の比率（g/L）の逆数でもある。前述のとおり懸濁流体の粘度と固形物との間の関係が指数関数的であることから，水添加は固形物濃度が高い状態であればあるほど懸濁流体の粘度を減少させる。消化管内容物は，固形物が比較的多い流体であることから，消化管での水の吸収や分泌が消化管内容物の粘度に影響を与えるはずである。固形物が多い流体の例としては生コンクリートがあげられる。高粘度の生コンクリートに水を加えれば粘度が大きく下がるが[17]，これと同様の水分の効果が消化管内容物にもある[18]。ただし，実際には，総水分含量よりも自由水含量のほうが消化管内容物の粘度に対する影響は大きそうである[18]。

6）固形粒子と消化管内容物の粘度の関係

　実際に，固形粒子がどのくらい消化管内容物の粘度に影響を与えるかを紹介する。消化管内容物から，非水溶性食物繊維などの固形粒子を遠心分離で取り除くと，生理的な「ずり速度」（1 s^{-1}）での粘度が500〜2800分の1にまで低下するが[19]，この固形粒子が粘度へ与える影響は一次式には乗らないものの用量依存的であることが分かっている[1]。消化管内容物の流体としての粘性特性

を固形粒子が規定していることも分かっている[8]。さらに，セルロース以外にも固形粒子が存在する食餌に結晶セルロース11%を添加すると，ラットの胃，小腸，盲腸の内容物の粘度が2倍程度上昇することも明らかである[20]。固形粒子は，消化管内容物の物性を規定するための主要因であり，消化管内容物の粘度に大きな影響を及ぼし，食餌に添加することで用量依存的に消化管内容物の粘度を調節できるのである[19]。

一般的に，径が大きな固形粒子ほど懸濁流体の粘度を上昇させるが[5]，消化管内容物も同様の傾向がある[8]。消化管内容物の粘度上昇作用は粒子径が大きい（>1mm）ほうが強く，弾性に対する影響も大きな固形粒子の貢献度は高い[1,21]。生コンクリート中の砂利（10mm以上）が粘度上昇効果を有することを考えると[17]，食餌成分のほとんどの径の固形粒子に消化管内容物の粘度上昇効果がありそうである。従って，消化管内容物の粘度を上昇させたい場合には，野菜をあまり細かくするよりも大きな粒が残った状態で調理するほうが効果は大きそうである。

一方で，固形粒子の表面の状態と消化管内容物の粘度の影響も明らかになりつつある。粒の大きさの分布をほぼ同じにしてあるが，表面を化学的に修飾させて保水力を調節してある2種類の非水溶性食物繊維5%をラットの食餌に添加すると，無繊維食群と比べて消化管内容物の粘度は1桁程度上昇し，保水力が高い非水溶性食物繊維を摂取した群のほうが低保水力の非水溶性食物繊維を摂取した群よりも粘度が上昇した[18]。非水溶性食物繊維の保水力が消化管内容物の粘度に影響を与えたのは，消化管内容物の自由水を奪うためであると考えられ，非水溶性食物繊維表面の性質も消化管内容物の粘度に影響がある[18]。

固形粒子表面の「ぬれ」が消化管内容物の粘度に与える影響も無視できない[22]。「ぬれ」とは，固体と気体との界面が固体と液体との界面に置き換わる現象であり[22]，量的な概念として捉えられる。「ぬれ」が少ない状態は表面から水がはじかれて見える。実際に，「ぬれ」が少ないプラスチックであるポリブチレンサクシネート系樹脂（PBS）を消化管内容物に添加しても粘度上昇は小さかった（未発表　高橋ら）。固形粒子表面の「ぬれ」の測定方法は，非水溶性食物繊維の保水力の指標に用いる沈降体積の測定法に似ている[22]。どちらの測定法も固形粒子表面の水との親和性が測定値に関係している。固形粒子表面の水との親和性が消化管内容物の粘度に影響を与えていると考えてよいかもしれない。

7）水溶性食物繊維と消化管内容物の粘度の関係

水溶性食物繊維にはワカメに含まれるアルギン酸やこんにゃくの成分であるグルコマンナン，果物や野菜に含まれるペクチンなどの自然界に存在する物質のほかに，オリゴ糖や糖アルコール，カルボキシメチルセルロース，ハイドロキシプロピルメチルセルロースなど工業的に製造される物質もある[23]。ペクチンやガム類などの水溶性食物繊維を食餌に添加した場合，消化管内容物の遠心上清の粘度が上昇する[13]。固形粒子を含んだ消化管内容物全体への粘度は，グァーガム加水分解物を食餌に添加した場合，用量依存的に3倍程度まで上昇することが明らかである[18]。水溶性食物繊維は遠心上清だけでなく，固形粒子を含んだ消化管内容物全体の粘度を上昇させると考えられる。

消化管内容物の粘度測定方法

消化管内容物の粘度は，消化管内容物の遠心上清の粘度で長い間代用されてきた。消化管内容物の遠心上清を作成すると，2桁から3桁粘度を上昇させる固形粒子の影響が反映されないばかりか[8]，水分や自由水含量の影響は反映されなくなってしまう。さらに懸濁流体の粘度には固形粒子と水溶性成分の間の相乗効果があるが[1-5]，遠心上清にはこの相乗効果も反映されない。遠心上清の粘度から消化管内容物の粘度を推測するのは困難であり，相対値の指標としての妥当性も不明である。

消化管内容物の粘度測定の際には，凍結保存も注意しなければいけない。凍結は消化管内容物中の水の状態変化や低温保存による粘弾性上昇を引き起こす可能性がある。従って，消化管内容物の粘度測定は消化管から採取した消化管内容物を保存せずにすぐに測定を行うほうがよいであろう。また，消化管内容物の採取の際には消化管壁を物理的に刺激して水の分泌が起こらないよう気をつけることを忘れてはいけない。

　消化管内容物の粘度を測定する場合，生コンクリートなどの懸濁液の測定と同様の方法を使うことができる。懸濁液などの非ニュートン流体の粘度測定の場合，円錐平板型粘度計，管流粘度計，二重円筒型回転粘度計が用いられることが多い[17]。これらの方法は条件つきで消化管内容物の粘度の測定にも応用可能である。Brookfield社の円錐平板型粘度計による測定の場合，固形粒子の径が1mm以下という制限がある。ラットの飼料であるAIN-76やAIN-93を用いる場合にはBrookfield社の円錐平板型粘度計を用いることができる[20]。管流粘度計による測定の場合，固形粒子の径の大きさ，および粘度の高さに合わせて粘度計の部品を交換すれば，非常に広い種類の流体で粘度の測定が可能である。実際に，十数mm以上の径の固形粒子を含んだブタの小腸や盲腸の内容物や，最大1000Pa・s（ずり速度0.1 s^{-1}）程度になる超高粘度のニワトリの盲腸内容物，低粘度の蒸留水（0.001 Pa・s）など，固形粒子の有無や粘度の高低にかかわらず測定が可能である。管流粘度計は，比較的数値の安定性は高いことも利点である。ただし，試料の量が多量に必要であることが問題になることがある。例えばニワトリの小腸と盲腸の内容物を測定するには600羽分の容量が必要になった[2]。また，ヒトの咀嚼物の粘度を測定する場合には2L程度必要であった（高橋ら　未発表）。試料の量の問題でラットを用いた実験には管流粘度計の使用は適さないであろう。また，二重円筒型回転粘度計においても固形粒子を含んだブタ盲腸内容物で測定実績がある[21]。

　粘度を測定する際には「ずり速度」を設定するが，消化管内容物の測定では「ずり速度」の幅を2桁以上，できれば3桁以上に設定するほうがよい。あまりに狭い「ずり速度」の幅では消化管内容物の粘弾性の特徴を見ることができないからである。「ずり速度」の値としては10 S^{-1}以下の測定値を含んでいることも重要である。「ずり速度」10 S^{-1}以下は消化管内の生理的な「ずり速度」であるからであり，ラットの場合は1 S^{-1}付近の値が重要であろう[19]。

消化管内容物の粘度の生理的な意味
1）流れ方と混合

　消化管内容物の粘度は，消化管で起こるいくつかの現象を解明する手がかりになり得る。そのなかで最も重要なのが消化管管腔内の流れ方を計算できることであろう[19,24]。消化管管腔内の流れからは消化管管腔内の栄養素の移動方式を規定できる。栄養素の移動方式は3種類の候補がある。乱流による急速な移動，渦による比較的穏やかな移動，自己拡散による非常に緩やかな移動である。それぞれの移動方式によって，消化・吸収の仕方も異なるはずである。栄養素の移動方式は消化管内容物の混合方式によって決定される。

　これまで，消化管内容物同士は分節運動で完全に混合されると考えられてきた[25]。また，消化管管腔内の流れを川の流れにたとえて捉える方法も存在する。これらの根拠になる文献を遡ってみると，1世紀も前のCannonらの研究が基のようである[26]。しかし，Cannonらの論文では，消化酵素と食餌残渣の関係についての記述はあるが，消化管内容物同士の混合については触れていないため[26]，混合については根拠が少ないようである。そもそも，混合とは特定の現象を示す言葉ではないため，まずは混合から考察が必要であろう。

　川にインクを落とした場合，パン生地を捏ねる場合，水に多量の砂糖を加えて静置してモヤモヤが出ている場合，それぞれ混合という言葉を使うことがある。しかし，以上の3つの事象はそれ

ぞれ異なる現象である。また拡散という言葉も，異なる現象を示すにもかかわらず，同一の言葉が用いられている。拡散という言葉は川について考察する場合では乱流拡散を示し，酵素反応について考察する場合では分子拡散のことを示す。混合について考察する場合には，どのような仕方による混合あるいは拡散であるかを注意する必要がある。こうすることで，川で起きている混合を消化管管腔内の混合に流用することが可能か考えるきっかけになるであろう。

混合については，尺度の程度によって結論が異なることがある。陶土やパン生地を捏ねる場合も，コーヒーにミルクを入れてスプーンでかき混ぜる場合も，両方とも巨視的には混合である。しかし，陶土やパン生地の捏ねでは分子レベルでは混合していないが，コーヒーにミルクを入れてスプーンでかき混ぜる場合は分子レベルで混合している。これら2つの例は混合の仕方も異なり，混合の細かさも異なる[27]。混合の細かさについては，ブラウン管テレビの画面やスーラの点描画が好例になろう。ブラウン管テレビの画面や点描画を見ると微視的には点の集まりである。しかし，数m離れると，点の集まりには見えなくなり，一つの色面を成すようになる。微視的には「色は混ざっていない」が，巨視的には「それぞれの色が混ざって」見える。即ち，どの程度の尺度での混合が消化・吸収に重要かを考えなければいけない。

消化・吸収に影響を及ぼす混合は分子レベルの混合であると考えられる[24,28]。分子レベルの混合が化学反応に影響を及ぼすからである。分子レベルの混合はMicromixingと呼ばれている[27]。直接Micromixingを起こす混合は，乱流による非常に早い混合と濃度勾配による分子拡散による遅い混合である。このうちどちらの混合が消化管管腔内に存在するかを示すことは消化・吸収の一端を考察するうえで重要である。

また，本稿ではMicromixingに影響を与える混合の仕方として，「折りたたみ」も頻繁に出てくる。折りたたみという混合の仕方は，陶土やパン生地を捏ねる場合に見られる混合の仕方である。薄力粉と冷やしたバターを使ったパイ生地作りをイメージすれば，折りたたみは分かりやすいかもしれない。冷やしたバターは薄力粉の層の境界を可視化するため，微視的には混合していないが，薄い層を成して重なっている。このような混合が折りたたみである[27]。

流体の流れ方には大別して乱流と層流の2つの流れが存在する。幸運なことに，これらの流れが同時に起こるという現象は論理的にあり得ない。そのため，乱流と層流のどちらか一方のみを消化管管腔内の現象を考えるうえでの礎として据え置くことができる。

まずは消化管管腔内が乱流である場合の吸収について考察する。乱流による消化管管腔内の栄養素の移動とMicromixingは非常に早いので，消化管管腔内での栄養素が吸収界面まで移動する時間は無視できる程度に短く，栄養素の移動時間は吸収の律速因子にならないはずである。従って乱流が存在する場合には消化管管腔から体内への糖の吸収速度は吸収界面での経上皮輸送速度に依存する（図1，式2）。

（吸収速度）＝（経上皮輸送速度）・A　ただし，Aは係数である。………（式2）

一方，消化管管腔内の流れが層流であれば，巨視的にも微視的にも消化管管腔内での直径方向の混合は非常に乏しい[29]。流れに乗って栄養素が直径方向に移動することはない。このような状況でのMicromixingは栄養素の分子拡散によって起こる。もし，消化管管腔内での栄養素の分子拡散による移動速度が経上皮輸送速度よりも速いのであれば，栄養素の分子拡散による移動が吸収全体の律速段階になるはずである（式3）。普通，分子拡散の速度は非常に遅い[30]。

（吸収速度）＝（消化管管腔内での分子拡散の速度）・B　ただし，Bは係数である。………（式3）

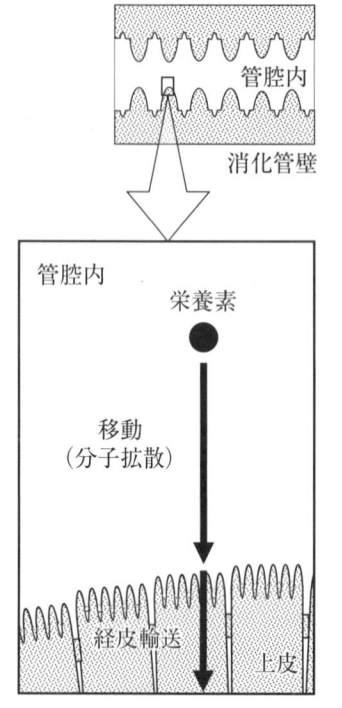

図1 腸管の矢状断面上での栄養素移動
下段は拡大図を表す。管腔内の栄養素は分子拡散で上皮まで移動する

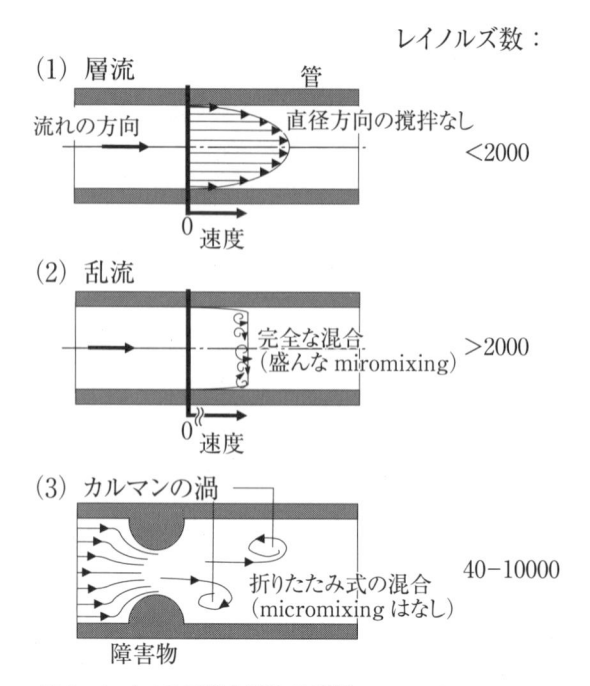

図2 レイノルズ数と流れの関係
レイノルズ数が (1) 2000 以下, (2) 2000 以上, (3) 40〜10000 の間にある場合, それぞれ (1) 層流, (2) 乱流, (3) カルマンの渦が存在する。ブタ, ニワトリ, ヒトの小腸のレイノルズ数は 5 以下であり, 大腸では 0.2 以下である

以上のように乱流と層流のどちらの流れが存在するのかによって，吸収速度の考え方が二分できる。

2) 消化管管腔内の流れ方

乱流と層流は，流れが作る慣性力が粘度よりも相対的に大きいかどうかによって決定される。慣性力のほうが大きい場合には乱流が生じ，慣性力が小さい場合には層流になる。相対的な慣性力の指標にレイノルズ数がある。レイノルズ数はニュートン流体と非ニュートン流体では計算方法が異なるが，概念としては共通で（慣性力）/（動的粘性力）を示しており，無単位である。レイノルズ数は管のなかでの流れの場合 2300 に臨界点がある。2300 以上では乱流が生じ，それよりも小さければ層流になる[29]（図2）。

慣性力は流速が早いと大きくなるため，蠕動運動と分節運動から起こる流れを考え，最大のレイノルズ数を計算した。蠕動運動と分節運動から起こる流速の最大値を文献から探って，実測した消化管内容物の粘度を用い，ハーゲン・ポアズイユの法則を展開して非ニュートン流体用の計算式を使ってレイノルズ数を計算した[29]。消化管管腔内の流れが生じる最大のレイノルズ数は，ブタ，ニワトリ，ヒトで，小腸では 5 以下，大腸では 0.2 以下であり，いずれの種においても安定した層流であると考えられる[24,29]。一般的にはレイノルズ数が一桁以下のことを超低レイノルズ環境と言い，慣性を無視していい状態である。消化管管腔内では慣性は無視していいほどに小さいはずである（図2）。

実際に，消化管管腔内での薬の溶解の研究では，消化管管腔内の流れは層流であるという前提

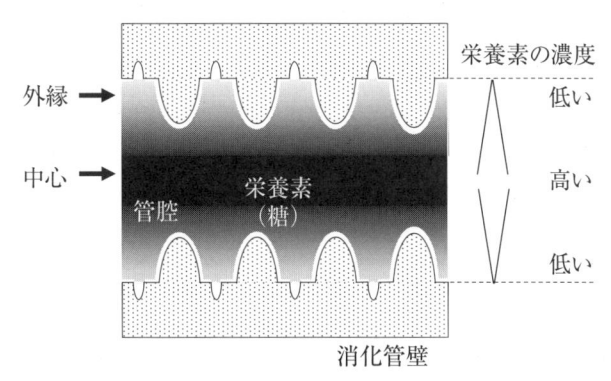

図3 腸管の矢状断面上での栄養素濃度分布
栄養素は管腔内の外縁部よりも中心部で濃度が高い

で実験をする例が多い[31]。また，レイノルズ数の計算方法にニュートン流体の計算式を用いているため信頼性が低いが，消化管管腔内の流れのレイノルズ数が低く，層流であるという報告もある[32]。

　層流とは，流体が管を流れている場合，管の長軸方向に伸びた薄い層が直径方向に重なって，層を崩さずに流れているような流れで，流れに対して垂直方法（直径方向）への混合が巨視的にも微視的にも乏しい流れである（図2）。層流の例では，「3色ストライプ」のキャッチコピーで有名なアクアフレッシュ®（GlaxoSmithKline K. K.）という歯磨き粉があげられる。アクアフレッシュは，赤，白，青といった3色の層の練歯磨剤がチューブから出てくるが，チューブのなかも赤，白，青の3色の層になっている。練歯磨剤の粘度は高く，手で絞って出てくる際の練歯磨剤の流速が遅いことから，低レイノルズ環境であることが推測できる。低レイノルズ環境であれば，チューブのなかの赤，白，青の3色の層の練歯磨剤は直径方向の混合は乏しく，それぞれの色の層は巨視的にも微視的にも混ざらない。歯磨き粉のチューブの口が複雑な形状をしていても，層を保って流動している。このような流れが渦を生じない状態の層流である。

　上述のように消化管管腔内の流れは超低レイノルズ環境である。従って，消化管の直径方向の巨視的および微視的な混合が著しく乏しい。直径方向の混合は栄養素が粘膜に移動する方向と一致する（図1）。消化管管腔内で直径方向のMicromixingを起こしているのは，消化管内容物中で栄養素の分子の濃度勾配から起こる分子拡散によるはずである。消化管管腔内の外縁部の栄養素は吸収上皮までの移動距離が短いために，比較的短時間に吸収されて，外縁部の栄養素の濃度が低下する。一方，管腔内の中心部の栄養素は外縁部の栄養素濃度が低下すれば，外縁部に向かって自己拡散で移動する。このように層流存在下では消化管管腔内に栄養素の濃度勾配が生じるはずである（図3）。実際に大腸では短鎖脂肪酸の直径方向の濃度勾配が存在する[33]。

3）流れと消化・吸収

　消化管管腔内の混合にかかわりそうなほかの要因としては，消化管の褶曲やヒダあるいは狭窄輪，膨起などの構造物と「渦」の関係および分節運動があげられる。消化管管腔内には図4に示すように凹凸がある。褶曲やヒダあるいは狭窄輪，膨起がこの凹凸にあたるが，この構造物付近に渦が生じるかどうかについても混合の要因になる。この渦は，カルマンの渦という名で知られており，層流中で存在すれば，ロールケーキのように層を巻き込むように流れる。横断面が観察できるならば，消化管内容物を折りたたんだような混合の仕方をする[27]（図5）。カルマンの渦の存在もレイノルズ数で示すことができる。カルマンの渦はレイノルズ数40～100000の間で出現する。小腸のレイノルズ数（<5）はカルマンの渦発生の下限境界である40よりも低い。そのため普段は消化

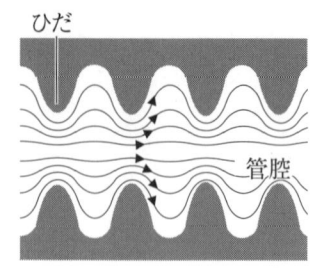

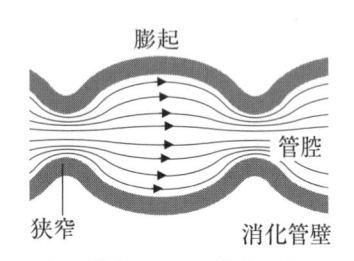

図4 腸管のひだや狭窄が流れに与える影響
低レイノルズ環境にあるため，ひだや狭窄のうしろに渦はできない

図5 カルマンの渦と内容物の折りたたみの関係

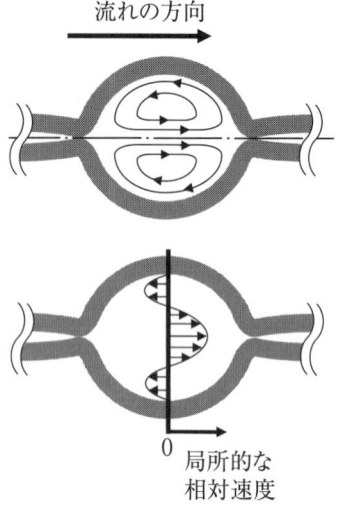

図6 十二指腸と空腸内の流れ

管管腔内で渦は生じない（図4）。しかし，ごく稀にカルマンの渦が生じる可能性は否定できない。もし層流中でカルマンの渦が生じた場合，パン生地を伸ばして折り畳んだような混合になる[27]。もしカルマンの渦が見られた場合，渦は栄養素が吸収上皮まで移動する距離を短くするように働くが，分子レベルの混合には至らない。渦が発生した場合でも層流であれば，Micromixingは栄養素自身の分子拡散に頼るほかにない。

分節運動が消化管管腔内の流れに与える影響は2つに分けられる。仮に弱い分節運動と強い分節運動と呼ぶ。一つは大腸などで見られる弱い分節運動で，収縮部の管腔内の径が半分程度にしかならない運動である。弱い分節運動で動いた消化管内容物は，消化管が収縮から弛緩に戻ると消化管内容物も元の位置に戻ってくるだけで，混合に大きな影響を与えない[19]。

もう一つの強い分節運動については収縮が強く，収縮部の管腔内の内径が0mmになる状態である。管のなかを流れる層流の場合，壁際の流れの層は流速が遅く，長い時間壁に接しているため栄養素の濃度が低い。強い分節運動はこの壁近くの流れの層を作り直す機会を作っている。収縮した消化管が弛緩している時間帯に，収縮で押し流した内容物の一部が戻ってくるが，それ以外の部分も層流で壁際に近づいてくる。様々な層が近づいてきて，強い分節運動が起こった粘膜表面を重なり合うように覆っている状態が起こる。従って，強い分節運動では，消化管内容物の新しい層がお互いに重なり合うようにして粘膜表面に再構築されるため，一部の消化管内容物および栄養素については粘膜までの距離を縮めるように働く。強い分節運動では，折りたたみによる混合が起こっていると考えることができる。

強い分節運動による折りたたみによる混合は，Micromixingを起さないがMicromixingを早めることに貢献し得る。折りたたみによって，一部の栄養素が粘膜上皮までの距離を縮めることで自己拡散にかかる時間が短くなるためである。ただし，折りたたみによる混合ののちは，栄養素は分子拡散によって移動することになる。強い分節運動による折りたたみが起こった場合でも分子拡散は無視できない。

4）十二指腸や空腸の流れ方

消化管内容物を分子レベルでの混合に最も貢献し得る流れは十二指腸や空腸の流れであろう[19]。回腸と結腸では内容物が連続しているのに対して，十二指腸と空腸では内容物が小さな塊として流れている。この塊の流れを不連続流と呼び，層流では最も混合しやすい方法の一つである（図6）。不連続流においても層流であれば，粘膜に到達するまでの最後の移動にはやはり自己拡散が必要になるが，分子拡散による移動距離が短いことが予想される[19,27]。

5）不撹拌水層と境界層

不撹拌水層は，脂質吸収の研究者と糖吸収の研究者では概念が異なるようである。脂質の研究者には，不撹拌水層は吸収上皮表面にあり，管腔には存在しないと考えられている[34]。Surface mucous coatがこれにあたるかもしれない[35]。一方，糖吸収の研究者は不撹拌水層を管腔に存在し厚さが変化するものとし，境界層（Boundary layer）と同一のものと考えているようである[35]。この場合，不撹拌水層を境界層の計算式から流用することが多い[35]。境界層についても乱流と層流で状況が異なる。境界層には層流境界層と乱流境界層があり流体の粘度の影響を受けるが，どちらの境界層も乱流存在下でしか存在しない[36]。消化管管腔内は層流であるため，消化管粘膜付近の管腔内には境界層は存在しないはずである。十二指腸と空腸に見られるように，層流で不連続流の場合，あたかも糖や脂質が薄い層のなかを分子拡散で移動して見えることから，粘膜表面付近の管腔内に境界層という層が存在するような誤解があると考えられる。

6）消化・吸収の速度の調節

消化管管腔内での栄養素の分子拡散の速度は粘度と反比例するはずである[29]。そのため，消化管内容物の粘度上昇が栄養素の分子拡散速度を抑える[24,30]。式3にあるように（吸収速度）=（消化管管腔内での分子拡散の速度）・B（Bは係数）であるので，分子拡散速度の抑制が糖の吸収速度の減少を引き起こす。消化管管腔内の流れが層流であるからこそ，消化管内容物の粘度が吸収速度に影響を及ぼすのである。

実際に，固形粒子を含んだ消化管内容物の粘度を上昇させる成分であれば，水溶性，非水溶性にかかわらず食後血糖の上昇を緩和する[19,37]。ただし，内容物の粘度は小腸でのデンプンなどの消化率には影響を与えないので（高橋ら 未発表），グルコースの最終的な吸収量は変わらずに，吸収速度だけが遅くなると考えられる。ブドウ糖などの吸収速度を抑制することで，血糖の最大値を抑えて，長時間にわたる安定したエネルギー供給が可能になる。

7）発酵速度の調節

一般的な食事をしている場合，大腸にはレジスタントスターチなどの発酵性糖質が流入してくる[38]。流入した炭水化物は腸内細菌によって資化されて，短鎖脂肪酸などの有機酸に変換される。発酵性糖質を一度に多量に摂取すると，大腸内細菌の発酵速度が早くなりすぎて大腸内の異常な低pHを招き，消化管の弛緩や下痢をもたらすことがある[39]。非水溶性食物繊維を摂取すると，消化管内容物の粘度増加によって[8,20]，発酵速度を抑制する可能性がある[30]。

8）水吸収の調節

セルロースは小腸での水吸収を促進することが分かっており，この作用は短鎖脂肪酸を介しない[37]。この作用は先に述べたようにセルロース粒子が消化管管腔内での流れに対する内部抵抗を増加し，これに伴って消化管内容物が移動する際の消化管管腔内の圧力が上昇することによると考えられている[40]。消化管内容物の粘度を調節することで小腸での水吸収の制御ができる可能性がある。

9）腸内細菌の挙動

大腸内も層流であるため混合は乏しい。そのため，大腸内の腸内細菌に偏在性があることがある[41,42]。また，大腸内での腸内細菌の移動は食餌残渣と分離されて異なる経路で移動することがあ

る[43]。この移動には細菌自身の移動と考えられる直径方向と，逆蠕動運動による内容物の流れに乗っての移動と考えられる長軸方向の二つが考えられる[43]。

おわりに

　消化管内容物の粘度は，消化管管腔内の流れをシミュレーションすることで，消化管内の糖や水の吸収メカニズムの一端を示唆することができる。応用の場では，食後血糖上昇緩和，あるいは経腸栄養剤を使用時に頻発する下痢改善で消化管内容物の粘度が貢献できる可能性がある。また，消化管内容物の粘度から不撹拌水層や大腸発酵についても考察することができる。消化管内容物の粘度上昇効果は水溶性食物繊維の「ねばり」がこれまで注目されてきたが，固形粒子が粘度上昇に大きく貢献しており，粒子径や保水力も重要な要因であることが分かりつつある。今後は，固形粒子を含めた消化管内容物全体の粘度のデータ蓄積とともに，特定の成分だけにこだわらない視点も必要であろう。即ち，固形粒子を含めた食餌全体を摂取したときの消化管内容物の粘度調節が今後の課題になるのではないかと考えられる。

参考文献

1) Takahashi T, Sakata T. Large particles increase viscosity and yield stress of pig cecal contents without changing basic viscoelastic properties. J Nutr. 2002 ; 132 : 1026-1030.
2) Takahashi T, Goto M, Sakata T. Viscoelastic properties of the small intestinal and caecal contents of the chicken. Br J Nutr. 2004 ; 91 : 867-872.
3) Crowe C, Sommerfeld M, Tsuji Y. Chapert 3 size distribution. In : Multipase flows with drplets and particles. Boca Ranton : CRC press, 1998.
4) 中江利昭. 第2章基礎理論. レオロジー工学とその応用技術. 東京：フジ・テクノシステム, 2001. pp. 18-46.
5) Saraf D N, Khullar S D. Some studies on the viscosity of settling suspensions. Can. J. Chem. Eng. 1975 ; 53 : 449-452.
6) Jeffrey D J, Acrivos A. The rheological properties of suspensions of rigid particles. AIChE J. 1976 ; 22 : 417-432.
7) Stenuf T J, Unbehend J E. Rheology and non-Newtonian flows, In : Encyclopedia of Fluid Mechanics Volume5 (Cheremisinoff, N. P. ed.). Houston : Gulf Publishing Company, 1986.
8) Takahashi T, Sakata T. Viscous properties of pig cecal contents and the contribution of solid particles to viscosity. Nutrition. 2004 ; 20 : 377-382.
9) Hopwood D E, Pethick D W, Pluske J R, Hampson D J. Addition of pearl barley to a rice-based diet for newly weaned piglets increases the viscosity of the intestinal contents, reduces starch digestibility and exacerbates post-weaning colibacillosis. Br. J. Nutr. 2004 ; 92 : 419-427.
10) Wyatt G M, Archer D B. Response of populations of human faecal bacteria to viscosity in vitro. J. Appl. Bacteriol. 1988 ; 64 : 163-167.
11) Innocente N, Biasutti M, Venir E, Spaziani M, Marchesini G. Effect of high-pressure homogenization on droplet size distribution and rheological properties of ice cream mixes. J. Dairy. Sci. 2009 ; 92 : 1864-1875.
12) Singh M, Kim S. Yogurt fermentation in the presence of starch-lipid composite. J. Food. Sci. 2009 ; 74 : C85-89.
13) Topping D L. Soluble fiber polysaccharides : effects on plasma cholesterol and colonic fer-

mentation. Nutr. Rev. 1991 ; 49 : 195-203.
14) Kjellev S, Nexø E, Thim L, Poulsen S S. Systemically administered trefoil factors are secreted into the gastric lumen and increase the viscosity of gastric contents. Br. J. Pharm. 2006 ; 149 : 92-99.
15) Weihs D. Effects of Sugar Content and Temperature on Rheology and Microrheology of Israeli Honey. AIP Conference Proceedings. 2008 ; 1027 : 1238-1240.
16) Phelps R A, Cann J R. On the modification of conalbumin by acid. II. Effect of pH and salt concentration on the sedimentation behavior, viscosity and osmotic pressure of conalbumin solutions. Arch. Biochem. Biophys. 1956 ; 61 : 51-71.
17) 村田二郎，岡田清. 第3章粘度測定法. 最新コンクリート技術選書第1巻フレッシュコンクリートのレオロジー・コンクリートの弾性とクリープ. 東京：山海堂. 1981. pp. 15-40.
18) Takahashi T, Furuichi Y, Mizuno T, Kato M, Tabara A, Kawada Y, Hirano Y, Kubo K, Onozuka M, Kurita O. Water-holding capacity of insoluble fibre decreases the free water and elevatesdigesta viscosity in the rat. J. Food. Agric. 2009 ; 89 : 245-250.
19) Takahashi T, Sakata T. Insoluble dietary fibers : the major modulator for the viscosity and flow behavior of digesta, FFI Journal. 2005 ; 210 : 944-953.
20) 高橋徹，山中なつみ，坂田隆，小川宣子. 固形粒子の摂取がラット消化管内容物の粘度や消化管の組織重量に与える影響. 日本栄養・食糧学会誌. 2003 ; 56 : 199-205.
21) Sakata T, Saito M. Insoluble dietary fiber of wheat bran increased viscosity of pig whole cecal contents in vitro. J. Nutr. Sci. Vitaminol. 2007 ; 53 : 380-381.
22) 粉体工学研究会・日本粉体工業協会編. 6章物理化学的性質. 粉体物性図説. 1975. pp. 115-151.
23) 印南敏，桐山修八. 食物繊維. 東京：第一出版株式会社, 1995.
24) Takahashi T. Chapter 12 Cellulose In : Fiber ingredients : Food Applications and Health Benefits (Cho, S. ed), pp. 263-282. Boca Ranton : CRC press, 2009.
25) 福原武. 第1章小腸の正常運動. 消化管運動のメカニズム. 東京：文光堂. 1973. pp. 1-18.
26) Cannon W B. The movements of the intestine studied by means of the Roentgen rays. Am. J. Physiol. 1902 ; 6 : 251-277.
28) Baldyga J, Bourne J R. Principles of micromixing In : Encyclopedia of Fluid Mechanics Volume 1, Flow Phenomena and measurement (Cheremisinoff, N. P. ed), pp. 147-201, 1986.
29) Brouwer A C, Kirsch J F. Investigation of diffusion-limited rates of chymotrypsin reactions by viscosity variation. Biochemistry 1982 ; 21 : 1302-1307.
30) Darby R. Laminar flow and turbulent pipe flows of non-Newtonian fluids. In : Encyclopedia of Fluid Mechanics, Vol. 7, Rheology and Non-Newtonian flows (Cheremisinoff N. P., ed.), pp. 19-54. Houston, TX ; Gulf Publishing Company, 1998.
31) Hasinoff B B, Dreher R, Davey J P. The association reaction of yeast alcohol dehydrogenase with coenzyme is partly diffusion-controlled in solvents of increased viscosity. Biochim. Biophys. Acta. 1987 ; 911 : 53-58.
32) Amidon G L, Kou J, Elliott R L, Lightfoot E N. Analysis of models for determining wall permeabilities. J. Pharm. Sci. 1980 ; 69 : 1369-1373.
33) Lentle R G, Janssen P W. Physical characteristics of digesta and their influence on flow and mixing in the mammalian intestine : a review. J. Comp. Physiol. B. 2008 ; 178 : 673-690.
34) Yajima T, Sakata T. Core and periphery concentrations of short-chain fatty acids in luminal contents of the rat colon. Comp. Biochem. Physiol. Com. Physiol. 1992 ; 103 : 353-355.

35) 武藤泰俊. 第3章栄養素からみた消化・吸収の実際, 消化・吸収　武藤泰俊編. 東京：第一出版株式会社. 2002.
36) Pohl P, Saparov S M, Antonenko Y N. The size of the unstirred layer as a function of the solute diffusion coefficient. Biophys. J. 1998；75：1403-1409.
37) Harmann S. "Boundary layer theory", pp. 29-48. Berlin：Springer-Verlag, 2002.
38) Takahashi T, Karita S, Ogawa N, Goto M. Crystalline cellulose reduces plasma glucose concentrations and stimulates water absorption by increasing the digesta viscosity in rats. J. Nutr. 2005；135：2405-2410.
39) Livesey G, Elia M. Short-chain fatty acids as an energy source in the colon：metabolism and clinical implications. In：Physiological and clinical aspects of short-chain fatty acids (Cummings JH, Rombeau LJ, Sakata T eds), pp. 472-478. Cambridge：Cambridge University Press, 1995.
40) Sakata T. Short-chain fatty acids and water in the hindgut contents and feces of rats after hindgut bypass surgery. Scand. J. Gastroenterol. 1987；22：961-968.
41) Schmidt-Nielsen B. The renal concentrating mechanism in insects and mammals：a new hypothesis involving hydrostatic pressure. Am. J. Physiol. 1995；268：R1087-1100.
42) Takahashi T, Sakaguchi E. Role of the furrow of the proximal colon in the production of soft and hard feces in nutrias, Myocastor coypus. J. Comp. Physiol. B. 2000；170：531-535.
43) Takahashi T, Karita S, Yahaya M S, Goto M. Radial and axial variations of bacteria within the cecum and proximal colon of guinea pigs revealed by PCR-DGGE. Biosci. Biotechnol. Biochem. 2005；69：1790-1792.
44) Takahashi T, Sakaguchi E. Transport of bacteria across and along the large intestinal lumen of guinea pigs. J. Comp. Physiol. B. 2006；176：173-178.

■消化管運動の生理的意義と測定

日本獣医生命科学大学大学院 獣医生命科学研究科 応用生命科学専攻　大橋雄二

はじめに

　ヒトや動物が食べた食物は口腔で咀嚼されたあと，食道を通り胃に流入する。ここで食物は攪拌・消化され，さらに小腸で消化・吸収を受けたのち，未消化物は大腸に到達し，腸内細菌による発酵を受けながら，ふん塊として肛門より排泄される。消化管の活発な運動により，これら内容物の攪拌・移動が生じ，そして消化・吸収が行われる。このように消化・吸収過程において消化管運動は重要な意味をもつ。さらに，炎症や感染などを起こしていないのにもかかわらず，腹痛・便秘・下痢・嘔吐などの症状を訴える場合があり，これらの大部分は消化管運動の異常に由来すると考えられている。従って，消化管がどのような運動をし，その運動がどのような仕組みによって調整されているのかは生体にとって重要な問題である。

各腸管部位における消化管運動

　消化管の運動は主に平滑筋の収縮によって行われる。各消化管器官によって生理的な働きは異なるので，各消化管器官によりその消化管運動も異なる。

1）胃および小腸の運動[1-3]

　胃および小腸では，空腹期と食後期で全く異なる運動パターンを示す。食事をすると胃前底部では規則正しい収縮運動が起こる。イヌ，ラットでは1分間に5回の頻度で収縮運動が起こる。この収縮運動は決して強いものではなく，空腹期の20〜30%であると言われている。この弱く，規則正しい収縮運動により，胃内容物が混和される。これに対し，胃底部や胃体部では摂食により筋の緊張が低下し，胃壁が伸びた状態になる。この現象は食べたものを蓄えるためのものであり，受容性弛緩と呼ばれている。小腸でも摂食に伴い，収縮運動が活発に起こる。この収縮運動は胃の規則的な収縮運動とは異なり，分節運動である。この運動により，胃から排出された食塊が小さくなり，次々と大腸の方向に移動する。

　空腹期では，全く収縮が見られない静止期 Phase Ⅰ，不規則な収縮運動が散発する Phase Ⅱ，規則正しい強収縮の Phase Ⅲ の3つの異なる運動が見られる。この収縮波群が90〜160分の間隔で生じ，小腸では末端部までこの強い収縮波群が伝播していく。この空腹期の収縮波群は消化管管腔内を掃除する役割があると考えられている。

2）大腸

　大腸は盲腸，結腸，直腸に細分され，各部位にそれぞれ異なった役割がある。主に盲腸では腸内細菌による未消化残渣の発酵，結腸では水分の吸収やふん塊の形成，直腸では内容物の保持と排便が行われる。一般に肉食動物はシンプル，草食動物は複雑な大腸構造をしている[4]。草食動物は，大腸で難消化性の繊維成分を分解し，栄養分を吸収する必要がある。そのために大腸発酵を促進する必要があり，発酵部位である盲腸や近位結腸が太く，そこでは内容物を混ぜる，あるいは内容物を長く滞留させるように腸管が運動していると予想される。肉食動物では，ほかの動物に比べて大腸は短く，草食動物ほど大腸発酵を促進させる必要性がない。この食性あるいは大腸構造の違いは，大腸運動の違いにつながると考えられている[4-6]。

　Ritchie et al.[7] は X 線法によりヒトの大腸運動を非推進性分節運動と推進性運動に大別し，推進運動はさらに単一膨起性推進運動，多膨起性推進運動，蠕動運動，総蠕動（大蠕動）に分けた。非

推進性分節運動は局所性で，これにより大腸内容物が攪拌され，水分，塩類の吸収が促されるとしている。単一膨起性推進運動は，一つの膨起により内容物を短い距離移動させる運動であり，逆行性も認められている。多膨起性推進運動は数個の膨起が同時に起こり，協調して内容物が下部へ運ばれる。蠕動運動は1分間に1～2cmの速度で前進する収縮波であり，総蠕動は上行結腸，横行結腸に始まり，下部へと伝播する収縮波で，横行結腸からS字結腸内の内容物（ふん塊）が肛門側に一気に移動する。

　また，Code et al.[8]はヒトの結腸の運動パターンをⅠ～Ⅳ型に区分されるとしている。Ⅰ型は収縮の振幅が小さく，持続時間が短い収縮，Ⅱ型はⅠ型の振幅が大きくなったものでその周期も長い収縮，Ⅲ型はⅡ型が重複し波形が基線まで戻らない収縮，Ⅳ型は数分に1回観察され，収縮の持続時間が長く強い収縮であるとされ，Ⅰ～Ⅲ型は非輸送波，Ⅳ型が輸送波であるとされている。

　福土と本郷は[3]，大腸の運動は分節運動と収縮が伝播する推進運動（蠕動運動），1日に数回見られ，排便に関与すると思われる高圧な推進運動（mass movement）の3つからなるとしている。

　このように大腸運動パターンの分類は様々であるが，おおまかには内容物を攪拌する運動，内容物を推進する運動，排便に関連する推進運動に分類できると考えられる。内容物を攪拌すると思われる運動は，近位結腸で良く観察され[3]，下部ほど内容物を推進させるような運動が良く見られ，mass movementのように高圧な運動も見られる。ヒトでは盲腸から近位結腸が腸内細菌による発酵部位となっている。マーカーを用いた試験により，腸内容物の攪拌は近位結腸で起こり，近位結腸での滞留が長いことが報告されており[4]，近位結腸においては内容物を攪拌するような運動が多く観察される[3,4]。遠位結腸では収縮時間が長い収縮波が目立ち，運動力（収縮の強さ×収縮時間）は結腸下部ほど高いと考えられる。結腸下部においてはこの収縮が内容物の推進に関与していると思われる。結腸下部では内容物は水分含量も減少し，ふん塊の形になっていくため，強い収縮が必要であるためと考えられる。

　ヒトは食事後，とくに朝の食事後に排便することが多い[9]。通常，睡眠中は消化管運動が抑制されるとされている[5,10]。排便もそのときはほとんど見られないが，目を覚ますことで腸管運動が活発になり，さらに，朝食を摂ることにより結腸の運動はより活発になる（胃結腸反射）[6]。このようにして結腸内容物は下部に押しやられ，排便が起きると考えられる[3]。この排便にはmass movementが関連している[3]。

消化管運動測定技術

　消化管運動の測定はヒトをはじめ，ラット，モルモット，ウサギ，ネコ，イヌ，ブタなどの実験動物を用いて行われている。その測定方法は多様であり，摘出腸管を用いた in vitro での測定法，圧トランスデューサーやフォーストランスデューサーなどによる in vivo の測定法など様々である。消化管運動は多くの要因により複雑に制御されており，臓器が単独で働いているわけではないので，in vitro の結果を消化管の機能に直接結びつけるのは難しい。従って，生理学的な研究をするうえで in vivo での測定，とくに意識下（無麻酔状態）での測定が重要となる。この測定技術により，生理的な状態での運動測定が可能となり，消化管の収縮の測定結果に客観性と定量性がもたらされた[4]。

　ストレインゲージフォーストランスデューサーは，金属の伸展・収縮に伴う電気抵抗の増減を利用した測定法で，センサー部分を腸管漿膜面に逢着し，平滑筋の収縮を直接測定する（図1, 2）。得られた収縮波形は解析ソフトにより様々な解析が可能である。例えば，収縮波形と測定基準線との間を積分処理することにより，収縮を運動量（Motor Index）として示し，定量的に解析することができる。一度逢着してしまえば，好きなときに消化管運動の測定ができ，長時間の測定が可能

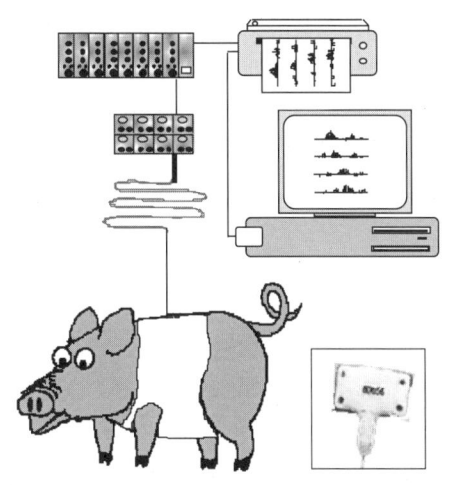

図1 ストレインゲージフォーストランスデューサーを用いた意識下消化管運動測定システム

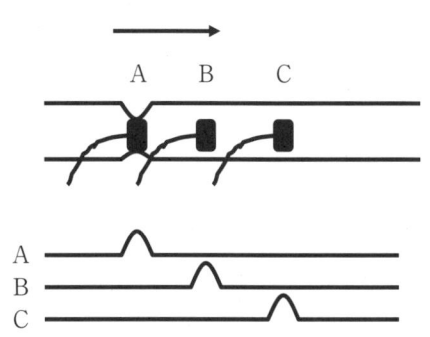

図2 ストレインゲージフォーストランスデューサーによる消化管収縮波の測定
ストレインゲージフォーストランスデューサー装着部位で収縮が生じると，収縮波形が記録される。

である。しかし，センサーの逢着手術など，熟練の技術が要求される。また，術後のセンサー部分やコード（導線）部分に癒着が生じ，これが測定感度の低下や測定の安定性に影響するため，数ヶ月もすると測定が不可能となるといった不都合な面もある。

このような消化管運動の測定においては，ヒトでの測定は難しく，実験動物を用いて測定せざるを得ない。ラットなどの小動物やブタなどの大動物まで実験に用いられているが，センサーを逢着する手術は動物が大きいほど容易であり，小動物の場合，センサーは小さいため，センサーの逢着には高度な技術を要する。また，小さなセンサーを用いたとしても，逢着する動物の消化管の大きさに対するセンサーの大きさは，小動物と大動物を比べると小動物のほうが大きく，測定に影響を与えかねない。従って，ストレインゲージフォーストランスデューサーを用いる場合，大型あるいは中型の実験動物による測定が適していると考えられる。

プロバイオティクスによる大腸運動機能改善効果に対する評価への応用[11]

プロバイオティクスやプレバイオティクスなどには整腸作用があり，下痢や便秘の予防，改善効果があるとされている。これら効果については排便頻度，排便感覚などに対するアンケート調査や非吸収性のマーカーを用いた内容物の滞留時間，移動時間への影響に基づいており，消化管の運動量や運動パターンの変化などについては検討されてこなかった。それは大腸運動を測定する適当な方法がなかったためであるが，ストレインゲージフォーストランスデューサーを用いることで，動物実験のレベルではあるが，消化管の運動量や運動パターンに対するプロバイオティクスの影響が評価可能になった。

我々は大腸にストレインゲージフォーストランスデューサーを逢着したブタに *Lactobacillus casei* シロタ株乳酸菌飲料を投与し，大腸運動への影響を検討した。2週間の乳酸菌飲料投与により，1) 大腸4ヶ所（盲腸，結腸上部，結腸下部，結腸末端）において食餌後の運動が活発になる，2) 結腸末端で排便にかかわらない収縮が増加，3) 夜間の腸管運動量の割合が昼間の運動量の割合に比べ増加，4) 朝の飼料給餌直後の排便頻度は有意に増加するといった結果が得られた。これらの影響には，腸内容物の移動と関連し，大腸発酵や大腸細菌叢などの腸内環境の変化が大きく関係し

ていると考えられた.このようにストレインゲージフォーストランスデューサーを用いれば,プロバイオティクスの整腸作用を大腸の運動量,運動パターンにより評価が可能である.

　ストレインゲージフォーストランスデューサーによる消化管運動の測定は,多くの情報をもたらしてくれる.プロバイオティクスやプレバイオティクスなどの機能性食品に対し,これまでとは異なる指標で整腸作用の評価が可能である.近年では過敏性腸症候群など消化管運動の異常と関係する疾患が問題となっているが,これら研究においても,ストレインゲージフォーストランスデューサーなどによる消化管運動の測定は,多くの情報をもたらしてくれるはずである.しかし,各々の収縮がどのような意味(例えば内容物を推進させるのか,混ぜるのか)をもち,それらの運動がどう変化するかまで解析するのは難しく,それらが分かって,初めて大腸の運動と機能,そして整腸作用といったことが深く理解できるようになる.そのためには,多くの測定結果の蓄積が必要である.

引用文献

1) 中山沃. 消化管の運動. 東京:中外医学社, 1979. 20-76.
2) 伊藤漸. 消化管収縮運動の観察法と実際. In:伊藤漸・三好秋馬偏, 消化管運動機能調節剤基礎と臨床. 東京:医薬ジャーナル社, 1985. 75-97.
3) 福土審, 本郷道夫. 小腸・大腸運動の生理と病態. 医学のあゆみ. 1995. 173:622-626.
4) Christensen J. The motility of the colon. In:Johnson L R, editor. Physiology of the Gastrointestinal Tract, Third Edition. New York:Ravan Press, 1994. 991-1024.
5) Bassotti G, Crowell M D, Whitehead W E. Contractile activity of the human colon:lessons from 24 hour studies. Gut. 1993;34:129-133.
6) Christensen J. The response of the eating. Am J Clin Nutr. 1985;42:1025-1032.
7) Ritchie J A. Colonic motor activity and bowel function. Part I. Normal movement of contents. Gut. 1968;9:442-456.
8) Code C F, Hightower N C, Morlock C G. Motility of the alimentary canal in man:review of recent studies. Am J Med. 1952;13:328-351.
9) Heaton K W, Radvan J, Mountford R A, Braddon F E M, Hughes A O. Defecation frequency and timing, and stool form in the general population:a prospective study. Gut. 1992;33:818-824.
10) Frukawa Y, Cook I J, Panagopoulos V, McEvoy R D, Sharp D J, Simura M. Relationship between sleep patterns and human colonic motor patterns. Gastroenterology. 1994;107:1372-1381.
11) Ohashi Y, Inoue R, Tanaka K, Umesaki Y, Ushida K. Strain gauge force transducer and its application in a pig model to evaluate the effect of probiotic on colonic motility. J Nutr Sci Vitaminol. 2001;47:351-356.

■魚類の消化管形態と消化戦略

東海大学 生物理工学部　木原　稔

はじめに

　魚類は地球上に現在約27,000種が生息しており，この種数は地球上の脊椎動物の半数以上を占める。分類学的には軟骨魚類と硬骨魚類が現存しており（**表1**，ただしヤツメウナギのような顎のない無顎類を魚類に含める場合もある），こういった魚類が，標高3,000mを超えるチチカカ湖から水深8,000mを超える深海まで[1]，南極や北極の海から40℃以上の温泉のなかまで[2]，加えてpH3.4の強酸性湖にまで存在しており[3]，魚類の生息範囲は極めて広い。さらには陸水と海を行き来する回遊魚もいる。こういった魚類の特徴の一つが変温性であると言える。なかには活動性の高いマグロ類のように環境水温よりも体温を高く保持できる魚類もいるが[4]，多くの魚類は体温と環境水温とがほぼ同じである。魚類と言えども恒温動物と変わらない生体内の基本構造，生化学反応を有しているが，恒温動物とは異なり，環境温度がその生理機構，生化学反応に直接強く影響している。

　魚類のもう一つの特徴に餌料選択性の広さがあげられる。一つの動物群として眺めてみても，一つの個体として眺めてみても，魚類は様々なものを摂取している。これを反映して消化管形態も多様である。例えば環境温度が変われば餌料対象の生物叢も変化するし，おのずとそのえさに含まれる成分も変化する。生活史に伴って食性が変わる魚はかなり多い。従って，消化管形態や消化戦略を魚類の分類学的位置や生息環境，食性といった観点からうまく整理することは，実は難しいことである。

　松原らによると，魚類の食性は大きくプランクトン食魚（plankton feeder），草食魚（herbivorous fish），肉食魚（carnivorous fish, predator），雑食魚（omnivorous fish）の4グループに大別される[5]。草食魚の対象食物には付着藻類や水草・陸草，海藻類があげられる。肉食魚には，昆虫類を主食とする食虫魚（insectivorous fish），魚類を主食とする魚食魚（piscivorous fish, fish feeder），底生性の甲殻類や軟体類，棘皮類を主食とする底生生物捕食魚（benthos feeder），海綿動物を主食とする海綿食魚（sponge feeding fish），このほかに血液や内臓を食べる寄生食性やウロコを食べる鱗食魚があげられる。動物性と植物性のえさを区別なく摂餌するものを雑食魚とい

表1　魚類の分類

魚類（Pisces）	
軟骨魚類	
全頭類	キンザメ類
板鰓類	サメ，エイ類
硬骨魚類	
肺魚類	ハイギョ
総鰭類	シーラカンス
条鰭類	
軟質類	ガー，チョウザメなど
全骨類	アミア
真骨類	スズキ，マダイなど

ここに無顎類を含める場合もある

表2 魚類および水棲哺乳類の食性と腸の長さ[※1, ※2]

魚種名		腸長／体長
肉食性		
シュモクザメ	*Eusphyra blochii*	0.21
マアナゴ	*Conger myriaster*	0.31
ウナギ	*Anguilla japonica*	0.33
カツオ	*Katsuwonus pelamis*	0.49
クロマグロ	*Thunnus orientalis*	0.65[※3]
ナマズ	*Parasilurus asotus*	0.67
プランクトン食性		
サンマ	*Cololabis saira*	2.45
マイワシ	*Sardinia melanosticta*	5.26
草（藻）食性		
アユ	*Plecoglossus altivelis*	1.00
ワタカ	*Ischikauia steenackeri*	1.56[※3]
ソウギョ	*Ctenopharyngodon idellus*	2.45
アイゴ	*Siganus fuscescens*	3.66
イスズミの1種	*Kyphosus sydneyanus*	4.02[9]
イスズミの1種	*Kyphosus cornelii*	4.26[9]
メジナ	*Girella punctata*	5.26
ハクレン	*Hypophtalmichthys molitrix*	5.28
ティラピア	*Oreochromis niloticus*	6.29
雑食性		
コイ	*Cyprinus carpio*	2.30
キンギョ	*Carassius auratus*	5.23
水棲哺乳類		
マイルカ	*Delphinus delphis*	10.83
クラカケアザラシ	*Phoca fasciata*	14.76[10]
トド	*Eumetopias jubatus*	32.32[10]

※1：食性はFishBase[6]および，新版 魚類学[7]を参考にした
※2：※3および[9][10]以外のデータは富永[8]より
※3：木原（未発表）

うが，なかでも底層に沈積する微生物などを砂泥とともに捕食する魚類を堆積物食魚（deposit feeder）と言う。

　一般に草食性や雑食性魚類の体長当たりの腸の長さは，肉食性魚類の腸よりも長い傾向にある（表2）。このように腸が長いことは消化吸収に要する時間をかせぐことができるので，難消化物含有量の多い植物を消化するためには有利であろうと考えられる。逆に易消化性のタンパク質を主体とする肉食魚においては，発達した胃と後述する幽門垂，加えて比較的単純な腸管をそなえていて，上部消化管での消化が主体となっていることがうかがえる。

　腸の長さと食性に"密接な"関係があるとする成書も多いが，実は魚類の場合そう簡単ではなく，腸の長さだけでは食性をうまく説明できないことも多い。表2にあるように強い草食性を示すソウギョや，琵琶湖固有種で草食性を示すワタカよりも雑食性のキンギョのほうが腸は長いし，キンギョと同じく雑食性のコイではソウギョと変わらない程度の長さである。

　哺乳動物のなかでも昆虫食・肉食動物の小腸は体長の5〜6倍の長さであるが[10]，参考として

表3 魚類の消化管区分

発生学的区分			一般的区分	副消化器官，付属器官※
外胚葉	頭腸	headgut	口腔 咽頭	歯，咽頭歯
内胚葉	前腸	foregut	食道 胃	
	中腸	midgut	小腸 ⎱ 腸	幽門垂，肝臓（胆嚢），膵臓
	後腸	hindgut	大腸 ⎰	

魚類解剖学[11]を参考とした。魚類の場合，小腸，大腸の区別は難しい。
※ここでは口唇などの感覚器官は除いた。主消化器官としての腸に対し，幽門垂を副消化器官とする。

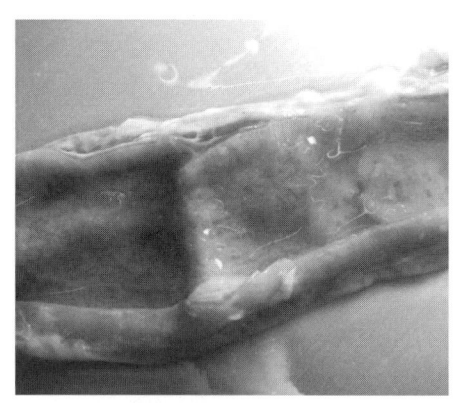

図1 クロマグロの直腸弁
左側が肛門方向。

掲載した魚食性の水棲哺乳動物の腸はかなり長い。トドは水中で暮らすために運動量が多く，また冷域に生息するため体温調節に費やすエネルギーが多い。従って高いエネルギー要求を満たすために腸が長いと考えられている。一方でクラカケアザラシの腸はトドよりも短い（表2）。これはクラカケアザラシがトドとは違って中深層の魚類をえさとしていることから，体型を紡錘型として遊泳力を高めるために内臓をコンパクトにする必要があるからだとも考えられている[10]。このように，水中で3次元的に生息域を拡げ，温度や水圧といった環境要因からの影響を強く受けている水中動物では，単に腸の長さという形質よりも，消化管の機能や形態として現れる生息環境要因に応じた"消化戦略"が食性とかかわっていることを示唆するものである。

　従って本稿では，魚類の消化管を概観したうえで，胃や腸の消化管形態と消化戦略について考察する。また，魚類の腸内発酵についても触れることにする。

魚類の消化管

　一般に魚類の消化管は口腔，咽頭，食道，胃，腸に大別される（**表3**）。腸は，発生学的には中腸由来の小腸および後腸由来の大腸に区別されるが，魚類において小腸と大腸を区別することは難しい。外形や内部の構造に，区別できるほどの明瞭な違いが認められないからである。それゆえ哺乳動物の十二指腸，空腸，回腸，結腸，直腸のように腸が細かく分けられることもない。ただし腸の後端に太い直径を示す直腸が確認できる魚種もいて，この場合，腸と直腸を区分するように腸内側に環状のひだ（直腸弁）が認められることが多い（**図1**）。魚類でもすい管や胆管，幽門垂が開口する部位を十二指腸とする成書も見かけられるが，哺乳動物で言う十二指腸と組織学的，機能的

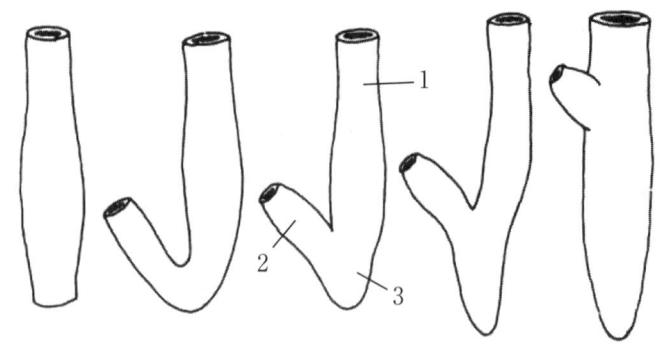

図2　魚類胃の5型
1：噴門部，2：盲嚢部，3：幽門部
赤崎正人．消化器官．落合明編．魚類解剖学．東京：緑書房，1987.
pp75-100 より（一部改変）

に同じであるのかどうかは不明である。

　消化管の付属器官や副消化器官として，歯，咽頭歯，幽門垂，肝臓および膵臓などがあげられる。膵臓は，まとまって1つの器官として存在する場合，肝臓や腸などに付着散在する場合，肝臓のなかにあって"肝すい臓"を形成する場合など魚種によって様々である。肝臓には胆嚢および胆管が付属する。

　魚類の消化管は哺乳動物のように強固な腸間膜で腹壁に固定されているわけではない。従って魚類の場合，食道と腸の肛門部を切断すれば血管や神経は簡単にちぎれてしまうので，消化管の集合体として簡単にひとかたまりで体外へ摘出できる。体重100kgを超えるマグロであっても同じように摘出できる。魚類にも脆弱ながらこういった腸間膜構造があるのだろうが，消化管の保定・支持構造としては哺乳動物ほど機能していないと考えられる。

　消化管の組織学的な構造は部位によって異なるところもあるが，基本構造としては哺乳動物で見られる構造と大差はない。詳細は An Atlas of Fish Histology[12] を参照されたい。

　魚類の消化管神経系は，迷走神経の内臓枝が食道，胃に沿って走行し，近位腸まで達している。この内臓枝の多くは，腸管の粘膜層と粘膜下層の間にある粘膜下神経叢，および，輪走筋と縦走筋との間にある筋間神経叢に終末し，消化管の血管，筋肉，腺を支配すると考えられている。また，消化管は外来性の線維として迷走神経内臓枝由来の副交感神経と腸管膜神経由来の交感神経の支配を受けている[13]。

　深海魚では珍しくないが，種によっては腸壁への色素の沈着が認められる。これは摂取した発光生物の光が腸壁を通して体外へ漏れるのを隠すためであり，これにより捕食者へ発見されることを防いでいる[14]。魚類ならではの食性起因リスクであり，その対策方法である。

胃の形態と消化機能

　魚類の胃は食道側から，噴門部，盲嚢部，幽門部の3部位に分けることができるが，図2に示すようにその外部形状によっては部位の境界が明瞭ではないものもある。

　筆者の観察によると，クロマグロ胃の内壁構造に肉眼的に明らかな違いがあることや，生体外で培養中のクロソイ（Sebastes schlegelii）胃に挿入した固形物が，胃の運動とともに盲嚢部へ移動しそのまま保持される（木原　未発表）ことから，魚類胃機能に部位特性があることが推測できる。しかしながら胃液の分泌を担う腺構造が噴門部，盲嚢部にはあり幽門部には認められない[15]ということを除いて，今のところ部位特性に関する詳しい報告はない。

1)
2)
3)
4)
5)

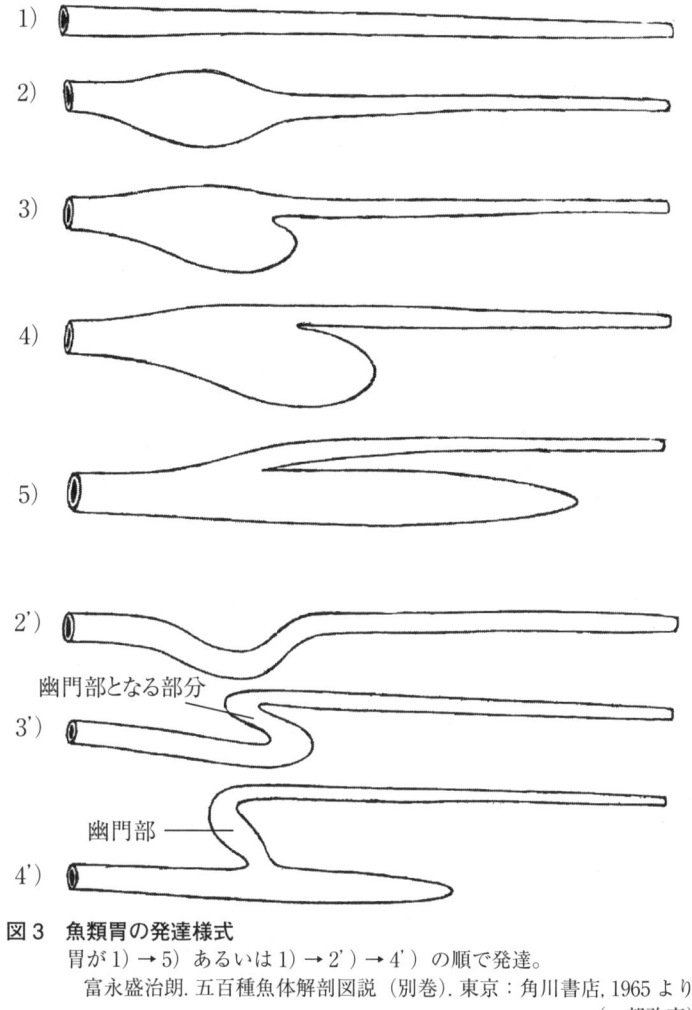

2')
幽門部となる部分
3')
幽門部
4')

図3　魚類胃の発達様式
　　　胃が1)→5) あるいは1)→2')→4') の順で発達。
　　　富永盛治朗. 五百種魚体解剖図説（別巻）. 東京：角川書店, 1965 より
　　　　　　　　　　　　　　　　　　　　　　　　　　　（一部改変）

　哺乳動物の場合は，胃腺にペプシノゲン分泌を担う主細胞と酸分泌を担う壁細胞とが別々に存在するが，魚類の場合は酸とペプシノゲンを分泌する細胞の区別はできていない。これらの酸や酵素の分泌は，胃の膨張によって誘発される[16]。しかし生体外培養した魚類胃を使った筆者の最近の研究結果では，胃にヒスタミンで刺激をすると酸やペプシン分泌が認められるが，化学刺激をもたないガラスビーズを胃内挿入して膨張という物理刺激を与えても，ガラスビーズを入れなかった場合とくらべて酸やペプシン分泌に顕著な違いはない。筆者の使った培養胃は，血管や神経が生体から切り離されていることから，魚類胃の物理刺激応答に関しては胃自身の直接的な制御とは異なり，胃につながる神経や血管系を介した制御系も考えられる。これについては今後より詳細に確認する必要もあると考えている。

　富永は，胃の形態分化について極めて興味深い考察を進めている。つまり，消化管の形状が直行管なのは生物発生の原始期に現れるところで，この直行形状は腹腔内への収納や内容物の通過・排泄の点からすると便利である。しかしながら魚体にとって栄養要求を満たすための摂餌量と消化吸収能力が常に確保されているのであればこの消化管形状のままでもよいが，環境変化などにより摂餌量や消化吸収能が変動すれば，直行形状のままでは栄養要求を満たすことができなくなり，しだいに消化管の一部が膨大して貯蔵機能を有するようになった[8]，とするものである（図3）。摂餌

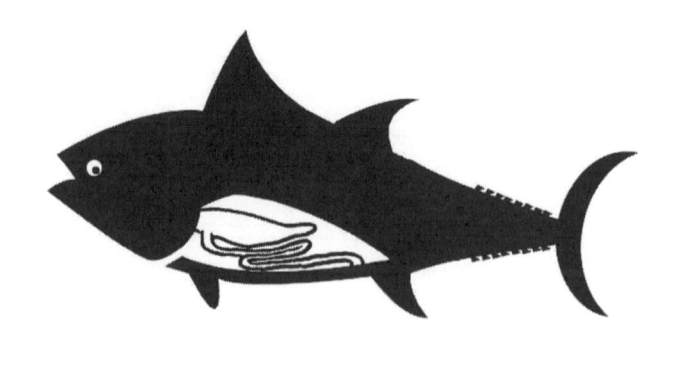

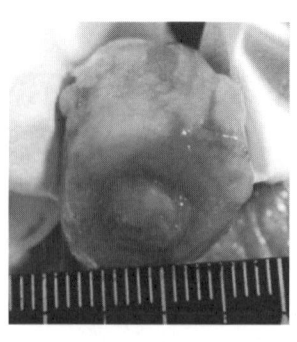

図4 クロマグロ胃の位置概略(左)および幽門部(右)
概略図中,幽門垂は省略した。幽門部(右)は体重67kg,尾叉長144cmの個体のもの。一目盛りは1mm。

機会の多い雑食性や植物食性,プランクトン食性の魚類(このような魚種は胃がない場合も多い)に対して,摂餌選択性が強く比較的摂餌機会の少ない回遊魚のカツオ,マグロ類が極めて発達した胃(とくに盲嚢部)を有しているという事実を明解に説明している。カツオでは捕食したイワシが15分ほどで原形をとどめないほどに消化されていたという報告があるし[8],筆者は,クロマグロに給与した生サバが短時間で消化されていることや胃壁に指を接触した後数分で手荒れしてしまうことなどを観察した。これらのことから,カツオやマグロの胃内消化能力は極めて高く,消化のかなりの部分がこの胃内で行われていると考えられる。

クロマグロの幽門部は腹壁方向(背側と逆方向)に開口するが,ここに強靱な筋肉構造があって腸側への出口が狭くなっている(図4)。クロマグロの幽門部以降の腸管内には,ほとんど固形物が見当たらない。つまり簡単には胃内固形物が流れ出ない構造になっていて,胃内に捕食生物が保持されつつ,ペプシンや胃酸による消化,そしておそらく捕食生物の自己消化が起こっている。

反芻動物の第二胃では鉤爪乳頭により大きな固形物をせき止め,液体を第三胃以降へと流出させている[17]ことが知られている。上部消化管での消化を主体とする回遊性肉食魚にとっての胃は,いったん捕食したえさを胃内にとどめて効率的に消化するという反芻動物の固形物消化に似た消化戦略が見てとれる。ただし幽門部からの胃内容物の流出がどのように制御されているのかはまだよく分かっていない。

系統発生学的には,胃は無顎類には存在せず軟骨魚類から認められるもので,これらの上位に位置する硬骨魚類(表1)のなかにはコイやサンマのように胃がない魚(無胃魚)もいる。このような魚種の胃は二次的に消失したものと考えられている[15]ことから,食性や生息環境が消化管の発達にかかわっていることがうかがえる。無胃魚はおもに植物食性や雑食性,プランクトン食性であるが,例えばプランクトン食性魚のように環境中に豊富にえさがあって常に摂餌が可能で消化管内に貯蔵する必要がないこと,あるいはコイのように有機物とともに砂泥を摂取する食生態であることから,消化管内に滞留させるよりも速やかに排泄するほうが都合よいことなどが理由として考えられる。しかし植物食性魚類のなかでも胃をもつ魚も存在するし,無胃魚であっても腸の上部に膨大部があって,ここに一時的に食物が蓄えられている魚種も観察される(図5)。多くの硬骨魚類は咽頭部の背面と腹面に一対の歯帯があって(それぞれを上咽頭歯および下咽頭歯と言う),とくに無胃魚においては発達したこの咽頭歯が摂取飼料の破砕や小片化に役立っており,胃の消化や貯蔵機能を補うという戦略が見てとれる。ペプシンや胃酸分泌のない無胃魚のタンパク質消化は,腸から分泌されるトリプシンが主体となっていて[18],胃が未発達な仔魚や初期消化の行われない無胃魚では飲細胞運動(pinocytosis)によって高分子物質が取り込まれるという報告もある[19]。

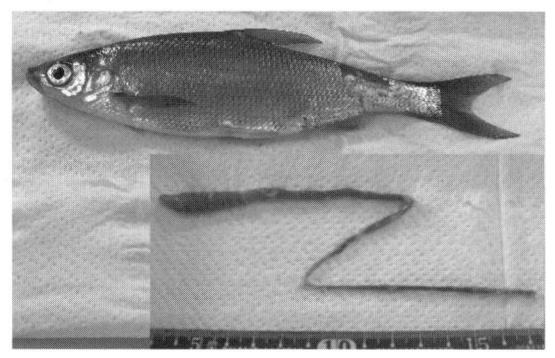

図5 ワタカとその腸
無胃魚のワタカの腸上部には膨大部があり，食物が滞留している。

　一方シクリッドの仲間の胃内では強い酸（pH1.5〜2.0）による菌体および植物細胞の変性・分解が起こっており，これにより草（藻）類および堆積有機物の利用がいちじるしく増加している[14]。こういった仲間に後述する盲腸構造は認められないが，このような強酸による初期消化が，おそらく消化管下部における微生物への利用性を助けているものと考えられる。

　高張液中に生息する海水魚は浸透圧差により失われる水分を飲水により補給している。例えば海水ウナギでは，海水中のNa^+およびCl^-が食道を通って胃に達するまでの間に濃度勾配によりほぼ半分の濃度に脱塩されて水が吸収される[20]。一方Ca^{2+}やMg^{2+}などの二価イオンは腸や胆嚢，すい臓から分泌される重炭酸イオンにより腸内で沈殿固形化し，排泄されることも分かってきた[21]。しかしながら飲み込んだ海水が，海水魚の胃内消化にどのように影響しているのかはよく分かっていない。筆者が開発した胃培養方法は，胃を丸ごとそのまま培養する方法のため，このような飲み込んだ海水の消化機構に対する影響を確認しやすい。今後は魚類における環境水と消化生理との関係を確認することも必要であろう。

腸の形態と消化機能

　腸の組織学的な構造や吸収機構については他書に譲るとして，ここでは魚類に特徴的な，幽門垂，らせん腸（らせん弁），および腸内発酵がかかわる腸囊状部について考察してみたい。

1）幽門垂

　胃の幽門部後方にある，1〜1000本を超える数からなる房状の小盲嚢が幽門垂（pyloric caeca）であり，硬骨魚類のほとんどの有胃魚が有する副消化器官である。組織学的に幽門垂は腸管と同じ構造であり，トリプシンといったタンパク質分解酵素[22]やCCKのような消化管ホルモンの分泌[23]，および腸管上部と同等の吸収能[24]といった機能が備わっている。Caecaと名がつくものの，哺乳動物の後腸に見られるような腸内発酵の場ではない[24]。

　幽門垂に見られる小盲嚢数は，魚類の遊泳行動との関係から興味深く観察することができる。肉食性であってもナマズやアナゴのように比較的水底にじっとしてあまり遊泳しないものにはなく，マダイやクエのように遊泳行動は見られるが，岩礁域にひそんで比較的活発には泳がないものでは数本，カツオやマグロのように表層を回遊し，激しい突進遊泳が見られるものでは無数の小盲嚢が存在し，肝臓と並ぶほどの大きな消化器官を形成している。こうした激しい遊泳を示す魚類の腸は短く（表4），先に述べたように胃における初期消化能が高い。富永は，鳥類が飛翔のために腸内容物を長くとどめず速やかに排泄するように，カツオやマグロでは消化吸収効率をさらに上げるために幽門垂を発達させたのであろうと考察している[8]。幽門垂は脊椎動物のなかでも魚類のみ

表4 草食性魚類（イスズミの仲間）2種の腸内微生物数と短鎖脂肪酸量

Kyphosus cornelii	消化管部位					
	胃	腸			盲腸	直腸
		1	2	3		
肛門までの距離（cm）	190-211	150-160	65-67	25-40	14-18	1-2
pH 範囲	2.9-3.9	6.9-7.2	5.7-6.4	6.0	6.1-6.2	6.4
微生物数（cells/g dry wt.×10⁻⁹）	–	< 1	13.4	184	282	–
短鎖脂肪酸（mmol/L）					15.5-18.4	

Kyphosus sydneyanus	消化管部位					
	胃	腸			盲腸	直腸
		1	2	3		
肛門までの距離（cm）	200-211	160-185	100-110	40-43	28-30	1-20
pH 範囲	2.8-3.0	7.2-7.6	6.8-6.9	6.4-6.8	6.3-6.7	6.5-7.0
微生物数（cells/g dry wt.×10⁻⁹）	–	9.2	27	54.5	505	–
短鎖脂肪酸（mmol/L）					38.2-38.7	16.0

データは Rimmer and Wiebe[9] より（一部改編）

に見られる消化器官であるが，腸を長くせずに消化吸収面積を拡げるという魚類独自の消化戦略がうかがえる。

2）らせん腸

サメやエイなどの軟骨魚類や肺魚類，軟質類など（表1）には，内部にらせん弁を有するらせん腸があり（図6），消化吸収面積を拡げ，食物の通過時間をかせぐことに役立っている。哺乳動物の腸には，このような構造は見られない[25]。

サメやエイには鰾（うきぶくろ）がなく，浮力を得るために脂質に富む大型の肝臓を有している。体重の20〜30％の重さ[22]を有する肝臓のスペースを腹腔に確保するためには，長い腸を折りたたんで配置する方法は不向きだったのかもしれない。むしろ短い腸のなかにらせん構造を発達させ機能長を確保するという，長い腸の代用構造を発達させる方向に腸の形態変化が向かったと考えられる。ここに幽門垂とは異なる，軟骨魚類独自の消化戦略がうかがえる。

このらせん弁の表面には極めて興味深い構造が観察できる。筆者がエイの仲間のメガネカスベ（*Raja pulchra*）を解剖したところ，図7のような蜂巣胃状の表面構造が認められた。これも吸収面積を拡げるための戦略であると考えることができる。

多くの哺乳動物もそうであるが，サメやエイ類の消化管の配置は左右非相称であり，左から右へ曲がっている（図7）。進化の過程で先に出現した軟骨魚類の腸内に反芻動物の第二胃に似た蜂巣状構造があること，および哺乳動物に似た消化管配置の非相称性があるということは極めて興味深い。こうした消化管構造を作り出す遺伝子の相同性を確認したり，魚類から哺乳動物への進化間にいる草食性の両生類，は虫類，鳥類に類似の構造を確認したりしてみると，また違った角度から進化と消化の関係を考察できるかもしれない。

3）腸嚢状部

海藻食魚類のなかには陸上草食動物のような発酵部位を消化管にもつ魚がいて，植物由来の難消化物を摂食する魚類の，高度に発達した消化戦略がうかがえる。例えばイスズミのような海藻食性魚の仲間では，腸後部の上流と下流が弁によって仕切られたソーセージ状の構造（図8，右），あるいは小袋状の盲腸構造をもつ（図8，左）。こういった嚢状部は胃の容量の1.5〜2倍になることもあり，ここに多くの微生物が存在していて，腸内発酵産物の短鎖脂肪酸が検出される（表4）。

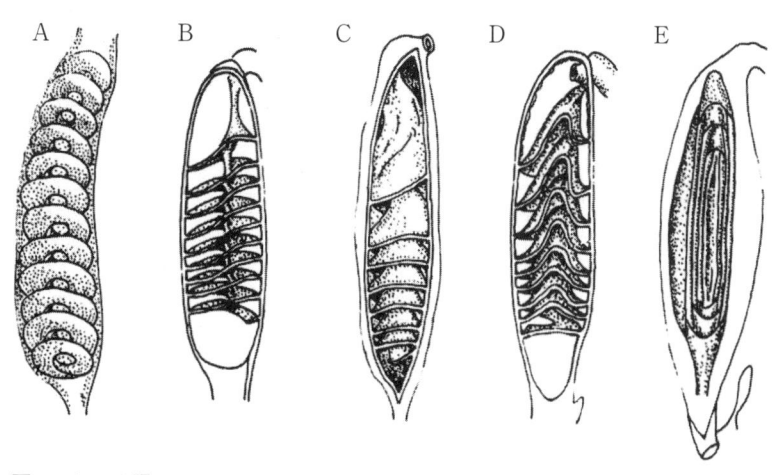

図6 らせん腸
A：オナガザメ，B：軟質上目 Chondrostei の1種，C：ガンギエイ，D：エイの1種 *Scyllium* sp., E：シロシュモクザメ

赤崎正人. 消化器官. 落合明編. 魚類解剖学. 東京：緑書房, 1987. pp75-100 より（一部改変）

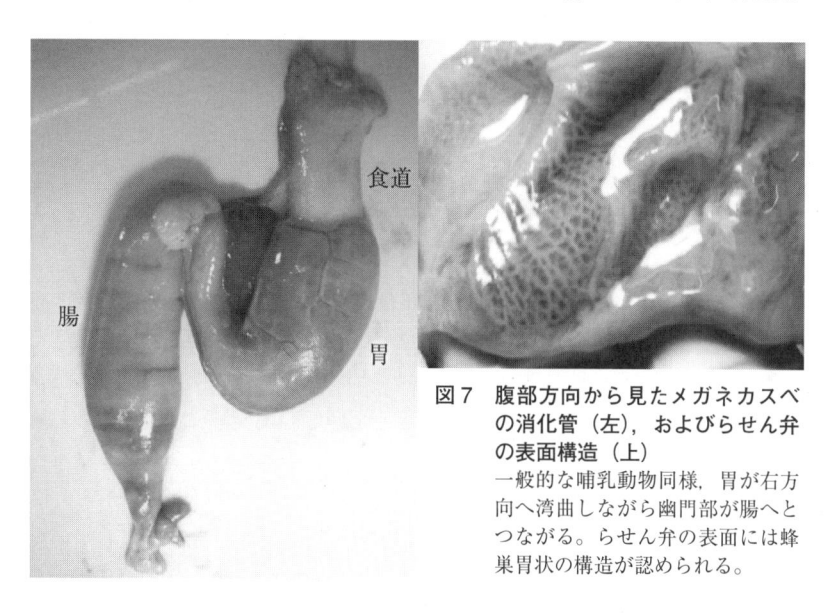

図7 腹部方向から見たメガネカスベの消化管（左），およびらせん弁の表面構造（上）
一般的な哺乳動物同様，胃が右方向へ湾曲しながら幽門部が腸へとつながる。らせん弁の表面には蜂巣胃状の構造が認められる。

この嚢状部内の短鎖脂肪酸の量は産生と吸収の結果とも考えられるので，実際にはさらに多い短鎖脂肪酸が生産されているとも考えられる。またこの嚢状部位の表面には血管が多く存在すること[9]，草食魚類腸の嚢状構造を化学反応漕モデルに適用すると continuous-flow stirred tank reactor 型であること[26]などからすると，摂取した植物成分のかなりの部分が発酵による微生物消化を受け，宿主に吸収利用されていると考えてよいであろう。しかしながら現在のところ，魚類腸内消化における微生物消化の割合や微生物消化によるエネルギー寄与率がどの程度なのか，ほとんど分かっていない。

変温性と腸内発酵

Kandel et al. は冷水域に生息する海藻食性魚類 *Cebidichthys violaceus* の腸内容物からは酢酸以外のプロピオン酸や酪酸は検出されず，熱帯性あるいは亜熱帯性の海藻食性魚イスズミの仲間

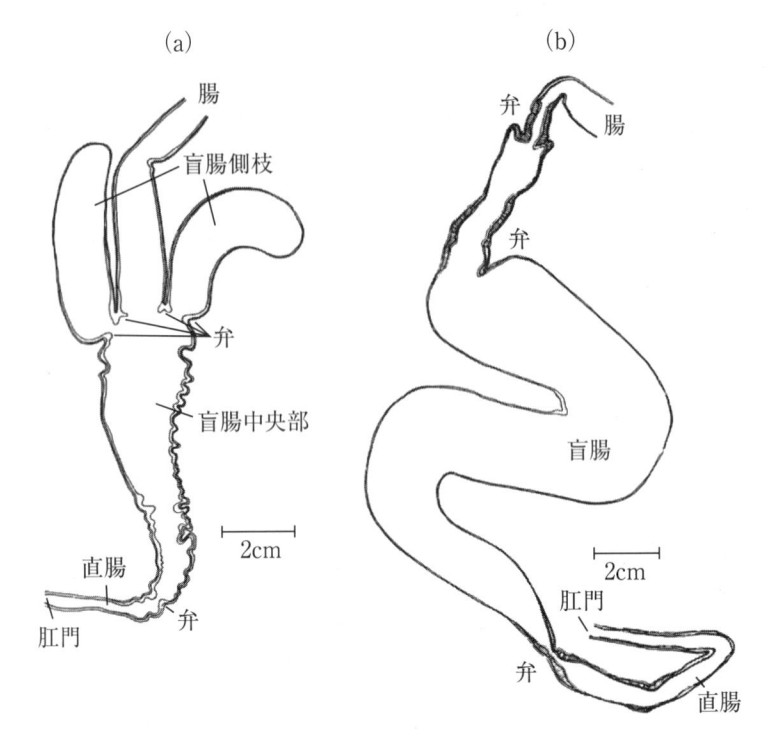

図8 イスズミの仲間2種に見られる盲腸構造
(a) *Kyphosus cornelii*（尾叉長：36cm），(b) *K. sydneyanus*（尾叉長：52.8cm）原図は Rimmer and Wiebe[9]

(Kyphosids) の腸からはすべての短鎖脂肪酸が検出されることを報告している[27]。また，腸内の短鎖脂肪酸濃度には季節変化があることも分かっている[28]。体サイズがそれほど大きくない魚類においては体温と環境水温とがほぼ同じであり，従って環境水温はその温度に適応する消化管の微生物群のみを増殖させたりするような選択的な作用として魚類腸内発酵に影響するだろうと考えられる。

Paris らは冷水性肉食魚のニジマスの腸内短鎖脂肪酸が低濃度であることから（最大でおよそ15mmol/L），ニジマスの栄養にとって微生物消化がそれほど大きな役割を担っていないと結論している[29]。管腔内の短鎖脂肪酸濃度は，微生物による短鎖脂肪酸産生速度と消化管からの吸収や流出速度，微生物による消費速度などとの動的なバランスの結果である。ティラピア（*Oreochromis mossambicus*）の腸に酢酸の輸送システムがあることは，魚類の腸で短鎖脂肪酸が速やかに吸収されることを示唆する[30]。従って，管腔内の短鎖脂肪酸濃度を測定するだけでは，消化管における短鎖脂肪酸の正味の産生量を測ったことにはならないことを考慮しておく必要がある。

一方でニジマスの腸内細菌の代謝は，ニジマスの至適水温下ではおそらく最大に機能してはいない。筆者らがニジマスの腸内細菌を各種の発酵基質とともに温度を変えて培養した結果，ニジマスの成長における至適水温（17.2℃）[32]よりも高い25℃で培養したほうが腸内発酵の活性が高かった[31]。宿主動物の至適温度と腸内細菌代謝の至適温度のギャップからすると，ニジマスの栄養にとって微生物消化がそれほど大きな役割を担っていないとする Paris らの結論[29]は，あながち間違いではないかもしれない。いずれにしても変温動物の魚類の場合，環境水温というものが腸内の微生物消化に対しての重要な作用因子となっている。

哺乳動物において各種の生理作用を現わす短鎖脂肪酸の最小濃度は，魚類の腸内で認められる

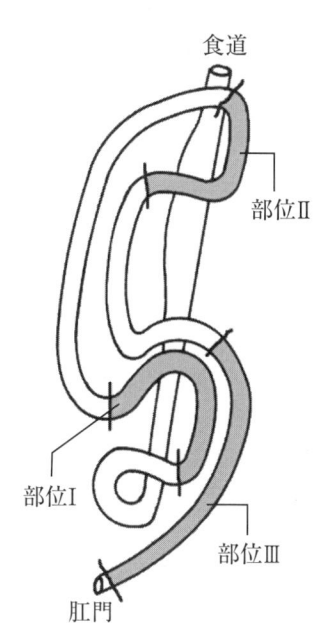

図9 コイの腸と内容物採取部位
木原ら[41]

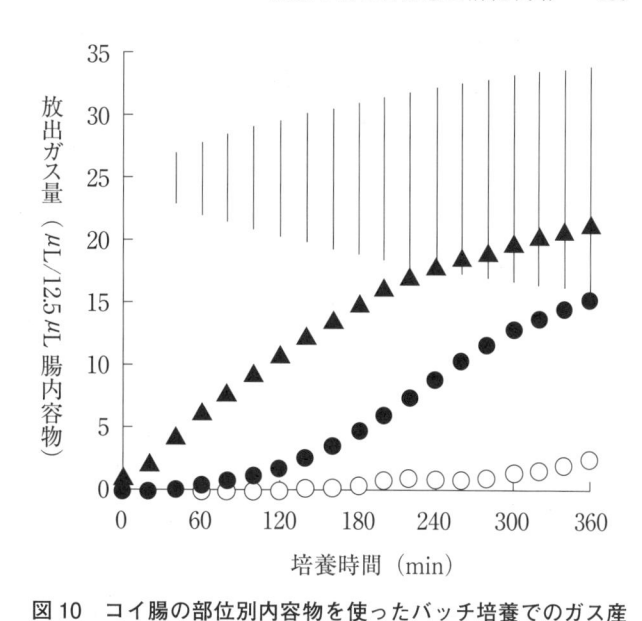

図10 コイ腸の部位別内容物を使ったバッチ培養でのガス産生量 (n=6)
腸内容物は部位Ⅰ（○），部位Ⅱ（●），部位Ⅲ（▲）（図9）から採取．発酵基質としてそれぞれ $500\mu g$ のグルコースを添加．縦棒線：pooled SD 木原ら[41]

濃度よりも低い場合がある[33,34]。直接的な検証ではないが，例えば短鎖脂肪酸の産生を促進するような腸内発酵基質を魚類に給与すると管腔内の短鎖脂肪酸濃度が高くなり，このとき消化管の形態変化[35]，消化管の重量変化[36]，粘液産生細胞の増加[37]，脂質やミネラル代謝の変化[38,39]といった生理作用が確認できる。Clementsは，変温動物の腸内発酵は高い環境温度を必要とする一方で，低い温度は短鎖脂肪酸産生を妨げるものではないと述べている[40]。従って，肉食性魚類の腸内発酵は宿主の魚にとってそれほど有効なエネルギー産生源ではないかもしれないが，宿主の生理機能に影響を及ぼすという点では無視できない量と考えてよいだろう。

多くの養殖魚類に給餌される配合飼料には，デンプンや繊維質など植物由来の発酵基質も多く含まれる。魚類を養殖業における経済動物として見た場合，短鎖脂肪酸の産生を主体とする腸内発酵の生理作用は見落としてはならない経済効果を含んでいるのではないだろうか。魚類の腸内発酵とその生理作用について今後一層の解明が必要である。

部位と発酵

前項で魚類腸内発酵部位としての嚢状部を見てきたが，嚢状構造をもたない魚類の腸内発酵について，部位間差から考察してみたい。

コイの腸は体長に対しておよそ2倍の長さを示し（表2），複雑に折れ曲がって腹腔内に収まっている（図9）。筆者らがコイの腸内容物を屈曲部ごとに分けて採取し（図9），部位ごとの発酵についてバッチ培養によるガス産生量から比較してみたところ，すべての部位においてガスの産生が確認できた（図10）。しかしながらガス産生量には腸部位間差があり，部位Ⅰ＜部位Ⅱ＜部位Ⅲの順でガス産生量が多かった[41]。

このバッチ培養実験法は嫌気的な培養方法であることから[35]，ここで述べた結果はコイの腸内発酵が腸の部位によって異なり，嫌気的条件下の細菌活動が腸後部で活発であることを強く示唆する

ものと考えてよいだろう。コイの腸を4つの部位に分けてそれぞれの部位ごとの細菌数を確認すると、部位間に細菌数の大きな違いはないことから[42]、コイにおける部位ごとのガス産生量の違いは、各部位の細菌数を反映したものではなく細菌叢の違いを反映したものと考えられる。実際コイの腸内細菌は腸前部と後部でその細菌叢が異なることが分かっており、腸の前部では酸素が多いことから、好気性の細菌と通性嫌気性細菌が多く存在する[42]。そして肛門に近づくにつれて嫌気的となり偏性嫌気性細菌が多くなる[43]。従ってコイにおいて腸後部のガス産生量が多かったのは、バッチ培養条件に適した偏性嫌気性細菌が優占菌になっていたからであろうと推測される。

バッチ培養によるガス産生量と短鎖脂肪酸産生量には正の相関が認められること[44]、短鎖脂肪酸の産生を主とする腸内発酵が、反芻動物の第一胃内や哺乳動物の大腸内のような嫌気部位で起こっていることからすると[45]、コイにおける実質的な腸内発酵部位は、部位ⅡからⅢに示される腸後部であると考えられる。このように直行型の腸内においては、腸後部に向けて細菌叢が変化し（細菌叢を変化させ）、効果的に微生物消化を行っている。

おわりに

近年、水産養殖においてもプロバイオティクスやプレバイオティクス技術の有用性が議論されているが[46,47]、実のところ腸の部位や腸内滞留時間、腸管運動、温度といった腸内細菌の活動に影響すると考えられる基本的な要因と、プロ・プレバイオティクスとの関係はほとんど検討されていない。反芻動物の反芻胃や草食動物の大腸は形態的に消化管内容物が滞留する場所でもあるが、細菌が増殖したり発酵基質を利用したりするにはその場所にとどまることも必要である[48]。これまで見てきたように魚類の食性は様々で消化管の形態も極めて多様である。つまり、魚類においてプレバイオティクスとして投与される発酵基質やプロバイオティクスとして投与される生菌の実験をするにあたっては、実質的な発酵部位とその部位における滞留時間との関係を、対象とする魚種ごとに確認しておく必要がある。

魚類は生息環境や食性、体温調節の点から見ても、我々哺乳動物とは異なる興味深い動物である。その一方で哺乳動物と似たような消化戦略をとっていることもうかがえる。例えば冬眠する動物のように体温が変化する哺乳動物の消化管機能や腸内発酵とその生理作用など、変温動物の魚類が何らかのモデルあるいは参考資料になることを期待している。もちろん、哺乳動物以外の両生類、は虫類、鳥類の消化管研究の参考になれば幸いである。

参考文献

1) Nielsen J G. The deepest living fish Abyssobroutura galatheae. Galathea Rep. 1997；14：41-48.
2) Kapoor B G, Khanna B. Adaptations to unique habitats. In：Ichthyology Handbook. New York：Springer-Verlag, 2004. 891.
3) Kaneko T, Hasegawa S, Uchida K, Ogasawara T, Oyagi A, Hirano T. Acid tolerance of Japanese Dace (a Cyprinid teleost) in lake Osorezan, a remarkable acid lake. Zool Sci. 1999；16：871-877.
4) Carey F G, Lawson K D. Temperature regulation in free-swimming bluefin tuna. Comp Biochem Physiol. 1973；44A：375-392.
5) 松原喜代松, 落合明, 岩井保. 新版 魚類学（上）. 東京：恒星社厚生閣, 1979.
6) Froese, R. and D. Pauly. Editors. 2009. FishBase. World Wide Web electronic publication. www.fishbase.org, version (03/2009). http://www.fishbase.org/search.php
7) 落合明, 田中克. 新版 魚類学（下）. 東京：恒星社厚生閣, 1986.

8) 富永盛治朗. 五百種魚体解剖図説（別巻）. 東京：角川書店, 1965.
9) Rimmer D W, Wiebe W J. Fermentative microbial digestion in herbivorous fishes. J Fish Biol. 1987；31：229-236.
10) 後藤陽子. トドの腸はどれ位の長さですか？. 釧路水試だより（北海道立釧路水産試験場）. 2007；88：6-9.
11) 赤崎正人. 消化器官. 落合明編. 魚類解剖学. 東京：緑書房, 1987. pp75-100.
12) Takashima F, Hibiya T. An Atras of Fish Histology (2nd ed.). Tokyo：Kodansha, 1995. p195.
13) 船越健悟. 自律神経系. 植松一眞, 岡良隆, 伊藤博信編. 魚類のニューロサイエンス. 東京：恒星社厚生閣, 2002, pp263-73.
14) Kapoor B G, Khanna B. Digestive system；Growth；Gastrointestinal Hormones；Age Determination. 3. Gut. In：Ichthyology Handbook. New York：Springer-Verlag, 2004. pp190-230.
15) 太田浩良, 勝山努. 胃の系統発生. 川井啓市編. 胃 －形態とその機能－（第2版）. 東京：医学書院, 1994. pp3-10.
16) 能勢健嗣. 栄養素の消化吸収と消化率. 荻野珍吉編. 魚類の栄養と飼料. 東京：恒星社厚生閣, 1989. p38.
17) 坂田隆. 砂漠のラクダはなぜ太陽に向くか？ 身近な比較動物生理学. 東京：講談社, 1991. p49.
18) 竹内俊郎. 消化と栄養. 板沢靖男, 羽生功編. 魚類生理学. 東京：恒星社厚生閣, 1991. pp67-101.
19) 岩井保. 水産脊椎動物Ⅱ 魚類. 東京：恒星社厚生閣, 1985, p109.
20) 金子豊二. 浸透圧調節・回遊. 会田勝美編. 魚類生理学の基礎. 東京：恒星社厚生閣, 2002. p223.
21) 馬久地みゆき, 八田珠郎, 金子豊二. 2009年度日本水産学会春季大会講演要旨集. 2009；講演353.
22) Bond C E. Feeding, Nutrition, and Growth. In：Biology of Fishes (2nd ed.). Florida：Saunders College Publishing, 1996. p425.
23) 古谷尚大, 田所大二, 益本俊郎, 深田陽久. 2009年度日本水産学会春季大会講演要旨集. 2009；講演359.
24) Buddington R K, Diamond J M. Pyloric ceca of fish：a "new" absorptive organ. Am J Physiol. 1987；252：G65-76.
25) Romer A S, Parsons T S. 平光厲司訳. 消化器系. 脊椎動物のからだ＜その比較解剖学＞（第5版）. 東京：法政大学出版局, 1983. p318.
26) Horn M H, Messer K S. Fish guts as chemical reactors：a model of the alimentary canals of marine herbivorous fishes. Mar Biol. 1992；113：527-535.
27) Kandel J S, Horn M H, Van Antwerp W. Volatile fatty acids in the hindguts of herbivorous fishes fro, temperate and tropical marine waters. J Fish Biol. 1994；45：527-529.
28) Smith T B, Wahl D H, Mackie R I. Volatile fatty acids and anaerobic fermentation in temperate piscivorous and omnivorous freshwater fish. J Fish Biol. 1996；48：829-841.
29) Paris H, Murat J C, Castilla C. Etude des acides gras volatiles dans l'intestin de troit especes de poisons Teleosteens. C R Seances Soc. Biol. Fil. 1977；171：1297-1301.
30) Titus E, Ahearn G A. Transintestinal acetate transport in a herbivorous teleost：anion exchange at the basolateral membrane. J Exp Biol. 1991；156：41-61.
31) Kihara M, Sakata T. Influences of incubation temperature and various saccharides on the production of organic acids and gases by gut microbes of rainbow trout Oncorhynchus mykiss in a micro-scale batch culture. J Comp Physiol B. 2001；171：441-447.
32) 隆島史夫. 成長の生理. 野村稔編. 淡水養殖技術. 東京：恒星社厚生閣, 1982. p52.

33) Cherbut C. Effects of short-chain fatty acids on gastrointestinal motility. In: Cummings J H, Rombeau J L, Sakata T, editors. Physiological and clinical aspects of short-chain fatty acids. Cambridge: Cambridge University Press, 1995. pp191-207.
34) Yajima T. Sensory mechanisms for short-chain fatty acids in the colon. In: Cummings J H, Rombeau J L, Sakata T, editors. Physiological and clinical aspects of short-chain fatty acids. Cambridge: Cambridge University Press, 1995. pp209-221.
35) Kihara M, Ohba K, Sakata T. Trophic effect of dietary lactosucrose on intestinal tunica muscularis and utilization of this sugar by gut microbes in red seabream Pagrus major, a marine carnivorous teleost, under artificial rearing. Comp Biochem Physiol. 1995; 112A: 629-634.
36) Kihara M. Production of short-chain fatty acids from dietary lactosucrose in the hindgut and its effects on digestive organs of a marine teleost, red sea bream Pagrus major. Aquaculture Sci. 2008; 56: 327-333.
37) 木原稔, 坂田隆. 魚類の腸内発酵とその生理作用. BRAIN テクノニュース. 1996; 55: 8-11.
38) Kihara M, Kiryu K, Sakata T. Dietary lactosucrose affects calcium content in scales of juvenile red sea bream Pagrus major under artificial rearing. Aquaculture Sci. 2007; 55: 271-278.
39) Kihara M. Dietary lactosucrose decreases hepatic and plasma lipid contents in a marine teleost, red sea bream Pagrus major. Aquaculture Sci. 2009; 57: 143-144.
40) Clements K D. Fermentation And Gastrointestinal Microorganisms In Fishes. In: Mackie R I, White B A, editors. Gastrointestinal microbiology Vol. 1: Gastrointestinal ecosystems and fermentations. New York: Chapman and Hall, 1997. pp156-198.
41) 木原稔, 上田浩敏, 小田謙太. マイクロスケールバッチ培養によるコイ腸内発酵活性の部位間差の確認. 水産増殖. 2009; 57: 337-338.
42) Sugita H, Miyajima C, Kobayashi H, Deguchi Y. Distribution of Microflora in the Intestinal Tract of Carp Cyprinus carpio. Nippon Suisan Gakkaishi. 1990; 56: 1133-1138.
43) 吉水守. Ⅰ. 水産生物と微生物. 河合章編. 水産増養殖と微生物. 東京: 恒星社厚生閣, 1986. pp 9-37.
44) Kihara M, Sakata T. Fermentation of dietary carbohydrates to short chain fatty acids by gut microbes and its influence on intestinal morphology of a detritivorous teleost tilapia (Oreochromis niloticus). Comp Biochem Physiol. 1997; 118A: 1201-1207.
45) Wrong O M. Definitions and history. In: Cummings J H, Rombeau J L, Sakata T, editors. Physiological and clinical aspects of short-chain fatty acids. Cambridge: Cambridge University Press, 1995. pp1-14.
46) 越塩俊介. 魚類養殖発展のためのプロおよびプレバイオティクス. 養殖. 2006; 6: 36-37.
47) 中野俊樹. プロバイオティクスの機能と水産分野への利用. 養殖. 2006; 6: 72-76.
48) Hume I D. Flow dynamics of digesta and colonic fermentation. In: Cummings J H, Rombeau J L, Sakata T, editors. Physiological and clinical aspects of short-chain fatty acids. Cambridge: Cambridge University Press, 1995. pp119-132.

消化管の栄養・生理と腸内細菌

第3章

■炭水化物の消化・吸収・発酵と腸内細菌

女子栄養大学　山田和彦
明治乳業株式会社 研究本部　石田達也

炭水化物の消化・吸収および発酵

　炭水化物（carbohydrate）は化学的には水酸基を多く含むアルデヒド，ケトン，アルコール，酸などの単純物質とそれらのアセタールタイプの結合をもつ重合体である。炭水化物は主要なエネルギー源であり，グルコース，フルクトース，ガラクトースなどの単糖や二糖類からなる糖類（sugars），各種の糖アルコール，3～10個の単糖からなるオリゴ糖類，デンプンおよび食物繊維に入る非デンプン性の多糖類から構成されている。しかしながら，食物繊維ならびに難消化性の糖アルコールやオリゴ糖は消化管での消化酵素によって消化可能ではなく，腸内細菌叢により発酵を受けて利用される[1]。

1）炭水化物の消化

　食品成分のうち炭水化物から食物繊維を差し引いて得られる，いわゆる従来からの糖質の消化作用は，だ液，すい液および小腸の色々な消化酵素の働きによって行われる。

　デンプンは，グルコースがα-1,4結合したアミロース部分と，ところどころにα-1,6結合のあるアミロペクチン部分が混合している。だ液およびすい液中のαアミラーゼの作用で，グルコース鎖の内部のα-1,4結合がアトランダムに一部水解され，α-限界デキストリンや少量のマルトトリオース，マルトースなどが腸管の管腔内に生成する。α-限界デキストリンに存在するα-1,6結合は小腸粘膜の酵素で消化を受けるまで[2]，これ以上は摂取したスクロース，ラクトースなどと同様に管腔内容物状態での消化は進まない。

　管腔内消化に加えて糖質の最終消化は，マルターゼやスクラーゼなどの二糖類水解酵素が腸液中に分泌されて消化作用を示すのではなく，小腸上皮細胞自体の生体膜表面での膜消化（membrane digestion）である。少糖類ならびにα-限界デキストリンは，小腸上皮細胞の管腔側のブラシ状に特殊化したこの微絨毛膜に分布するマルターゼ，スクラーゼ，イソマルターゼ，ラクターゼ，トレハラーゼなどの二糖類水解酵素により，グルコース，フルクトース，ガラクトースなどの単糖にまで消化されながら，同じ膜上で隣接して存在する輸送担体によって吸収される[3,4]。糖質の膜消化に関与する酵素として，表1に示すように数種類の存在が知られている。いずれも酵素の一部分が微絨毛膜に結合し，活性部位は管腔側に顔を出した状態となっている。このような消化酵素の機能は，食事内容，生体の条件，昼夜のリズム環境などにより影響を受け柔軟に応答して，ある意味では外部環境とも言える消化管腔内の変化に適応していると考えられる。また，小腸の吸収細胞は繊毛基部のcrypt（陰窩）で増殖・分化したのち，2～3日かけて絨毛の先端まで移行し，消化酵素活性はその部位により変化する[5]。

2）炭水化物の吸収

　食事に含まれる消化性の糖質は最終的に単糖にまで分解され，そのほとんどは，グルコース，ガラクトース，そしてフルクトースと言える。これら単糖の血液中への吸収は主に十二指腸ならびに空腸で完了する。従来から，グルコースおよびガラクトースは能動輸送系により，フルクトースは促通拡散系によって吸収されることが知られ，糖の輸送担体について，その実体が明らかにされてきている[4]。

表1 小腸上皮細胞の微絨毛膜に存在する糖質消化酵素

酵素名	基質特異性	天然の基質	生成物
グルコアミラーゼ	α（1→4）グルコース	アミロース	グルコース
イソマルターゼ	α（1→6）グルコース	イソマルトース α-限界デキストリン	グルコース
マルターゼ	α（1→4）グルコース	マルトース マルトトリオース	グルコース
スクラーゼ	αグルコース	スクロース	グルコース フルクトース
トレハラーゼ	α（1→1グルコース）	トレハロース	グルコース
ラクターゼ	βガラクトース	ラクトース	グルコース ガラクトース
β-グルコシダーゼ	β-グルコース	グルコシルセラミド	グルコース セラミド

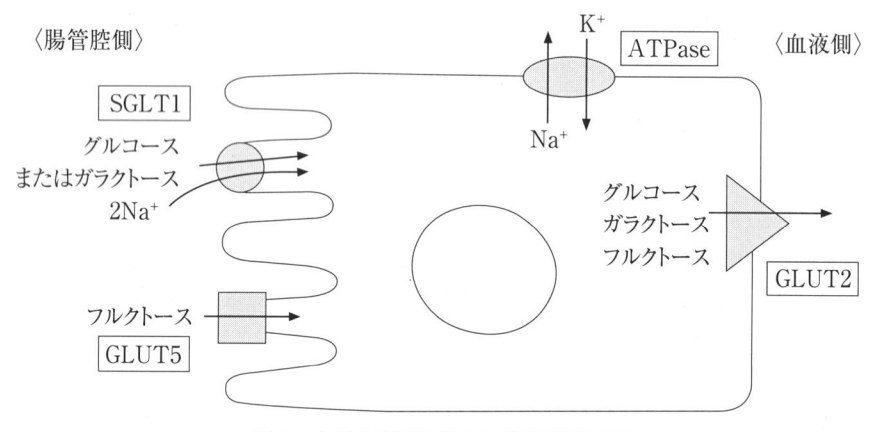

図1 小腸上皮細胞における単糖の吸収

　グルコースを細胞膜の一方から他方へ輸送する働きをもつ担体は，2群に分類される。グルコースの濃度勾配に準じて単純拡散よりも速く輸送させる輸送担体（glucose transporters；GLUTs）群と，グルコースの濃度勾配に逆らい Na$^+$ 濃度勾配のエネルギーを利用して輸送させる Na$^+$ との共輸送担体（sodium-glucose cotransporters；SGLTs）群とである。GLUTs 群は多種類確認されており，組織によって分布が異なっているが，いずれもアミノ酸約500個からなる近縁タンパク質で，互いに50〜60％の相同性をもつ。小腸上皮細胞には，GLUT2が側底膜に，またGLUT5が微絨毛膜に存在して単糖の輸送を行っている。一方，SGLTs 群は2種類確認されており，SGLT1が小腸上皮細胞微絨毛膜，SGLT2が腎尿細管上皮細胞微絨毛膜に存在し，細胞外から細胞内への単糖の輸送を行っている。

　小腸上皮細胞を経由する腸管腔側から血液側への単糖の吸収は，主に SGLT1，GLUT2 および GLUT5 の3種類の輸送担体でなされることが明らかにされた（図1）。即ち，グルコースならびにガラクトースは，微絨毛膜に存在する SGLT1 が4量体を形成した分子量約30万の機能分子の作用で，Na$^+$ とともに腸管腔側から上皮細胞内へ取り込まれる。フルクトースは，GLUT5 の作用により上皮細胞内へ促通拡散で取り込まれる。この GLUT5 はグルコースの輸送担体としての機能はほとんどないと言われる。細胞内へ取り込まれた単糖はいずれも側底膜に存在する GLUT2 の作

用で血液へ移動する。細胞内に貯まったNa^+はエネルギー消費を伴うNa^+-K^+ATPase により細胞外へ放出され，能動輸送が維持し続ける。

一方，糖アルコール，即ちエリスリトール，ソルビトール，キシリトール，マルチトール，パラチニット，ラクチトールなどはむし歯になりにくい甘味料として多く利用されている。単糖アルコールが単純拡散により小腸から吸収された場合，エリスリトールならびにマンニトールは組織ではほとんど代謝されずに尿中に排泄されるため，エネルギー源としては利用されない。小腸から吸収されたソルビトールは，肝臓のソルビトール・デヒドロゲナーゼによって代謝され，NAD存在下でフルクトースへと酸化される。そののちフルクトース-1-リン酸，ジヒドロキシアセトンリン酸あるいはグリセルアルデヒド-3-リン酸を経て解糖系および糖新生経路によりエネルギー源として代謝される。また，キシリトールは，肝臓でキシリトールデヒドロキナーゼによってDキシルロースへ酸化され，キシルロース-5-リン酸へとリン酸化されたのち，五炭糖リン酸経路に入り解糖系または糖新生経路に合流後エネルギー源となる[6]。二糖アルコールはあとで述べるように大腸において腸内細菌により短鎖脂肪酸に代謝されたのち，吸収され利用される。多くの糖質甘味料や難消化性の炭水化物が新しく開発され，加工食品の原材料として利用されてきている。これらの消化・吸収性あるいは大腸における発酵の様相は，主として小腸上皮細胞に存在する膜消化酵素活性の強さ，輸送担体の有無，基質特異性およびその物理化学的性質によって規定される。それゆえ，管腔内消化，小腸上皮細胞表面での膜消化，引き続く吸収の関連を理解することは，食品の生体利用性を考察するうえで重要な点である。

3）炭水化物の発酵と吸収

一部の人には牛乳あるいは乳製品などラクトースを含む食品を一度に多量摂取すると，下痢，腹痛，腹部膨満，腹鳴などをきたす場合がある。消化・吸収されないラクトースが小腸内に貯留すると，浸透圧が高まり，水やNa^+の分泌が促進され，腸内容の増加，蠕動の亢進が起こる。さらにラクトースは，大腸に入り腸内細菌によって急激に発酵され，腸内ガス（水素，メタン，二酸化炭素）や乳酸，短鎖脂肪酸を多量産生し，水も多量に保持されることになり，大腸での吸収能力を超え，酸性の水様性下痢が惹起される。これがいわゆる乳糖不耐症である。

一方，健常人のふん便中へはデンプンはほとんど排泄されないため，食品中のデンプンは消化酵素により消化されて，すべて吸収されると一般的には理解されている。しかし，回腸末端より排出される内容物や急死したヒトの大腸内容物の分析結果から，確実にある程度のデンプンが大腸へ達することが明らかになっている。食事内容，調理法により差はあるものの，摂取デンプン量の2～10％が，消化・吸収されずに小腸を通り過ぎると言われる。小腸で吸収されないデンプンの総量をレジスタントスターチ（resistant starch）と定義している。"ヒトの消化酵素で消化されない食品中の難消化性成分の総体"として食物繊維が定量されるため，レジスタントスターチは食品成分としては食物繊維の一部に含まれる。

非デンプン性多糖類の食物繊維に比較するとレジスタントスターチの生体利用性に関する研究は少ないが，大腸の腸内細菌により90％前後は発酵されて，酢酸，プロピオン酸，酪酸などに代謝され主にエネルギーになるようである。また，レジスタントスターチの摂取による大腸内容物やふん量の増大，pHの低下，便秘改善効果なども報告されており，いわゆる食物繊維に似た生理作用をもっている。食物繊維摂取量が年々減少してきている日本においては，腸内発酵という観点から日常の食生活を考えると，小腸を通り過ぎるレジスタントスターチの存在は無視できないものであり生理的重要性は大きいものと言える[7]。

腸内発酵を受けた炭水化物は，短鎖脂肪酸（short chain fatty acid：SCFA）として大腸より吸収される。消化管内において腸内細菌の働きにより，短鎖脂肪酸は大腸に到達する食物繊維，即

ち主に難消化性炭水化物の発酵の結果生成され，生体に利用されている[8,9]。とくに酢酸，プロピオン酸，酪酸は生成される短鎖脂肪酸の8割以上を占めている。難消化性糖アルコール，オリゴ糖あるいは食物繊維の代謝物としての短鎖脂肪酸は，大腸粘膜の血流，増殖，水およびナトリウムの吸収に影響を与えるなど，その生理的効果が注目されてきてもいる。短鎖脂肪酸はすみやかに吸収されて管腔内の水素イオンが除去されると同時に炭酸水素イオンが分泌されて，管腔内の酸性化が防止されることになる。

　個々の短鎖脂肪酸によって主に代謝される部位が違っている。短鎖脂肪酸は大腸上皮細胞の最も重要なエネルギー源である。大腸上皮細胞は血管から供給されるエネルギーよりも管腔から供給されるエネルギーに依存する細胞である。大腸管腔から上皮細胞に入った酢酸の約15%が上皮細胞によって消費される。残りの酢酸の半分以上は門脈を経て肝臓でエネルギー源あるいは脂肪合成の基質として消費される。肝臓で消費されなかった酢酸は末梢組織に至ってエネルギー源，脂肪合成の基質として利用される。大腸上皮細胞に吸収されたプロピオン酸の約50%は上皮細胞のエネルギー源として利用される。残りのプロピオン酸は肝臓で脂肪酸合成の基質，あるいは糖新生の基質として消費される。吸収された酪酸は，大部分が大腸上皮細胞のエネルギー源として消費され，残りは肝臓で脂肪合成の基質として利用される。反芻動物における短鎖脂肪酸の重要性は明らかな点も多いが，ヒトを含めた大腸発酵を主とする動物の場合，その生理作用の解明については今後の研究に期待するところである。

　難消化性のオリゴ糖，二糖類アルコールは発酵を受け利用されるが，腸内ガスの生成，利用効率を考えると，有効エネルギー量は消化性糖質に比べ低い。現時点では厳密な数値ではないが，許容可能な推定値が各国で提唱されている[10]。　糖質1gが発酵を受け生成される短鎖脂肪酸として利用された場合には，大まかに消化性炭水化物の約1/2である2kcal/gと考えられる[11]。

　小腸において消化されずグルコースを生成しないオリゴ糖，糖アルコールは血糖の上昇を伴わないため，すい臓からのインスリン分泌も起こらない。適当量の使用は，糖尿病患者，肥満者にとって食後過血糖に起因する種々の異常の予防や改善にとって有効であるものと思われる。これらは一度に20〜30gの大量を摂取すると乳糖不耐症と同様な浸透圧上昇による分泌亢進，発酵異常による一過性の軟便あるいは下痢が起こることもあるが，大腸内発酵による短鎖脂肪酸の生成，ビフィズス菌の増加など腸内細菌叢の改善を通じて整腸作用に役立つと考えられている。炭水化物としてどのような食品形態でどのような摂取のしかたがより好ましいかを検討するとともに，年齢，健康状態などによる要因も考慮することが重要である。

小腸の菌叢

　ヒトの消化管の長さは約7m，解剖学的には複数の領域，即ち口腔，食道〜胃，小腸（十二指腸，空腸，回腸），盲腸・結腸（上行結腸，横行結腸，下行結腸，S字結腸）・直腸より構成される大腸，そして肛門部分に分けることができる[12]（表2）。その腸内には多種多様な細菌が存在し，一説に約400種，100兆個もの細菌により腸内細菌叢が構成されていると考えられている[13,14]。腸内細菌（叢）が宿主に及ぼす影響として，食物の分解，物質の代謝，ビタミン供給などの栄養学的な面にとどまらず，有機酸の産生による腸管運動の活発化，有害菌の定着・増殖抑制や菌体成分による有害物質の吸着・排出，また菌自身のみならずその菌体成分・代謝産物による免疫機能の調節などが考えられており，その貢献度は大きい。一方，宿主における食事内容，ストレス，抗生物質の投与などは腸内細菌叢に大きな影響を与えており，さらには加齢や遺伝的背景などによっても菌叢が異なると考えられている[15]。

　従来，腸内細菌の研究は主に培養法によって行われてきたが，栄養要求性が種々多様，嫌気的

表2 消化管各部位の平均長，pH，菌数[12]

Region of the GI tract	Length (cm)	pH	Density of microbiota (cells/mL [g])
Stomach	12	1.0 〜 4.4	$10^0 \sim 10^4$
Duodenum	25	5.5 〜 7.0	$10^4 \sim 10^5$
Jejunum	160	6.5 〜 7.5	$10^5 \sim 10^7$
Ileum	215	6.5 〜 7.5	$10^7 \sim 10^8$
Caecum	6	5.9 〜 6.4	
Ascending colon	15	5.5 〜 6.0	
Transverse colon	50	6.5 〜 7.5	$10^{10} \sim 10^{11}$
Descending colon	25	6.0 〜 7.0	
Sigmoid colon	40	6.0 〜 7.0	
Rectum	18	7.0 〜 7.5	$10^{10} \sim 10^{11}$

な環境に適応しているなど，多くの細菌が難培養性である[16,17]。そのため分離・培養ができる菌種に限りがあるのも事実であり，得られる情報が不十分な部分も多かった。しかしながら，近年の16S rRNA 遺伝子塩基配列に基づく解析などの（培養によらない）分子生物学的手法の発展により，腸内細菌叢の全貌が明らかになりつつある[18]。多くの報告は非侵襲的に試料採取が可能なこともあり，ふん便試料に関するものであるが，それらによると主に *Bacteroides* spp., *Clostridium coccoides* group (*Clostridium* rRNA subcluster XIVa), *C. leptum* subgroup (*Clostridium* rRNA cluster IV), *Bifidobacterium* spp. などによって構成され，おおよその構成比はそれぞれ37 〜 42％，14 〜 22％，＜16％，＜7％程度である[19-21]。一方，そのほかの部位に関する報告はそれほど多くはなく，とくに小腸に関してはその報告数，被験者数ともに少ない。空腸，回腸いずれもその資料採取部位に到達すること自体が困難であるうえ，事前に抗生物質が投与されていない，嫌気的な採取が必要とされるなどの問題があることも一因である。しかしながら小腸は食物の消化・吸収，外来菌からの感染防御，腸管免疫などの重要な場であるため，それらのプロセスと腸内細菌との関係について検討することは重要と考えられる。

　前節では小腸を中心とした消化・吸収などについて述べたが，本節ではその場に存在する小腸菌叢の役割について考察すべく，近年の分子生物学的手法の進展とともに徐々に明らかとなってきた小腸の菌叢について述べていきたい。

1）分子生物学的手法による小腸の菌叢解析

　培養法を用いた解析により小腸では *Streptococcus*, coliforms, *Lactobacillus* などが優勢に検出され[22]，空腸から回腸末端に向けて徐々にグラム陽性菌からグラム陰性菌へと優占種が変化しているとのことである[23]。内視鏡により採取された小腸粘膜の菌叢についてクローンライブラリー法を用いた解析結果によれば，空腸においては proteobacteria および *Streptococcus* などが優占種，回腸においては *Bacteroidetes* や *Clostridium* cluster XIVa, XI などに属する菌種が優占種であることが明らかとされている（**表3**）。また，空腸よりも回腸のほうが系統型 (phylotype：系統解析により分けられた系統グループ）の数が多く[24]，大腸に向かうにつれて菌種の多様性が増加するものと考えられている。

　内容物の菌叢については Hayashi ら[27]によって詳細に調べられている。検死解剖時に採取され

表3 ヒト空腸および回腸末端部の粘膜の菌叢

Bacteroial group	Wang et al. 2005[24] Jejunum	Wang et al. 2005[24] Distal ileum	Wang et al. 2003[25] Distal ileum
Proteobacteria	13%	1%	3%
Streptococci	68%	2%	3%
Bacteroidetes	3%	49%	37%
Clost*IV		7%	
Clost IX	7%	5%	
Clost XI	3%		17%
Clost XIVa		20%	34%
Clost XIVb		5%	
Clost XVIII			8%
Verrucomicrobia		5%	
Fusobacteria	3%	1%	
Actinobacteria	1%		
Others	2%	5%	

＊：Clost, *Clostridium* cluster[16].

表4 ヒト空腸および回腸内容物の菌叢[27]

Bacteroial group	Subject A Jejunum	Subject A Ileum	Subject B Jejunum	Subject B Ileum	Subject C Jejunum	Subject C Ileum
γ-Proteobacteria	5%	22%	71%	85%	93%	46%
Streptococci	16%	36%				8%
Bacteroidetes			1%			
Clost* XI		1%				7%
Clost XII			3%			
Clost XIII						2%
Clost XIVa			1%			1%
Lactobacilli	74%	21%				
Enterococcus group			6%	13%	7%	33%
Sporomusa group		15%				
Verrucomicrobia			2%			
Fusobacteria		2%				

＊：Clost, *Clostridium* cluster[26].

た試料について分子生物学的手法を用いて解析されたものであるが，彼らによると *Enterococcus* group, lactobacilli, streptococci, γ-proteobacteria などの通性嫌気性菌や好気性菌が空腸，回腸において検出されたとのことである（表4）。ふん便菌叢（大腸内容物の菌叢と類似していると考えられる）は前述のように *Bacteroidetes*, *Clostridium* cluster, *Bifidobacterium* などの偏性嫌気性菌が主要な構成菌であるため，酸素要求性の面からも小腸と大腸とではかなり菌叢が異なる。実際に林らの研究においても，盲腸内容物の菌叢は *Clostridium* rRNA subcluster XIVa や *Clostridium* rRNA cluster IV などに属する菌種の検出率・種類ともに回腸内容物に比べ増加しており[27]，小腸と大腸の間で急激な菌叢の変化が起こっているものと考えられる。

興味深いことに粘膜と内容物の比較において，検出される菌種に共通点も多いが，*Bacteroidetes* や *Clostridium* rRNA subcluster XIVa, *Clostridium* rRNA cluster IV, *Enterococcus* group などの検出割合が異なる菌種も存在する。このような相違は大腸粘膜とふん便との比較においても報告されており，大腸内視鏡により採取された盲腸から直腸まで6ヶ所の粘膜試料とふん便の菌叢について調べたところ，粘膜採取部位間の菌叢は類似していたが，ふん便の菌叢はいずれの粘膜菌叢とも異なっていたとのことである[28]。粘膜試料は生検前に腸管の洗浄が行われるため検出される細菌は粘膜に定着しているものが主となり，消化管に定着していない菌が含まれている内容物の菌叢解析結果とは異なることが考えられる（一方，FISH法を用いた回腸末端・結腸粘膜とふん便との比較において菌の分布は等しく，粘膜に特徴的な菌は認められなかったという報告[29]もある）。また，摂取した食物や体調などにより菌叢が変動することが容易に予想されるため，粘膜と内容物との採取時期が異なる場合，その違いが何によるものか評価するのは難しい。加えて，ふん便菌叢に関しては個人差[28]，年齢差[30]などが存在することはよく知られている。小腸菌叢についてもどの程度，どの範囲で差異が存在するのか，これからの課題である。

2）物質代謝における小腸菌叢の役割と今後の展望

前項では小腸の菌叢について触れたが，本項では小腸菌叢がどのように宿主と関係しているのかを考察すべく，主に菌叢の動態，菌数について述べることとする。

小腸菌叢は宿主からの胃酸，すい液，胆汁などの分泌産物や免疫反応だけでなく，pHや滞留時間，また摂取した食品成分によっても影響を受けていると考えられている。Evans ら[31]によりpHセンサーつきのカプセルを用いて消化管内のpH推移について調べられた研究によると，胃酸などの流入により幽門部のpHはいったん低下する。そのため上部消化管では耐酸性を有する lactobacilli や streptococci が優勢菌になると考えられている[12]。そののちは胆汁，すい液などのアルカリ性の液体も流入するため空腸付近でpH6.6，回腸付近でpH7.5と中性に近く全体としては比較的弱アルカリ性の環境である（図2）。なお，回盲弁あたりから盲腸にかけて急激なpHの低下が認められるが，食物繊維やポリ多糖などが腸内細菌によって発酵される際に産生される酢酸，プロピオ

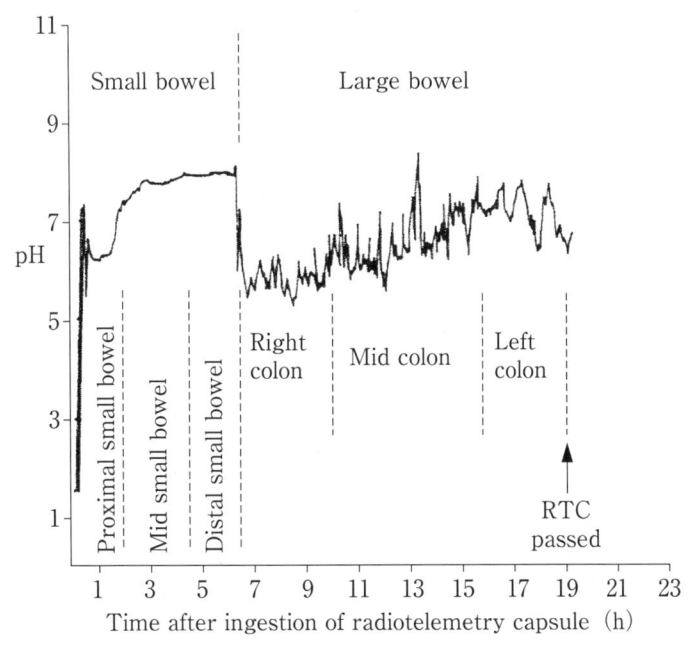

図2 ラジオテレメトリー法により測定された消化管内pHの推移[31]

ン酸，酪酸などの短鎖脂肪酸によるものと考えられる。

　小腸における微生物の生育に必要な炭素源は主として食物由来の炭水化物であるが，消化吸収されやすいこともあり，宿主と競合していると考えられる[12]。また小腸の滞留時間は30分間〜数時間程度と短いため，微生物が増殖できる時間は限定されたものである[32,33]。実際，小腸菌叢の菌数は $10^3 \sim 10^8$ cfu/mLと大腸に比べ100〜1000分の1以下であり[23,33,34]（表2），食物の摂取などにより一時的に増加するなど，変動も大きいことが考えられている。小腸の菌叢は大腸に比べ菌種の多様性が乏しいが，小腸の環境は上記のように栄養に乏しく，微生物にとって決して安定して増殖できる環境ではないことも一因と思われる。小腸上部から盲腸に向けて移動速度の低下および急速な菌数増加が認められるが，菌叢も大きく変化し，酸素を必要としない環境に住む嫌気性菌の割合が増加しているようである[27,33]。

　物質代謝に関して腸内細菌が及ぼす影響を調べる場合，菌叢だけでなく菌数についても考慮する必要がある。しかしながら菌数は大腸に比べ少なく，その変動も大きいため免疫学的な観点以外の有益な役割については不明な部分が多い。とくに空腸など常在菌数が少ない部位については，栄養学的な観点からもどのような状態であるのか検討する必要があると考えられる。

　これまで述べたように，複数の培養によらない小腸内細菌解析研究が行われたことにより，詳細な菌種の分布や構成など，"どのような菌が存在しているのか"という基本的な情報については徐々に明らかになってきたように思われる。ただし，いずれの報告例も被験者数については少なく（Wang M et al.[24]，Wang X et al.[25]，Hayashi et al.[27]，それぞれ1，1，3名），個人差も大きいのが現状である。そのため現時点での統一的な見解を得ることは難しいが，近年発展してきた大腸を対象とする菌叢解析研究のように，急速に情報の蓄積がなされてくるものと思われる。

　また，ゲノム情報をまとめて解析するメタゲノム解析についてもヒト腸内細菌を対象として導入され始め，膨大な情報のなかから個人差や年齢差などの知見が得られている[35]。さらには食物を摂取させた場合の転写産物の挙動を調べるというようなメタトランスクリプトーム解析なども行われるようになると思われる。研究は始まったばかりであるが，今後様々な食品成分に対するメタゲノム，メタトランスクリプトーム解析が行われ，機能性食品それぞれの腸内細菌叢やその代謝活性に与える影響が明らかになってくるであろう。加えて，これまで蓄積されてきた菌種・菌叢情報と次世代シークエンサーなどの登場・シークエンスコストの減少などにより可能となった，"〜オミクス"の情報が統合的に解析されるようになるものと思われる。アクセスの難しい小腸における腸内細菌－宿主間の相互作用，小腸菌叢がヒトに与える影響が明らかにされ，よりヒトに貢献できる菌種，菌叢が明らかになってくることを期待したい。

引用文献

1) Cummings J H, Stephen A M. Carbohydrate terminology and classification. Eur J Clin. Nutr. 2007；61 (Suppl 1)：S5-18.

2) Ugolev, A. Influence of the Surface of the Small Intestine on Enzymatic Hydrolysis of Starch by Enzymes. Nature. 1960；188：588-589.

3) Semenza G, Auricchio S. Small-Intestinal Disaccharidases, In the Metabolic and Molecular Bases of Inherited Disease. 7th ed./Scriver C R, Beaudet R L, Sly W S, Valle D. eds. New York：McGraw-Hill, 1994. pp.4451-4480.

4) Wright E M, Hirayama B A, Loo D F D, Turk E, Hagar K. Intestinal Sugar Transport, In Physiology of the Gastrointestinal Tract. 3th ed./Johnson R L. ed. New York：Raven Press, 1994. pp.1751-1772.

5) Goda T, Yamada K, Bustamante S, Koldovsky O. Dietary-induced Rapid Decrease of Microvillar Carbohydrase Activity in Rat Jejunoilem. Am J Physiol. 1983 ; 245 : G418-423.
6) William L D Jr. Sugar Alcohols as Bulk Sweeteners. Annu Rev Nutr. 1989 ; 9 : 161-186.
7) 早川亨志, 柘植治人. デンプンの摂取と健康－難消化性デンプンの生理機能－. 日本食物繊維研究会誌. 1999 ; 3 : 55-64.
8) 坂田隆, 市川宏文. 短鎖脂肪酸の生理活性. 日本油化学会誌. 1997 ; 46 : 1205-1212.
9) 星清子, 矢島高二. 大腸内細菌の代謝と代謝産物の作用. 日本食物繊維研究会誌. 1998 ; 2 : 1-14.
10) Duffy V B, Anderson G H. Position of the American Dietetic Association-Use of Nutritive and Nonnutritive Sweeteners. J. Am. Diet. Assoc. 1998 ; 98 : 580-587.
11) 奥 恒行. 難消化吸収性糖質の有効エネルギー量について. 栄養学雑誌. 1996 ; 54 : 143-150.
12) Booijink C C, Zoetendal E G, Kleerebezem M, de Vos W M. Microbial communities in the human small intestine : coupling diversity to metagenomics. Future Microbiol. 2007 ; 2 : 285-295.
13) Hao W L, Lee Y K. Microflora of the gastrointestinal tract : a review. Methods Mol. Biol. 2004 ; 268 : 491-502.
14) Ventura M, Turroni F, Canchaya C, Vaughan E E, O'Toole P W, van Sinderen D. Microbial diversity in the human intestine and novel insights from metagenomics. Front Biosci. 2009 ; 14 : 3214-3221.
15) 伊藤喜久治編. プロバイオティクスとバイオジェニクス－科学的根拠と今後の開発展望－. NTS. 2006.
16) Hayashi H, Sakamoto M, Benno Y. Phylogenetic analysis of the human gut microbiota using 16S rDNA clone libraries and strictly anaerobic culture-based methods. Microbiol Immunol. 2002 ; 46 : 535-548.
17) Suau A, Bonnet R, Sutren M, Godon J-J, Gibson G R, Collins M D, Dore J. Direct analysis of genes encoding 16S rRNA from complex communities reveals many novel molecular species within the human gut. Appl. Environ. Microbiol. 1999 ; 65 : 4799-4807.
18) Zoetendal E G, Vaughan E E, de Vos W M. A microbial world within us. Mol. Microbiol. 2006 ; 59 : 1639-1650.
19) Matsuki T, Watanabe K, Fujimoto J, Miyamoto Y, Takada T, Matsumoto K, Oyaizu H, Tanaka R. Development of 16S rRNA-gene-targeted group-specific primers for the detection and identification of predominant bacteria in human feces. Appl. Environ. Microbiol. 2002 ; 68 : 5445-5451.
20) Sghir A, Gramet G, Suau A, Rochet V, Pochart P, Dore J. Quantification of bacterial groups within human fecal flora by oligonucleotide probe hybridization. Appl. Environ. Microbiol. 2000 ; 66 : 2263-2266.
21) Rigottier-Gois L, Le Bourhis A-G, Gramet G, Rochet V, Dore J. Fluorescent hybridisation combined with flow cytometry and hybridisation of total RNA to analyse the composition of microbial communities in human faeces using 16S rRNA probes. FEMS Microbiol. Ecol. 2003 ; 43 : 237-45.
22) Drasar B S, Hill M J. Human intestinal flora. New York : Academic Press, 1974.
23) Gorbach S L, Plaut A G, Nahas L, Weinstein L, Spanknebel G, Levitan R. Studies of intestinal microflora. II. Microorganisms of the small intestine and their relations to oral and fecal flora. Gastroenterology. 1967 ; 53 : 856-867.
24) Wang M, Ahrne S, Jeppsson B, Molin G. Comparison of bacterial diversity along the hu-

man intestinal tract by direct cloning and sequencing of 16S rRNA genes. FEMS Microbiol. Ecol. 2005 ; 54 : 219-231.
25) Wang X, Heazlewood S P, Krause D O, Florin T H J. Molecular characterization of the microbial species that colonize human ileal and colonic mucosa by using 16S rDNA sequence analysis. J. Appl. Microbiol. 2003 ; 95 : 508-520.
26) Collins M D, Lawson P A, Willems A, Cordoba J J, Fernandez-Garayzabal J, Garcia P, Cai J, Hippe H, Farrow J A E. The phylogeny of the genus Clostridium : Proposal of five new genera and eleven new species combinations. Int. J. Syst. Bacteriol. 1994 ; 44 : 812-826.
27) Hayashi H, Takahashi R, Nishi T, Sakamoto M, Benno Y. Molecular analysis of jejunal, ileal, caecal and recto-sigmoidal human colonic microbiota using 16S rRNA gene libraries and terminal restriction fragment length polymorphism. J. Med. Microbiol. 2005 ; 54 : 1093-1101.
28) Eckburg P B, Bilk E M, Bernstein C N, Purdom E, Dethlefsen L, Sargent M, Gill S R, Nelson K E, Relman D A. Diversity of the human intestinal microbial flora. Science. 2005 ; 308 : 1635-1638.
29) van der Waaij L A, Harmsen H J, Madjipour M, Kroese F G, Zwiers M, van Dullemen H M, de Boer N K, Welling G W, Jansen P L. Bacterial population analysis of human colon and terminal ileum biopsies with 16S rRNA-based fluorescent probes : commensal bacteria live in suspension and have no direct contact with epithelial cells. Inflamm. Bowel Dis. 2005 ; 11 : 865-871.
30) Hayashi H, Sakamoto M, Kitahara M, Benno Y. Molecular analysis of fecal microbiota in elderly individuals using 16S rDNA library and T-RFLP. Microbiol. Immunol. 2003 ; 47 : 557-570.
31) Evans D F, Bramley P R, Clark A G, Dyson T J, Hardcastle J D. Measurement of gastrointestinal pH profiles in normal ambulant human subjects. Gut. 1988 ; 29 : 1035-1041.
32) Hung G U, Tsai C C, Lin W Y. Development of a new method for small bowel transit study. Ann. Nucl. Med. 2006 ; 20 : 387-392.
33) Finegold S M, Sutter V L, Mathisen G E. Normal indigenous intestinal flora. In D. J. Hentgens (ed.), Human Intestinal Microflora in Health and Disease. New York : Academic Press, 1983. p.3-31.
34) Hentges D J. The anaerobic microflora of the human body. Clin. Infect. Dis. 1993 ; 16(Suppl 4) : 175-180.
35) Kurokawa K, Itoh T, Kuwahara T, Oshima K, Toh H, Toyoda A, Takami H, Morita H, Sharma V K, Srivastava T P, Taylor T D, Noguchi H, Mori H, Ogura Y, Ehrlich D S, Itoh K, Takagi T, Sakaki Y, Hayashi T, Hattori M. Comparative metagenomics Revealed commonly enriched gene sets in human gut microbiomes. DNA Res. 2007 ; 14 : 169-181.

■大腸発酵モデル動物としての ラットやマウスの落とし穴
―プレバイオティクスや食物繊維の正しい評価系―

京都府立大学 生命環境科学研究科　牛田一成

はじめに

大腸における物質代謝やいわゆる腸内環境の変化を研究するうえで，内容物の有機酸濃度やそれを導いた腸内フローラ構成の解析は重要な役割を果たす（図1）。しかし，有機酸濃度の解析はともかく，フローラ構成の解析には，培養法・ゲノム解析法のいずれを用いるにしても莫大な労力と時間およびコストが必要である。従って，腸内フローラの解析が必要な研究では，結果的に無駄になってしまうような研究モデルを用いることは当然ながら避けられるべきである。そのためには，大腸モデルとして用いる動物種の特性を明確にし，それぞれの動物種のヒトへの外挿可能性を知っておく必要がある。

ヒトの栄養生理研究では，ラットやマウスをモデル動物として使用することについて，とくに大きな疑問はもたれていないように見える。しかし，被検材料が大腸で発酵作用を受けることを前提としている場合にはいささか事情が異なる。本稿では，この点を議論していきたい。

モデル動物の落とし穴〜異常発酵〜

ラットに難消化性オリゴ糖や抵抗性デンプン，オカラなどの食物繊維源を給与するとコハク酸の高濃度蓄積が生じることが報告されている[1,2]。この現象は，追試も容易でありコハク酸の蓄積という点において再現性が非常に高い。コハク酸の蓄積は，多くの場合で軟便や下痢，大腸炎，大腸がん[3-5]と結びついているため，コハク酸の蓄積が生じるような実験条件が通常の栄養学試験として正しいのかどうか，つまりその条件下で被検物質の効果を正確に評価できるのか不安の残るところである。同様に，乳酸についても著量の乳酸蓄積が認められるケースは，ヒトにおいては短腸症や大腸炎であり，乳酸蓄積も病態との関連が強い[6-9]。従って，乳酸やコハク酸が蓄積する実験条件は，これらの病態を対象としているのでなければ意味がないという危険性がある。

我々は，ラットやマウスのほかに，ブタも用いて大腸の研究を行っているが，ブタでコハク酸蓄積を誘導しようと試みたもののほとんど成功しなかった。ブタでコハク酸蓄積を認めたのは抗生

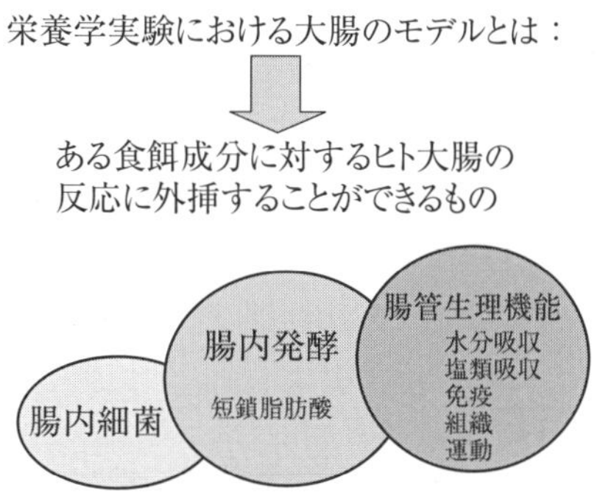

図1　大腸モデル動物の評価要素

表1 ラット盲腸内の有機酸濃度 (mmol/kg)

	対照食[a]	レジスタント スターチ食[a]	レジスタント スターチ食[b]
コハク酸	0.9 ± 0.0	24.8 ± 3.7	3.7 ± 2.3
乳酸	2.2 ± 0.1	8.0 ± 3.3	0 ± 0
ギ酸	0.6 ± 0.1	8.2 ± 3.7	1.3 ± 1
酢酸	33.3 ± 0.5	27.6 ± 1.0	42.7 ± 4.1
プロピオン酸	12.0 ± 0.4	3.5 ± 0.6	12.3 ± 2.4
イソ酪酸	0.6 ± 0.3	0.2 ± 0.1	4.5 ± 1
酪酸	6.6 ± 1.2	11.8 ± 3.1	18.5 ± 4
イソ吉草酸	2.7 ± 0.3	1.9 ± 0.8	0.8 ± 0.2
吉草酸	3.5 ± 0.7	1.7 ± 0.0	0.1 ± 0

数値は，平均±標準誤差
a) A社より購入のSD系雄性ラット（6週齢　コンベンショナル動物グレード）n=5
対照食組成は，AIN-93Gで，試験食では α コーンスターチを抵抗性デンプンで30％置き換えた。
b) A社より購入した妊娠ラットをバリアフリー環境下で分娩させ，ラット子をバリアフリー環境下で成育させた。6週齢から実験に供試。n=5（♂3 ♀2）

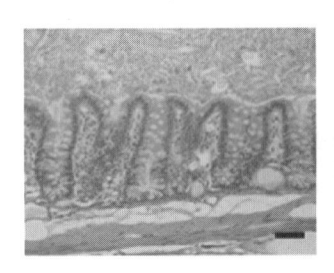

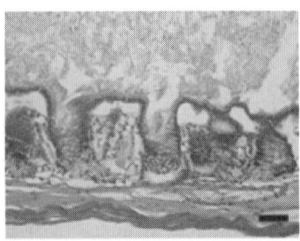

図2　コハク酸蓄積時のラット盲腸組織
左，対照食給与。右，レジスタントスターチ食給与。
Bar 50μm

物質起因姓の下痢を誘導した場合のみであった。乳酸の蓄積は，ブタでは過食による消化不良性下痢ないしは軟便の場合に認められた[5,10]。

　カゼインベースの半精製食にハイアミロースデンプン（抵抗性デンプン）を給餌すると盲腸にコハク酸が蓄積する[2]。Moritaらの研究以外にも学会での口頭発表が数件あるが，いずれもコハク酸が盲腸全有機酸の約50％（モル％）に達し，pHも正常な発酵が維持できる限界のpH6を下回っている。これらの研究では，いずれも通常のラットを通常の購入方法で入手し，通常の飼育方法で実験が行われている。我々も，SD系雄性ラットに20％カゼインを基本とする半精製飼料に30％量のハイアミロースデンプンを添加した試験飼料を10日間給与したときの盲腸内の有機酸濃度を測定したところ，表1aに示すように著量のコハク酸が検出された。また，そのときの盲腸は，内容物量が4倍程度多くなることで肥大化した。その組織像は図2のようであり，盲腸組織が引き伸ばされることで陰窩が浅くなるとともに陰窩の密度が著しく減少していた。また，粘膜固有層には明瞭な浮腫が認められた。

異常発酵の原因〜フローラ構成〜

　栄養学の研究では，ラットがよく利用されるが，商業的に供給されるラットには，微生物的に種々のグレードが設定されている。例えば無菌 Germ free (GF), Specific pathogen free (SPF),

表2 BL平板上に発育した細菌の有機酸生成別存在比（%）
コンベンショナルラットとブタ盲腸内容物の比較

	ラット	ブタ
コハク酸生成菌[a]	55.0	0.6
乳酸生成菌[b]	45.0	32.4
ギ酸生成菌[c]	15.0	0.6
プロピオン酸生成菌[d]	20.0	1.4
酪酸生成菌[e]	0.0	0.6

ラットは，表1参照。ブタは，Maekawaら2005を参照[22]．
ラット2頭から200コロニー単離，ブタ3頭から491コロニー単離
a) コハク酸生成比 20%以上
b) 乳酸生成比 60%以上
c) ギ酸生成比 20%以上
d) プロピオン酸生成比 20%以上
e) 酪酸生成比 20%以上

スタンダード（クリーン）である。飼育施設における特段の規制がなければ，通常の栄養学試験には最も価格設定の低いスタンダード（クリーン）動物が用いられることが多いだろう。そして，スタンダード（クリーン）動物が，いわゆるコンベンショナル動物と認識されていることが多いと思われる。

しかし，ここで言うコンベンショナルという定義は，腸内フローラの構成的に通常という意味ではない。寄生虫や病原菌による汚染の問題から，真の意味，即ち人間と同様の多様性をもつという意味のコンベンショナル動物が商業的に供給されることはあり得ない。

腸内細菌から見た実験動物生産の方式は，生産する企業によって多少の差異はあるものの，おおよそ次のようであると推測される。いわゆるコンベンショナル動物とはGFに適宜ブリーダーにより選抜された複数の細菌株を接種し[11,12]，ノトバイオート（GB）化された動物から作製される。その後GBがSPF環境で継代されてSPF動物となるものらしい。SPFとコンベンショナルのグレードの違いは，滅菌飼料を与えるか未滅菌の飼料を与えるかだけのようである。SPFもコンベンショナルも，いわゆるバリアシステム環境で継代されるので，未滅菌飼料を与えていると言ってもSPFとフローラ構成に大きな違いは発生せず，つまりフローラはGB動物の腸内フローラ構成，いわば初期設定値をほぼ忠実に反映していると言える[12]。ただし，SPF動物であってもGBの保有する菌種以外の細菌の出現がないわけではなく，その意味で生産施設ごとに少しずつ異なっていることも報告されている[13]。

それでは，発酵性状から見たコンベンショナルラットフローラ構成はどうなっているだろうか。Wistar系雄性ラットを施設馴致後，カゼインとアルファスターチを基本とする半精製食を給与した。ラット2頭の盲腸内容物から非選択培地（BL）上に発生した細菌コロニーを単離し，それらを発酵性状別に分類すると表2のようになった。

BL寒天平板の非選択性に問題がある可能性は否定できないが，おどろいたことにコハク酸生産菌と乳酸菌でほぼすべてを占めた。コハク酸菌は乳酸菌よりも存在比が高かった。同じことを通常使用条件のブタで行うと，コハク酸菌の占有率は1%以下になり，乳酸菌でも32%程度であった。飼料が違うので単純な比較はできないが，半精製食を給与したラットフローラの特異性，言い換えると単純さが際だつ結果である。

フローラの多様性を分子生態学的手法の一つであるTGGE法で評価してみた。この方法は，細菌16S rRNAの塩基配列の特異性に基づく評価である。TGGEとは，温度勾配ゲル電気泳動とい

う手法で異なる塩基配列がアクリルアミドゲル中で異なる移動度を示す。

16S rDNA 集団の TGGE 解析の結果，導入時の固形飼料から半精製食に馴致していく過程でラットのふん便細菌由来のバンド数は平均 22 から 16 本まで減少した。1 本のバンドが必ずしも 1 種の細菌を指すとは限らないが，バンド数が少ないほど存在する細菌種の多様性が小さいと言える。

単純であるのは，そもそもどういう要素が欠落していると言えるのだろうか。コハク酸や乳酸は，腸内細菌を純粋培養すると主生成物として生成されることが多い。一方，細菌が複雑に混合された状態では検出されることがほとんどない。この矛盾は，既に 1950 年代に嫌気性細菌研究のパイオニアであった Hungate 博士によって指摘されている[14]。

それでは，混合系ではなぜ，これらの有機酸が消失するのだろうか。腸内細菌には，糖質を発酵する細菌ばかりでなく，これらの細菌が生産した有機酸を代謝する細菌も存在する。代表的な菌種として，*Megasphaera* spp., *Veillonella* spp., *Selenomonas* spp. などの乳酸利用酪酸生成菌，乳酸利用プロピオン酸生成菌，コハク酸脱炭酸プロピオン酸生成菌が知られている。我々の経験では，これらの細菌を市販のラットやマウスから検出することがない。

例えば，難消化性オリゴ糖であるフラクトオリゴ糖を給与すると SPF グレードの Wistar ラットの盲腸には著量の乳酸が蓄積する。しかし，このラットに *M. elsdenii* の生菌を強制経口投与すると，乳酸が消失し，化学量論的に一致する酪酸が生成される[15]。このラットは，乳酸過多な状況で軟便や下痢症状を呈していたが，*M. elsdenii* によって乳酸が酪酸に置き換わることで正常便を排出するようになった[15]。

有機酸利用性細菌の不在は，このように大腸で発酵作用を受けることが前提となっている難消化性の材料の評価に著しいバイアスを掛けることがお分かりいただけたと思う。

よくある疑問～ビフィズス菌の存在は確実？～

次に，この種の材料の評価で検討されることの多いビフィズス菌についてはどうだろうか。ビフィズス菌に関する大腸研究においては，一次的なスクリーニングとしてマウスやラットによる実験が行われることが多いが，実験結果の変動が実験誤差の範囲に収まらない場合がしばしば見受けられる。上記の生産体系で，GF 動物に定着させる細菌種にビフィズス菌が含まれているかどうかは，明確ではない。そのためヒトにおいて最優勢乳酸菌であるビフィズス菌がこれらのモデル動物で欠落していることが心配される。

ヒトの腸管に住みついているのは主に *Bifidobacterium breve*, *B. infantis*, *B. longum*, *B. adolescentis*, *B. bifidum* などの菌種と言われている。ビフィズス菌の単離に利用される選択培地の多くがこういったヒトの体内に生存するビフィズス菌の検索のために作られており，マウス，ラットの体内に生息しているビフィズス菌の分離培養を本来の目的としたものではない。そこで，日本における主要ブリーダー 3 社 (A, B, C) のマウスのビフィズス菌分布を調べるために，ふん便を変法 GAM ブイヨン (日水) に NNL solution (Neomycin sulfate 100mg/L, Nalidixic acid 15mg/L, LiCl 3g/L) を添加した培地によって集積培養したあと，ビフィズス菌特異プライマーによる PCR で，ビフィズス菌の検出を試みた。A 社から購入した BALB/c マウス (6 週齢) は，15 頭中 7 頭からシグナルを検出し，C57BL/6 では，検査した 5 頭のうち 2 頭からシグナルが検出された。しかし，残りの 2 社のマウスはこれらの 2 系統ともビフィズス菌のシグナルは検出できなかった。A 社のマウスから検出されたビフィズス菌は，TOS プロピオン酸培地で単離することができ，いずれも 16S rRNA の部分配列から *B. animalis* と *B. pseudolongum* subsp. *pseudolongum* と推測された。

この実験は，予備的な段階のものであるが，それでも通常供給されるマウスでビフィズス菌の

研究をするときに注意が必要であることを示している。存在しない細菌の増減を測定しようとする場合があるためである。

ブリーダー間のフローラ構成の違い～セグメント細菌の場合～

　セグメント細菌は，通称SFB（Segmented filamentous bacteria）と呼ばれており，分節した繊維状のグラム陽性芽胞形成細菌である。いわゆる培養困難菌であって純粋培養は達成されていないが，16S rRNA遺伝子の配列は特定されており，それによってPCR検出が可能である。この細菌は，パイエル板のFAE（Follicle associated epithelium）に多く接着しており[16]，腸管免疫の発達に重要であると考えられている[17,18]。従って，マウスを腸管免疫の実験に用いるとした場合，SFBの定着数は，重要な因子の1つであると考えられる。そこで，ビフィズス菌と同じように分布を検討してみた[19]。

　A, B, CすべてのブリーダーのBalb/c雄性マウス（7週齢）を5頭ずつ購入した。SFBは，A, B, Cすべてのマウスから PCR検出された。しかし，Real-time PCRの適用で半定量的に菌数を測定してみると，ビフィズス菌の場合とは違ってB社のマウスがほかのブリーダーのマウスより7～8倍以上菌数が多かった。これだけであれば，問題は少ないのだが，ふん便中のIgA濃度を測定してみるとB社のマウスが他社と比べて10倍以上濃度が高いことが分かった。最近では，腸管免疫刺激素材として種々の糖質などが開発され，マウスを用いた実験で評価されることも多いが，ブリーダー間のフローラ構成の違いは，この種の実験でもバイアスとしてあらかじめ考慮が必要な問題であることを示唆している。

バリアフリー環境下でのフローラ

　それでは，真のコンベンショナルとはどういう状態を指すのであろうか。この問題に答えるために，バリアフリー環境における幼動物のフローラの発達を検討してみた。

　妊娠ラットをA社より購入し，バリアフリー環境で分娩させた。母ラットは，そのまま分娩後40日まで継続飼育した。この母ラットから生まれたラット子を離乳させて個別飼育としたあと，40日齢まで続けてバリアフリー環境で飼育した。そのときのふん便フローラの細菌DNAを鋳型として，16S rDNAを増幅，TA-クローニングし，1個体当たり約100個の形質転換クローンを得た。挿入配列の特異性を複数の制限酵素切断パターンで決定して，それぞれの特異的パターンをOTU（Operational taxonomix unit）として定義し，ライブラリーごとのOTU数を横軸にとり，それぞれのOTUに属するクローン数を縦軸に取った。

　その結果，ラット子からは，50OTU前後が検出されたのに対し母ラットでは26OTUとラット子の約半数の多様性しか示さなかった（図3）。誕生後どのくらいの時期に腸内細菌叢が完成されるかということと関係するが，この実験から示されたのは次の点である。SPFラットより作出され，バリアシステム環境で飼育され出荷された母ラットは出荷先でバリアフリー環境におかれても腸内細菌フローラが多様化することがないのに対して，この母親から生まれ，生まれたときからバリアフリー環境におかれたラット子は多様な菌叢をもつようになる[20]。

　ちなみに，これらのラット子の5頭が6週齢となった段階で，表1aに示す実験と同様の飼養条件で飼育した。すると，表1bに示すようにコハク酸は3頭で全く検出されず，残りの2頭でもそれぞれ6mM, 13mMでしかなく（平均3.7mM），いずれもコハク酸の蓄積がないか軽微であることが分かった。一方，総短鎖脂肪酸は53から100mM（平均76mM）に上昇した。従って，コハク酸の異常な蓄積は，購入ラットの単純かつ人為的なフローラ構成に由来することがほぼ明らかであると言えるし，真の意味でのコンベンショナル条件というものが，この種の実験でいかに重要で

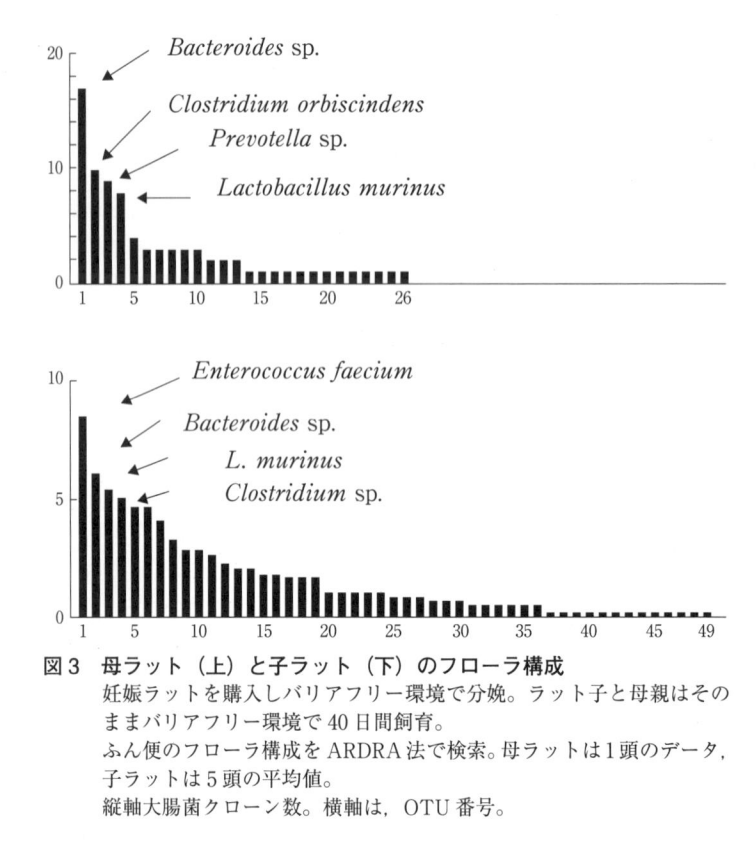

図3 母ラット（上）と子ラット（下）のフローラ構成
妊娠ラットを購入しバリアフリー環境で分娩。ラット子と母親はそのままバリアフリー環境で40日間飼育。
ふん便のフローラ構成をARDRA法で検索。母ラットは1頭のデータ，子ラットは5頭の平均値。
縦軸大腸菌クローン数。横軸は，OTU番号。

あるかを物語っている。

ヒト腸内フローラの直接的モデル化～ヒトフローラ動物～

　ヒトふん便フローラをGFラットやマウスに接種し，Human flora associated（HFA）ラットやマウスを作出して実験に供することが古くから行われている。どれくらいヒトに類似するのかという問題は古くて新しい[13]。接種しても定着しないとされる細菌種の問題が指摘されており[21]，個別の細菌種，例えばヒト型ビフィズス菌を研究対象とする場合には問題が生じる可能性もあるが，フローラの多様性の担保としては一つの方法である。
　HFA動物については，本書の他章において議論されるので，ここでは多様性担保の一方法論として紹介するにとどめたい。

引用文献

1) Hoshi S, Sakata T, Mikuni K, Hashimoto H, Kimura S. Galactosylsucrose and xylosylfructoside alter digestive tract size and concentrations of cecal organic acids in rats fed diets containing cholesterol and cholic acid. J. Nutr. 1994；124：52-60.

2) Morita T, Kasaoka S, Oh-hashi A, Ikai M, Numasaki Y, Kiriyama S. Resistant proteins alter cecal short-chain fatty acid profiles in rats fed high amylose cornstarch. J. Nutr. 1998；128：1156-1164.

3) 中村正樹. 潰瘍性大腸炎の病勢指標としての糞便中乳酸-完全静脈栄養療法の有用性判定に対する応用-日消誌. 1989；86：1627-1637.

4) Kanazawa K, Konishi F, Mitsuoka T, Terada A, Itoh K, Narushima S, Kumemura M. Kimu-

ra H. Factors influencing the development of sigmoid colon cancer. Bacteriologic and biochemical studies. Cancer. 1996 ; 77 (8 Suppl) : 1701-1706.
5) Tsukahara T, Ushida K. Succinate accumulation in pig large intestine during antibiotic-associated diarrhea and the constitution of succinate-producing flora. J.Gen. Appl. Microbiol. 2002 ; 48 : 143-154.
6) Mortensen P B, Clausen M R. Short-chain fatty acids in the human colon : relation to gastrointestinal health and disease. Scand.J. Gastroenterol. 1996 ; 31 : 132-148.
7) Saunders D R, Sillery J. Effect of lactate and H on structure and function of rat intestine. Implications for the pathogenesis of fermentative diarrhea. Dig. Dis. Sci. 1982 ; 27 : 33-41.
8) Vernia P, Caprilli R, Latella G, Barbetti F, Margliocca F M, Cittadini M. Fecal lactate and ulcerative colitis. Gastroenterol. 1988 ; 95 : 1564-1568.
9) Vernia P, Guaedinger A, Hauck W, Brener R I. Organic anions and the diarrhea of inflammatory bowel disease. Dig. Dis. Sci. 1988 ; 33 : 1353-1358.
10) Tsukahara T, Ushida K. Organic acid profiles in feces of pigs with pathogenic or non-pathogenic diarrhea. J. Vet. Med. Sci. 2001 ; 63 : 1351-1354.
11) Gordon J H, Dubos R. The anaerobic bacterial flora of the mouse cecum. J. Exp. Med. 1970 ; 132 : 251-260.
12) Yanabe M, Shibuya M, Gonda T, Asai H, Tanaka T, Sudou K, Narita T, Matsui T, Itoh K. Establishment of specific pathogen-free guinea-pig colonies using limited-flora guinea-pigs associated with conventional guinea-pig flora, and monitoring of their cecal flora. Exp. Anim. 2001 ; 50 : 105-113.
13) Hirayama K, Endo K, Kawamura S, Mitsuoka T. Comparison of the intestinal bacteria in specific pathogen free mice from different breeders. Jikken Dobutsu. 1990 ; 39 : 263-267.
14) Hungate R E. The rumen and its microbes. New York, USA ; Academic Press, 1966.
15) Hashizume K, Tsukahara T, Yamada K, Koyama H, Ushida K. Megasphaera elsdenii JCM1772T normalizes hyperlactate production in the large intestine of fructooligosaccharide-fed rats by stimulating butyrate production. J. Nutr. 2003 ; 133 : 3187-3190.
16) Meyerholz D K, Stabel T J, Cheville N. F. Segmented filamentous bacteria interact with intraepithelial mononuclear cells.Infect. Immunol. 2002 ; 70 : 3277-3280.
17) Umesaki Y, Okada Y, Matsumoto S, Imaoka A, Setoyama H. Segmented filamentous bacteria are indigenousintestinal bacteria that activate intraepithelial lymphocytesand induce MHC class II molecules and fucosylasialo GM1 glycolipids on the small intestinal epithelialcells in the ex-germ-free mouse. Microbiol. Immunol. 1995 ; 39 : 555-562.
18) Umesaki Y, Setoyama H, Matsumoto S, Imaoka A, Itoh K. Differential roles of segmented filamentous bacteriaand clostridia in development of the intestinalimmune system. Infect . Immunol. 1999 ; 67 : 3504-3511
19) Ohashi Y, Hiraguchi M, Ushida K. The composition of intestinal bacteria affects the level of luminal IgA. Biosci. Biotechnol. Biochem. 2006 ; 70 : 3031-3035.
20) Inoue R, Ushida K. The vertical and horizontal transmissions of the intestinal commensal bacteria in the rat model. FEMS Microbiol. Ecol. 2003 ; 46 : 213-219.
21) Raibaud P, Ducluzeau R, Dubos F, Hudault S, Bewa H, Muller M C. Implantation of bacteria from the digestive tract of man and various animals into gnotobiotic mice. Am. J. Clin. Nutr. 2002 ; 33 (11 Suppl) : 2440-2447.
22) Maekawa M, Ushida K, Hoshi S, Kashima N, Ajisaka K, Yajima T. Butyrate and propionate

production from D-mannitol in the large intestine of pig and rat. Microbial Ecology in Health and Disease. 2005 ; 17 (3) : 169-176.

■腸内細菌の宿主特異性：ヒトフローラ動物の特徴と機能性

(株)ヤクルト本社中央研究所　今岡明美，梅﨑良則

はじめに

　分子生物学的な手法の導入によって，難培養菌を含め腸内常在性細菌に関する研究が飛躍的な進展を見せ，腸内フローラを構成する腸内細菌は宿主の動物種に対応した特徴的な菌種で構成されていることがますます明確になってきた。このことは常在菌の場合にも宿主特異性があることを示唆していると思われるが，病原菌と異なり宿主特異性を明確に示せる常在菌の種類は極めて少ない。その一因として常在菌個々に対する宿主の応答性や宿主細胞との接着機構が明確になっていないことがあげられる。

　病原菌の場合は，感染が成立するためには宿主細胞と感染菌の間に厳密な特異性が存在することが知られているものが多く，通常それは感染菌側のリガンドと宿主側のレセプターの親和性によって決定されている。代表的なものとして，ヒトの食中毒菌である *Listeria monocytogenes* の接着因子（リガンド）である internalin とヒト細胞のレセプター E-Cadherin の組み合わせがあげられる。この internalin とヒト E-cadherin 分子の組み合わせは極めて厳密で，マウス細胞の E-cadherin はアミノ酸1残基の違いによってヒト細胞 E-cadherin との相互作用が消失し，感染が成立しない[1]。病原菌に関しては，このように一般的に宿主特異性が認められるが，それは宿主応答の段階のみでなく，感染の第一段階である宿主での定着の段階で決定されているものもあろう。常在菌の場合は以下に詳細に述べるセグメント細菌（Segmented Filamentous Bacteria；SFB）の宿主特異性が代表的な例であるが，宿主側の応答を決定している腸内菌と宿主細胞の因子は不明である。現象として確認されていることは，マウスの腸上皮細胞間リンパ球（IEL）の分化・発達を誘導するのはマウス由来のSFBであり，ラット由来SFBは無菌マウスに定着はするが分化・発達を誘導できず，無菌ラットに定着させたときにのみ IEL の応答が認められる[2]。従って，このSFBの宿主特異性は定着の特異性に起因していないと思われる。一方，定着に依存した宿主特異性が明確になっている常在菌として，げっ歯類の非腺胃部に層状に定着する乳酸桿菌が知られている。胃から分離された乳酸桿菌は宿主と同一種の動物の胃に強く接着する。例外として，子牛から分離された乳酸桿菌はげっ歯類の非腺胃部をはじめとして宿主の動物種によらず強く接着することが報告されている[3]。

　以上のように病原菌のみでなく，常在菌の場合も宿主特異性の要因として，少なくとも定着の段階と宿主応答の段階を分けて考える必要があると思われる。菌の宿主特異性は病原菌と常在菌の境界を考えるうえで極めて重要な問題であるが，SFBのような菌の存在は常在性腸内細菌においても宿主との間に双利共生関係が成立する余地があることを示唆している。

プロバイオティクス効果と宿主特異性

　本稿では常在菌の宿主特異性を考慮してマウスやラットなどの実験動物を用い，ヒトを対象としたプロバイオティクス株の生理効果を解析するために作出されたヒトふん便由来フローラ定着実験動物について記載するが，プロバイオティクス株の効果自体にも宿主特異性が関与している可能性が高い。プロバイオティクスは腸内での菌の代謝を通じて効果を発揮する場合と，プロバイオティ

クス株の生死にかかわらず菌体成分が関与して効果を発揮する場合が考えられる。前者で観察されるプロバイオティクス株の宿主特異性は，プロバイオティクス株が消化管内で定着あるいは一定時間滞留するうえで重要なムチンや宿主由来分泌物を含めた腸内環境に依存しており，常在菌の定着に依存した宿主特異性と共通性が高い。後者ではプロバイオティクスの菌体成分（リガンド）と宿主細胞のレセプターの親和性に依存すると考えられる。とくにプロバイオティクスの免疫調節活性に関しては，近年著しい進展をとげた自然免疫を担う Toll 様受容体（TLR）とプロバイオティクス細胞壁成分などの TLR リガンドの親和性によって規定される可能性が高い。

一般的に TLR は pathogen-associated molecular patterns あるいは microbe-associated molecular patterns の受容体であるが，プロバイオティクス株の免疫調節活性の一部には TLR が関与していると想定される。病原菌を対象にした報告ではあるが，TLR-1 や TLR-6 分子においては動物種が異なっても保存されている領域がある一方[4]，細菌の鞭毛を認識するとされる TLR5 はマウス細胞由来のものとヒト細胞由来のものでは反応性が異なることが示されている[5]。従って，以下に述べるヒトフローラ動物を用いたヒト用プロバイオティクス株の効果検証においては，プロバイオティクスを含め腸内菌の宿主特異性を考慮に入れた解釈が必要になってくると思われる。

マウス腸粘膜形質の正常な発達をもたらすフローラ構成の宿主特異性

無菌動物と通常動物を比較すると，腸粘膜の形態的，生理的，免疫学的形質の発達が大きく異なっていることが分かる。無菌マウスの盲腸は，通常マウスに比べて著しく大きいことは肉眼的にも明らかである。小腸粘膜の構造にも違いが見られ，無菌マウスでは，クリプトが浅くて絨毛が細く，上皮細胞のターンオーバーが遅くなっている。無菌マウスの小腸では $\alpha\beta$-TCR 陽性の IEL（$\alpha\beta$-IEL）の数が減っており，また，通常マウスの $\alpha\beta$-IEL は高い細胞障害活性を示すが，無菌マウスのそれは弱い。無菌マウスではパイエル板が未発達であり，粘膜固有層の IgA 産生細胞数も少なく，小腸上皮細胞の MHC クラス II 分子の発現も見られない。また，大腸の IEL のサブセット構成も，通常マウスと無菌マウスでは異なっている。

このように腸内フローラはマウスの腸粘膜形質の発達に大きく影響を与えているが，数百種に及ぶ常在性腸内細菌のなかのどのような細菌種が影響を与えているのか，また，その作用には宿主特異性があるのかが，特定の腸内細菌を無菌マウスに定着させたノトバイオートを用いて解析されている。

1）小腸の粘膜形質の発達をもたらす SFB の作用の宿主特異性

マウスの有胞子菌を無菌マウスに定着させると，通常マウスのフローラを強制的に定着させる（通常化）のと同様に，小腸 $\alpha\beta$-IEL の増加，上皮細胞 MHC クラス II 分子の発現など，小腸粘膜形質の通常マウスタイプへの変換が見られるが，ラットやヒトの有胞子菌を無菌マウスに定着させても，そのような変化は認められない[6]。さらに，マウス有胞子菌のなかの培養可能な菌を定着させても上記のような変換は見られないことから，マウスの小腸粘膜の形質を通常マウスタイプに変換するのは，難培養性のマウス固有の有胞子菌であることが示唆された。この性質に該当する SFB を見かけ上単独定着させたマウスの小腸では，小腸粘膜免疫系の活性化，例えば $\alpha\beta$-IEL の増加と細胞障害活性の獲得，粘膜固有層の IgA 産生細胞の増加，上皮細胞の MHC クラス II 分子の発現などが認められる[7]。最新の知見として，SFB は粘膜固有層の Th17 細胞を誘導することも報告されている[8,9]。SFB 単独定着マウスでは，免疫系の活性化に加えて，膜消化酵素活性の変化，上皮細胞の分裂活性の増加，小腸内容物移動速度の上昇なども観察されており，SFB は消化吸収機能の発達にも関与していると考えられる。無菌マウスを通常化する過程で抗 SFB モノクローナル抗体を経口投与すると，腸粘膜形質の通常マウスタイプへの変換が抑制される。

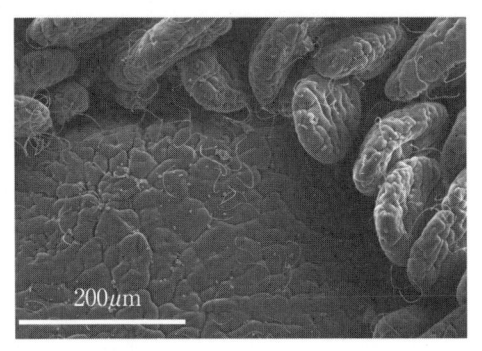

図1 SFB単独定着マウスのパイエル板周辺の走査電顕像
上皮細胞に結合している糸状の細菌がSFBである

上述のようにマウスとラットのSFBをそれぞれ宿主を交差させるように定着させても，マウスではラット由来SFBへの応答は観察されず，SFBの定着に対する宿主応答には強い宿主特異性があることが示されている[2]。また，ヒト腸管でのSFBの存在は不明であるが，存在しているとしても，マウスでは応答が見られないと思われる。SFBは試験管培養法が確立されていないため生物学的性状が明らかにされていないが，各種動物のSFBの16S rDNA塩基配列を比較すると，同種の宿主に由来するSFBは同種の細菌に，異種の宿主に由来するSFBは異種の細菌に分類されると考えられる[10]。小腸の粘膜形質の発達を誘導するSFBの作用機構は不明であるが，SFBは上皮細胞に潜り込むように接着している（図1）ことから，接着が刺激となって上皮細胞を活性化し，その活性化を介して免疫系にも影響を与えていると推測される。

2）大腸での常在菌に対する応答と宿主特異性

一方，SFB単独定着マウスでは大腸免疫系の通常マウスタイプへの変換は不十分であることから，マウス大腸の主要な常在菌であるclostridia 46株を定着させたノトバイオートでの宿主応答も解析されている[11]。定着させたclostridiaは培養可能な46種のバイオタイプで構成される菌群で，大腸の短鎖脂肪酸や二次胆汁酸の生成が十分に起こること，盲腸サイズが通常マウスと同程度に縮小されることが示されている。Clostridia定着マウスでは，大腸のIELのサブセット構成（CD4⁻CD8⁺／CD4⁺CD8⁻）が通常マウスタイプに変換されていることから，腸内細菌は主にその生息部位に対応して宿主に影響を与えていると推定される。さらに，SFBとclostridiaを混合定着させたマウスでは，clostridiaはSFBのもたらす腸管形質の発達を補完しており，小腸および大腸の粘膜免疫系が通常マウスと同様に発達分化していたことから，SFBとclostridiaはマウス腸管免疫系の正常化を担う腸内細菌の最小限の構成であると考えられる（最小フローラ）[12]。

ヒトフローラを定着させたマウス（HFマウス）でも盲腸サイズの縮小が認められ，さらに大腸IELの構成（CD4⁻CD8⁺／CD4⁺CD8⁻）も通常マウスと同様であることから，これらの形質の通常マウスタイプへの変換にかかわる腸内細菌の宿主特異性は小さく，広範囲の細菌に共通する因子（代謝産物など）に対して宿主が応答していると推定される。しかし，HFマウスの結腸上皮細胞には，通常マウスでは発現していないMHCクラスⅡ分子の発現が認められたことから，腸粘膜形質の通常マウスタイプへの変換は部分的であると考えられる[13]。

ヒトフローラ（HF）動物の特性と改良：HF-SFB動物の作出

HFマウスの盲腸内容物のフローラ構成を投与したヒトの便と比較すると，*Lactobacillus*以外

表1 ヒトフローラおよびSFB混合定着マウス（HF-SFBマウス）の盲腸内容物とフローラ供給源となったヒトふん便の有機酸濃度

	Person I human	Person I HF-SFB	Person II human	Person II HF-SFB	Person III human	Person III HF-SFB	Person IV human	Person IV HF-SFB
Succinic	3.0[a]	5.3 ± 1.5[b]	17.2	7.4 ± 3.1	0.0	0.0	0.0	0.0
Lactic	0.0	0.0	0.0	0.0	0.0	0.0	0.0	0.0
Formic	0.0	0.0	6.3	0.0	0.0	0.0	0.0	0.0
Acetic	119.7	30.6 ± 9.0	87.6	63.9 ± 10.6	96.7	41.9 ± 6.6	48.1	59.1 ± 19.9
Propionic	15.3	6.5 ± 1.8	32.6	11.9 ± 2.4	21.5	12.6 ± 2.8	8.5	18.2 ± 5.3
Butyric	25.2	0.0	24.6	4.6 ± 1.8	14.6	0.0	11.6	6.2 ± 2.9
Total	165.8	43.0 ± 13.3	171.5	86.3 ± 18.2	134.3	54.5 ± 9.3	68.1	81.5 ± 29.3

[a] Values expressed as micromoles per gram feces or contents.
[b] Mean of three mice (± SD).

Adapted from Imaoka et al.[13]

の主要な構成菌はHFマウスに定着しており，有機酸濃度に関しても，プロピオン酸と酪酸の比率が異なる以外は大きな差は見られない[13,14]。また，HFマウスふん便中のβ-glucosidaseなどの酵素活性も，ヒトの個人差を反映している。しかし，前述のように，HFマウスの小腸免疫系は無菌マウスと同様に未発達であり，また大腸形質の発達も部分的である。従って，HFマウスはヒトに近いフローラを有しており，ヒト腸内細菌の生態や代謝を解析する実験系としては適しているが，腸粘膜形質は通常マウスとの違いが大きいので，宿主形質への影響を解析するには不十分と思われる。

そこでノトバイオートマウスの解析で明らかになった腸内細菌の定着効果と宿主特異性に基づき，SFBとヒトフローラを混合定着させたマウスが考案されている[13]。SFB単独定着マウスにヒトふん便を投与すると，SFBとヒトフローラの定着は拮抗することなく，HFマウスにSFBが追加されたフローラ構成を有するマウスが得られる。腸粘膜形質を解析したところ，HF-SFBマウスでは通常マウスと同様に結腸上皮細胞のMHCクラスII分子の発現は認められず，小腸や大腸のそのほかの形質も通常マウスに近い腸粘膜形質を有することが明らかとなっている。また，HF-SFBマウスは，最小フローラマウスのclostridiaをヒトフローラに置き換えたことになるが，ヒトフローラはマウスclostridiaと同様に，SFBによる腸粘膜形質の発達を補完している。このマウスではヒト腸内フローラと正常状態の生体の応答との両面の解析が可能であることから，ヒトでのプロ（プレ）バイオティクスの効果検証に有用なモデルになり得ると考えられる。さらにヒトの遺伝子を組み込んだマウスや疾患モデルマウスと組み合わせることにより，特定の疾患に対するプロ（プレ）バイオティクスの有効性や薬剤の効果も検討できると期待される。

おわりに

SFBは難培養菌であるため，その性状が十分に解明されていない。今後はゲノム解析などにより，宿主特異性が分子レベルで明らかになると期待される。さらに多種の腸内細菌と，その刺激を生体側の最前線で受け取る腸上皮細胞の相互作用の宿主特異性を明らかにできれば，HF動物をさらに改良し，機能性を高められるであろう。

参考文献

1) Lecuit M, Dramsi S, Gottardi C, Fedor-Chaiken M, Gumbiner B, Cossart P. A single amino

acid in E-cadherin responsible for host specificity towards the human pathogen *Listeria monocytogenes*. EMBO J. 1999 ; 18 : 3956-3963.
2) Umesaki Y. Segmented filamentous bacteria as stimuli for the development of intestinal epithelial lymphocytes. Current Trends in Immunology. 2000 ; 3 : 111-116.
3) Kotarski S F, Savage D C. Models for study of the specificity by which indigenous lactobacilli adhere to murine gastric epithelia. Infect Immun. 1979 ; 26 : 966-975.
4) Andersen-Nissen E, Smith K D, Bonneau R, Strong R K, Aderem A. A conserved surface on Toll-like receptor 5 recognizes bacterial flagellin. J Exp Med. 2007 ; 204 : 393-403.
5) Kruithof E K, Satta N, Liu J W, Dunoyer-Geindre S, Fish R J. Gene conversion limits divergence of mammalian TLR1 and TLR6. BMC Evol Biol. 2007 ; 7 : 148.
6) Okada Y, Setoyama H, Matsumoto S, Imaoka A, Nanno M, Kawaguchi M, Umesaki Y. Effects of fecal microorganisms and their chloroform-resistant variants derived from mice, rats, and humans on immunological and physiological characteristics of the intestines of ex-germfree mice. Infect Immun. 1994 ; 62 : 5442-5446.
7) Umesaki Y, Okada Y, Matsumoto S, Imaoka A, Setoyama H. Segmented filamentous bacteria are indigenous intestinal bacteria that activate intraepithelial lymphocytes and induce MHC class II molecules and fucosyl asialo GM1 glycolipids on the small intestinal epithelial cells in the ex-germ-free mouse. Microbiol Immunol. 1995 ; 39 : 555-562.
8) Ivanov II, Atarashi K, Manel N, Brodie E L, Shima T, Karaoz U, Wei D, Goldfarb K C, Santee C A, Lynch S V, Tanoue T, Imaoka A, Itoh K, Takeda K, Umesaki Y, Honda K, Littman D R. Induction of intestinal Th17 cells by segmented filamentous bacteria. Cell. 2009 ; 139 : 485-498.
9) Gaboriau-Routhiau V, Rakotobe S, Lécuyer E, Mulder I, Lan A, Bridonneau C, Rochet V, Pisi A, De Paepe M, Brandi G, Eberl G, Snel J, Kelly D, Cerf-Bensussan N. The key role of segmented filamentous bacteria in the coordinated maturation of gut helper T cell responses. Immunity. 2009 ; 31 : 677-689.
10) Imaoka A, Okada Y, Matsumoto S, Okada Y, Umesaki Y. 16S ribosomal DNA sequence divergence of segmented filamentous bacteria with special reference to inter-species and within-species variation of host animals. System Appl Microbiol. 1997 ; 20 : 418-422.
11) Umesaki Y, Setoyama H, Matsumoto S, Imaoka A, Itoh K. Differential roles of segmented filamentous bacteria and clostridia in development of the intestinal immune system. Infect Immun. 1999 ; 67 : 3504-3511.
12) Umesaki Y, Setoyama H. Structure of the intestinal flora responsible for development of the gut immune system in a rodent model. Microbes Infect. 2000 ; 2 : 1343-1351.
13) Imaoka A, Setoyama H, Takagi A, Matsumoto S, Umesaki Y. Improvement of human faecal flora-associated mouse model for evaluation of the functional foods. J Appl Microbiol. 2004 ; 96 : 656-663.
14) Hirayama K. Ex-germfree mice harboring intestinal microbiota derived from other animal species as an experimental model for ecology and metabolism of intestinal bacteria. Exp Anim. 1999 ; 48 : 219-227.

■哺乳期のバクテリアルトランスロケーション

北海道大学 創成研究機構 研究部 明治乳業寄附研究部門　矢島昌子

はじめに

　バクテリアルトランスロケーション（以後BT）はバクテリア（細菌）が生体外から生体内に移行することである。1979年にBergとGarlingtonは,「BTとは腸管内腔から生きた細菌が腸間膜リンパ節やほかの内臓組織に移行することである」と定義した。健常な大人の生体では生きた細菌が生体臓器内に検出されることはほとんどない。生体の創傷歴なしに血中に感染細菌が検出される敗血症では，細菌によるBTが起因となった可能性が考えられる。

　外来性微生物の産生する外毒素や内毒素が生体内に侵入すると，生体に発熱や炎症性サイトカインの上昇を引き起こす[1]。これらを外来生発熱物質（exogenous pyrogens）と呼ぶ。Exogenous pyrogensはマクロファージから内因性発熱物質（endogenous pyrogens）の放出を促して発熱を起こすと考えられる。大腸菌などグラム陰性細菌の細胞壁成分であるエンドトキシン（LPS）はexogenous pyrogensの代表的なものである。実験的に，健常な成獣ラットの腹腔にLPSを投与すると，発熱や血中における炎症性サイトカインの上昇が認められる[2,3]が，LPSを経口的に摂取させた場合には免疫応答が抑制されている[4]。即ちLPSは腸粘膜を通過して生体内へ侵入すると，生体に敗血症様の症状を引き起こすが，腸内腔からの刺激のみによっては，炎症などの免疫刺激が弱くなると考えられる。そこで，BTの定義を，生きた細菌ばかりでなく死菌やその菌体成分であるLPS，遺伝子由来非メチル化ヌクレオチドや種々の抗原など，全身性の臓器に炎症を引き起こす物質が生体内へ移行した場合を含めて広義に理解する考え方が提唱されている[5]。

　腸管内壁では種々の分泌腺も含めて上皮細胞が一層に並んでおり，外界にあたる管腔内容物から生体内組織を隔てている。腸管のほかにも鼻腔や口腔，目の粘膜，気管や肺などは重層上皮や扁平上皮，繊毛上皮を介して外界と接しているが，いずれの粘膜も生体と細菌が会合する機会が多いために細菌感染などの病態を起こしやすい部位である。これに対して健常な成体の粘膜には高度に発達した免疫機構が備わっており，食物や細菌など外来の多くの抗原に応答し，抗菌性物質を含んだ外分泌細胞や異物処理にかかわる免疫細胞が動員されて，病態が簡単には起こらないように調節してホメオスタシスを保持している。

　近年粘膜組織における，宿主細胞と細菌やウイルス間のクロストークのメカニズム解明研究が進んでいる。細菌やウイルスの構成成分で生体に炎症を引き起こす分子群はpathogen associated molecular patterns（PAMPs），内因性の例えばストレスホルモンやheat shock proteinなど生体内で炎症や防御反応として誘導される分子群はdamage associated molecular patterns（DAMPs）と定義され，粘膜免疫系の刺激受容とシグナル伝達，その調節にかかわるアクセサリー分子群の発現と調節に関する情報も多く報告されている[6]。粘膜は外界から常に多様なPAMPsのシグナルに晒されており，内因性のDAMPsのシグナルにも対応しなければならない。PAMPsによる炎症刺激の多くは，粘膜上皮を通過後，局所に浸潤した貪食細胞であるマクロファージや樹状細胞によって認識され，局所から全身性への応答シグナルカスケードが開始されると従来は考えられてきた。最近の研究から，これらの粘膜上皮細胞が単なる物質透過のバリヤーとして機能しているだけではないことが分かった。例えば腸絨毛基底部の陰窩に存在するパネート細胞は，自身の細胞表面や細胞質，および細胞内オルガネラ上にPAMPsのシグナルを認識するToll-like receptors（TLRs）を発現させてPAMPsの種類や量を感知してディフェンシンを分泌する[7]。ま

た杯細胞は腸上皮細胞に開口して管腔内の短鎖脂肪酸を感知して脱顆粒しセロトニンを分泌する[8]。上皮細胞自身によるこれらの直接的な応答は，生体におけるそののちの自然免疫応答や蠕動運動など異物排除の方向づけに関与していると考えられる。健常な粘膜上皮では，通常 PAMPs の炎症シグナルに対して過剰に応答しないようホメオスタシスが維持されており，BT はこれら粘膜上皮のホメオスタシスが破綻し粘膜透過性が亢進した場合に主に発生すると考えられている。

　腸内細菌は BT の発生源として最も重要である。天文学的な菌数で腸内菌叢を構成する細菌群の種類や菌数は，下痢や便秘など生体の様々な状況下で変動し，BT の発生率に大きな影響を及ぼす可能性がある。哺乳動物の胎子は子宮内では無菌状態で生育し，腸内菌叢は出生後に形成されていく。従って，哺乳期の BT は，既に完成された腸内菌叢をもつ成体で起こる BT と異なる発生要因を有すると考えられる。

　本稿の前半では，哺乳期の腸内菌叢と BT，BT 発生の背景と意義，改善の取り組みなどについて紹介する。後半では，最近研究が進んでいる BT の経路に関する情報を紹介する。腸内細菌がかかわる消化管粘膜上皮の増殖と恒常性，自然免疫系および獲得免疫系の発達に関しては本書の別章にそれぞれ詳細に記載されているので，ここでは述べないか簡略にとどめる。

哺乳期の腸内菌叢

　動物の腸内細菌叢は出生後に形成されてくる。例えばヒトでは，出産経路の違いによって常在細菌叢の定着過程や構成する細菌種に違いが生じる[9]。正常出産では産道内で細菌に曝されるが，帝王切開の場合には無菌的な手技環境下で出生するために，児が最初に曝される腸内細菌の種類や量が正常出産時と異なると考えられている。低出生体重児は帝王切開により出生することが多いことに加えて，新生児集中治療室（NICU）に滞在する期間が長くなりやすく，退院までに感染症状を惹起する頻度が高いことなどから，予防や治療を目的とした抗生物質の利用が不可欠であるなど，腸内細菌の菌数変動を伴いやすい生育環境にあるかもしれない。実際，低出生体重児は早産児であることが多く，満期産児とは腸内細菌形成パターンが異なると報告されている[10,11]。

　哺乳期の腸内細菌構成は，前述したように成体のそれとは異なっている。ヒトの腸内菌叢の形成過程に関しては，光岡による総説を参照されたい[12]。筆者らはラットを用いて，出生から日齢を追って，盲腸内容物とふん便中の菌叢構成について選択培地を用いる方法により解析し，成獣のそれと比較した[13]。成獣では *Bacteroidaceae* や *Clostridium* をはじめとする偏性嫌気性菌群がその大部分を占めた。しかし母乳哺育中のラット子では，15 日齢ごろまでは，*Enterobacteriaceae* と *Enterococcus*, *Lactobacillus* などの通性嫌気性細菌群の占める割合が著しく高く，成獣に比べて，極めてシンプルな菌叢構成であった。*Bacteroidaceae* は成獣のふん便中では占有率が高いが，哺乳期のラット子では，生後 14 日齢の盲腸内容物中に初めて検出された。ヒトにおいては，母乳哺育児の腸内細菌として，*Bifidobacterium* が優勢に検出されることはよく知られている[12]が，母乳哺育児の便中では，菌叢を構成する細菌群の種類が少なく，成人のそれに比べて比較的シンプルである点は，哺乳期のラットにも共通して認められた。

人工乳哺育と母乳哺育

　無菌で出生した新生児に腸内細菌がすみつき，常在菌叢を形成していく過程では，様々な環境要因が関与し，定着する菌種や菌数が時系列的に流動的に推移しながら，腸管の部位によって異なる細菌叢を構成していく。新生児期から哺乳期の乳児の栄養環境，即ち母乳摂取の有無や程度は，乳児の発達や病態の発症に影響を与えることが知られており，様々な観点から多くの研究がなされてきた。ヒトでは人工乳だけで哺育された場合に比べて，母乳摂取頻度が高い児の便中菌叢構成菌

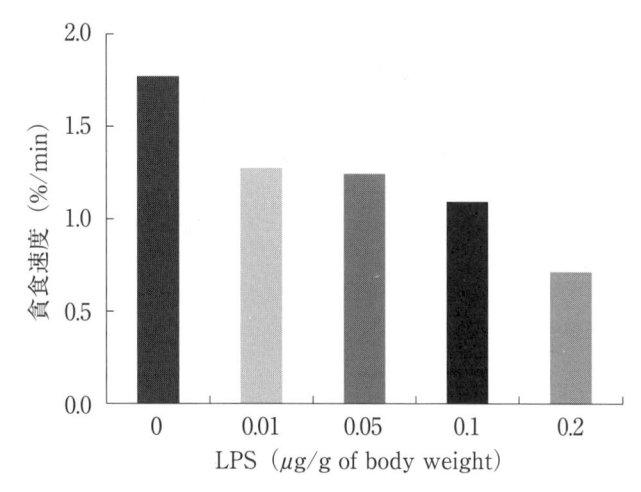

図1 ラット子の腹腔滲出性多形核白血球の FITC 標識ラテックスビーズの貪食活性に及ぼす LPS 腹腔内投与の影響

13日齢の健常な SD ラットの腹腔内に5%-bovine serum albumin/PBS 溶液 100μL を投与後，18時間目に LPS(SIGMA, B E. coli055：B5) を 0.01～0.2μg/g 体重になるように各4匹ずつの腹腔内に投与した．4時間後に腹腔内に滲出した細胞を採取して，スライドガラス上に播種し，FITC 標識ラテックスビーズの貪食活性を継時的に測定した．貪食の程度は細胞を4%～ホルマリン/PBS で固定後，メイギムザ染色を行って，蛍光顕微鏡下で多形核であることを確認しながら計測した．比活性は総多形核白血球数当たりにビーズを取り込んだ細胞数の比率（%）を時間（分）当たりの速度として示した．（矢島昌子ら．腸内細菌学雑誌　2006；20：19-24. から一部改変して示した）

群中に占める *Bifidobacterium* の占有率が優位となり，*Enterobacteriaceae*（大腸菌群）レベルが低くなることはよく知られている[14,15]．

　著者らは，胃にカニューレを装着させて人工乳哺育したラット子における腸内細菌叢の変化と BT の程度を母乳哺育子のそれと比較した[16]．その結果，人工乳哺育ラット子では母乳哺育ラット仔に比べて，ふん便中の大腸菌群の菌数が有意に高く，*Bacteroidaceae* など偏性嫌気性細菌の増加が遅れることを観察した．この人工乳哺育法では，胃内にカニューレを装着する際に，カニューレを誘導するため胃壁と腹壁にニードル針によるさし傷を負わせる必要があり，そのために一過性の炎症と腹腔内を経由した全身性の BT が誘発された．しかし術後人工乳で哺育された群では，術後18日目になっても BT が観察されたのに比べて，術後に母乳で哺育された群では，術後7～10日以内に全身性の BT は認められなくなり，BT の程度および BT が消失するまでの日数ともに有意に短縮された．母乳中には BT の消失を早める作用因子が含まれていると考えられた．そこで，人工乳哺育子と母乳哺育子の腹腔内に浸潤させた多形核白血球を用いて，FITC 標識ラテックスビーズの貪食活性を *ex vivo* で比較したところ，胃カニューレ装着術後6日目の人工乳哺育子では，貪食活性は母乳哺育子の約60%に低下していることが分かった[17]．

　人工乳哺育子ではふん便中の大腸菌群の菌数レベルが高く，全身性臓器への大腸菌による BT が高頻度に認められた[16]ことから，貪食活性に及ぼす BT による影響について検討した．生後14日齢の健常な母乳哺育子の腹腔内に生体内への BT を模して大腸菌由来の LPS を投与し，その4時間後に腹腔に浸潤した多形核白血球を採取して，FITC 標識ラテックスビーズの貪食活性を測定した．その結果は **図1** に示すように，貪食活性は腹腔内へ投与された LPS の容量に依存して減弱

表1 生後日齢に伴うラットのバクテリアルトランスロケーション

生後日齢	n	腸間膜リンパ節 陽性個体数[a]	腸間膜リンパ節 検出菌数[b]	肝臓 陽性個体数	脾臓 陽性個体数	血液 陽性個体数
4 days	5	3（60）	1.2 ± 0.8	1（20）	n.d.（0）	n.d.（0）
7 days	22	20（91）	1.48 ± 0.57	n.d.（0）	n.d.（0）	n.d.（0）
10 days	21	15（71）	1.04 ± 0.73	n.d.（0）	n.d.（0）	n.d.（0）
14 days	20	12（60）	0.78 ± 0.63	n.d.（0）	n.d.（0）	n.d.（0）
21 days	5	4（80）	0.57 ± 0.89	n.d.（0）	n.d.（0）	n.d.（0）
5 weeks	6	n.d.（0）	n.d.[c]	n.d.（0）	n.d.（0）	n.d.（0）

[a] BTが検出された個体数
BTが検出された比率（%）
[b] 検出された菌数：$\log_{10}$ colony forming units (c.f.u.) per rat ± SD (based on positive cultures).
[c] Not detected, <2 c.f.u./rat.
(Yajima M et al. J Pediatr Gastroenterol Nutr. 2001；33：592-601から一部改変して示した)

していた[17]。これらの結果から，人工乳哺育子においてBTが長期に持続する背景として，BTを起こした細菌由来のLPSによる貪食活性の減弱が起因の一つとなった可能性が示された。また母乳中に含まれるラクトフェリンをあらかじめ腹腔内に投与しておくと，LPSによる炎症性の貪食抑制作用が回避されることが分かった[18]。母乳の摂取は，乳子が外来の有害細菌の生体侵入に対抗するために，異物処理活性を維持するためにも役立っている可能性が示された。

哺乳期に認められる自然発生的 (spontaneous) バクテリアルトランスロケーション

腸の粘膜は多くの細菌群が生息する管腔内と無菌状態の生体との境界を形成しており，腸内細菌が生体内に侵入するのを防いでいる。宿主の粘膜防御機構は腸内細菌叢の動態と複雑にからみ合っている。しかし哺乳期の腸管では，これらの防御機構が以下に示すように未発達であるため，BTを起こしやすいと考えられる。

実際に著者らが健常なSDラット子から，腸管膜リンパ節（MLN）や肝臓，脾臓を無菌的に採取し，組織内へBTを起こし生きている細菌（生菌）の有無を生後日齢ごとに観察した結果，表1に示したように，哺乳期を通してMLNに生菌が検出された。しかし肝臓や脾臓，および血液中からは，生菌は全く検出されなかった[16]。興味深いことに，このBTは，生後7日齢をピークに徐々に減少したが，離乳時（21日齢）にはまだ検出された。しかし35日齢には全く検出されなくなった。Van Campらは，ウサギの乳子のMLNにおけるBTを測定し，ラット子と同様に生後1週間目のウサギの30%にMLNへのBTが検出され，BTの頻度は生後6日齢をピークとして徐々に減少したと報告している[19]。

消化管免疫機能の未熟性

哺乳期のラットやウサギで自然発生的に観られるMLNへのBTは，新生子期の腸管免疫系が未成熟であることに起因すると考えられている。Uraoら（1996）は，哺乳期のウサギにおいて，小腸粘膜のgut-associated lymphoid tissue（GALT）のT細胞を解析し，活性型CD25⁺T細胞の割合は出生後徐々に増加し，生後6日齢にピークになることを示した。この挙動は新生子ウサギの自然発生的BTの挙動と一致しており，BTがGALTの成熟を促し，結果的にBTの減少につながったものと考えられた[20]。

T細胞は外来抗原に曝されて成熟する。ラット子では，出生直後には認められない腸管$\alpha\beta$-T

細胞が生後8日齢ごろに出現する[21]。外来細菌から遮断された無菌動物では，腸管αβT細胞の分化が不完全であることが知られているが，無菌マウスに成獣のふん便を摂取させ，細菌に曝すと腸管αβT細胞が出現した[22]。ラットにおいても自然発生的BTの発生や抑制は，腸管の粘膜免疫系の成熟と関連しているかもしれない。

哺乳ラット子に見られた生菌による自然発生的BTは，MLNにほぼ限局されていたことから，MLNを越えて起こる全身性臓器へのBTを防ぐための好中球やマクロファージ，あるいは樹状細胞の貪食活性は出生早期から機能していると考えられる。しかし，ヒトの低出生体重児では，血中の好中球数が少ないことが報告されており[23]，新生子期の動物ではマクロファージの血管内皮細胞への接着や感染局所への遊走能が低いことが知られている。成獣ラット由来の白血球を ^{111}Indium で標識し，新生ラットと成獣ラットの双方の心臓内へ移入後，末梢血中の白血球数を測定しておき，腹腔内へチオグリコール酸を投与して，腹腔内へ遊走してくる白血球数と放射活性を測定した。その結果，白血球の遊走能は新生子ラットでは成獣の約五分の一程度であったと言う。またヒト未熟児の臍の緒の血管においては，炎症によって血管内皮細胞に発現し白血球の感染組織への動員に関与するp-セレクチンの発現は，満期産児に比べて半分以下であったと言う[24]。

小腸粘膜のIgA濃度を組織タンパク当たりに換算した値で比べると，14日齢ラット子の血漿中のIgA濃度は成獣の1%以下であったが，胃カニューレの装着術によって人工乳哺育されたラット（AR）子は無手術の母乳哺育（MR）子の約3倍と有意に高かった[25]。また小腸の interepithelial lymphocytes の数を hematoxylin-Eosin 染色像で計測したところ，19日齢のAR子ではMR子に比べて，2〜3倍多かった（Harada et al. unpublished data）。AR子では，回腸への付着菌数，BTを起こした菌の菌種数や検出頻度ともにMR子に比べて多く[25]，免疫応答がMR子と異なっている可能性がある。生体に侵襲を与えないように，人工ニップルを用いて出生当日から人工乳哺育を行ったマウスでは，生後9日齢の脾臓のCD4$^+$CD8$^-$細胞およびCD4$^-$CD8$^+$細胞の数は，母乳哺育子に比べて極端に少なかったが，生後2日間だけ母乳を飲ませることにより，劇的に改善された[26]。母乳には乳子の免疫応答を調節する働きがある。

生理的機能の未熟性

呼吸や血流を調節する自律神経系の発達はヒトでは妊娠後期に急速に発達する。そのため，妊娠33〜36週で出生した早産児が突然死を起こす割合は満期で出生した乳児の約2倍と言う[27]。28〜32週で出生した乳児は心拍数や血流が弱く血圧が低い[28]ことも報告されている。ラット子ではこれらの情報はまだないが，前項で述べた新生子におけるマクロファージの遊走能の低さは，血流の弱さにも関連しているかもしれない。

早産児は胃酸の分泌が悪く，胃内のpHが高いと考えられていた。しかし，kellyらは在胎24〜29週で出生した71例の早産児の胃内pHを出生当日と生後16日目に測定したところ，どちらもpH4以下であったと言う[29]。健常な早産児では胃食道逆流が24時間で70回くらい起こり，このうち24%は酸性だったが，73%は弱酸性，2%は弱アルカリ性だったことが報告されている[30]。早産児を含め新生児は2〜4時間ごとにミルクを飲まされるために，胃内pHが4以上になっている時間が多くなると考えられる。胃内のpHが高めになる時間が長くなればなるほど胃内の殺菌作用が低下して，一般に酸に弱い大腸菌群などが下部消化管へ通過しやすくなる可能性が考えられる。

腸粘膜付着菌の構成は腸内容物中の菌叢構成と異なっている

腸粘膜あるいは腸上皮へ接着する能力が高い菌はBTを起こしやすいと言えるのであろうか。それとも腸内容物中の生息菌数が高いことがBTを起こしやすくさせるのであろうか。AR子のふ

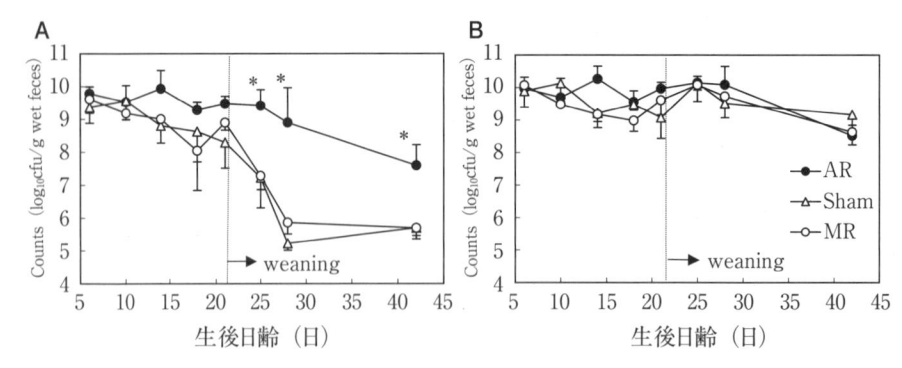

図2 胃カニューレ式人工乳哺育されたラットのふん便中菌数変化
胃カニューレ装着手術後人工乳で哺育された AR 群（●）と擬手術後母乳で哺育された Sham 群（△）および無処置で母乳哺育された MR 群（○）のふん便中の大腸菌群菌数（A）と総菌数（B）を哺乳期から42日齢まで測定した。（図中＊は p<0.05 で AR 群と Sham および MR 群間に有意な差があることを示す）

Nakayama et al. Ped Res. 2003；54：364-371. から，一部改変して示した

ん便中の細菌叢の変化を，哺乳期から離乳後まで日齢を追って測定した結果，AR 子の大腸菌群のレベルは，15日齢以後には，術後母乳で哺育された（Sham）子や MR 子のそれに比べて，哺乳後期から離乳3週間後まで有意に10〜1000倍高くなっていた[25]（**図2**）。この結果は，AR 子では全身性の BT がなかなか消失しなかったことと，何らかの関連があるように思われるが，今のところそれらを裏づける証拠を確認できていない。

10日齢では，大腸菌群の菌数レベルは，群間に有意な差違を認めなかったため，胃カニューレ装着後1週間目（10日齢）の AR 子と Sham 子および MR 子の盲腸内容物中の菌叢構成を測定した。また同時に回腸および結腸を切り出したあと，内容物を除いてから，滅菌した0.2%-pepton-生理食塩水 10mL とともに2分間ずつ3回（70回/分）振とうして洗浄後，ガラスホモゲナイザーで各組織を均質化し，組織に残着した細菌を検出した。これを仮に付着菌と呼ぶ。また，同個体の腸間膜リンパ節（MLN）あるいは肝臓中への BT 菌を検出して相互に比較した。その結果，盲腸内容物中の菌叢構成菌および菌数レベルは，3群間で有意な差を認めなかった。しかし回腸の総付着菌数は群間で有意に異なっており，AR 子では MR 子より50倍多く，Sham 子は両者の中間であることが分かった。回腸付着菌の構成は AR 子では MR 子に比べて *Enterobacteriaceae*, *Enterococcus* & *Streptococcus* が有意に多かった。さらに有意な差は認められなかったものの，全群に *Lactobacillus* と，盲腸内容物中では菌数レベルが低かった *Staphylococcus* の付着が認められたことは特筆に値する。MLN への BT は3群ともに認められ，*Enterobacteriaceae* は *Lactobacillus* に比べて約10倍高く認められたが，盲腸内容物中では 10^9 と同レベルであった。一方肝臓中への BT は MR 子では全く検出されなかったものの，AR 子では *Enterobacteriaceae*, *Enterococcus* & *Streptococcus*, および *Staphylococcus* が17匹中2〜4匹に同程度の菌数レベルで検出された[25]。

以上の結果，BT を起こした菌群は，盲腸内容物中の菌群構成と菌数レベルを直接的に反映してはいなかった。*Enterobacteriaceae* や *Enterococcus* & *Streptococcus* および *Staphylococcus* は腸粘膜に付着しやすく BT を起こしやすい菌群であることが分かった。ヒトの新生児や低出生体重児に敗血症や髄膜炎など重篤な感染症を引き起こす細菌群には，*Enterobacteriaceae* や *Staphylococcus*，あるいは *Enterococcus* などが多く検出されており[31,32]，これらの菌群はラット子に BT を起こしやすい菌として検出された上記菌群の種類とよく似ていることから，これらの菌

群はヒトの腸管や粘膜にも付着しやすく BT を起こしやすいかもしれない。

バクテリアルトランスロケーション：細菌センサーと経路

著者が学生のころの教科書では細胞の plasma membrane は均質なリン脂質膜にタンパク質が点在しているイメージであったが，近年の研究から細胞内外の物質移動や情報伝達をスムーズに行うために，多様な役割をもった極めて複雑な構造物を形成していることが明らかとなってきた[33]。細菌は腸管管腔からどのような経路を経て生体内に移行するのであろうか。少し前までは，腸の上皮はそれ自身では常在細菌や病原菌を直接的に認識することはできず，点在する M 細胞などにより生体内に取り込まれた細菌を，上皮間にあるいは粘膜下に存在する樹状細胞やマクロファージが貪食し，プロセッシングのあと情報シグナルが T 細胞関与で抗体産生細胞に伝達されると考えられていた。

ヒトとマウスでは，少なくとも二つの系統のタンパクファミリーが細菌の受容にかかわっていることが知られている。一つは細胞質にある nucleotide oligomerization domein (NOD-proteins) であり，他方は膜結合性の toll-like receptors (TLRs) である[34]。NOD2 は小腸の陰窩に位置し管腔中に抗菌ペプチドを放出するパネート細胞において，Defcr-rs10 を含む α-defensins の発現を調節することが知られている[35]。貪食細胞を interferon (IFN)-γ で刺激すると，取り込まれた Listeria monocytogenes のマクロファージ内での殺菌と分解が活性化された。こわされた細菌断片は細胞質内で TLR3, 7, 9 などの細胞内器官上に発現する TLRs とは無関係に IFN-β を誘導した。この作用は細胞質にある NOD2 とリソゾームのプロテアーゼを必要とし，マクロファージを活性化して IFNβ 産生を促すことが示された[36]。

しかし最近，これらの貪食細胞系だけでなく上皮細胞自身も管腔内の細菌を感知するシステムをもつことが分かってきた[37]。Vaishnava らのグループは精力的な研究を行い，パネート細胞は細菌の刺激を受容し，抗菌ペプチドの転写プログラムを発現させていくことを明らかにしてきた。2008 年には，MyD88 欠損動物と NOD2 欠損動物を用いて，パネート細胞が NOD2 ではなく TLRs で刺激を受容し，MyD88 の活性化に依存してパネート細胞の顆粒中に含まれる殺菌性の C タイプレクチンである RegⅢβ，細菌凝集作用をもつ CRP-ductin や数種類の α-defensin などの抗菌性ペプチドの合成系の発現を，転写プログラムレベルで起動させていることを明らかにした[38]。パネート細胞が直接 PAMPs の刺激を受容し管腔内へ放出する抗菌ペプチドなどは，小腸上皮を覆っているムチンなど粘液層内の細菌やウイルス数を減弱させ，BT の頻度を低く保つのに役立っているのかもしれない。

便乗型のバクテリアルトランスロケーション

BT が起こりやすい環境要因として，腸上皮の炎症がある。病原細菌の感染により，腸管に組織損傷や炎症が起こることがほかの非侵襲性の細菌の BT を促進し，感染炎症のさらなる遷延化を引き起こすことが分かってきた。腸管感染症を引き起こす多くの病原細菌やそれらの病原毒素，鞭毛，ウイルスなどの感染部位として，腸の上皮膜に分布する「lipid-raft」と名づけられた高コレステロール含有部位が関与しているらしい。2003 年に Manes らが lipid-raft を介するエンドサイトーシスが BT の Gate であるとする仮説を総説のなかで提唱する[33]と，2004 年に Clayburg らは，腸の炎症に伴うタイトジャンクションの損傷により，細菌が腸の管腔から上皮細胞間隙 (パラセルラー) を通過することができるとする「Leaky gut 仮説」を提唱した[39]。その翌 2005 年に Clark らは，ヒト結腸由来の培養細胞 Caco-2 および T84 株において，Shigella sonnei の感染後に炎症性に生じた IFNγ が非侵襲性の Escherichia coli C25 の BT を誘導すると報告した。さらにその通過部

位がraftでありBTが上皮細胞内（トランスセルラー）経由で生じたことを明らかにし，これらのBTは炎症性サイトカイン誘導性の透過性上昇やタイトジャンクションタンパク質の損傷とは関連しなかったと報告した[40]。また，2009年にはKalischukにより，ヒト結腸由来培養細胞T84の系で，蛍光標識された非侵襲性の大腸菌が，*Campylobacter jejuni*の感染に誘導されて，lipid-raftを経由するルートでトランスセルラーに移行しBTを起こすことが明らかにされた[41]。lipid-raftは炎症下の腸上皮において，非侵襲性の腸内細菌によるBTを引き起こす経路である可能性が高い。

　腸管の炎症の多くは病原細菌が感染することにより引き起こされる。病原細菌のBTの経路として，病原性大腸菌や赤痢菌，*Helicobacter pylori*など，宿主の腸上皮の細胞構造を変性させ，侵入していく機作はよく調べられているが，これらの詳細に関しては他著にゆずり，最近精力的に研究が進められた*Salmonella*（サルモネラ）感染の機作について少し紹介する。サルモネラ腸炎の発症については，従来から小腸の樹状細胞（DCs）が管腔のサルモネラ菌を上皮細胞の間から直接食指をのばして捕獲するものの，サルモネラ菌は生きたまま生体内に運ばれ，運ばれたサルモネラ菌が組織を破壊して敗血症や発熱を引き起こすと想像されていた。しかし，どのような機作で病原性が発揮されるかに関する事実は確認されていなかった。

　ArquesらはマウスにInfant小腸ループを作成して，ループ内へサルモネラ菌，鞭毛，あるいは非侵襲性の大腸菌を注入後，ループを腹腔内へ戻して3時間放置し，その間にループ内へ移行したDCsを計測した[42]。その結果，サルモネラ菌は鞭毛FlagellinでTLRsを刺激し，MyD88を活性化することにより，細菌を捕獲するDCsのルーメン中への遊走を誘導することが分かった。同様に実験すると，非侵襲性の大腸菌はDCsの遊走を誘導しないことが分かった。さらにMyD88の発現が極めて弱いマウスでは，DCsの遊走が起こらなかったという。一方，Hapfelmeierら（2008）は，MyD88を欠失したDCsでも細菌の捕獲を行うことができるものの，腸炎の発症はMyD88依存性であったことから，粘膜樹状細胞による細菌の捕獲は，感染の初期にはMyD88の活性化とは無関係に，生体内への細菌感染に対する粘膜の自然免疫応答の一環として行われるという考え方を示した[43]。トランスウエルを用いて結腸がん由来の培養細胞T84株を培養し，非侵襲性の大腸菌を細胞に取り込ませる実験では，培養細胞の電気抵抗性を失わせるような処置なしには，生きた大腸菌の移行を検出できなかった[44]。ということは，粘膜上皮下に遊走したDCsは，無作為に腸内細菌を貪食して非侵襲性の細菌が生体内へ移行するルートを提供しているのであろうか。

　サルモネラ菌はマクロファージに捕獲されたあと，上述のようにマクロファージ細胞内で殺菌されずに持続的に生存し増殖することができる。マクロファージは細菌など異物を貪食すると，NADPH-oxidaseにより活性酸素（ROS）を生成し，その結果生成された過酸化水素（H_2O_2）が細菌の細胞膜に存在する活性分子に酸化傷害を与え，結果的に細菌を殺菌することにより生体防御に役立っている[45]。しかし，サルモネラ菌は，これらの酸化傷害を防ぐためのH_2O_2分解系の5つの遺伝子（3つのcatalaseと2つのalkyl hydroperoxide reductase）をもち，殺菌されることなくマクロファージ内に生残し，病原毒性を発揮することが分かった。これらの酵素遺伝子を不活化した変異株は，H_2O_2感受性が高く，マクロファージ内で生存できなかった[46]という。食中毒菌として有名な*Escherichia coli* 157：H7のEDL933株は，腸のfollicle-associated epitheliumに接着し，マクロファージに取り込まれると考えられるが，本菌株はヒト単球培養細胞THP-1に感染させた24時間後にマクロファージ内で生残していた[47]。また，侵襲性の病原性大腸菌も好中球内に生残していた[48]と言う。このようにマクロファージや好中球，DCsなどの貪食細胞に取り込まれたあとも細胞内に生残する形質を獲得した菌株は，殺菌されてしまう菌株に比べて生体内に生きたまま侵入し敗血症を起こすなど病原毒性を発揮しやすいと考えられる。

バクテリアルトランスロケーションの功罪

　病原細菌の感染を未然に防ぐためには，自然免疫系を駆使して病原細菌の生体内への侵入を防ぐことに加えて，侵入されてしまった病原細菌を効率よく貪食し，殺菌することにより，PAMPsによる炎症シグナルの方向を調節する機能が車の両輪のように効率よく働くことが必要である。最近多くの研究により，これらの病原毒性からの宿主免疫機能による防御作用に，regulatory T cells（CD4$^+$CD25$^+$Foxp3$^+$ T cells：Treg cells）の活性化の有無が関与していることが分かってきた[49]。Treg cells の活性化に関して，Postman らは，無菌（GF）マウスでは機能的な Treg cells への発達が起こらないこと，Treg cells の活性化には腸内細菌の関与が必要であることを示した[50]。

　一方腸管の炎症は，細菌感染以外に食物アレルギーによっても惹起される[51]。食物アレルギーの発症メカニズムに関連する研究は多くの成書に多数報告されているので，ここでは，腸内細菌が食物アレルギーの発症にも関与しており，Treg cells の成熟がアレルギーの抑制に重要であることを示した石川らの研究[52]を少しだけ紹介する。卵白アルブミン（OVA）は食物アレルギーを引き起こすことが知られているが，健常なマウスでは経口的に摂取させてもアレルギーを発症しない。これを経口トレランスという。6～8週齢の健常な SPF Balb/c マウスと無菌（GF）マウスに 5mg の OVA を4日間胃内投与してから，抗体を産生させるために 0.1mg の alminium hydroxide とともに 1μg の OVA を腹腔内に投与した。その結果 GF マウスの血中の IgG 抗体価は，SPF マウスにくらべて有意に高くなり，Treg cells 数は減少したという。また Treg cells のアレルギー抑制作用に関与する IL-10 と TGF-β の産生能は，SPF マウスにくらべて GF マウスで有意に低下していたと言う。

　このように腸内細菌が生息する SPF マウスでは食物抗原に対する経口トレランスが成立しており，経口トレランスの成立に腸内細菌が必要であることが分かった。これに関連して Sudo らは，GF マウスに生後日齢を変えて腸内細菌を感染させる実験を行い，生体が経口トレランスを成立させるためには，生後3～5週齢ころまでに常在菌に曝される必要があることを報告している[53]。経口トレランスの成立がなぜ生体の発達と時系列的に関連するかについてはまだよく分かっていない。

　最近ではアレルギーの抑制を目的として，乳酸菌やビフィズス菌などのプロバイオティクスを応用する試みが実験動物レベルで，また臨床的にも多数行われており，プロバイオティクスの有効性が多く報告されている[54-56]。しかし，そのメカニズムの全容解明にはさらなる研究が必要と思われる。

　BT の発生は，交通事故[57]や手術[58]，やけど[59]など生体に創傷を伴う場合に起こりやすいことはよく知られているが，これらの BT が創傷から直接的に侵入したものによるか，創傷や出血後の炎症により後続的に発生したものであるかに関しては分からない場合が多い。実験的にマウスに 0.5 時間の拘束ストレスをかけると，回腸や血漿中のコルチコステロンが増加し，全身性の BT が起こった[60]。Mazzon & Cuzzocrea は，2時間の拘束ストレスにより，回腸と血漿中に TNFα の増加が認められ，健常な回腸に検出される zonula occludens, claudins, β-catenin および Bcl-2 の局在が消失することを示した。また，TNFα-R1 ノックアウトマウスでは，これらの現象が認められなかったと言う[61]。これらの結果は，腸管や全身性の炎症の惹起と増悪には，BT により生体にもち込まれた PAMPS が関与している可能性を示している。近年，肥満など生理的な起因によっても肝臓に LPS による炎症が起こり，粘膜透過性が高まるなど全身性の炎症が惹起されることが報告されている[62]。肥満マウスモデルの腸内細菌叢をプロバイオティクスで修飾すると，内因性の proglucagon derived-peptid GLP-2 の増加を介して腸粘膜透過性の亢進が抑制されたと言う。

腸内細菌が宿主の生理作用に及ぼすこれらの機序は明らかでないが，腸管のGLP-1とGLP-2は早産児においても機能しており[64]，栄養の獲得や腸の増殖と機能の発達に重要な働きをしている。また，Sudoらは，無菌動物を用いた実験で，ストレス後の視床下部―下垂体―副腎システム応答が生後の細菌の定着により影響を受けることを報告しており[65]，炎症やストレスにより誘導される炎症性サイトカインが神経内分泌作用や行動にまで影響を及ぼすとする報告も散見されるようになった[66,67]。BTの起因は多岐にわたり，実際にはその起因がよく分からない場合も多いが，最近このように，生体のホメオスタシスとBTの新たなかかわりが注目されている。

おわりに

日本では低出生体重児の出生率がこの10～20年で増え続けており[68]，帝王切開出生児が増えている。新生児集中治療室への入院あるいは退院後の患児に，敗血症や肺炎などの罹患がより多く認められるが，これらは抗生物質を投与される機会が多いことなどによる腸内菌叢の乱れと深くかかわっている可能性がある。また，乳児期の感染性炎症経験の有無はそののちの免疫系の発達に影響を及ぼすかもしれない[69]。

細菌抗原や食餌抗原による生体への刺激と生体の受容は，いずれも生体側の発達や腸内細菌の定着過程と密接に関連している。それらに影響する因子として，胎生期に母親の胎盤経由で受ける免疫抗体[70]や母乳中の抗体[71]，各種成長ホルモンなどの影響を無視することはできないであろう。今後生体の免疫系の発達と感染防御作用を理解していくうえで，出生後の細菌定着過程と生体側の免疫応答を時系列的に研究し，世代を越える視点で継続的に捉え理解していくことは，重要な切り口になると思われる。

近年，腸内細菌の定量解析に際して16SリボゾームRNAの塩基配列に基づくDNAシークエンスに基づいて作成される遺伝子プローブを用いて行う方法が主流となり，蛍光標識したプローブを用いたFISH法や，蛍光標識された全ゲノムDNAを制限酵素により切断後，断片サイズパターンを解析する（T-RFLP）方法，DNAの物性を利用した変性剤密度／温度勾配ゲル電気泳動法（DGGE/TGGE法），あるいは優勢細菌のDNAライブラリーを作成する方法などにより，培養によらずに網羅的に解析できるようになった[72]。また，細菌の全ゲノム解析が進み，マイクロアレイ，ヒト腸管チップ法などの応用により，環境変化に応答した細菌側の遺伝子群の変化を追跡的に解析できるようにもなって[73]いる。しかし，生体内へのBTを検出するに際しては，組織当たりの菌数が数個～数千個と低いレベルで検出しなければならないことが多いために，これまではこれらの新技術を十分に活用できていなかった。とくに従来は培養できなかった新しい細菌群によるBTに関する情報はこれまで全く手つかずであった。

最近，高価であるが一つの動物細胞由来程度の濃度の遺伝子を定量解析できる技術が商品開発されたとのこと。また，菌叢構成の変化を腸内環境としての細菌代謝物や生体側の分泌物に関するメタボローム解析などの手法も利用できるようになってきたことから，これらを同時併行的に進めることにより，BTを引き起こす背景となる宿主の組織環境の変化などが詳細に研究され，これまでは捉えきれなかった低菌数のBTや培養できない細菌によるBTについて，さらなる理解が進展することを期待したい。

謝辞

著者のデータは主に1996～2000年に行われた明治乳業株式会社栄養科学研究所（当時）の中山牧子研究員との共同研究であり，技術補佐員の塚本（青山）裕美さん，藤原（波多野）聖子さん，パート技術員の川西桂子さん，和気佳代さんの協力によるものです。菌叢解析に際しては，光岡知

足東京大学名誉教授にご指導いただきました．また，これらの研究をバックアップし発表の許可をいただきました明治乳業株式会社研究本部の諸兄に深謝いたします．

参考文献

1) Schromm A B, Brandenburg K, Loppnow H, Moran A P, Koch M H, Rietschel E T, Seydel U. Biological activities of lipopolysaccharides are determined by the shape of their lipid A portion. Eur J Biochem. 2000；267：2008-2013.
2) Long N C, Otterness I, Kunkel S L, Vander A J, Kluger M J. Roles of interleukin 1 beta and tumor necrosis factor in lipopolysaccharide fever in rats. Am J Physiol. 1990；259：R724-728.
3) Goehler L E, Gaykema R P, Hansen M K, Kleiner J L, Maier S F, Watkins L R. Staphylococcal enterotoxin B induces fever, brain c-Fos expression, and serum corticosterone in rats. Am J Physiol Regul Integr Comp Physiol. 2001；280：R1434-1439.
4) Wannemuehler M J, Kiyono H, Babb J L, Michalek S M, McGhee J R. Lipopolysaccharide (LPS) regulation of the immune response：LPS converts germfree mice to sensitivity to oral tolerance induction. J Immunol. 1982；129：959-965.
5) Balzan S, de Almeida Quadros C, de Cleva R, Zilberstein B, Cecconello I. Bacterial translocation：overview of mechanisms and clinical impact. J Gastroenterol Hepatol. 2007；22：464-471.
6) Miyake K. Innate immune sensing of pathogens and danger signals by cell surface Toll-like receptors. Semin Immunol. 2007；19：3-10.
7) Vaishnava S, Behrendt C L, Ismail A S, Eckmann L, Hooper L V. Paneth cells directly sense gut commensals and maintain homeostasis at the intestinal host-microbial interface. Proc Natl Acad Sci U S A. 2008；105：20858-20863.
8) Fukumoto S, Tatewaki M, Yamada T, Fujimiya M, Mantyh C, Voss M, Eubanks S, Harris M, Pappas T N, Takahashi T. Short-chain fatty acids stimulate colonic transit via intraluminal 5-HT release in rats. Am J Physiol Regul Integr Comp Physiol. 2003；284：R1269-1276.
9) Hällström M, Eerola E, Vuento R, Janas M, Tammela O. Effects of mode of delivery and necrotising enterocolitis on the intestinal microflora in preterm infants. Eur J Clin Microbiol Infect Dis. 2004；23：463-470.
10) Westerbeek E A, van den Berg A, Lafeber H N, Knol J, Fetter W P, van Elburg R M. The intestinal bacterial colonisation in preterm infants：a review of the literature. Clin Nutr. 2006；25：361-368.
11) Biasucci G, Benenati B, Morelli L, Bessi E, Boehm G. Cesarean delivery may affect the early biodiversity of intestinal bacteria. J Nutr. 2008；138：1796S-1800S.
12) 光岡知足. ヒトフローラ研究：現在と将来. 腸内細菌学雑誌. 2005；19：179-192.
13) Nakayama M, Yajima M, Hatano S, Yajima T, Kuwata T. Intestinal adherent bacteria and bacterial translocation in breast-fed and formula-fed rats in relation to susceptibility to infection. Pediatr Res. 2003；54：364-371.
14) Benno Y, Sawada K, Mitsuoka T. The intestinal microflora of infants：composition of fecal flora in breast-fed and bottle-fed infants. Microbiol Immunol. 1984；28：975-986.
15) Kleessen B, Bunke H, Tovar K, Noack J, Sawatzki G. Influence of two infant formulas and human milk on the development of the faecal flora in newborn infants. Acta Paediatr. 1995；84：1347-1356.

16) Yajima M, Nakayama M, Hatano S, Yamazaki K, Aoyama Y, Yajima T, Kuwata T. Bacterial translocation in neonatal rats: the relation between intestinal flora, translocated bacteria, and influence of milk. J Pediatr Gastroenterol Nutr. 2001; 33: 592-601.

17) 矢島昌子, 矢島高二, 桑田 有. 哺乳期ラットのバクテリアルトランスロケーション：腹腔滲出性多形核白血球の貪食作用に及ぼす影響. 2006; 20: 19-24.

18) Yajima M, Yajima T, Kuwata T. Intraperitoneal injection of lactoferrin ameliorates severe albumin extravasation and neutrophilia in LPS-induced inflammation in neonatal rats. Biomed Res. 2005; 26: 249-255.

19) Van Camp J M, Tomaselli V, Coran A G. Bacterial translocation in the neonate. Curr Opin Pediatr. 1994; 6: 327-333.

20) Urao M, Teitelbaum D H, Drongowski R A, Coran A G. The association of gut-associated lymphoid tissue and bacterial translocation in the newborn rabbit. J Pediatr Surg. 1996; 31: 1482-1487.

21) Helgeland L, Brandtzaeg P, Rolstad B, Vaage J T. Sequential development of intraepithelial gamma delta and alpha beta T lymphocytes expressing CD8 alpha beta in neonatal rat intestine: requirement for the thymus. Immunology. 1997; 92: 447-456.

22) Kawaguchi-Miyashita M, Nanno M, Shimada S, Nagaoka N, Okada Y, Matsumoto S, Umesaki Y, Matsuoka Y, Ohwaki M. A step-wise expansion of intestinal intraepithelial T lymphocytes in association with microbial colonization is defined by sensitivity to cyclosporin. Immunology. 1997; 91: 628-634.

23) Engle W D, Rosenfeld C R, Mouzinho A, Risser R C, Zeray F, Sanchez P J. Circulating neutrophils in septic preterm neonates: comparison of two reference ranges. Pediatrics. 1997; 99: E10.

24) Lorant D E, Li W, Tabatabaei N, Garver M K, Albertine K H. P-selectin expression by endothelial cells is decreased in neonatal rats and human premature infants. Blood. 1999; 94: 600-609.

25) Nakayama M, Yajima M, Hatano S, Yajima T, Kuwata T. Intestinal adherent bacteria and bacterial translocation in breast-fed and formula-fed rats in relation to susceptibility to infection. Pediatr Res. 2003; 54: 364-371.

26) Yajima M, Hoshiba J, Terahara M, Yajima T. Reduced thymic size and numbers of splenic CD4+ and CD8+ cells in artificially reared mouse pups. Biosci Biotechnol Biochem. 2007; 71: 2420-2427.

27) Hunt C E. Ontogeny of autonomic regulation in late preterm infants born at 34-37 weeks postmenstrual age. Semin Perinatol. 2006; 30: 73-76.

28) Witcombe N B, Yiallourou S R, Walker A M, Horne R S. Blood pressure and heart rate patterns during sleep are altered in preterm-born infants: implications for sudden infant death syndrome. Pediatrics. 2008; 122: e1242-1248.

29) Kelly E J, Newell S J, Brownlee K G, Primrose J N, Dear P R. Gastric acid secretion in preterm infants. Early Hum Dev. 1993; 35: 215-220.

30) López-Alonso M, Moya M J, Cabo J A, Ribas J, del Carmen Macías M, Silny J, Sifrim D. Twenty-four-hour esophageal impedance-pH monitoring in healthy preterm neonates: rate and characteristics of acid, weakly acidic, and weakly alkaline gastroesophageal reflux. Pediatrics. 2006; 118: 793-794.

31) Stoll B J, Hansen N I, Higgins R D, Fanaroff A A, Duara S, Goldberg R, Laptook A, Walsh M,

Oh W, Hale E ; National Institute of Child Health and Human Development. Very low birth weight preterm infants with early onset neonatal sepsis : the predominance of gram-negative infections continues in the National Institute of Child Health and Human Development Neonatal Research Network, 2002-2003. Pediatr Infect Dis J. 2005 ; 24 : 635-639.

32) Makhoul I R, Sujov P, Smolkin T, Lusky A, Reichman B ; Israel Neonatal Network. Pathogen-specific early mortality in very low birth weight infants with late-onset sepsis : a national survey. Clin Infect Dis. 2005 ; 40 : 218-224.

33) Mañes S, del Real G, Martínez-A C. Pathogens : raft hijackers. Nat Rev Immunol. 2003 ; 3 : 557-568.

34) 自然免疫. 免疫：感染症と炎症性疾患における免疫応答. 笹月建彦監訳. メディカル・サイエンス・インターナショナル, 2009. 3章 54-93. DeFeanco AL, LocksleyRM, Robertson M 著.

35) Peyrin-Biroulet L, Chamaillard M. NOD2 and defensins : translating innate to adaptive immunity in Crohn's disease. J Endotoxin Res. 2007 ; 13 : 135-139.

36) Herskovits A A, Auerbuch V, Portnoy D A. Bacterial ligands generated in a phagosome are targets of the cytosolic innate immune system. PLoS Pathog. 2007 ; 3 : e51.

37) Gribar S C, Richardson W M, Sodhi C P, Hackam D J. No longer an innocent bystander : epithelial toll-like receptor signaling in the development of mucosal inflammation. Mol Med. 2008 ; 14 : 645-659.

38) Vaishnava S, Behrendt C L, Ismail A S, Eckmann L, Hooper L V. Paneth cells directly sense gut commensals and maintain homeostasis at the intestinal host-microbial interface. Proc Natl Acad Sci U S A. 2008 ; 105 : 20858-20863.

39) Clayburgh D R, Shen L, Turner J R. A porous defense : the leaky epithelial barrier in intestinal disease. Lab Invest. 2004 ; 84 : 282-291.

40) Clark E, Hoare C, Tanianis-Hughes J, Carlson G L, Warhurst G. Interferon gamma induces translocation of commensal Escherichia coli across gut epithelial cells via a lipid raft-mediated process. Gastroenterology. 2005 ; 128 : 1258-1267.

41) Kalischuk L D, Inglis G D, Buret A G. Campylobacter jejuni induces transcellular translocation of commensal bacteria via lipid rafts. Gut Pathog. 2009 ; 1 : 2.

42) Arques J L, Hautefort I, Ivory K, Bertelli E, Regoli M, Clare S, Hinton JC, Nicoletti C. Salmonella Induces Flagellin- and MyD88-Dependent Migration of Bacteria-Capturing Dendritic Cells Into the Gut Lumen. Gastroenterology. 2009 ; 137 : 415-418.

43) Hapfelmeier S, Müller A J, Stecher B, Kaiser P, Barthel M, Endt K, Eberhard M, Robbiani R, Jacobi C A, Heikenwalder M, Kirschning C, Jung S, Stallmach T, Kremer M, Hardt W D. Microbe sampling by mucosal dendritic cells is a discrete, MyD88-independent step in DeltainvG S. Typhimurium colitis. J Exp Med. 2008 ; 205 : 437-450.

44) Nazli A, Wang A, Steen O, Prescott D, Lu J, Perdue M H, Söderholm J D, Sherman P M, McKay D M. Enterocyte cytoskeleton changes are crucial for enhanced translocation of non-pathogenic Escherichia coli across metabolically stressed gut epithelia. Infect Immun. 2006 ; 74 : 192-201.

45) Babior B M. NADPH oxidase : an update. B Blood. 1999 ; 93 : 1464-1476.

46) Hébrard M, Viala J P, Méresse S, Barras F, Aussel L. Redundant hydrogen peroxide scavengers contribute to Salmonella virulence and oxidative stress resistance. J Bacteriol. 2009 ; 191 : 4605-4614.

47) Poirier K, Faucher S P, Béland M, Brousseau R, Gannon V, Martin C, Harel J, Daigle F. Es-

cherichia coli O157 : H7 survives within human macrophages : global gene expression profile and involvement of the Shiga toxins. Infect Immun. 2008 ; 76 : 4814-4822.

48) Nazareth H, Genagon S A, Russo T A. Extraintestinal pathogenic Escherichia coli survives within neutrophils. Infect Immun. 2007 ; 75 : 2776-2785.

49) O'Mahony C, Scully P, O'Mahony D, Murphy S, O'Brien F, Lyons A, Sherlock G, MacSharry J, Kiely B, Shanahan F, O'Mahony L. Commensal-induced regulatory T cells mediate protection against pathogen-stimulated NF-kappaB activation. PLoS Pathog. 2008 ; 4 : e1000112.

50) Ostman S, Rask C, Wold A E, Hultkrantz S, Telemo E. Impaired regulatory T cell function in germ-free mice. Eur J Immunol. 2006 ; 36 : 2336-2346.

51) Macdonald T T, Monteleone G. Immunity, inflammation, and allergy in the gut. Science. 2005 ; 307 : 1920-1925.

52) Ishikawa H, Tanaka K, Maeda Y, Aiba Y, Hata A, Tsuji N M, Koga Y, Matsumoto T. Effect of intestinal microbiota on the induction of regulatory CD25+ CD4+ T cells. Clin Exp Immunol. 2008 ; 153 : 127-135.

53) Sudo N, Sawamura S, Tanaka K, Aiba Y, Kubo C, Koga Y. The requirement of intestinal bacterial flora for the development of an IgE production system fully susceptible to oral tolerance induction. J Immunol. 1997 ; 159 : 1739-1745.

54) (NAMI) Research Group Report. Isolauri E, Salminen S ; Nutrition, Allergy, Mucosal Immunology, and Intestinal Microbiota (NAMI) Research Group Report. Probiotics : use in allergic disorders : a Nutrition, Allergy, Mucosal Immunology, and Intestinal Microbiota J Clin Gastroenterol. 2008 ; 42 Suppl 2 : S91-96. A

55) Ouwehand A C. Antiallergic effects of probiotics. J Nutr. 2007 ; 137 (3 Suppl 2) : 794S-797S.

56) Ji G E. Probiotics in Primary Prevention of Atopic Dermatitis. Yoshikawa T (ed) : Food Factors for Health Promotion. Forum Nutr. Basel, Karger. 2009 ; 61 : 117-128.

57) Brathwaite C E, Ross S E, Nagele R, Mure A J, O'Malley K F, García-Perez F A. Bacterial translocation occurs in humans after traumatic injury : evidence using immunofluorescence. J Trauma. 1993 ; 34 : 586-9 ; discussion 589-590.

58) Donnell S C, Taylor N, van Saene H K, Magnall V L, Pierro A, Lloyd D A. Infection rates in surgical neonates and infants receiving parenteral nutrition : a five-year prospective study. J Hosp Infect. 2003 ; 54 : 165-167.

59) Li X, Rana S N, Kovacs E J, Gamelli R L, Chaudry I H, Choudhry M A. Corticosterone suppresses mesenteric lymph node T cells by inhibiting p38/ERK pathway and promotes bacterial translocation after alcohol and burn injury. Am J Physiol Regul Integr Comp Physiol. 2005 ; 289 : R37-44.

60) Ando T, Brown R F, Berg R D, Dunn A J. Bacterial translocation can increase plasma corticosterone and brain catecholamine and indoleamine metabolism. Am J Physiol Regul Integr Comp Physiol. 2000 ; 279 : R2164-2172.

61) Mazzon E, Cuzzocrea S. Role of TNF-alpha in ileum tight junction alteration in mouse model of restraint stress. Am J Physiol Gastrointest Liver Physiol. 2008 ; 294 : G1268-1280.

62) Brun P, Castagliuolo I, Di Leo V, Buda A, Pinzani M, Palù G, Martines D. Increased intestinal permeability in obese mice : new evidence in the pathogenesis of nonalcoholic steatohepatitis. Am J Physiol Gastrointest Liver Physiol. 2007 ; 292 : G518-525.

63) Cani P D, Possemiers S, Van de Wiele T, Guiot Y, Everard A, Rottier O, Geurts L, Naslain D,

Neyrinck A M, Lambert D M, Muccioli G G, Delzenne N M. Changes in gut microbiota control inflammation in obese mice through a mechanism involving GLP-2-driven improvement of gut permeability. Gut. 2009 ; 58 : 1091-1103.

64) Amin H, Holst J J, Hartmann B, Wallace L, Wright J, Sigalet DL. Functional ontogeny of the proglucagon-derived peptide axis in the premature human neonate. Pediatrics. 2008 ; 121 : e180-186.

65) Sudo N, Chida Y, Aiba Y, Sonoda J, Oyama N, Yu X N, Kubo C, Koga Y. Postnatal microbial colonization programs the hypothalamic-pituitary-adrenal system for stress response in mice. J Physiol. 2004 ; 558 (Pt 1) : 263-275.

66) Goehler L E, Lyte M, Gaykema R P. Infection-induced viscerosensory signals from the gut enhance anxiety : implications for psychoneuroimmunology. Brain Behav Immun. 2007 ; 21 : 721-726.

67) Ammori J B, Zhang W Z, Li J Y, Chai B X, Mulholland M W. Effect of intestinal inflammation on neuronal survival and function in the dorsal motor nucleus of the vagus. Surgery. 2008 ; 144 : 149-158.

68) 日本厚生労働省人口動態統計表.

69) Stoll B J, Hansen N I, Adams-Chapman I, Fanaroff A A, Hintz S R, Vohr B, Higgins R D. Neurodevelopmental and growth impairment among extremely low-birth-weight infants with neonatal infection. JAMA. 2004 ; 292 : 2399-2401.

70) Kane S V, Acquah L A. Placental transport of immunoglobulins : a clinical review for gastroenterologists who prescribe therapeutic monoclonal antibodies to women during conception and pregnancy. Am J Gastroenterol. 2009 ; 104 : 228-233.

71) Takahashi T, Yoshida Y, Hatano S, Sugita-Konishi Y, Igimi S, Yajima M, Kojima T, Kanno T, Yonekubo A, Yajima T, Kuwata T. Reactivity of secretory IgA antibodies in breast milk from 107 Japanese mothers to 20 environmental antigens. Biol Neonate. 2002 ; 82 : 238-242.

72) 松木隆広, 田中隆一郎. 分子生物学的手法による腸内フローラ構造解析法の比較. 腸内細菌学雑誌. 2006 ; 20 : 25-33.

73) 佐々木泰子. DNAマイクロアレイを用いた乳酸菌と腸内細菌の解析. 2006 腸内フローラシンポジウム 15 腸内フローラとクロストーク；伊藤喜久治編, 学会出版センター.

■口腔における嫌気性菌代謝産物の影響：歯周病と全身疾患

日本大学 歯学部細菌学教室，日本大学 総合歯学研究所生体防御部門　落合邦康
日本大学 松戸歯学部感染免疫学教室　落合智子

はじめに

　感染は粘膜から起こる。我々は外界と接するすべての部位で常在微生物と共生しており，なかでも多くの微生物が生息する部位は腸管と口腔である。口腔には，人体に共生する細菌種のほぼ半数が生息し，その種類は未同定の菌を含め現在約700種，総数80〜90億に及ぶと言われている。日常的に微生物に汚染された食物に接する消化管は，胃酸やディフェンシンなど様々な殺菌物質，食物繊維，そして，厚い粘液層や粘膜免疫システムによって守られている。とくに，粘膜表層は厚いムチン層によって保護され，外来細菌や常在細菌と腸管粘膜上皮が直接接触する機会は少ない。しかし，口腔には腸管で見られるような複雑な因子は存在しないため，細菌は粘膜に直接付着する。従って，細菌の侵入を防ぐため重層扁平上皮という強固な粘膜組織が発達した。口腔，とくに歯肉溝は，生涯にわたり「微生物と宿主の力関係」が顕著に現れる部位と考えられる。

　口腔の代表的感染症"う蝕と歯周病"は，口腔バイオフィルム，つまり，デンタルプラーク（以下プラーク）構成細菌によって引き起こされる。これら細菌は，重度のう蝕，粘膜の損傷や病変部より体内に移行し，局所の炎症のみならず様々な全身疾患の原因となる。この事実は古くから知られており，抜歯後菌血症や歯性病巣感染として多くの研究がなされており，プラーク細菌による細菌性心内膜炎が，現在でも循環器系難治性感染症の一つにあげられている[1-3]。その主な原因菌は，粘膜面やプラークの主要構成菌・口腔レンサ球菌で，正常細菌数内では外来細菌の定着阻害など生体に有用であるが，プラークの蓄積とともに病原性のリスクが高まる。

　細菌培養や検索技術の進歩に伴い，歯周病原細菌が循環器疾患からも多数検出され[2,4,5]，慢性口腔感染症"歯周病"が全身に様々な影響を与えていることが判明した。現在，発症機序の解明が精力的に行われている。我々は，歯垢レンサ球菌の転移機序[6,7]，歯周局所における免疫応答の異常，免疫抑制物質の研究を通して口腔感染症の発生および全身転移機序の解明を行ってきた[8-12]。さらに，一連の研究から，代表的歯周病原菌 *Porphyromonas gingivalis*, *Prevotella intermedia* や *Fusobacterium nucleatum* などの嫌気性グラム陰性菌が産生する代謝産物，短鎖脂肪酸（Short-chain fatty acids：SCFA），とくに高濃度の酪酸が，歯周組織内の免疫担当細胞に様々な為害作用を与えていることを報告してきた[13,14]。酪酸は下部消化管において極めて重要な因子であるが，同じ消化器系である口腔ではなぜ為害作用を示すのか極めて興味深い。本稿では，酪酸を軸に口腔と消化管の共通点，相違点を比較検討してみたい。

口腔の組織とプラーク

　口腔は，常に外界と直接接触しているため，ほかの消化器官と異なる様々な特徴がある。最も大きな違いは，歯周軟組織に硬組織"歯"が植立していることである（図1）。歯周組織には，歯肉と粘膜上皮，そして，70〜80kg/cm^2 にもなる咬合圧に耐えるために歯槽骨が存在する。硬組織同士の直接接触を避けるため，歯（歯根）と歯槽骨の間には，両者を結びつけるコラーゲン線維を主成分とする強固な歯根膜がある。しかし，歯肉溝は，硬組織と軟組織の接合部として組織学的

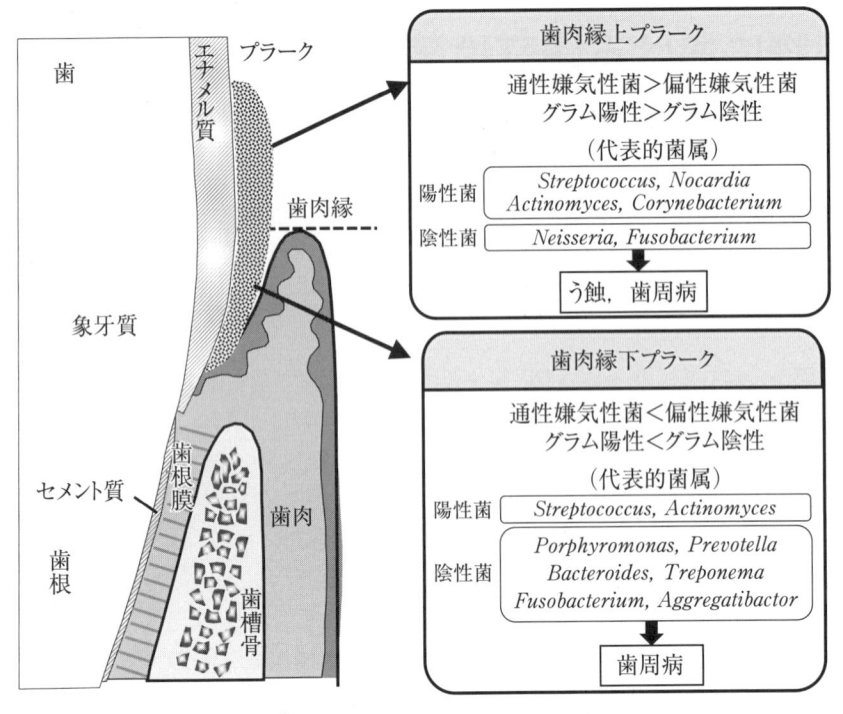

図1 歯周組織とデンタルプラーク

歯肉縁上プラーク
通性嫌気性菌＞偏性嫌気性菌
グラム陽性＞グラム陰性
（代表的菌属）
陽性菌：*Streptococcus, Nocardia, Actinomyces, Corynebacterium*
陰性菌：*Neisseria, Fusobacterium*
→ う蝕，歯周病

歯肉縁下プラーク
通性嫌気性菌＜偏性嫌気性菌
グラム陽性＜グラム陰性
（代表的菌属）
陽性菌：*Streptococcus, Actinomyces*
陰性菌：*Porphyromonas, Prevotella, Bacteroides, Treponema, Fusobacterium, Aggregatibactor*
→ 歯周病

な弱点もあり，生体内侵入を目論む微生物のよい標的となる。

　口腔に存在する大唾液腺と小唾液腺からは，1日平均約 1.0 ～ 1.5 L の唾液が分泌され，粘膜表層を保護するとともに食物の嚥下作用にかかわっている。前者には，耳下腺，顎下腺，舌下腺の3種，後者には，口唇腺，舌腺，頬腺，臼歯腺，口蓋腺などがあるが，終末部の性状により，それぞれ，漿液腺，粘液腺，混合腺に分類される。唾液には，アルブミン，アミラーゼ，リゾチーム，ラクトフェリン，分泌型 IgA およびシステイン含有リンタンパクなどの成分が含まれている。

　プラークは，歯面あるいは歯肉溝内に形成された細菌性構造物の総称で，正常な口腔環境を維持するために重要な働きをもつ。しかし，過剰に蓄積した場合，う蝕や歯周病などの口腔疾患の原因となる（図1, 2）。近年，各方面における精力的な調査，研究から，歯周病巣から全身に波及したプラーク構成菌が，糖尿病，動脈硬化など様々な全身疾患の誘因となることが報告された。最近，我々は主要歯周病原菌が産生する酪酸により，潜伏感染 HIV-1 が再活性化する可能性を報告した[15]。また，高齢者の増加により，プラーク細菌が誤嚥性肺炎など致命的な疾患の原因となることから口腔ケアの重要性が再認識されている。

　プラークは典型的なバイオフィルムである。プラーク 1g（湿重量）からは，菌数として約 $10^{9 \sim 11}$，未同定の菌を含めると約 700 種の菌種が検出され，腸内フローラに次いで多くの細菌が生息する。出生直後の新生児の口腔からは産道内の細菌が検出されるが，そののちは，家族内感染により複雑な細菌叢が形成される。プラーク内の細菌の密度はふん便中のそれに比べかなり高く，かつ，凝集塊を形成し歯面や粘膜上皮に付着する。つまり，口腔に付着できる菌が口腔フローラを形成する。

　プラークは，形成される部位から歯肉縁上および歯肉縁下プラークに大別される（図1, 2）。歯肉縁上プラークは，通性嫌気性グラム陽性球菌である *Streptococcus* 属を中心に形成されるが，好気性グラム陽性球菌である *Nocardia* なども混在する。歯冠部に形成されたプラークは，咀嚼や唾

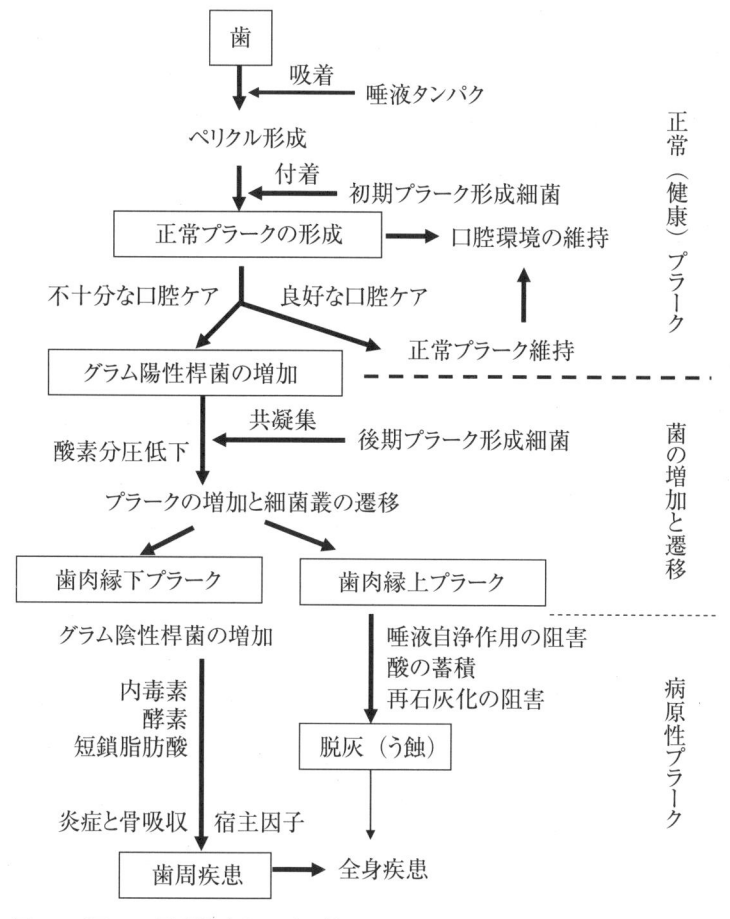

図2 プラーク形成機序と口腔環境

液の洗浄作用など様々な影響を受け絶えず蓄積と脱落を繰り返すが，日々の口腔ケアを怠ると急速にプラークは増加する．脱落したプラークは嚥下されるが，凝集塊（**表1**）を形成するため，胃酸などによる殺菌作用の影響をあまり受けずに腸管に移行し排泄される．しかし，盲嚢状の歯肉溝内に形成される歯肉縁下プラークは，ふん便のように排泄されないため長期間停滞する．口腔病巣から持続的に嚥下された大量の口腔細菌が，腸内フローラに何らかの影響を与えている可能性は否定できない．とくに，歯周病原菌が腸内フローラ構成菌と同一，あるいは近縁関係にあることは極めて興味深い．

　歯肉縁下プラークが形成される歯肉溝は，正常時で約1mm程度の深さであるが，歯周病の進行とともにその深さを増す．歯肉縁下プラーク構成細菌は，歯肉溝の深さで変化するが，表層からは主に通性嫌気性のレンサ球菌群が検出され，深部に行くに従い徐々に偏性嫌気性グラム陰性菌種の比率が増加する．検出される主な細菌種としては，*Prevotella*属，*Porphyromonas*属，*Fusobacterium*属，*Bacteroides*属，そして*Treponema*属などがあげられる．プラークの蓄積とともに歯肉溝内プラーク内では酸素分圧が変化し，フローラ内で遷移が起こり，グラム陰性嫌気性細菌の割合が増加する（**図3**）．その結果，内毒素やタンパク分解酵素などにより組織破壊や炎症が起こる．また，様々な防御作用や薬物のプラーク内浸透性も阻害されるため歯周病が発症しやすい環境となる．

表1　プラーク形成菌の主な共凝集能

グラム陽性菌	
Streptococcus sanguinis	***Actinomyces naeslundii*** * *Corynebacterium matruchotii* ***Fusobactrium nucleatum*** ** *Lactobacillus fermentum*
Streptococcus gordonii	***Porphyromonas gingivalis*** *** *Lactobacillus fermentum*
*Actinomyces naeslundii**	***Porphyromonas gingivalis*** *** *Prevotella intermedia* ***Fusobacterium nucleatum*** ** *Capnocytophaga ochracea*
グラム陰性菌	
Fsobacterium nucleatum **	*Treponema denticola*
Porphyromonas gingivalis ***	*Treponema denticola* *Treponema socranskii*
Eikenella corrodens	***Porphyromonas gingivalis*** *** *A. actinomycetemcomitans*[2]

1) *~*** 複雑な組み合わせで共凝集する菌
2) *Aggregatibacter*（*Actinobcillus*）*actinomycetemcomitans*

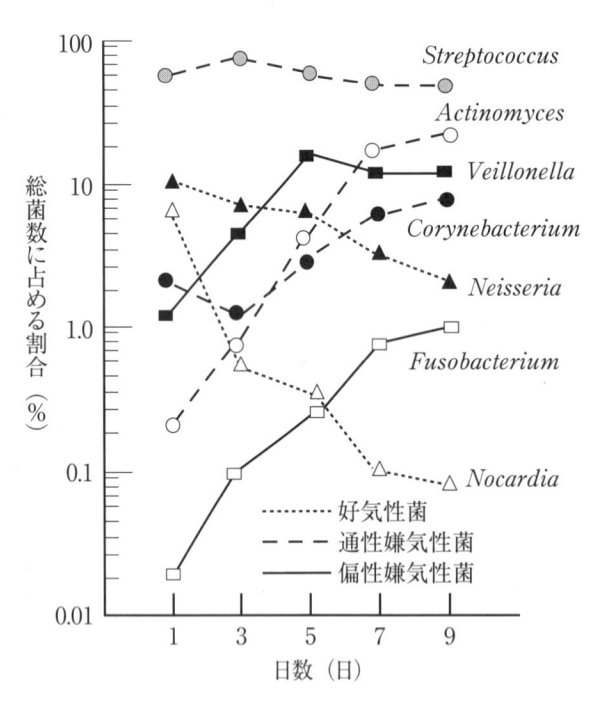

図3　歯肉縁上プラークにおける細菌種の遷移と菌数の変化
Ritz HL：Microbial population shifts in developing human dental plaque. Arch Oral Biol. 12, 1561, 1967 より一部改変

口腔プラークとその形成過程
1）ペリクルの形成と唾液成分

　口腔の表面，つまり，歯，補綴物や口腔粘膜は絶えず唾液により被覆されている。従って，プラーク形成の第一段階は，歯面や粘膜への唾液成分の吸着によるペリクル（獲得被膜）形成から始まる（図2）。歯面上のペリクルは，唾液糖タンパクの主成分ムチンがエナメル質表面に選択的に吸着することによって形成されたもので，無細胞性，無構造性の厚さ 0.1～0.2μm の被膜である。腸管

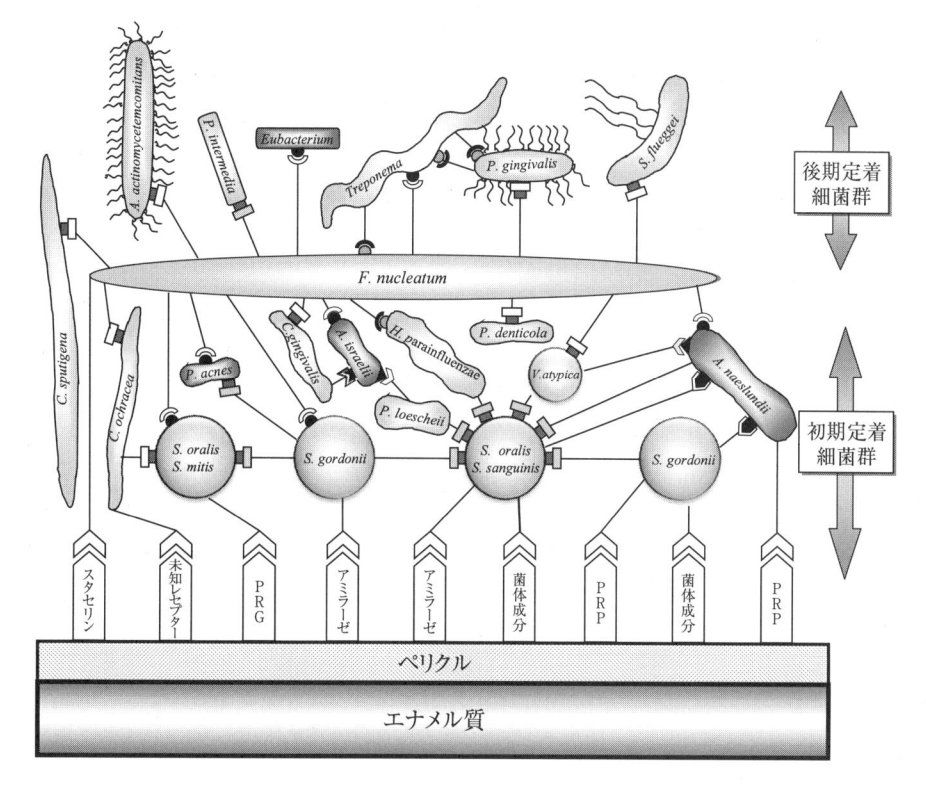

図 4　プラーク内における細菌間の共凝集
Kolenbrander PE, and London J.: Adhere today, here tomorrow: oral bacterial adherence. J. Bacteriol. 175 (11): 3247-52, 1993 より一部改変

に形成されるムチン層に比べ極めて薄い。エナメル質のヒドロキシアパタイト表面に吸着する重要な成分として，多量のプロリンを含有するタンパク proline-rich protein (PRP) と糖タンパク proline-rich glycoprotein (PRG) があり，これらのタンパクは，多くの口腔細菌と特異的に結合する性質をもつ（図4）。組成としては，グリシン，グルタミン酸が最も多く，次いでセリンやアスパラギン酸，アラニンなどが存在する。炭水化物としては，グルコース，フコース，マンノース，ガラクトースなどがあげられる。細菌とペリクル間における付着現象の解析は，口腔細菌研究分野が最も進んでおり，各菌種のペリクルへの吸着機序は詳細に解明されている。

2）細菌の付着，凝集

ペリクルに覆われた歯面に付着する細菌を早期（または初期）定着菌と呼ぶ（図4）。この非特異的吸着は可逆的で，さらに，ファンデルワールス力，静電気的吸着，疎水性なども作用するため，弱いながらも多くの細菌が短時間に歯面に付着することができる。特異的な付着には，線毛，レクチン様リガンド，菌体表層タンパクなどの付着素が仲介する。

細菌体表層にある線維状の構造物・線毛は高分子で，いくつかのドメインに分かれ，様々な機能をもつ。疎水性の高い線毛をもつものや，レクチン様リガンドをもつ菌もある。

① Mitis レンサ球菌群

Streptococcus mitis, *Streptococcus gordonii* や *Streptococcus sanguinis* など歯肉縁上プラークで最も優勢な細菌群で，菌体表層の線維状構造物でペリクルに付着する。

② Mutans 菌群

菌体表層の線維状構造物やタンパク（protein antigen：PAc, PAg）などにより歯面に付着す

るが，ペリクルへの付着力は弱い。この菌群は，複数のグルコシルトランスフェラーゼ glucosyltransferase（GTF）を産生し，GTF そのものを付着因子として歯面に付着する。また，スクロースを分解して得たグルコースから GTF-I および GTF-S 酵素が，それぞれ，非水溶性グルカンのムタンおよび水溶性グルカンを産生し，歯面に固着する。2種のグルカンが，一定の比率で結合すると粘着性の強い非水溶性グルカンが産生されるとの報告もある。

③ *Actinomyces naeslundii*

歯面付着に関与する type I 線毛と上皮細胞やほかの細菌との共凝集にかかわる type II 線毛をもつ。両 type の線毛をもつ菌はプラークに多く，type II のみをもつ菌は頰粘膜から多く検出されている。そのほか，*Corynebacterium* 属や，*Propionibacterium* 属にも線毛構造をもつものが多い。*Eikenella corrodens*, *Capnocytophaga* 属にも付着に関与する線毛様構造がある。*P. gingivalis*, *Prevotella* 菌など歯周疾患に深く関与する菌の多くは，線毛により粘膜上皮や他菌種との共凝集に関与している。*Aggregatibacter*（*Actinobacillus*）*actinomycetemcomitans* にも付着線毛の存在が知られている。

3）凝集と共凝集

プラーク形成細菌は，凝集および共凝集能を有するが，凝集は単一菌種同士の，共凝集は2種類以上の異菌種間で起こる凝集を指す（図3）。Mutans レンサ球菌群などでは，菌が産生する多糖類によって凝集することもある。共凝集においては，異種菌同士が線毛，レクチン様タンパク，非水溶性粘着性グルカンなどが関与し，その組み合わせは極めて多彩で複雑である。共凝集により，ペリクルに直接付着能力のない菌，あるいは弱い付着力しかもたない菌も定着することが可能となりプラークは急速に成長する（図4）。

プラーク形成の初期段階にペリクルに定着するレンサ球菌群は *Actinomyces* 属と，さらに，*Actinomyces* 属は *Fusobacterium* 属と共凝集してプラークに定着する（表1）。細菌の共凝集は，相互に定着を促進する一方，それぞれの細菌が産生する代謝産物やバクテリオシンにより近傍の細菌を排除する現象も見られる。その結果，プラーク中における細菌の遷移が起こり特定の菌種が優勢となる（図3）。慢性歯周炎の主な原因菌 *P. gingivalis*, *P. intermedia*, *A. actinomycetemcomitans*, *Treponema denticola* などは，*Actinomyces* 属や *Fusobacterium* 属と共凝集する（表1，図4）。また，歯肉縁下プラークで共凝集する代表的な菌としては，*P. gingivalis* と *T. denticola* があげられるが，両者は単に凝集するだけでなく，栄養源や発育因子の供給においても深くかかわり合っている。さらに，凝集した菌塊は，食細胞の捕食にも抵抗性を示すため，有形無形に共生関係を保っていると言える。

このような細菌間相互作用によるプラーク量の増加とともに，プラーク内部の環境変化が起こり細菌種の遷移が誘導される。その結果，正常歯肉縁下プラークは，徐々にグラム陰性嫌気性菌が増加し，病原性プラークに変化する（図2, 3）。

歯石 dental calculus

歯石はプラークが石灰化したもので，この石灰化には *Corynebacterium matruchotii*, *A. naeslundii*, *Leptotrichia buccalis* などのプラーク細菌が関与している。歯石の組成は，その石灰化度やプラーク構成成分の違いなどから一定していないが，成熟歯石では，無機石灰化成分としてのカルシウム（30〜35％）とリン酸（15〜18％）が主で，その比（Ca/P）が 1.75〜2.0 であり，歯石重量の約80％を占める。残り20％が細菌を含むタンパクや脂質などの有機成分と水である。歯石の為害作用としては，歯石の物理的な性状による組織障害性であると考えられる。直接的な病原性としては，歯石そのものよりも，形成過程で歯石内に含まれたグラム陰性菌の内毒素が考えられる。

表2 歯周病の病型と歯周病原細菌

病型	歯周病原細菌（菌種）
慢性歯周炎	*Porphyromonas gingivalis* *Prevotella intermedia* *Fusobacterium nucleatum* *Tannerella forthythensis* *Treponema species* *Aggregatibactor (Actinobacillus) actinomycetemcomitans* *Capmpylobacter rectus*
侵襲性歯周炎	*Aggregatibactor (Actinobacillus) actinomycetemcomitans* *Porphyromonas gingivalis*
思春期関連性歯肉炎	*Prevotella intermedia*
妊娠関連性歯肉炎	*Prevotella intermedia*
潰瘍性壊死性歯肉炎	*Prevotella intermedia* *Treponema species*

歯周病が影響すると考えられる全身疾患：
糖尿病，心筋梗塞，動脈硬化，細菌性肺炎，早産・低体重児出産，HIV

口臭 Halitosis

　健康な人の口腔でも口臭は発生するが，加齢，唾液流出量，義歯の有無など様々な口腔内因子による影響を受けている。生理的な口臭として考えられるのは，起床時，空腹時や疲労時に発生するものがある。病的なものでは，口腔に由来するものと全身性のものがあるが，前者は，歯周病，口内炎，重度のう蝕や口腔がんなどがあり，後者では，鼻腔や呼吸器の疾患，消化器疾患，肝臓や腎臓の機能障害などが原因となることがある。

　口腔の口臭発生部位は，歯肉縁上，縁下プラークや舌苔で，口腔内の剥離上皮細胞，唾液および歯肉溝滲出液中のタンパクやアミノ酸が細菌により分解されて発生する不快臭のある揮発性硫化物が原因となる。呼気中の主な成分として，硫化水素 H_2S，メチルメルカプタン CH_3SH，ジメチルサルファイド $(CH_3)_2S$ があげられるが，とくに不快臭のあるのはメチルメルカプタンである。また，歯肉溝内のグラム陰性嫌気性菌が産生する酪酸 butyric acid などの揮発性短鎖脂肪酸も原因の一つとなる。

　口臭の主な原因となる硫化物や揮発性脂肪酸を産生する代表的な細菌として，*Porphyromonas* 属，*Fusobacterium* 属，*Prevotella* 属や *Veillonella* 属があげられるが，一部のスピロヘータも揮発性硫化物を産生する。これらの多くは歯周病原菌であることや，歯周病の進行とともに口臭が増加し，その改善により減少することからも，口臭と歯周病が深く関係していることは明確である。

歯周病の原因となる歯肉縁下プラークの病原性

　日本人成人の約80％が罹患する歯周病は，歯槽骨の吸収を伴う歯周組織の慢性炎症性疾患で，特定のグラム陰性嫌気性菌群（表2）によって発症する。歯肉炎は，骨吸収を伴わない歯周組織の炎症で，プラークの蓄積により増加した非特異的な細菌により発症するため，適正な口腔ケアで治癒する。主な病原因子として，内毒素（LPS），莢膜，付着線毛などがあげられるが，いずれも一般病原細菌に比較して病原性は弱い（表3）。酵素としては，*P. gingivalis* が産生する gingipine が代表的で，そのほかコラゲナーゼ，トリプシン様酵素，ヒアルロニダーゼなどがあり，歯根膜やその周囲の線維芽細胞，そして骨芽細胞などを直接破壊する。歯周組織内に侵入し増殖した細菌すべてが慢性炎症を誘発し組織破壊する能力があり，その代表的な菌として *P. gingivalis* があげら

表3 歯周病原細菌の病原因子

付着・定着因子	線毛，リポ多糖（内毒素），共凝集
毒素，毒性因子	リポ多糖（内毒素），ロイコトキシン，代謝産物（酪酸など），小胞（ベジクル）
酵素	コラゲナーゼ，トリプシン様酵素，ヒアルロニダーゼ プロテアーゼ，アルカリフォスファターゼ，リパーゼ
免疫機構からの回避	莢膜，スーパーオキシドヂスムターゼ，免疫グロブリン分解酵素，ロイコトキシン
運動性	鞭毛

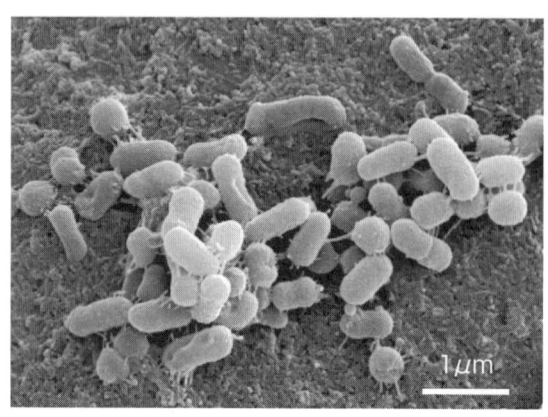

図5 *Phorphyromanas gingivalis*

れると考えて良い（図5）。それら組織内増殖細菌は，強力な病原因子を産生しないことが慢性化の一因となる。穿刺により採取した歯肉組織を用いた炎症関連因子の遺伝子発現プロファイルからも，歯周病の発症と病態の進展には炎症性サイトカインなどの液性因子が深くかかわり合うことが知られている。歯周病原細菌のような常在性の弱毒細菌にとって，細胞内侵入や慢性炎症という感染様式は有効な生き残り手段と言えるかもしれない。

A. actinomycetemcomitans や *F. nucleatum* などは脳膿瘍からも分離されている。また，高齢者の増加とともに大きな問題となる誤嚥性肺炎では，種々の口腔細菌が原因菌として検出されており，これらの疾患ではプラーク細菌が直接の原因菌と言える。近年，歯周病と心臓・血管障害を関連づける事実が数多く報告されており，とくに，*P. gingivalis* や *T. denticola* の遺伝子がアテローム型動脈硬化症から検出されるとの報告が多い。しかし，これらの因果関係をコッホの原則に当てはめ，直接の原因菌と断言することは現時点では困難と思われる。とくに，発症までに長期間を要する生活習慣病との関連性を細菌単独で説明することは難しい。

これらの疾患は，歯周病原細菌が直接の原因となるのではなく，軽度慢性炎症性疾患・歯周病巣から長期にわたり供給される炎症性サイトカインなどの炎症物質が誘因となり発症すると考えられる。その代表的な例が糖尿病で，歯周病はII型糖尿病発症の重要なリスクファクターであり，その原因は，歯周病変部位から血中に供給される炎症性サイトカイン TNF-α と考えられている。現在歯周病との関連性が指摘されている疾患として，心臓血管障害，早期低体重児出産，腎臓病そして肥満があるが，やはり炎症物質が深く関連していると考えられる。しかし，今後研究が進み，口腔細菌や代謝産物が多くの全身疾患や生活習慣病の直接の病原因子として証明されることになるかもしれない。

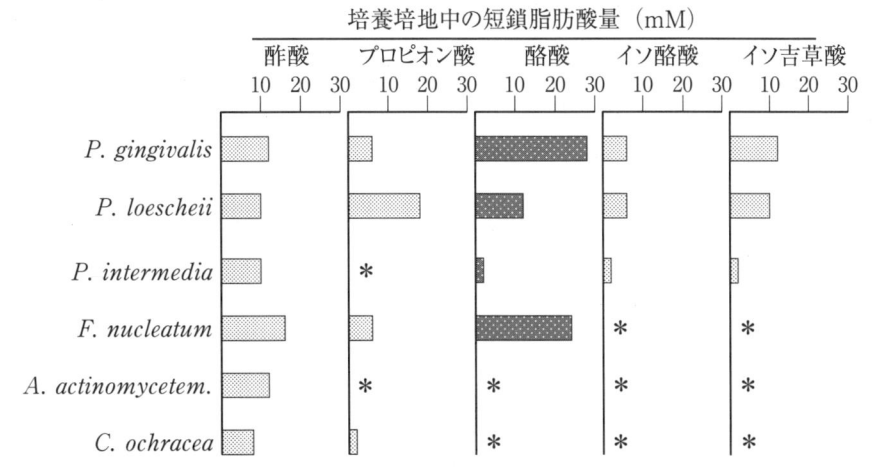

図6 歯周病原細菌の産生する短鎖脂肪酸の種類と量
牛血清添加 Brain Heart Infusion broth にて48時間嫌気培養後の培養上清をガスクロマトグラフィにより測定。

歯周病原菌は大量の短鎖脂肪酸を産生する

　我々は，歯周病の発症に歯周組織局所における免疫応答の異常，とくにサイトカイン産生のアンバランスが深くかかわっていると考え，歯周病原細菌の免疫担当細胞に及ぼす影響について一連の検討を行ってきた。症状が急性に進行する侵襲性歯周炎の原因菌 A. actinomycetemcomitans は，Fc 結合タンパクやロイコトキシンなどの外毒素を産生し，ヒト末梢血中の多形核白血球や単球に為害作用を及ぼす[16]。さらに，新たな毒素（Cytolethal distending toxin, CDT）の存在も確認されている。とくに，A. actinomycetemcomitans や C. ochracea は，全身転移過程で食細胞に対する抵抗性や免疫抑制物質の産生が深くかかわっていると推測した。そこで，これらの菌体からタンパクを主成分とする免疫抑制物質の精製を行い，その性状を明らかにした[9-12]。しかし，慢性歯周炎の主要原因菌群からは，このような強い免疫抑制活性物質を検出することができなかった。

　そこで，歯周病原細菌培養上清を用い免疫担当細胞への影響を検討した結果，P. gingivalis, P. loescheii, F. nucleatum などの培養上清がT細胞およびB細胞の増殖を顕著に抑制することを見いだした[17]。詳細に検討を行ったところ，この抑制作用はこれらの菌が産生するSCFAにより誘導されることが判明した。プロピオン酸やイソ吉草酸にもその作用が認められたが，高濃度酪酸はその作用が最も強かった。菌種別には，P. gingivalis では酪酸とイソ吉草酸，P. loescheii では酪酸，プロピオン酸とイソ吉草酸，F. nucleatum においては酪酸がそれぞれ主な産生物であった（図6）。さらに，酪酸を用いた in vitro 実験の結果では，5mMでT細胞，B細胞の増殖が完全に阻害された。歯肉溝滲出液中には約3〜4mM，歯周病炎症部歯垢内には約13mMと高濃度の酪酸が存在している[18,19]。これらの嫌気性菌が産生する硫化水素やメチルメルカプタンなども組織為害作用を有するが，いずれもこの細胞障害作用には関与していない。Li らは，6ヶ月間に渡り歯肉溝内のSCFAと歯周病との関係を解析した結果，治療により酪酸とイソ吉草酸濃度が低下し病態が改善した[20]。この2つの脂肪酸は歯周病診断と経過観察に極めて有効であると報告している。

　単一細菌による急性感染症においては，特定病原因子の研究から感染機序に有効な結論を引き出すことができるが，歯周病のような混合感染による慢性感染症においては困難である。歯周病研究の戦略として，LPSや酵素などとともに歯周病原細菌群が産生し，細胞に様々な影響を与えるSCFAを検討することは重要と考える。また，このアプローチは，近年問題となっている様々な内因感染研究においても多くの示唆を与えるものと考えている。

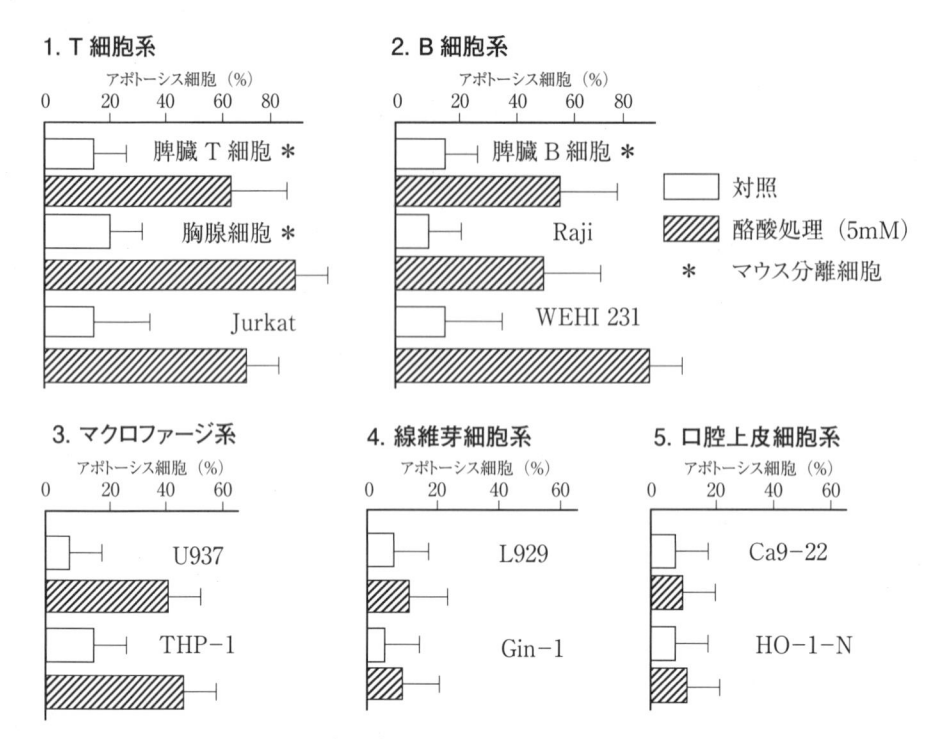

図7 各種細胞における酪酸誘導アポトーシス誘導性
酪酸（5mM）添加21時間培養後のアポトーシス誘導性をDAPI染色およびdiphenylamin assayにより測定し，その平均値を求めた。

酪酸の歯周局所免疫応答に影響を及ぼす影響

　マウス脾臓およびヒト末梢T細胞を用いてサイトカイン産生に及ぼすSCFAの影響を検討した結果，1.25mMの酪酸添加でIL-4, IL-5, IL-6の産生がほぼ完全に阻害された。IL-2の産生も2.5mM添加でその産生量が80％阻害された。いずれのサイトカインも5mM添加で完全に産生が阻害された。歯周病変部の組織像では著しいB細胞の増加が見られる。増加したグラム陰性菌の菌体成分やLPSなどによるB細胞の増加によるもので，非特異的抗体産生が亢進していると考えられる。非特異的抗体産生過多は，感染を進行させるばかりでなく，補体の活性化などにより組織破壊が進む可能性があげられる。また，SCFAが局所の免疫担当細胞に影響を及ぼし，特異的防御作用が低下する可能性が考えられる。SCFA添加し培養したT細胞およびマクロファージを様々な方法で検討した結果，いずれの細胞にも典型的なアポトーシス像が見いだされた。
　多形核白血球は，歯肉溝内や歯周組織感染部位に多数遊走する早期感染防御において重要な細胞である。多形核白血球に酪酸を作用させると，約0.6mMという低濃度からアポトーシス像が検出される。そこに微量のLPSを共存させると，アポトーシス誘導性は著しく増加する[21]。これは，感染部での防御作用の低下を引き起こすばかりでなく，過剰な多形核白血球の遊走により組織破壊が促進される可能性を示唆している。

酪酸の歯周組織に及ぼす影響

　各種細胞を用いて酪酸誘導アポトーシスを検討した結果，マウス胸腺細胞，脾臓T細胞，B細胞およびヒトT細胞株Jurkat細胞において顕著なDNA断片化が認められた（図7）[22]。また，B細胞株RajiおよびWEHI 231，さらにマクロファージ細胞株においても，類似の結果が見られ

た[23]｡しかし,ヒト口腔粘膜上皮細胞や歯根膜および歯髄から分離した線維芽細胞は,高濃度酪酸に対しても非感受性であり,アポトーシスは誘導されなかった｡これらの結果は,主にリンパ系細胞が酪酸感受性であり,細菌や産生物などと接触する可能性の高い上皮細胞および線維芽細胞は抵抗性が強いことを示している｡SCFAは口腔上皮の接着分子の発現にも様々な影響を及ぼしている[24]｡このように,厚いムチン層のない口腔の歯周組織や歯肉溝は,粘膜上皮および線維芽細胞がSCFAに抵抗性を示し組織の恒常性を維持しているものと思われる｡

　歯周病においても,加齢に伴うアポトーシス関連の形態学的変化が病態の進行を促進するという報告がある｡しかし,一方では,p53やBcl-2などのアポトーシス関連遺伝子の発現が細菌により誘導されるヒト歯肉慢性炎症を阻害するとの報告がある｡これらの視点から,酪酸誘導アポトーシスの機序を解明するため,p53およびBcl-2,Baxの発現についてp53ノックアウトマウスを用いるなど様々な検討を行った｡しかし,酪酸誘導アポトーシスにはp53の関与はないものと考えられた[25]｡

　また,Fas抗原(Fas/CD95)は,腫瘍壊死因子(TNF)/神経増殖因子(NGF)受容体ファミリーに属する膜タンパクであり,その細胞内領域にはデスドメイン(death domain)と呼ばれる細胞死のシグナルを細胞内に伝達する領域がある｡アゴニストとして働く抗Fas抗体やFas-LがFasに結合すると,アポトーシスシグナルが細胞内に伝達され細胞死が誘導される｡Fas/Fas-L系の関与の有無を様々な方法で検討したが,酪酸処理とFas/Fas-L系の関連性は認められなかった｡

　アポトーシスによる細胞死が起こるには,誘導,決定,実行の3つの過程が存在するが,なかでもアポトーシスの決定過程には,2つの経路が主要な役割を果たしていると考えられる｡その1つは,caspaseによる自己および下位caspaseの限定分解経路であり,細胞内のタンパク分解により実行過程において重要な役割を果たしている｡もう1つの経路はミトコンドリアを介する経路で,Bcl-2がこの経路を制御している｡さらに,誘導過程においてはcaspaseファミリー,Bcl-2ファミリーに加えてMAPキナーゼファミリーもそのシグナル伝達に重要な役割を果たしている｡酪酸処理によって起こるアポトーシスにはp53やFas/Fas-L系の関与が見られなかったため,アポトーシスがどのように決定,実行されているかをJurkat T細胞を用いDNAマイクロアレイなどで分析を行った｡その結果,酪酸処理直後から経時的にRosおよびceramideの産生が上昇し,ASK-1のリン酸化が認められた｡さらに,分化増殖に関与するとされるERKのリン酸化が低下する一方,アポトーシスや細胞周期停止と関与するJNKの持続的リン酸化が認められた｡また,cytochrome c, caspase-9, -8, -6, -3の活性も上昇した｡とくに,早期のcaspase-8の上昇が顕著であった[26,27]｡また,BaxやBcl-2の作用も認められることから,caspase依存系のほかにミトコンドリアを介する系も関与していることが示唆された｡これら一連の結果から,酪酸処理により複数のアポトーシス実行経路が同時期に活性化され,細胞死を誘導する可能性が示唆される[25,26]｡酪酸誘導アポトーシス機序の解明は,今後より詳細な検討が必要と考える｡

　下部消化管では,大量の細菌が宿主と共生関係を維持し大量のSCFAを産生するが,これらのSCFAは,結腸上皮に速やかに吸収,代謝され,結腸上皮の発育を増進するなど腸内環境に様々な影響を与える[28,29]｡潰瘍性大腸炎の患者では,結腸の酪酸産生量が減少している可能性も指摘されるなど,極めて重要かつ有益な物質である｡我々も,低濃度の酪酸がT細胞,B細胞さらに口腔分離粘膜上皮や線維芽細胞の細胞増殖を顕著に促進する結果を得ている｡しかし,口腔においては,高濃度の酪酸は為害性の強い物質と考えられる｡この差は,おそらく腸管と口腔の粘液層,粘膜組織の構造や相互の環境の違いに由来しているものと考えられる｡SCFAや腸内細菌叢と難治性腸疾患については,多くの興味ある結果が報告されている[30,31]｡下部消化管において,顕著なム

チン分泌の低下や過剰な酪酸濃度上昇が起こった場合，高濃度酪酸は口腔のように消化器粘膜組織に様々な為害作用を与える可能性が考えられる。

線維芽細胞による酪酸誘導 T 細胞アポトーシス回避作用とその意義

正常な歯周組織から分離した線維芽細胞を 5mM 濃度の酪酸で処理すると，若干の発育増殖抑制やアポトーシス誘導性が見られるが，T 細胞や B 細胞に比べるとその影響はほとんどない。口腔上皮がん由来各種細胞を用いた同様の実験においても，酪酸による発育抑制とアポトーシス誘導性はほとんど見られない（図7）。しかし，酪酸は，粘膜上皮細胞の接着因子の発現に様々な影響を与えている可能性がある[24]。

歯周病原細菌の LPS，線毛や酵素が歯肉線維芽細胞のサイトカイン産生に影響を及ぼすことは知られているが[32,33]，酪酸がどのような影響を及ぼしているかを検討した報告はない。そこで，酪酸添加 24 時間後の歯髄および歯肉分離線維芽細胞の IL-1α，IL-1β，IL-6，IL-8，IL-11，TNF-α および TGF-β 産生性について検討を行った。その結果，0.62mM 以下の酪酸添加では，いずれのサイトカイン産生にも影響は認められなかったが，1.25mM〜5mM では，酪酸濃度依存的に IL-6，IL-8，IL-11 の産生量が著しく増加した。従って，LPS などの菌体成分と酪酸は，相乗的に歯周局所で炎症性サイトカインの産生を促進しているものと考えられる。

酪酸刺激による線維芽細胞のサイトカイン産生量増加の意義を検討するため，in vitro における in vivo 再構成実験を行った。T 細胞と線維芽細胞間相互作用における液性因子の影響を，インターカップを用いた非接触状態の co-culture で検討した結果，線維芽細胞との共存により酪酸誘導 T 細胞のアポトーシス細胞数は顕著に減少した[34]。ヒト末梢 T 細胞を用いた場合においても同様の結果が得られたことから，T 細胞は線維芽細胞との共存により，酪酸誘導アポトーシスを部分的に回避する可能性が示唆された。

酪酸刺激により産生が著しく増加するサイトカイン IL-6，IL-8，IL-11 の影響を検討した結果，IL-6 または，IL-11 を 10μg/mL 濃度で添加した場合，それぞれアポトーシス誘導阻害が認められた。しかし，IL-8，IL-1 ではそのような現象は認められなかった。さらに，抗 IL-6 と IL-11 特異モノクローナル抗体によりそれぞれのアポトーシス誘導阻害効果は低下し，再びアポトーシス細胞数が増加した。これらのことから，線維芽細胞の産生する IL-6 と IL-11 により酪酸誘導 T 細胞アポトーシスが部分的に回避される可能性が示唆された[34]。

T 細胞は，歯周組織や末梢組織内においても線維芽細胞に付着することが報告されているが，その意義は解明されていない。線維芽細胞シートに接着する T 細胞の数の変化を酪酸添加条件で検討した結果，酪酸非添加群にくらべ，酪酸添加群では接着細胞数が約 3 倍程度増加した（図8A）。非接着 T 細胞はすべてアポトーシスにより死亡していたにもかかわらず，接着 T 細胞はアポトーシス誘導濃度の酪酸を添加してもほぼすべて生存していた（図8B）。また，この接着には T 細胞表層の接着分子 CD44，CD49b や CD49e が関与していた[34,35]。とくに，この接着に最も関与する CD44 の遺伝子発現およびタンパク産生レベルにおいて酪酸濃度が深く関与していることが判明した[36]（図8C）。

一連の実験から，T 細胞は歯周病原細菌が産生する酪酸刺激により自ら接着分子の産生量を増加し，積極的に線維芽細胞に接着することで酪酸の為害作用を回避している可能性が示唆された。さらに，線維芽細胞の産生した IL-6，IL-11 は接着した T 細胞のみならず，近傍の T 細胞も酪酸為害作用を回避する。このような細胞間相互作用により，歯周組織の恒常性や免疫応答の維持されている可能性が示唆される（図9）。粘膜組織内における細胞間相互作用は，今後より詳細な検討が必要と思われる。

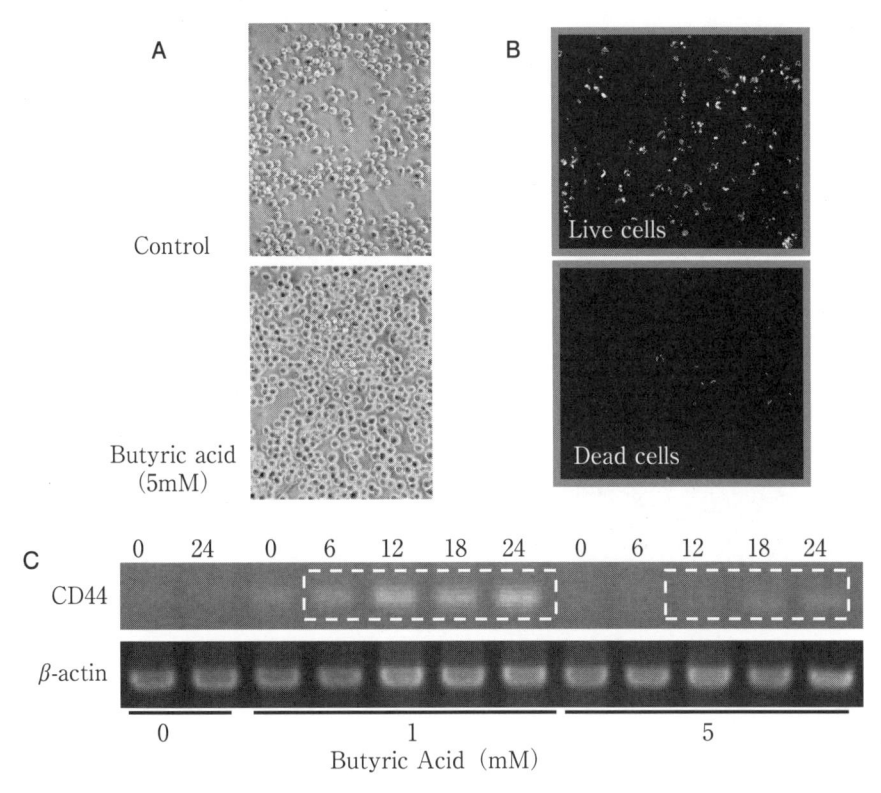

図8 酪酸のT細胞接着分子CD44に及ぼす影響
　酪酸処理の線維芽細胞（Gin-1）接着Jurkat T細胞数の変化（A），線維芽細胞接着Jurkat T細胞の酪酸処理後におけるviabilityをDePsipher assayにより測定（B），各種酪酸濃度添加後におけるCD44発現をRT-PCRにて測定（C）。

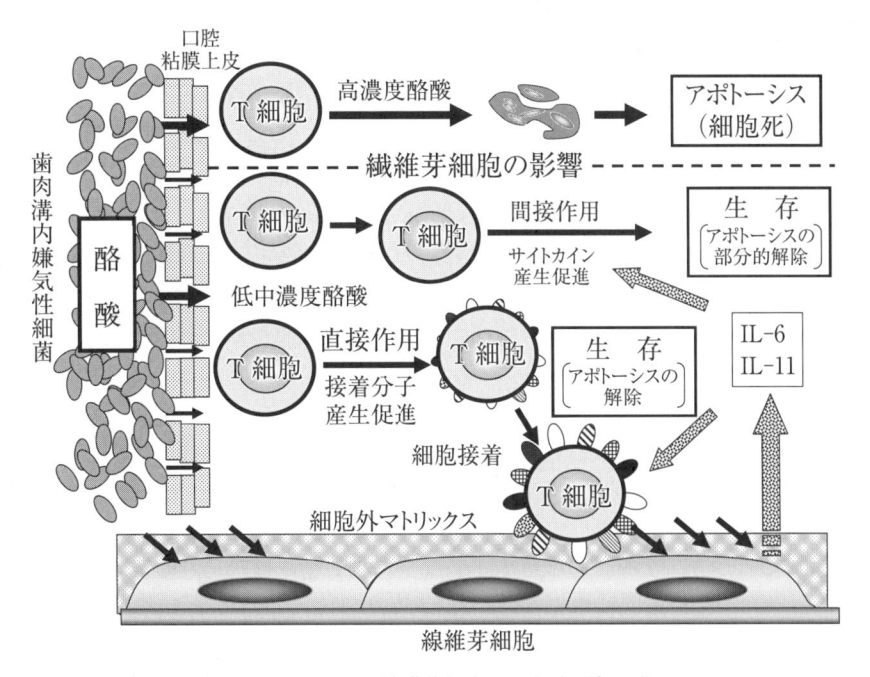

図9 酪酸誘導アポトーシスにおける線維芽細胞とT細胞間相互作用

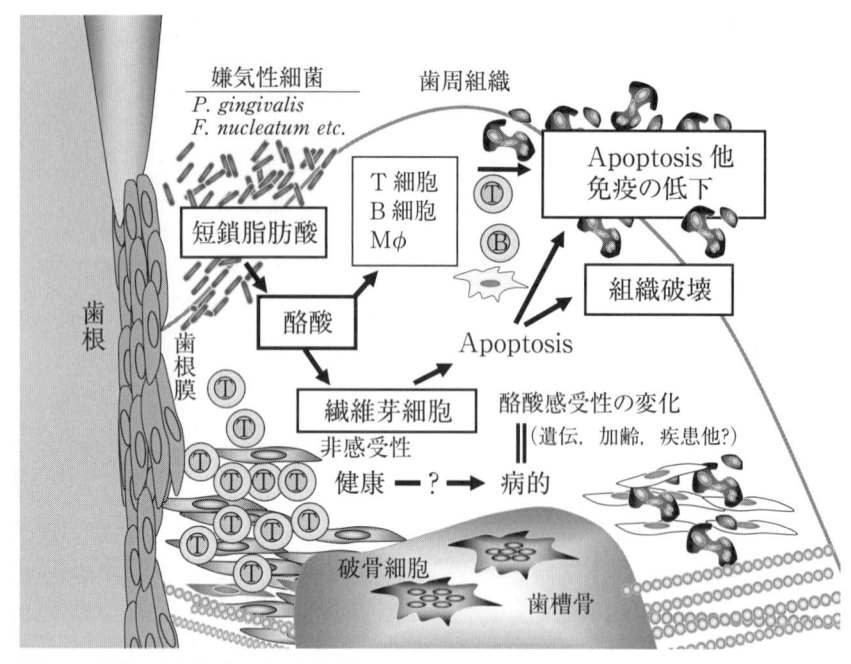

図10 酪酸の歯周組織に及ぼす影響

　我々は，歯周病患者の歯周組織から分離した線維芽細胞は，健康者の歯周組織から分離したそれより酪酸感受性が高く，容易にアポトーシスが誘導される現象を見いだした[37]。組織内に浸潤した酪酸により線維芽細胞が破壊されると，歯周組織の維持のみならず，為害作用回避のパートナーを亡くしたT細胞は生存が困難となり，正常な局所免疫応答が誘導されなくなる可能性が示唆される。線維芽細胞の酪酸感受性の変化が，遺伝的背景か，加齢によるものか，あるいはそれ以外の因子の影響か，将来の臨床診断応用の可能性を含め現在検討中である。

　組織内のT細胞が粘膜外に生息するフローラ内の遷移を病原細菌の代謝産物"酪酸"の濃度により察知し，その為害作用を自ら回避している可能性がある。もし，免疫細胞が体外の情報を収集し，局所免疫応答を維持していると考えると極めて興味深い（図10）。さらに，歯周組織で見られた現象と類似の現象が消化器粘膜下でも起こる可能性も強く示唆されている（未発表）。様々な生体側の変化と異常な嫌気性菌の増加により過剰に産生された酪酸の血中濃度が上昇した場合，全身的に様々な為害作用が起こる可能性が考えられる。この現象は，慢性感染症や慢性疾患発症につながるかもしれない。末梢や歯周組織内におけるT細胞と線維芽細胞の相互作用は，T細胞の胸腺内分化を連想させ，免疫学的にも興味ある現象と思われる。

SCFAのバイオフィルム形成と病原性歯垢への遷移に及ぼす影響

　先に述べたように，デンタルプラークの構成菌は極めて多様である。初期プラーク形成細菌から成熟するに従って後期プラーク形成菌へと遷移するが，その遷移機序は未だ解明されていない。そこで，歯周病原性プラークへの遷移に及ぼすSCFAの影響を検討した結果，高濃度酪酸添加により正常歯垢形成主要菌である *S. gordonii*，*S. mitis* において顕著な発育抑制が見られた。一方，多くの細菌と共凝集する *A. naeslundii* は，酪酸添加により著しい発育促進が見られた。これは，嫌気性歯周病原細菌の増加とともにプラーク内に蓄積する酪酸量が増加し，*Actinomyces* 属の増殖が促進され嫌気性菌の発育環境に変化させる。さらに，多くの抗菌物質バクテリオシンを産生す

るレンサ球菌を排除することにより歯周病原性プラークに遷移を促進している可能性が示唆されている。

酪酸による潜伏感染 HIV-1 の再活性化

　AIDS 治療を困難としている大きな理由の 1 つに HIV の潜伏感染がある。HIV は，自らのプロウイルス DNA をヒトの染色体に組み込み，宿主細胞内でウイルス粒子を複製する。感染初期におけるウイルスの複製は激烈を極めるが，その後約数年から 20 年におよぶ潜伏期間に入る。この慢性かつ持続性感染の成立が HIV 感染の最も大きな特徴で，感染個体からウイルスを完全に除去することは不可能とされる。最近の研究により，クロマチンレベルにおける HIV の潜伏感染様式が詳細に解明された[38]。潜伏状態にある HIV 遺伝子は，自らの遺伝子発現を調整する領域にヒストン脱アセチル化酵素（HDAC）を誘導し，非活性型のクロマチン構造を維持し，ウイルスの複製を抑制していると考えられる。しかし，感染者体内においてこの潜伏感染がどのような状況で破綻し，ウイルスの複製が開始され AIDS が発症するかはよく分かっていなかった。

　AIDS 患者においては，結核やヘルペスウイルス感染症など様々な日和見感染が合併することが知られているが，歯周病もその一つである。HIV の感染により口腔には重症の歯周病が発症し，カンジダ症やアフタなどの様々な症状が早期に現れる。我々は，報告されている HIV の潜伏感染機序維持機構から，「微生物間相互作用」の視点で，通説とは逆に，重度の歯周病が HIV の潜伏感染を破綻させる可能性があるとの仮説を立てた。そこで，歯周病原因菌が産生する酪酸に注目し検討を行った。様々な解析から，P. gingivalis が産生した酪酸の HDAC 阻害作用により，ヒストンのアセチル化が促進され，クロマチン構造を「非活性化型」から「活性化型」に変換させ潜伏感染 HIV を再活性化することを見いだした[15]。HIV 潜伏感染細胞に P. gingivalis 菌体や精製線毛や LPS などの病原因子を添加しても HIV の活性化は起こらなかった。また，同様の再活性化作用は，P. gingivalis のみならず，酪酸を大量に産生するほかの歯周病原因菌においても認められた[39,40]。

　歯周病の進行度と歯周ポケット内の HIV-RNA 量が相関すること，歯周病患者の歯垢や歯肉溝には，潜伏感染 HIV を再活性化するのに十分な酪酸が存在すること，さらに，歯周病患者では，HIV の最も強い活性化因子の一つでもある TNF-α の血中濃度が上昇し，糖尿病のリスクファクターとなっていることが報告されている。これらのことから，歯周病は，血中 TNF-α 量の増加という全身的影響と歯周組織における酪酸濃度上昇という局所的影響の相乗作用により，AIDS 発症に深く関与している可能性が強く示唆される。歯周病は，世界中で多くの人が罹患しており，とくに，AIDS 患者が多い発展途上国や地域においては口腔衛生状態が悪く重度の歯周病患者が存在する。今後，疫学調査などにより両疾患の因果関係が明らかになることが期待される。

おわりに

　一連の研究から，歯肉溝内嫌気性菌の産生する SCFA は，低分子で容易に歯肉に浸透し多くの細胞に強い為害作用をもつ。しかし，粘膜上皮や線維芽細胞は，その為害作用に対して低感受性で，歯周組織を組織学的，免疫学的に正常に維持することができる。むしろ，これらの細胞は低濃度刺激により著しく発育が促進されることから，歯肉溝内にもある程度の SCFA 産生菌が存在することは有益と思われる。これは，腸管と腸内細菌叢の関係と同じと考えてよい。しかし，過剰な酪酸産生は，細胞周期を早期に停止させるため，感染防御に重要な重層扁平上皮の修復維持が困難になる。その結果，種々の病原因子の影響を受け組織破壊が進行し，酪酸は組織に浸透しやすくなる。組織内に浸透した酪酸は，炎症や免疫担当細胞にアポトーシスを誘導するため歯肉局所の免疫応答に破綻を来たし，より一層の細菌増殖と組織破壊が誘導される。近年，細菌感染とアポトーシスの

誘導性との関連が報告されている[21,22]。口腔における酪酸の影響が詳細に解明されれば，酪酸研究が進んでいる腸管と口腔の類似点と相違点が単純物質・酪酸研究を通して明確となる．また，家畜で発達したSCFA研究も含めると，哺乳類全体における消化器の比較，感染・免疫論の展開も可能となるかもしれない．

　免疫系の加齢変化は胸腺で始まり，T細胞系に自己認識能の低下をもたらす．その結果，細胞性および液性免疫が低下し，がんや致命的な感染症が増加する．同時期に慢性炎症性疾患"歯周病"が発症することを考えると，歯周病の背景が推測できるように思う．現在においても直接の死因は感染症で，その大部分が内因感染であることから考えると，「常在菌と共存できる期間が寿命」と言える．粘膜および皮膚を覆う微生物環境下で進化した生体防御機能は，常に外界との接触により誘導され，その最前線を粘膜面直下に集中した．従って，個人の「免疫年齢」を最もよく反映するのは粘膜であり，粘膜の観察（診断）から多くの生体情報が得られる．粘膜直下における免疫応答の破綻は，即座に粘膜上の細菌の侵入を許し，全身への転移を可能とする．大量の常在菌が生息する腸管は，生命維持に関係する消化・吸収が行われるため，感染に敏感に反応し急性の下痢などにより病原細菌を排除できる．しかし，同様に常在菌が多数生息する口腔は，直接外界と接触するため強固な組織学的，免疫学的生体防御システムにより容易に感染は成立しない．その強固な組織に感染症（歯周病）が発症するということは，全身の生体防御能の低下を含め，生体に何らかの変化が起こっていると判断できる．腸管粘膜の診断は容易ではないことから考えると，歯周組織は免疫年齢を判断するのに重要な組織と言える．歯周病には，慢性感染症研究に関する多くの条件が揃っているように思える．

謝辞

　本研究の一部は，平成18年度日本大学歯学部総合歯学研究所研究費（一般研究B），平成20,21年度日本大学歯学部総合歯学研究費，平成18年度科学研究費補助金（基盤研究費（C））（18592011）および平成22～24年度文部科学省私立大学戦略的研究基盤形成支援事業（S1001024）によって行われた．

参考文献

1) Holmstrup P, Poulsen A H, Andersen L, Skuldbøl T, Fiehn N E. Oral infections and systemic diseases. Dent Clin North Am. 2003；47：575-598.

2) Murphy A M, Daly C G, Mitchell D H, Stewart D, Curtis B H. Chewing fails to induce oral bacteraemia in patients with periodontal disease. J Clin Periodontol. 2006；33：730-736.

3) Yamaguchi M, Terao Y, Ogawa T, Takahashi T, Hamada S, Kawabata S. Role of *Streptococcus sanguinis* sortase in bacterial colonization. Microbe Infect. 2006；8：2791-2796.

4) Ito H O. Infective endocarditis and dental procedures：evidence, pathogenesis, and prevention. J Med Invest. 2006；53：189-198.

5) Kinane D F, Riggio M P, Walker K F, MacKenzie D, Shearer B. Bacteraemia following periodontal procedures. J Clin Periodontl. 2005；32：708-713.

6) Ochiai K, Kurita-Ochiai T, Kamino Y, Ikeda K. Effect of co-aggregation on the pathogenicity of oral bacteria. J Med Microbiol. 1993；39：183-190.

7) Ochiai K, Kikuchi K, Fukushima K, Kurita-Ochiai T. Co-aggregation as a virulent factor of *Streptococcus sanguis* isolated from infective endocarditis. J Oral Sci. 1999；41：117-122.

8) Ochiai K, Kurita T, Nishimura K, Ikeda T. Immunoadjuvant effects of periodontitis-associated bacteria. J Periodont Res. 1989；24：322-328.

9) 落合邦康, 栗田智子, 神野良一, 池田正. *A. actiniomycetemcomitans* の非特異的免疫抑制作用, 日大口腔科学, 1990; 16: 361-367.

10) 泉福英信, 栗田智子, 泉 廣次, 落合邦康. *Capnocytopahga* による免疫抑制, 日歯周誌. 1991; 33: 340-346.

11) Kurita-Ochiai T, Ochiai K. Immunosuppressive factor from *Acinobacillus acinomycetemcomitans* down regulates cytokine production. Infect Immun. 1996; 64: 50-54.

12) Ochiai K, Senpuku H, Kurita-Ochiai T. Purification of immunosuppressive factor from *Capnocytophaga ochracea*. J Med Microbiol. 1998; 47: 1087-1095.

13) Ochiai K, Kurita-Ochiai T. Periodontopathic bacteria-infection and apoptosis-Short chain fatty acid produced by periodontopathic bacteria induce apoptosis in gingival lymphoreticular cells. Hosp. Dent. 2002; 14: 75-82.

14) Ochiai K, Kurita-Ochiai T. Periodontopathic bacteria-infection and apoptosis (II)-Role of human gingival fibroblasts on the rescue of byturic acid-induced T-cell apoptosis. Hosp. Dent. 2003; 15: 93-99.

15) Imai K, Ochiai K, Okamoto T. Reactivation of latent HIV-1 infection by the periodontopahitc bacterium *Porphyromonas gingivalis* involves histone modification. J Immunol. 2009; 182: 3688-3695.

16) Aimetti M, Romano F, Nessi F. Microbiologic analysis of periodontal pockets and carotid atheromatous plaques in advanced chronic periodontitis patients. J Periodontol. 2007; 78: 1718-1723.

17) Kurita-Ochiai T, Fukushima K, Ochiai K. Volatile fatty acids, metabolic by-products of periodontopathic bacteria, inhibit lymphocyte proliferation and cytokine production. J Dent Res. 1995; 74: 1367-1373.

18) Tonetti M, Eftimiadi C, Damiani G, Buffa P, Buffa D, Botta G A. Short chain fatty acids present in periodontal pockets may play a role in human periodontal diseases. J Periodont Res. 1987; 22: 190-191.

19) Niederman R, Buyle-Bodin Y, Lu B Y, Robinson P, Naleway C. Short-chain carboxylic acid concentration in human gingival crevicular fluid. J Dent Res. 1997; 76: 575-579.

20) Li Q Q, Meng H X, Gao X J, Wang Z H. Analysis of volatile fatty acids in gingival crevicular sluid of patients with chronic periodontitis. Zhongua Kou Qiang Yi Xue Za Zhi GCF. 2005; 40: 208-210.

21) Kurita-Ochiai T, Fukushima K, Ochiai K. Lipopolysaccharide stimulates buthyric acid-induced apoptosis in human peripheral blood mononuclear cells. Infect Immun. 1999; 67: 22-29.

22) Kurita-Ochiai T, Fukushima K, Ochiai K. Butyric acid-induced apoptosis of murine thymocytes, splenic T cells, and human Jurkat T cells. Infect Immun. 1997; 65: 35-41

23) Kurita-Ochiai T, Ochiai K, Fukushima K. Volatile acid, metabolic by-product of periodontopathic bacteria, induces apoptosis in WEHI 231 and Raji B lymphoma cells and splenic cells. Infect Immun. 1998; 66: 2587-2594.

24) Takigawa S, Sugano N, Nishihara R, Koshi R, Murai M, Yoshinuma N, Ochiai K, Ito K. The effect of butyric acid on adhesion molecule expression by human gingival epithelial cells. J Periodontol Res. 2008; 43: 386-390.

25) Kurita-Ochiai T, Ochiai K, Fukushima K. Butyric acid-induced apoptosis in murine thymocytes and splenic T- and B-cells occurs in the absence of p53. J Dent Res. 2000; 79:

1948-1954.
26) Kurita-Ochiai T, Ochiai K, Fukushima K. Butyric-acid-induced T-cell apoptosis is mediated by caspase-8 and -9 activation in a Fas-independent manner. Clin Diagos Labo Immunol. 2001 ; 8 : 325-332.
27) Kurita-Ochiai T, Amano S, Fukushima K, Ochiai K. Cellular events involved in butyric acid-induced T cell apoptosis. J Immunol. 2003 ; 171 : 3576-3584.
28) Kruh J, Defer N, Tichonicy L. Effects of butyrate on cell proliferation and gene expression. In : Cummings JH, Rombeau JL, Sakata T, editors. Physiological and clinical aspects of short-chain fatty acids. New York : Cambridge University Press ; 1995. p. 275-288.
29) Sakata T. Effects of butyrate on cell proliferation of gut epitherial cells in vivo. In : Cummings JH, Rombeau JL, Sakata T, editors. Physiological and clinical aspects of short-chain fatty acids. New York : Cambridge University Press ; 1995. p. 289-305.
30) Ohkusa T, Okayasu I, Ogihara T, Morita K, Ogawa M, Sato N. Induction of experimental ulcerative colitis by *Fusobacterium varium* isolated from colonic mucosa of patients with ulcerative colitis. Gut. 2003 ; 52 : 79-83.
31) Takaishi H, Matsuki T, Nakazawa A, Takada T, Kado S, Asahara T, Kamada N, Sakuraba A, Yajima T, Higuchi H, Inoue N, Ogata H, Iwao Y, Nomoto K, Tanaka R, Hibi T. Imbalance in intestinal microflora constitution could be involved in the pathogenesis of inflammatory bowel disease. Int J Med Microbiol. 2008 ; 298 : 463-472.
32) Lu H K, Chou H P, Li C L, Wang M Y, Wang L F. Stimulation of cells derived from nifedipine-induced gingival overgrowth with *Porphyromonas gingivalis*, lipopolysaccharide, and interleukin-1beta. J Dent Res. 2007 ; 11 : 1100-1104.
33) Minami T, Kuroishi T, Ozawa A, Shimauchi H, Endo Y, Sugawara S. Histamine amplifies immune response of gingival fibroblasts. J Dent Res. 2007 ; 86 : 1083-1088.
34) Kurita-Ochiai T, Ochiai K, Suzuki N, Otsuka K, Fukushima K. Human gingival fibroblasts rescue butyric acid-induced T-cell apoptosis. Infect Immun. 2002 ; 70 : 2361-2367.
35) Kurita-Ochiai T, Seto S, Ochiai K. Role of cell-cell communication in inhibiting butyric acid-induced T cell apoptosis. Infect Immun. 2004 ; 72 : 5947-5954.
36) Ochiai K, Fujioka J, Abe K, Kurita-Ochiai T. Effects of short-chain fatty acids on the expression of adhesion molecules in inhibiting butyric-acid induced T-cell apoptosis. In : Kalil J, Cunha-Neto E, Rizzo LV, editors. Immunology. Italy : Medimond ; 2007. p. 327-329.
37) Kurita-Ochiai T, Seto S, Suzuki N, Yamamoto M, Abe K, Ochiai K. Butyric acid induces apoptosis in inflamed fibroblasts. J Dent Res. 2008 ; 87 : 51-55.
38) Imai K, Okamoto T. Transcriptional repression of human immnunodeficiency virus type1 by AP-4. J Biol Chem. 2006 ; 281 : 12495-12506.
39) Imai K, Ochiai K, Okamoto T. Reactivation of Latent HIV-1 infection by the periodontopathic bacterium *Porphyromonas gingivalis* involves histone modification. J Immunol. 2009 ; 182 : 3688-3695.
40) Imai K, Ochiai K. Molecular mechanism of HIV-1 latency and its breakdown by periodontal diseases. J Oral Biosci. 2010 ; 52 : 260-267.

消化管の
栄養・生理と
腸内細菌

第4章

■腸管免疫系の発達

京都府立大学 生命環境科学研究科　井上　亮

腸管免疫

　腸管は外来抗原に直接曝される臓器の一つであり，その表面積は100m²にも及ぶと言われている[1]。この腸管には複雑かつ特徴的な免疫系が備わっており，GALT（Gut Associated-lymphoid Tissue：腸管免疫関連リンパ組織）と呼ばれる組織群から構成されている。GALTは，身体で最大の免疫組織群であり，全末梢リンパ球の約60％がこれに属すと言われている[2,3]。パイエル板やクリプトパッチなどの特徴的な構造をもつリンパ組織はもちろん，粘膜固有層に散らばるIgA産生細胞や腸管の表面を覆う上皮細胞なども広義な意味ではこのGALTに含まれる[4]。

　腸管免疫系には大きく分けて2つの重要な役割がある。一つは"免疫系"の名のとおり疫（害）を免ずることで，病原細菌やウイルスなどの生体内への定着や侵入を水際で防ぐことである。もう一つの重要な役割は"無害な"抗原に対する免疫反応の抑制，または無応答化である（免疫寛容）。

　腸管には10^{14}個とも言われる腸内細菌が生息しており，これらは通常，生体に害はない。また，食物中のタンパク質も免疫反応の対象となり得るが，これらのほとんどは腸内細菌と同様に生体に無害である。腸管免疫系には，これらの無害抗原を正しく識別し不要な免疫反応を起こさないことが求められる[1]。

　このような腸管免疫系の二面性は，生命を維持するために欠かせない非常に重要な要素であるが，この複雑な免疫系はどのようにして構築されるのだろうか？　粘膜免疫系の研究が盛んに行われるようになり，全貌の解明には未だ遠いものの，多くのことが明らかになってきている。本項では，腸管免疫系の発達を，とくに腸管免疫系の特徴とも言える抗体「IgA」に焦点を当てて解説する。

GALTの発達

　腸管免疫系が発達し，成熟するためには腸内細菌をはじめとする様々な抗原による刺激が不可欠である。しかし，GALTに属す多くの免疫機構では，腸内細菌（抗原）非依存性のOntogenic（個体発生的）な発達が見られる。これは腸内細菌の刺激に備えた一種の準備段階的な発達と考えることができる。

　例えば，マウスのパイエル板は胎生期の後期，性交後15日目にはVCAM-1（vascular cell adhesion molecule）などを発現する細胞の非常に小さな集まりとして確認することができ，性交後17〜18日目にはB細胞やT細胞を含む明確な細胞の集合体として発達していることが明らかになっている（図1）[5]。また，ヒトでも胎生期（妊娠19週目ごろ）にパイエル板の発生が確認できることが報告されている[6]。これらは胎生期，つまり無菌の状態で起こるため，抗原非依存性の発達と見なすことができる。

　一方で，新生子のパイエル板は未成熟であり，1つのパイエル板当たりのT細胞やB細胞の数も成熟マウスのものと比べると非常に少ない[5,7]。また，無菌マウスでもパイエル板は見られるが，通常マウスに比べ小さく，胚中心が見られないなど未成熟であることが報告されている[8]。このことから，パイエル板の成熟には腸内細菌からの刺激が不可欠であり，胎子期に起こる抗原非依存性のパイエル板の発達は，パイエル板が抗原刺激に応じて成熟するための準備段階のようなものであることが分かる。また，クリプトパッチや孤立リンパ濾胞など，そのほかのGALTも同様に胎生

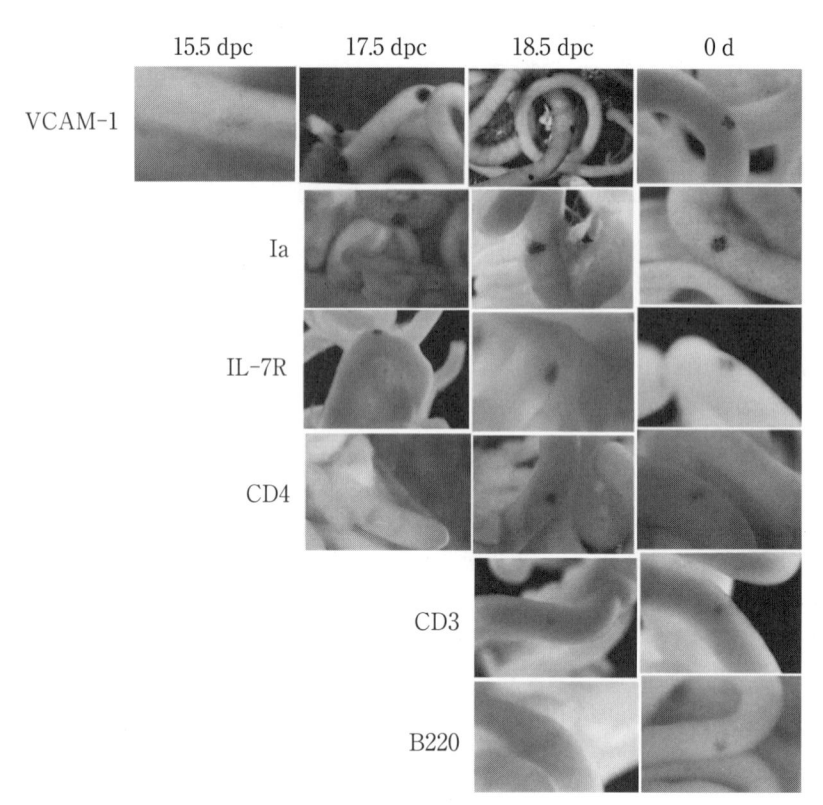

	15.5 dpc	17.5 dpc	18.5 dpc	0 d
VCAM-1				
Ia				
IL-7R				
CD4				
CD3				
B220				

図1 パイエル板形成過程における各種細胞表面マーカーの発現パターン（ホールマウント染色）
dpc：days postcoitus
Adachi S et al.[5] から転用・一部改変。

期に予備的な発達，出生後の成熟という2段階の発達過程が見られることが明らかになっている[9]。

上皮幹細胞の防御に重要な役割を担う抗菌ペプチド"α-ディフェンシン"の分泌機構もこのような2段階の発達過程を踏むが，2段階ともに出生後に起こることが示唆されている。α-ディフェンシンは小腸の陰窩底部に位置するパネート細胞と呼ばれる細胞から特異的に分泌される[注, 10]。この細胞は出生後に発生することが明らかになっており，マウスでは空腸・回腸ともに生後6日目ごろからその存在が確認でき，生後10日目には〜30％の陰窩にパネート細胞の存在を確認することができる（図2）[11]。しかし，無菌マウスでも明確なパネート細胞の存在を確認することができ，α-ディフェンシン遺伝子の発現をも確認することができる[11]。このことからパネート細胞の発生，α-ディフェンシンの分泌自体は腸内細菌などの細菌成分による免疫刺激を必要としないことが分かる。

一方で，成熟無菌マウスのα-ディフェンシン遺伝子の発現量は，代表的な6つのアイソタイプ（cryptidin1-6）に関しては，すべてにおいて通常マウスよりも有意に低く[11]，1陰窩当たりのパネート細胞の数も少ない（図3）。このことから，α-ディフェンシンの分泌機構（1パネート細胞当たりの分泌量や1陰窩当たりのパネート細胞数）は腸内細菌の存在下でさらに成熟すると考えられ，α-ディフェンシン分泌機構も出生後からではあるが，パイエル板同様，腸内細菌（抗原）非依存的な発達と腸内細菌依存的な機能成熟に向けた発達の2段階の発達過程を踏むことが分かる。なお，胎生期ではごく少量のα-ディフェンシンがパネート細胞以外の杯細胞様細胞で発現していることがマウスで報告されているが，実質的な役割は不明[12]である。

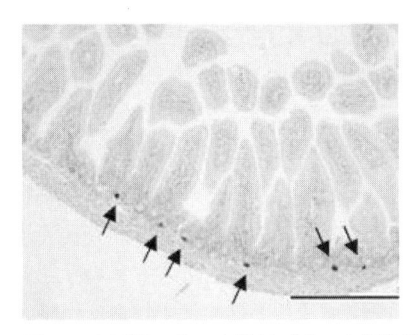

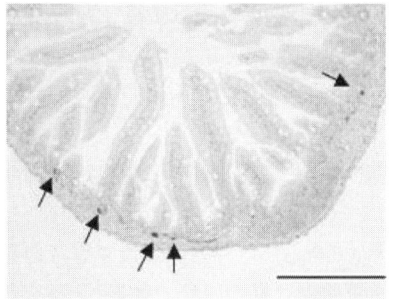

図2　10日齢マウス小腸のパネート細胞[11]
左図：空腸、右図：回腸　矢印：パネート細胞

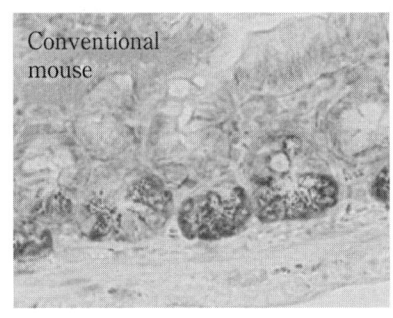

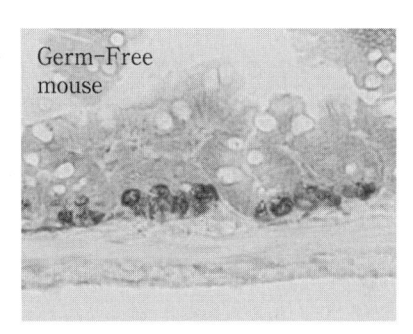

図3　通常マウス（左）と無菌マウス（右）の小腸パネート細胞
染色方法は11）と同様に行った

IgA産生能の発達

　IgAは粘膜免疫系における特徴的な抗体である。IgAは，粘膜固有層のIgA産生細胞からJ鎖と結合した二量体の形で分泌され，腸管上皮細胞の基底膜に発現するSecretory Component（分泌片SC/pIgR）に結合し，上皮細胞内に取り込まれたあと，分泌型IgA（SIgA）として管腔へ分泌される[13]。IgAは，腸管の第一防御線として，全身免疫系のIgGと同様に免疫排除に重要であると考えられている[13]。しかし近年，免疫排除に加えて，IgAが腸内環境の恒常性維持という重要な役割を担っていることが示唆され始めている。SuzukiらはIgA分泌能がないAID KOマウスは通常マウスとは大きく異なった腸内細菌叢構成をもつことを報告しており[14]，PetersonらはIgA分泌能がないRag1KOマウスなどを用いて，IgAが常在細菌 *Bacteroides thetaiotaomicron* に対する炎症反応を抑制している可能性を報告している[15]。また，Van der Waaijらは成人のふん便中常在細菌の約30％はIgAによってコートされた状態であることを報告しており[16]，我々もこの事実を確認している[17]。加えて，我々は，このIgAによる常在細菌のコートがふん便のみならず腸管の全域で起こっていること，IgAによる腸内細菌のコートには細菌種特異性がある可能性が高いことを報告している[17]。これらのことから，IgAが腸内細菌をコートすることで過剰な炎症を抑制し，腸内環境の恒常性を維持している可能性が考えられる。

　このIgAの分泌には上述のとおり，IgAの管腔への分泌を介在する腸管上皮細胞のSCとIgAそのものを分泌するIgA産生細胞がかかわっている。両者で程度の違いはあるものの，これら2つの要素にも，上述のような2段階の発達が見られることが示唆されている。

　ヒトの場合，SCの発現は妊娠29週ごろ，つまり胎子期から見られる[18]。また，無菌マウスの腸管でもSCの発現を確認することができる[19]。これらのことから，ヒトとマウスで発達時期は異なるものの，SCの初期的な発現誘導は腸内細菌に非依存的に起こることが示唆される。しかし，ヒ

トの小腸における SC の発現は生後 2 週間の間に急激に上昇することが明らかになっている[18]。加えて，SC の発現は腸内細菌の存在により有意に上昇することがマウスで確認されている[19]。これらのことから，SC の発現が腸内細菌からの抗原刺激によって明確に増強（成熟）されることが分かる。

IgA 分泌の核となる IgA 産生細胞は，ヒト，マウスともに胎子や新生子の腸管粘膜固有層にほとんど確認することができない[18,20]。つまり，生まれたばかりの子の腸管では IgA 産生がほとんど見られないのである。しかし，無菌マウスの腸管粘膜固有層には，通常マウスの 20% 程度であるが IgA 産生細胞の存在が確認できる[21]。このことを考慮すると，少数ではあるが腸内細菌由来の抗原には依存しない形で発達する IgA 産生細胞が存在するのではないかと考えられる。

腸管粘膜固有層の IgA 産生細胞の数は，マウスでは 2～3 週齢，つまり離乳期に急速に増加し始め，6 週齢ごろには成獣とほぼ同じレベルになる（図4）[6,22]。この増加は完全に抗原依存性で，腸内細菌の存在に負うところが非常に大きいことが無菌マウスを使用した研究で明らかになっている[21]。おもしろいことに，成熟無菌マウスを通常化した際，腸管粘膜固有層の IgA 産生細胞数が，通常マウスと同レベルに回復するために要する期間も約 3 週間で，哺乳マウスが成熟マウスの IgA 産生細胞数に達するために要する期間とほぼ同じである[6]。

ヒトの場合，腸管粘膜固有層の IgA 産生細胞は生後 2 週目ごろから確認できるようになる[18]。マウスの IgA 産生細胞数の増加が離乳期から 3 週間程度であるのに対し，ヒトの IgA 産生細胞数は生後 2 週目から 2 歳まで増加し続けると報告されている[18,23]。マウスの寿命を 2 年，ヒトの寿命を 80 年として補正すれば，比較的近い値と考えることもできるが，ヒトの IgA 産生能の発達には非常に時間がかかるようである。

IgA 産生能の発達過程における腸内細菌との相互関係

上述のとおり，IgA 産生能の成熟には腸内細菌（叢）の存在が不可欠である。この腸内細菌叢の形成と IgA 産生能の発達との関係を見比べてみると，両者の相互関係が見えてくる。

図5 に，マウスふん便中 IgA 量の 18 日齢から 40 日齢に至るまでの経時的変化を示した[24]。図から分かるように，離乳（21 日齢）から成熟（40 日齢）に至るまでのふん便中の IgA 量の変化は，上述の IgA 産生能の発達と類似している。IgA 産生細胞がほとんどないはずの 18 日齢に高い濃度で検出されている IgA は，子自身が分泌したものではなく，母乳中の IgA が子のふん便から検出されたものだと考えられる。

このときのふん便（IgA 濃度の測定に供したもの）の細菌叢構成の変化を TGGE（温度勾配ゲル電気泳動法）で解析し，クラスター分析した結果が図6 である。クラスターの分かれる（細菌叢構成が変化する）時期，および TGGE バンド数に代表される菌叢の多様度の推移が図5 にも示されている。ふん便細菌叢構成は 18～40 日齢の間に大きく 2 回変化し，この変化の時期がふん便中 IgA 濃度の変化と不思議と合致しているように見える。

図5 に見られる IgA 量と菌叢構成の変化から，発達過程においては以下のような 3 段階にわたる両者の相互関係が見られるのではないかと我々は提唱している[24,25]。

まず，18～20 日齢にかけて管腔内の IgA が急激に減少することにより，腸内細菌数が増加し，細菌叢の多様化が起こる（図5）。この管腔内 IgA の急激な減少は，離乳に伴う母乳摂取の減少・停止が原因であると考えられる。また，この腸内細菌叢の多様性の増加および菌数の増加には，管腔内 IgA 量の減少に加え，固形飼料の摂取という要因も大きく関係している。

次に，離乳により増殖，多様化した腸内細菌叢によって，様々な腸管免疫系の器官・細胞が抗原刺激を受け始める。この時期は，母乳由来の防御因子（IgA を含む）の供給が停止しており管

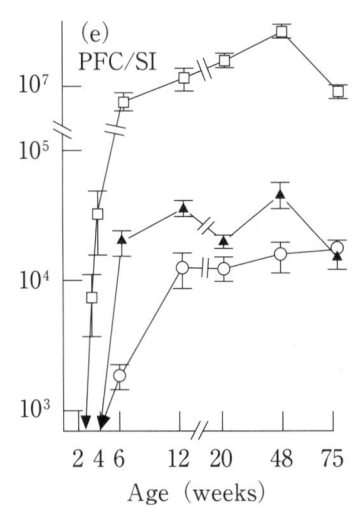

図4 マウス小腸粘膜固有層の IgA, IgM, IgG2a 産生細胞数（PFC：Plaque Forming Cell）の経時的変化
マウスは 21 日齢で離乳 □ IgA, ○ IgM, ▲ IgG2a
Van der Heijden PJ et al.[22] より転用・一部改変。

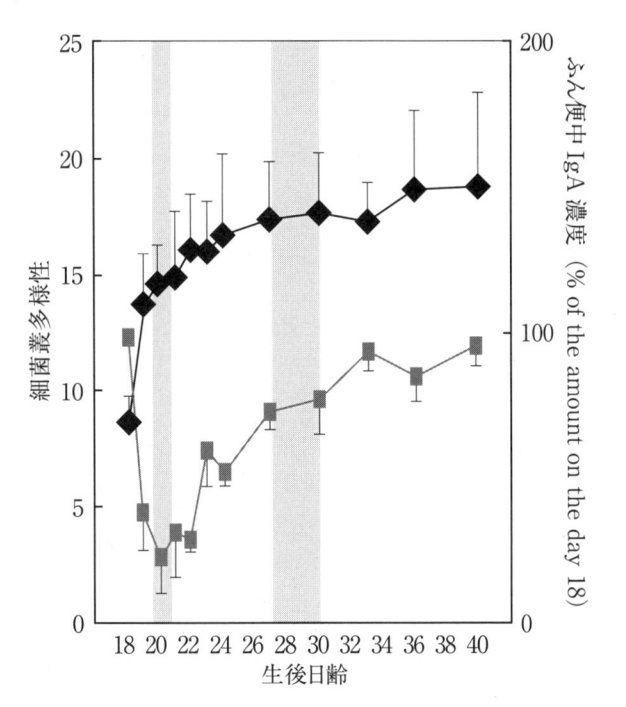

図5 18 日齢から 40 日齢に至るまでのふん便中 IgA 濃度の推移とふん便中細菌叢の多様性（TGGE バンド数）の変化[24]
■：IgA 濃度, ◆：細菌叢多様性, 網掛け：細菌叢構成が変化した時期

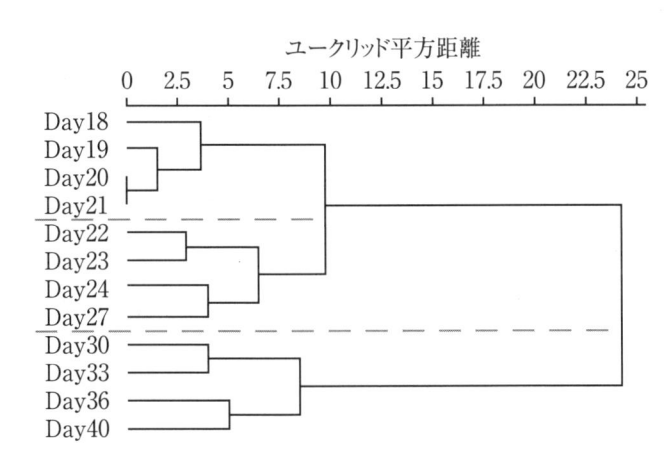

図6 18 日齢から 40 日齢に至るまでのふん便中細菌叢構成の変化[24]
ふん便中細菌ゲノムを抽出し 16S rRNA 遺伝子（V6-V8 領域）を PCR 増幅後, TGGE 解析を行い, 階層的クラスター分析に供した。点線は菌叢構成の変わるタイミングを示す。

腔は比較的無防備であるため，腸内細菌からの抗原刺激が入りやすいと推察される。多くのGALT はこの時点では未だ成熟はしていないが，恐らく Ontogenic なものも含め，ある程度の準備段階的発達が既に起こっており，腸内細菌の刺激に応えることが十分にできる状態にあると考えられる。

最後に，23 日齢からのふん便中 IgA 量の回復に示されるように，腸内細菌によって成熟を促された GALT からは IgA が分泌され始める。この IgA は上述のように，免疫排除および腸内環境の恒常性維持といった機能を果たすため，腸内細菌叢の多様化，菌数の増加に歯止めがかかり，これにより細菌叢構成が変化・安定すると考えられる。予備的な段階ではあるが，我々の検討したところ，腸管から分泌される IgA に比べると，母乳中の IgA は，常在細菌のコーティングに対する

寄与率が低い可能性を見いだしている。そのため，離乳後に分泌され始める自己のIgAによる腸内細菌の特異的なコーティングが，この時期の腸内細菌叢構成の変化に何らかの役割を担っている可能性が考えられる。

興味深いのは，この2回目に起こる菌叢構成変化は，離乳時に起こる1回目の変化とは異なり，食餌の変化を伴わないという点である。つまり，宿主側の要因によって菌叢構成が変化した可能性が高く，その要因の一つが上述のようなIgA産生能発達に伴う管腔内IgA量の増加ではないかと考えられる。

このような管腔内IgAと腸内細菌叢との相互関係がヒトでも見られるか，という点は非常に重要であるが，ヒトの管腔内（ふん便中）IgAの経時的変化を詳細に検討した研究は未だ報告されていない。現在，我々はおおよそ3日ごとに新生子から1.5年間にわたり新鮮ふん便を採取し，ふん便中IgA量の変化と腸内細菌叢構成の変化との関係を検討している。予備的解析の段階では，ふん便中IgAの経時的推移は，Greeson and Crippsの報告している唾液中IgAの経時的推移に比較的類似していることが分かってきている（図7）[26]。さらに，マウスと同様にIgA濃度の変化と腸内細菌叢の構成変化が一致する時期が存在する可能性が高いことも見いだしている。このことから，ヒトでも上述のようなIgA産生能の発達と腸内細菌叢との相互関係が見られる可能性が十分に考えられる。

腸管免疫系の発達過程の重要性

ここまで，腸管免疫系の発達過程を，とくにIgAを中心に概説した。免疫系の発達過程を解析し，適切に理解することはアレルギーなどの免疫系疾患の予防において非常に重要である。食物アレルギー，アトピー性皮膚炎，花粉症などのアレルギー疾患は，本来無害であるはずの抗原に対して免疫系が過剰に反応してしまうことで引き起こされるが，この異常な免疫系がつくられてしまう一因は，発達過程の異常にあると考えられているためである。現在，その原因としてもっとも有力な候補と考えられているのは，発達過程における細菌刺激の不足である（衛生仮説）。これは，1989年にStrachanにより提唱された仮説で，先進化に伴う衛生環境の向上により，乳幼児期の細菌刺激が減少したために，免疫系が正常に発達・確立せず，本来無害な抗原に対して反応するようになるのではないかというものである[27]。

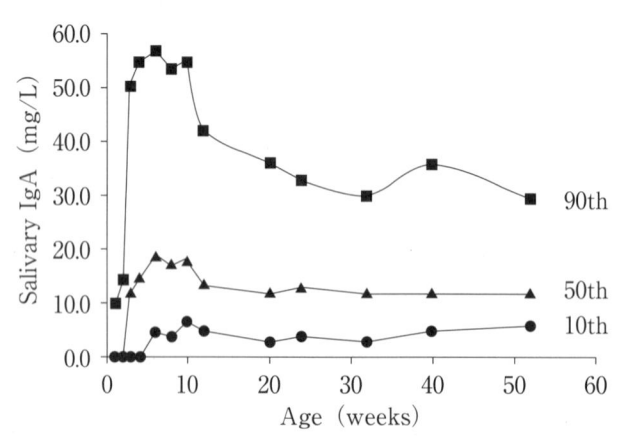

図7 ヒト唾液中IgA量の経時的変化
■:90パーセンタイル，▲:50パーセンタイル，●:10パーセンタイル

Gleeson M et al.[26]より転用・一部改変

そののち，様々な研究がなされ，この仮説が非常に高い真実味をもつことが明らかになってきた。例えば，Sudoらは食物抗原に対する経口免疫寛容の誘導に腸内細菌が必須であることに加え，離乳前の無菌マウスに腸内細菌を導入すれば経口免疫寛容を誘導することができるが，成熟した無菌マウスに腸内細菌を導入しても経口免疫寛容を誘導できないと報告している[28]。これは，アレルギーの予防のためには，免疫系の発達過程に腸内細菌からの適切な抗原刺激を受ける必要があることを示唆しており，非常に興味深い。また，我々もこの衛生仮説を支持する研究成果を報告しており，管腔内IgA濃度が極端に低下する離乳直後の3日間（図5），つまり腸管免疫系が腸内細菌からの刺激を活発に受けると考えられる時期にプロバイオティック乳酸菌を投与すると，アトピー性皮膚炎の発症が顕著に予防できることをモデルマウスを用いた実験により見いだした（図8）[29,30]。この研究から，管腔内IgA量をモニターすることで適切な抗原刺激時期（プロバイオティック乳酸菌の投与時期）が推察できることが示唆されている。つまり，ヒトでも管腔内IgA量の変化をモニターし，適切な時期を見いだすことで，プロバイオティック乳酸菌によるアレルギー発症の一次予防が可能ではないかと期待されるのである。

一方で，腸管免疫系の発達過程における細菌，主に腸内細菌からの刺激がなぜアレルギー予防に重要なのか，つまり，乳幼児期の（腸内）細菌の刺激がどういった免疫細胞（器官）に働きかけ，どういったサイトカインやケモカインを導くことで，最終的にどのようにしてアレルギー疾患の発症を予防するのか，といった細胞レベルでの詳細なメカニズムはほとんど分かっていない。進展著しい腸管（粘膜）免疫研究であるが，発達過程，とくに出生後の免疫系発達における外来抗原の役割に関しては多くのことが未解明のままである。また，子の腸管免疫系の発達に大きな影響を与え

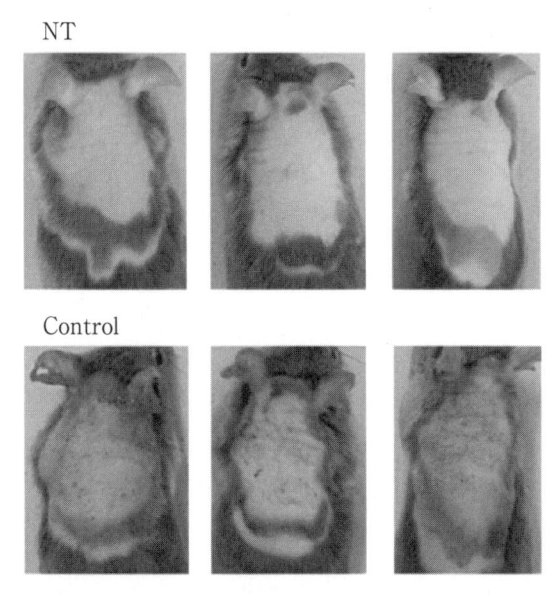

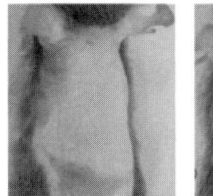

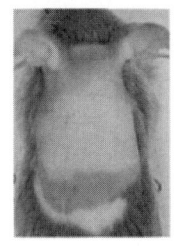

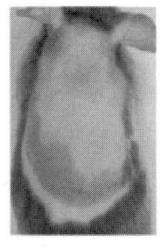

図8 離乳期乳酸菌投与によるアトピー性皮膚炎の予防効果[30]
IgA濃度が低下する20-22日齢にプロバイオティック乳酸菌（*Lact. johnsonii* La1）を投与し，6週齢より5週間にわたりアトピー性皮膚炎を誘導した。NT：無処置（アトピー性皮膚炎誘導なし），Control：20-22日齢にPBSを投与（アトピー性皮膚炎誘導あり），La1：20-22日齢に *Lact. johnsonii* La1を投与（アトピー性皮膚炎誘導あり）

ると容易に推察されるものに，母乳中の免疫因子があるが，これらは存在こそ明らかになっているものの，その詳細な働きに関してはほとんどの因子において推察の域を出ていない．母乳とアレルギー疾患発症との関係が未だ不透明なままである一因はここにあると言える[31]．

近年のアレルギー疾患の増加率を鑑みると，今後，腸管免疫系を含めた免疫系の発達に焦点を当てた研究はさらに重要度を増すと考えられる．腸管・全身免疫系の発達における腸内細菌，母乳などの詳細な意義，役割が解明されていけば，増え続けるアレルギー疾患の予防が効率的かつ有効に行える手段も徐々に発見・提案されていくと予想される．これらの研究の一日も早い進展が望まれる．

参考文献

1) Artis D. Epithelial-cell recognition of commensal bacteria and maintenance of immune homeostasis in the gut. Nat Rev Immunol. 2008；8：411-420.
2) 小幡高士, 清野宏. 粘膜免疫と共生細菌. 腸内細菌学雑誌. 2007；21：277-287.
3) Ishikawa H, Naito T, Iwanaga T, Takahashi-Iwanaga H, Suematsu M, Hibi T, Nanno M. Curriculum vitae of intestinal intraepithelial T cells：their developmental and behavioral characteristics. Immunol Rev. 2007；215：154-165.
4) Forchielli M L, Walker W A. The role of gut-associated lymphoid tissues and mucosal defence. Br J Nutr. 2005；93 Suppl 1：S41-48.
5) Adachi S, Yoshida H, Kataoka H, Nishikawa S. Three distinctive steps in Peyer's patch formation of murine embryo. Int Immunol. 1997；9：507-514.
6) Parrott D M V, MacDonald T T. The ontogeny of the mucosal immune system in rodents. In：MacDonald T T, editor. Ontogeny of the Immune System of the Gut：CRC Press；1990. 51.
7) Hashi H, Yoshida H, Honda K, Fraser S, Kubo H, Awane M, Takabayashi A, Nakano H, Yamaoka Y, Nishikawa S. Compartmentalization of Peyer's patch anlagen before lymphocyte entry. J Immunol. 2001；166：3702-3709.
8) Pollard M, Sharon N. Responses of the Peyer's Patches in Germ-Free Mice to Antigenic Stimulation. Infect Immun. 1970；2：96-100.
9) Forster R, Pabst O, Bernhardt G. Homeostatic chemokines in development, plasticity, and functional organization of the intestinal immune system. Semin Immunol. 2008；20：171-180.
10) Ouellette A J, Bevins C L. Paneth cell defensins and innate immunity of the small bowel. Inflamm Bowel Dis. 2001；7：43-50.
11) Inoue R, Tsuruta T, Nojima I, Nakayama K, Tsukahara T, Yajima T. Postnatal changes in the expression of genes for cryptdins 1-6 and the role of luminal bacteria in cryptdin gene expression in mouse small intestine. FEMS Immunol Med Microbiol. 2008；52：407-416.
12) Bry L, Falk P, Huttner K, Ouellette A, Midtvedt T, Gordon J I. Paneth cell differentiation in the developing intestine of normal and transgenic mice. Proc Natl Acad Sci U S A. 1994；91：10335-10339.
13) Brandtzaeg P E. Current understanding of gastrointestinal immunoregulation and its relation to food allergy. Ann N Y Acad Sci. 2002；964：13-45.
14) Suzuki K, Meek B, Doi Y, Muramatsu M, Chiba T, Honjo T, Fagarasan S. Aberrant expansion of segmented filamentous bacteria in IgA-deficient gut. Proc Natl Acad Sci U S A. 2004；101：1981-1986.

15) Peterson D A, McNulty N P, Guruge J L, Gordon J I. IgA response to symbiotic bacteria as a mediator of gut homeostasis. Cell Host Microbe. 2007 ; 2 : 328-339.
16) Van der Waaij L A, Limburg P C, Mesander G, van der Waaij D. In vivo IgA coating of anaerobic bacteria in human faeces. Gut. 1996 ; 38 : 348-354.
17) Tsuruta T, Inoue R, Nojima I, Tsukahara T, Hiroshi H, Yajima T. The amount of secreted IgA may not determine the secretory IgA coating ratio of gastrointestinal bacteria. FEMS Immunol Med Microbiol. 2009 ; in press.
18) Rognum T O, Thrane S, Stoltenberg L, Vege A, Brandtzaeg P. Development of intestinal mucosal immunity in fetal life and the first postnatal months. Pediatr Res. 1992 ; 32 : 145-149.
19) Hooper L V, Wong M H, Thelin A, Hansson L, Falk P G, Gordon J I. Molecular analysis of commensal host-microbial relationships in the intestine. Science. 2001 ; 291 : 881-884.
20) Crabbe P A, Nash D R, Bazin H, Eyssen H, Heremans J F. Immunohistochemical observations on lymphoid tissues from conventional and germ-free mice. Lab Invest. 1970 ; 22 : 448-457.
21) Umesaki Y, Setoyama H. Structure of the intestinal flora responsible for development of the gut immune system in a rodent model. Microbes Infect. 2000 ; 2 : 1343-1351.
22) Van der Heijden P J, Bianchi A T, Stok W, Bokhout B A. Background (spontaneous) immunoglobulin production in the murine small intestine as a function of age. Immunology. 1988 ; 65 : 243-248.
23) Perkkio M, Savilahti E. Time of appearance of immunoglobulin-containing cells in the mucosa of the neonatal intestine. Pediatr Res. 1980 ; 14 : 953-955.
24) Inoue R, Otsuka M, Ushida K. Development of intestinal microbiota in mice and its possible interaction with the evolution of luminal IgA in the intestine. Exp Anim. 2005 ; 54 : 437-445.
25) Inoue R, Ushida K. Development of the intestinal microbiota in rats and its possible interactions with the evolution of the luminal IgA in the intestine. FEMS Microbiol Ecol. 2003 ; 45 : 147-153.
26) Gleeson M, Cripps A W. Development of mucosal immunity in the first year of life and relationship to sudden infant death syndrome. FEMS Immunol Med Microbiol. 2004 ; 42 : 21-33.
27) Strachan D P. Hay fever, hygiene, and household size. Bmj. 1989 ; 299 : 1259-1260.
28) Sudo N, Sawamura S, Tanaka K, Aiba Y, Kubo C, Koga Y. The requirement of intestinal bacterial flora for the development of an IgE production system fully susceptible to oral tolerance induction. J Immunol. 1997 ; 159 : 1739-1745.
29) Inoue R, Nishio A, Fukushima Y, Ushida K. Oral treatment with probiotic Lactobacillus johnsonii NCC533 (La1) for a specific part of the weaning period prevents the development of atopic dermatitis induced after maturation in model mice, NC/Nga. Br J Dermatol. 2007 ; 156 : 499-509.
30) Inoue R, Otsuka M, Nishio A, Ushida K. Primary administration of Lactobacillus johnsonii NCC533 in weaning period suppresses the elevation of proinflammatory cytokines and CD86 gene expressions in skin lesions in NC/Nga mice. FEMS Immunol Med Microbiol. 2007 ; 50 : 67-76.
31) Friedman N J, Zeiger R S. The role of breast-feeding in the development of allergies and asthma. J Allergy Clin Immunol. 2005 ; 115 : 1238-1248.

■腸管免疫系細胞の存在位置とその粘膜恒常性維持における役割

北海道大学大学院 農学研究院 応用生命科学部門 石塚 敏

はじめに

　腸管免疫の研究においては外来の抗原やアレルゲンに対する特異的な反応に注目するものが主流であり，腸管免疫系でもパイエル板などの誘導組織に関する細胞解析が極めて多い。一方，腸管粘膜には膨大な面積の上皮細胞層があるが，ウイルス感染やがん細胞の発生を監視している免疫系細胞群の役割は明確ではない。免疫監視には数の論理があり，ある領域を監視する免疫系細胞の存在頻度に応じてその免疫監視能力を評価するのが常套手段である。消化管粘膜は特徴的な構造を有しており，上皮細胞が増殖する部位は限定されている。従って，腸管粘膜の恒常性維持を考えるうえで，上皮近辺に存在する免疫系細胞の種類，位置，およびその頻度は極めて重要な因子となる。

　腸管免疫系に関する知見が蓄積されるに伴い，病態における腸管免疫系の関与や，その予防的な効果を期待して，食品あるいは腸内微生物が腸管免疫系機能に及ぼす作用の解明に期待が集まっている。腸管粘膜に存在する免疫系細胞は血液中，脾臓や腸間膜リンパ節など，比較的採取しやすい部位に存在する免疫系細胞とはその構成細胞および機能が必ずしも同じという保証はない。

　一般的に，食品の生理作用の多くは，マウスだけでなくラットを用いた研究から得られた知見がかなりの比重を占める。このような知見を基に食品の免疫系に及ぼす作用を調べようとした場合，食品が真っ先に相対することになる腸管の免疫系細胞をラットからも分取して解析する必要があるが，我々の経験ではマウスの腸管免疫系細胞分離法をそのままラットに適用しても良好に分離されなかった。実際，細胞が分取されたとしても細胞の表面抗原解析までの間に細胞同士が凝集してしまい解析不能に陥ることが多く，臓器重量から考えて細胞の回収率が低いなどの状況に直面した。そこで，我々はラット腸管からの免疫系細胞分離法を見直し，現時点で最適と思われる方法の確立を試みた。

　本稿では，技術的な側面を踏まえたうえで，ラット腸管粘膜における実効組織での「存在位置から考えた免疫系細胞の役割」について検討した事例を紹介する。

実効組織としての腸管粘膜上皮における免疫系細胞の局在

　実効組織としての腸管に存在する免疫系細胞の存在位置を検討するためには，免疫染色が最も取り組みやすい方法である。しかしながら，腸管免疫系細胞の配置を問題にするならば，それらが存在する位置情報を明確にする必要が生じる。これまでに我々は腸管上皮細胞の位置情報を基にした増殖上皮細胞の解析を行っている[1]。この方法は，上皮細胞に見られる因子について免疫染色などで標識をしたのちに，陰窩底部からの細胞位置において免疫染色陽性である頻度を示す手法である。もとよりこれは上皮細胞に対して用いる方法であるが，上皮細胞に接して存在する免疫系細胞の頻度はそれほど高くないので，この方法を無理なく適用できる。上皮から離れて粘膜固有層に存在する免疫系細胞については勘案しないが，「上皮の近くに位置する細胞のほうがより大きな影響を上皮に及ぼす」という仮定を受け入れることができれば理にかなう手法である。

　実際に，粘膜に存在する免疫系細胞と増殖上皮細胞の位置解析を同時に行った[2]。その結果，ラット盲腸の陰窩上皮においては，増殖上皮細胞が存在するところにCD161⁺細胞が高頻度に存在する

一方，CD8α⁺細胞は増殖を終えた陰窩開口部に近い部位に多く存在することを見いだした。腸管粘膜に存在するCD161⁺細胞はがん細胞に対して極めて強い細胞傷害性をもつことが知られている[3]。また，大腸内で資化されて短鎖脂肪酸などの有機酸が供給される状況では，CD8α⁺細胞の上皮細胞に対する頻度が有意に増加することを見いだしている。このことは，食物繊維などの難消化性糖類の摂取，即ち摂取食品が，大腸の免疫系細胞の分布を制御する能力をもつことを意味している。

同じ実験系を用いて，ラットの遺伝的背景や週齢の差異について検討を行ったところ，ラットの系統によって腸管免疫系細胞の分布には元来差異があること，とくに結腸部位ではCD161⁺細胞が加齢に伴い大きく減少することを見いだした[4]。このことが，年齢を重ねるにつれて大腸がんの発生が増える原因，さらにそれに個人差が見られる原因と考えられる。

ラット腸管粘膜から免疫系細胞を分離する

腸管組織における免疫系細胞の性質および機能を評価する方法の一つとして，当該細胞を分取したうえで解析するという手法がある。ヒトを含む各種の動物腸管からの免疫系細胞分離法に関する報告は多数あり[5-15]，マウスからの腸管免疫細胞分離法をラットに適用した例は報告がある[16]ので，ラット腸管粘膜に存在する免疫系細胞の分取は簡単にできるものと予想していた。しかし，実際に検討を進めてみるとその難しさを実感することになった。検討の結果，現在我々が用いている方法は，いくつかの腸管免疫細胞分離法で用いられているステップを組み合わせたものとなっている[17]。

ラット腸管粘膜固有層免疫系細胞（LPL）分離法の概要（図1）としては，dithiothreitol（DTT）で粘液層を洗浄，その後エチレンジアミン四酢酸（EDTA）により上皮層の結合を緩め除去，コラゲナーゼ処理により粘膜固有層の結合組織を除去してLPL画分を得るというものである。しかし，分取したLPL画分をそのまま遠沈せず，10分程度遠沈管で放置するステップを加えている。このときに残渣とともに沈殿した画分を用いずに，上清に存在しているシングルセルが多い画分を回収する。そののちに密度勾配遠心により白血球画分を分取するというものである。ラットから腸管を摘出後，生理食塩水に浸漬することで組織の乾燥を避けること，パイエル板や腸間膜などの除去を速やかに行うこと，さらに粗画分の分取後に前述した10分間放置するステップを加えることで，分取LPLの状態が著しく改善され細胞凝集などの問題が激減した。しかしながら，操作ステップが多いため，実験者が実験操作そのものに習熟することは当然のことながら最も重要な要因である。この分離法により回収されたLPLは培養実験に用いることも可能である。腸管免疫系細胞の分離途中の処理により細胞傷害性は著しく低下することが報告されているが[18]，本方法で分離した粘膜免疫系細胞画分はYAC-1細胞を標的とした場合の細胞傷害性を良好に保持することを確認している。

一方，上皮間に存在するリンパ球（IEL）としては，一般的にEDTA処理によって回収されたものが用いられる場合が多い。しかし，我々の方法ではその前のステップであるDTT処理後の画分を回収して用いた。この理由は，各ステップで分離された免疫系細胞の細胞構成にある（図2）。分離した免疫系細胞をフローサイトメトリーで解析する場合，通常は前方散乱光と側方散乱光によるプロットを確認して解析する細胞集団を決定する。分取した腸管免疫系細胞を解析したとき，このときのプロット図が分取画分によって明確に異なっていた（図2B）。同じリンパ球画分のなかでも，小さい細胞画分と大きい細胞画分が見いだされた。LPL画分では大きい細胞画分が主要な細胞集団として認められた一方，DTT処理後のIEL画分では小さい細胞群が主要な細胞群となっていた（図2C）。EDTA処理後の画分は前期2つの画分をほぼ同じ比率で含むと考えられる。同様

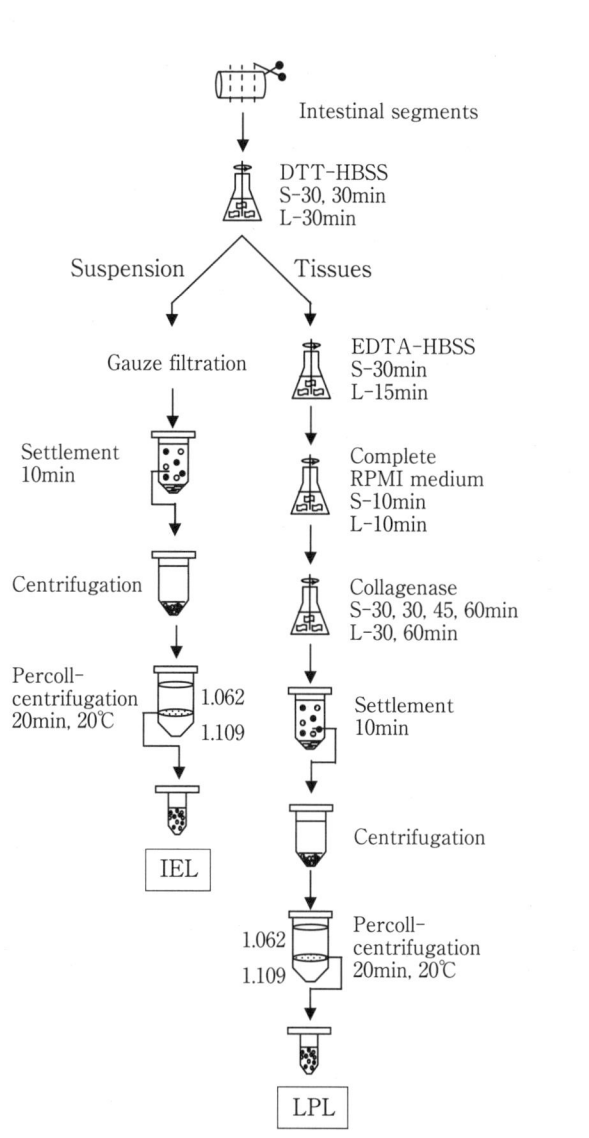

図1 ラット腸管からの免疫系細胞分離法概略[17]
DAラットを用いた場合の標準的な分離プロトコールを示す。小腸（S）と大腸（L）からの分離では最適処理時間が若干異なる。最適な分離効率を得るためには，ラット系統およびその週齢によっても最適な処理時間は異なる。実際の実験条件に即した予備検討を要する。

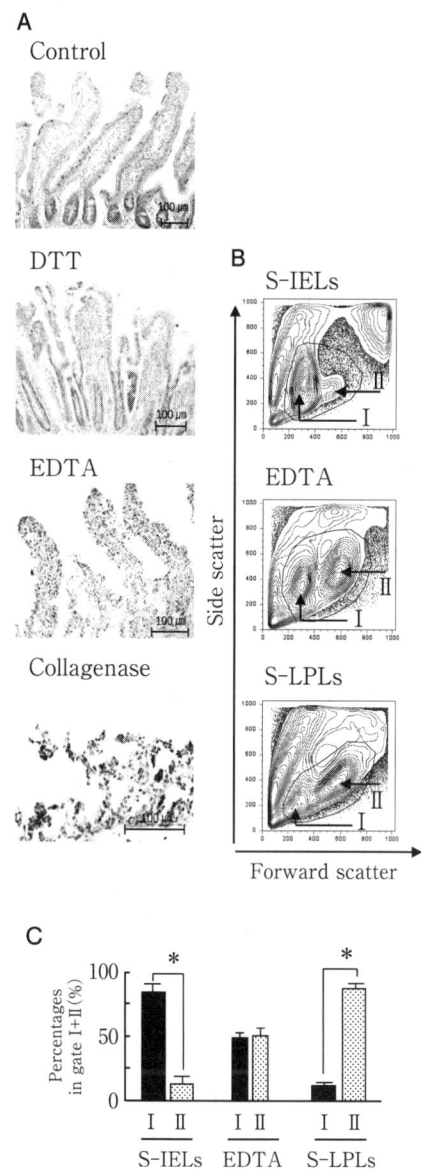

図2 ラット小腸粘膜から分離した免疫系細胞の特徴[17]
（A）細胞分離中の組織像。（B）各ステップで分離された免疫系細胞の前方散乱光および側方散乱光解析結果。分取されたリンパ球画分のなかに2種類の細胞群を見いだすことができる。（C）分離途中の各ステップで得られる腸管リンパ球画分中，大きさで分けられた2つの細胞群の存在比は分取段階によって明確に異なる。DTT処理後に得られる細胞群では小さいリンパ球，コラゲナーゼ処理後に得られる細胞群は比較的に大きいサイズのリンパ球からなることが分かる。数値は平均値およびSEMとして表記した（n=3〜15，P<0.05）。

なことは大腸から分取した細胞の場合にも当てはまるが，大腸の場合にはDTT処理後に得られる免疫系細胞はほとんど回収されなかった（図3B）が，その代わりにEDTA処理後細胞群はコラゲナーゼ処理後の細胞群と比較するとサイズの小さい細胞集団からなることを見いだした（図3C）。以上のことから小腸と大腸いずれにおいても，サイズの小さい細胞群がIELとして上皮間に存在していると考えられた。このことを証明するためには分取細胞の詳細な解析が求められるが，現状としては，小腸IELと大腸IEL分離に同じ処理を施しても，同等の細胞群を回収していることには必ずしもならないことに注意すべきである。腸管からの免疫系細胞分離を行う場合には，分取細胞の詳細な解析による裏付けが必要となる。

本方法による小腸IEL分離で特徴的なことは，DTT処理によるIEL分離後の組織に陰窩が残存していることである（図2A）。このことは本方法で採取している小腸IELの大部分は絨毛由来のIELであることを意味している。前述の議論を考慮すれば小腸陰窩由来のIELはLPLと混在してEDTA処理後の画分に現れるはずである。図4に示す小腸IELの表面抗原プロファイルは，小腸絨毛部位に存在するIELの性質を示すと考えて差し支えない。

腸管粘膜における CD8α⁺細胞は小腸絨毛部位でのケモカイン分泌にかかわる

我々は，免疫染色を用いた局在解析と腸管粘膜からの免疫系細胞分取技術を用いて，ラット小腸におけるCD8α⁺IELの役割を検討した[19]。小腸における免疫染色像を見ると（図5A），IELやLPLを含めCD8α⁺細胞はほとんど絨毛部位に存在していた。そもそも陰窩上皮に存在するCD8α⁺IELは極めて少ない印象である。そこで，上皮間あるいは上皮に接しているCD8α⁺細胞の上皮細胞に対する存在頻度を解析した（図5B）。定量的な評価では，その頻度は絨毛では陰窩の4倍程度高頻度に存在していた。そこで，この上皮近傍に存在するCD8α⁺細胞は絨毛上皮の機能に対して何らかの役割を担うと考えられた。我々は上皮から分泌されるケモカインが粘膜における免疫系細胞の局在にかかわ

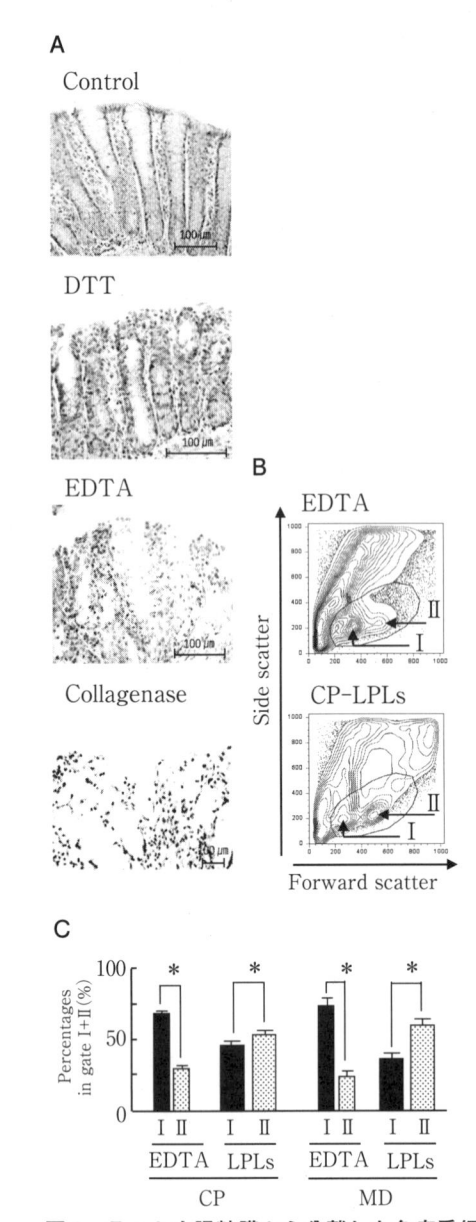

図3 ラット大腸粘膜から分離した免疫系細胞の特徴[17]
（A）細胞分離中の組織像。（B）各ステップで分離された盲腸および近位結腸（CP）免疫系細胞の前方散乱光および側方散乱光解析結果。小腸の場合と同様，分取されたリンパ球画分のなかに2種類の細胞群を見いだすことができる。（C）CP，中位および遠位結腸（MD）から分離途中の各ステップで得られる腸管リンパ球中，大きさで分けられた2つの細胞群の存在比は明確に異なる。EDTA処理後に得られる細胞群では小さいリンパ球，コラゲナーゼ処理後に得られる細胞群は大きいサイズのリンパ球からなることが分かる。数値は平均値およびSEMとして表記した（n=3〜15，P<0.05）。

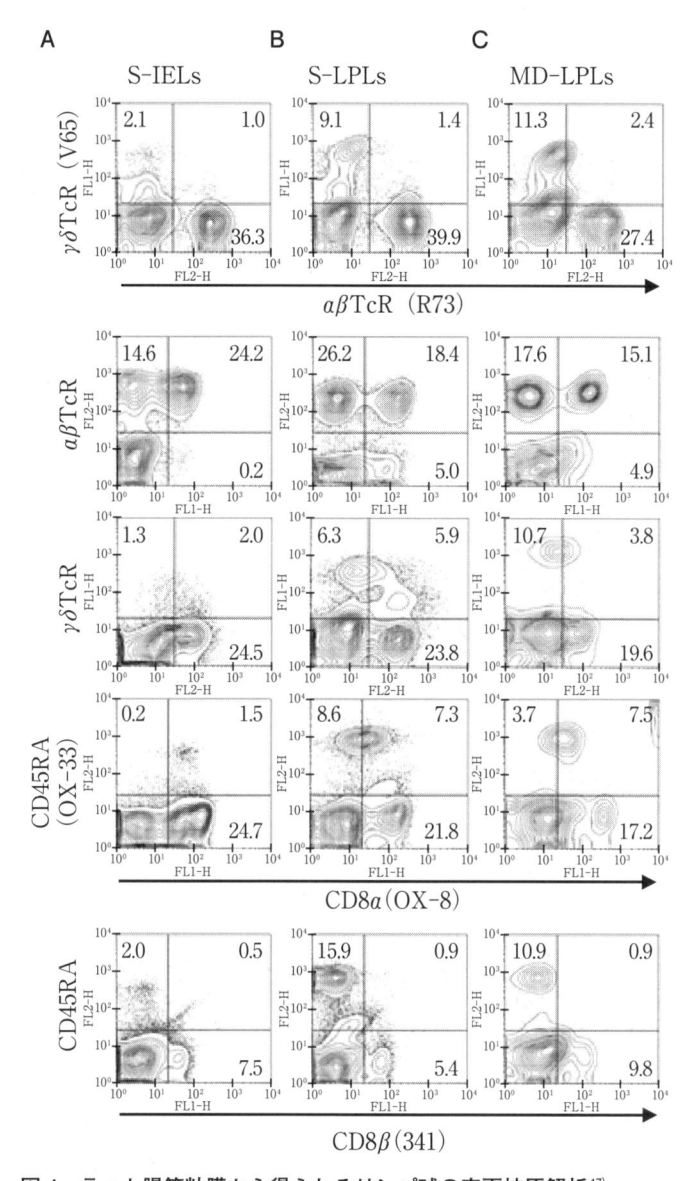

図4 ラット腸管粘膜から得られるリンパ球の表面抗原解析[17]
（A）小腸 IEL，（B）小腸 LPL，（C）中位および遠位結腸 LPL。
図中の数字は各区画に存在する細胞の全体に対する比率を示す。

わると考え，腸管粘膜のなかでも絨毛部位と陰窩部位で発現の異なるケモカインとしてCCL9とCCL28を見いだしていた。そこで，絨毛部位からのケモカイン発現に及ぼすCD8a^+細胞の関与について検討した。

抗CD8a抗体の投与翌日には，腸管粘膜におけるCD8a^+細胞は速やかに除去されたことを免疫染色により確認した。キレート剤を含むバッファー中での震盪剥離[20,21]により，この時点の絨毛および陰窩画分を分取してそれぞれの画分におけるCCL9およびCCL28の発現をRT-PCR（図6A）およびリアルタイムPCR装置を用いたqRT-PCR（図6B）により解析した。その結果，CD8a^+細胞欠損によりCCL9発現は全く影響を受けなかったが，CCL28発現は有意に減少した。また，欠損後のCD8a^+細胞の回復動態を見ると，特異抗体投与8または10日後に絨毛上皮直下に

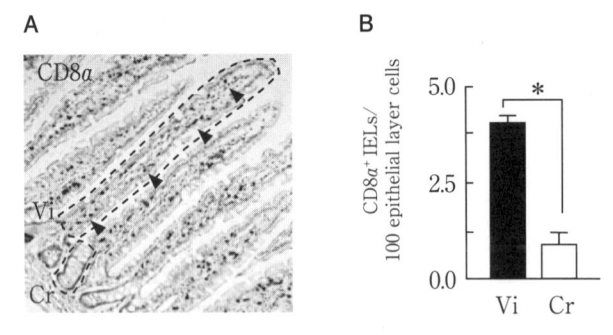

図5 ラット小腸粘膜におけるCD8α⁺細胞の免疫染色像[19]
(A) 絨毛部位 (Vi) の上皮間および粘膜固有層にCD8α⁺細胞が多く存在する一方，陰窩 (Cr) の上皮間にはほとんど存在しない。(B) ViおよびCrにおいて上皮間もしくは上皮に接して存在するCD8α⁺細胞数の上皮細胞数に対する割合を示す。数値は平均値およびSEMとして表記した (n=6, $P<0.05$)。

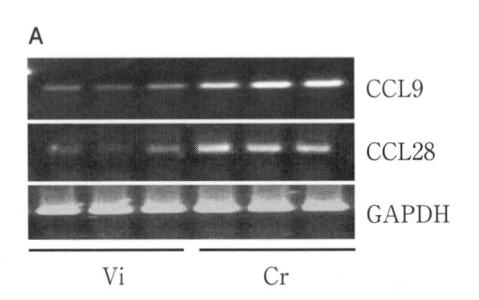

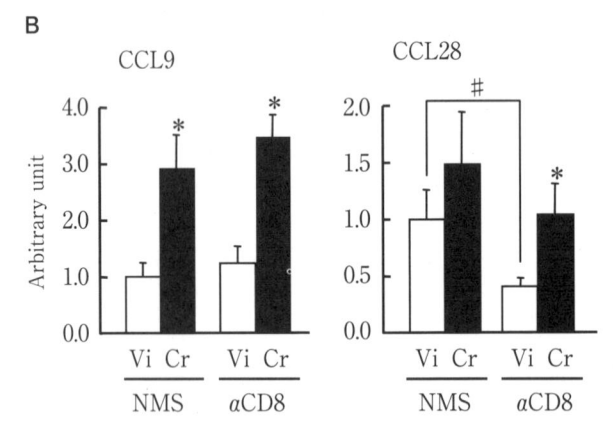

図6 ラット小腸からキレート剤処理で分離した絨毛 (Vi) および陰窩 (Cr) 画分におけるケモカインCCL9とCCL28の発現[19]
(A) RT-PCRにより，CCL9およびCCL28はCrにおいてより発現している傾向が見られた。(B) リアルタイムPCR解析によりCCL9は有意にCrで発現が高く，その発現は抗CD8抗体投与により左右されない。一方，CCL28はVi-Cr間での発現の有意差はないが，その差は抗CD8α抗体投与により明確になった。また，抗CD8抗体投与は絨毛部位のCCL28発現を有意に減少させた。数値は平均値およびSEMとして表記した (n=5, $P<0.05$)。

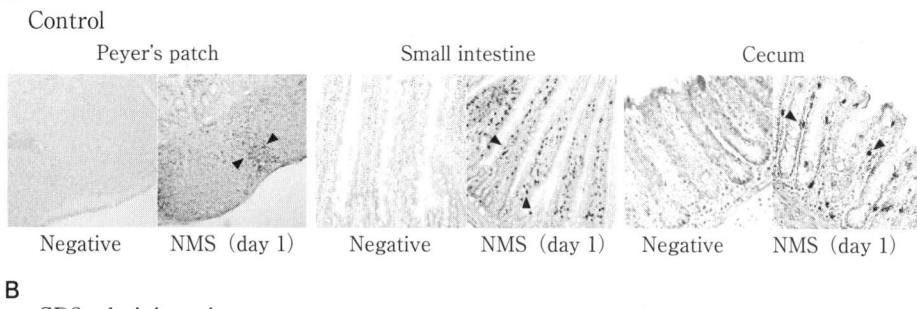

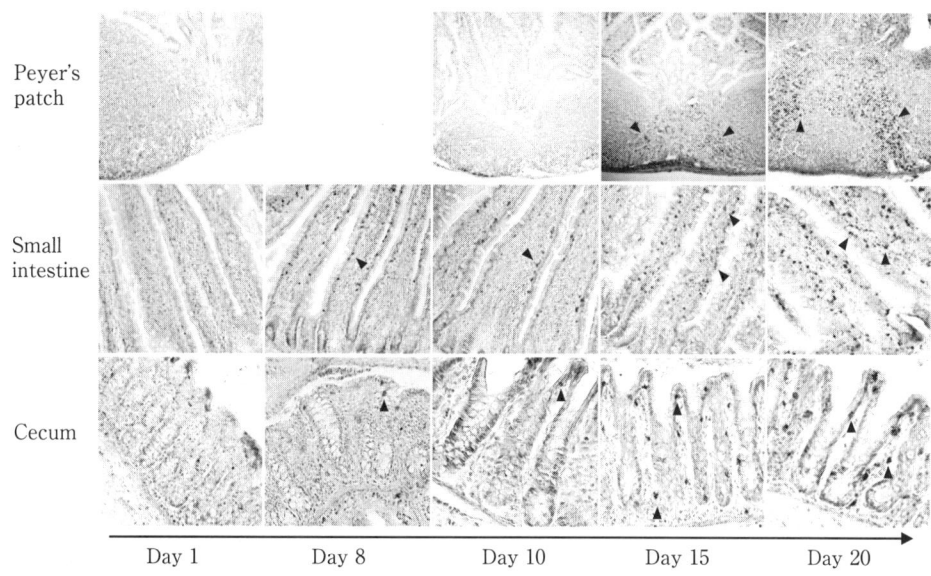

A
Control

Peyer's patch　　　Small intestine　　　Cecum

Negative　NMS (day 1)　Negative　NMS (day 1)　Negative　NMS (day 1)

B
aCD8 administration

Peyer's patch

Small intestine

Cecum

Day 1　　Day 8　　Day 10　　Day 15　　Day 20

図7 小腸，盲腸，およびパイエル板における抗CD8α抗体投与後のCD8α⁺細胞回復の経時的変化[19]
(A) 対照として正常マウス血清 (NMS) を投与した場合の免疫染色像。(B) 抗CD8抗体投与後20日までのCD8α⁺細胞の変化。特異抗体投与後の回復早期 (8または10日) に見られるCD8α⁺細胞は絨毛上皮間もしくはその直下にのみ存在していた。この時期にはパイエル板にCD8α⁺細胞はまだ観察されなかった。

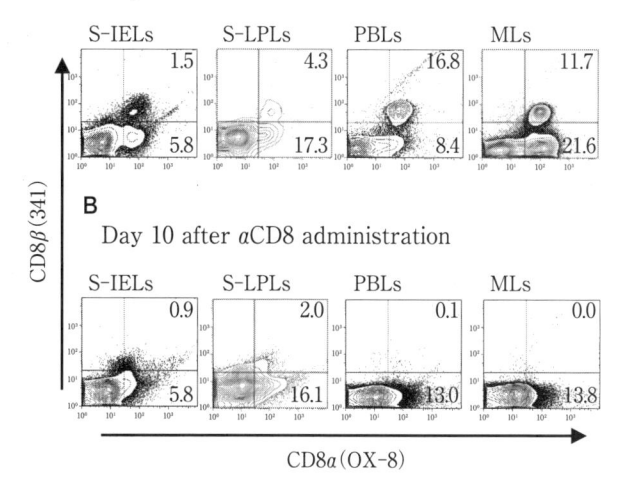

A
Day 10 after NMS administration

	S-IELs	S-LPLs	PBLs	MLs
	1.5	4.3	16.8	11.7
	5.8	17.3	8.4	21.6

B
Day 10 after aCD8 administration

	S-IELs	S-LPLs	PBLs	MLs
	0.9	2.0	0.1	0.0
	5.8	16.1	13.0	13.8

CD8β (341) / CD8α (OX-8)

図8 抗CD8抗体投与10日後に小腸粘膜から分取されたCD8α⁺細胞の表面抗原解析[19]
対照群 (NMS) と比較すると特異抗体投与群ではCD8αβ⁺細胞はほとんど見られず，CD8αα⁺細胞が多く存在した。血液 (PBL) や腸間膜リンパ節 (MLN) でもCD8αβ⁺細胞は見られなかった。図中の数字は各区画に存在する細胞の全体に対する比率を示す。

のみ現れることを見いだした（図7B）。このことは，特異抗体投与10日後の小腸粘膜において，CD8α⁺細胞は上皮直下に存在するものと考えられる。そこで，特異抗体投与10日後の小腸IELおよび小腸LPLを分取解析したところ，ほとんどがCD8αα⁺細胞であることを見いだした（図8）。

これらの結果から，絨毛上皮近傍に存在するCD8α⁺細胞はCD8αα⁺細胞であり，以前の結果（図4）から考えるとこの細胞群はCD8αα⁺CD45RA⁺γδT細胞である可能性が考えられた。これまでの報告によると，CCL28は腸管粘膜におけるIgA⁺B細胞の誘因に関与していること[22,23]，γδT細胞の欠損により腸管粘膜でのIgA⁺B細胞頻度は減少するが[24]，抗体産生そのものに寄与しないことが知られている[25]。従って，絨毛上皮近傍に存在するCD8α⁺細胞は，上皮からのCCL28発現をサポートすることで絨毛粘膜近傍へのIgA⁺B細胞の誘因に寄与するものと考えられた。

おわりに

本稿では，腸管粘膜における免疫系細胞の存在位置を考慮した場合の，腸管免疫系細胞の役割についてラットを用いた研究事例を紹介した。腸管免疫系細胞の分離はステップが多く，それにかかる時間も多いために，実際に実験可能な方法確立までの予備実験にかなりの時間を費やした。その結果，実効組織としての腸管に存在する免疫系細胞に及ぼす食品成分や腸内微生物などの腸管腔内成分の作用について，ラットを用いた系で直接的に評価することが可能となった。実際に，腸粘膜免疫系細胞によるがん細胞の細胞傷害性に及ぼす食品成分の作用を検討したが，小腸および大腸から分離した免疫系細胞に対して，ある種の食品成分は必ずしも同等に作用しないという結果を得ている。腸管粘膜の恒常性維持において，食品成分や腸内微生物などの腸管腔内成分がどのような仕組みを介して働きかけているのかについては未解明な部分が多く興味は尽きない。本稿がその解明に多少なりとも役立つことができれば望外の喜びである。

引用文献

1) 石塚 敏. 腸標本から得られる組織化学的情報の定量化. Foods Food Ingredients J Jpn. 2007；212：677-682.

2) Ishizuka S, Tanaka S, Xu H, Hara H. Fermentable dietary fiber potentiates the localization of immune cells in the rat large intestinal crypts. Exp Biol Med. 2004；229：876-884.

3) Todd D J, Greiner D L, Rossini A A, Mordes J P, Bortell R. An atypical population of NK cells that spontaneously secrete IFN-γ and IL-4 is present in the intraepithelial lymphoid compartment of rats. J Immunol. 2001；167：3600-3609.

4) Xu H, Imanishi S, Yamada K, Hara H, Ishizuka S. Strain and age-related changes in the localization of intestinal CD161⁺ natural killer cells and CD8⁺ intraepithelial lymphocytes along the longitudinal crypt axis in inbred rats. Biosci Biotechnol Biochem. 2005；69：567-574.

5) Mosley R L, Klein J R. A rapid method for isolating murine intestine intraepithelial lymphocytes with high yield and purity. J Immunol Methods. 1992；156：19-26.

6) Lefrancois L, Lycke N. Isolation of mouse small intestinal intraepithelial lymphocytes, Peyer's patch, and lamina propria cells. Curr Protoc Immunol. 1996；Unit 3.19.

7) Kawabata S, Boyaka P N, Coste M, Fujihashi K, Hamada S, McGhee J R, Kiyono H. A novel alkaline phosphatase-based isolation method allows characterization of intraepithelial lymphocytes from villi tip and crypt regions of murine small intestine. Biochem Biophys Res Commun. 1997；241：797-802.

8) Lyscom N, Brueton M J. Intraepithelial, lamina propria and Peyer's patch lymphocytes of

the rat small intestine : isolation and characterization in terms of immunoglobulin markers and receptors for monoclonal antibodies. Immunology. 1982 ; 45 : 775-783.
9) Kearsey J A, Stadnyk A W. Isolation and characterization of highly purified rat intestinal intraepithelial lymphocytes. J Immunol Methods. 1996 ; 194 : 35-48.
10) Todd D, Singh A J, Greiner D L, Mordes J P, Rossini A A, Bortell R. A new isolation method for rat intraepithelial lymphocytes. J Immunol Methods. 1999 ; 224 : 111-127.
11) Lundqvist C, Hammarstrom M L, Athlin L, Hammarstrom S. Isolation of functionally active intraepithelial lymphocytes and enterocytes from human small and large intestine. J Immunol Methods. 1992 ; 152 : 253-263.
12) Ebert E C, Roberts A I. Pitfalls in the characterization of small intestinal lymphocytes. J Immunol Methods. 1995 ; 178 : 219-227.
13) Leon F, Roy G. Isolation of human small bowel intraepithelial lymphocytes by Annexin V-coated magnetic beads. Lab Invest. 2004 ; 84 : 804-809.
14) Gibson P R, Hermanowicz A, Verhaar H J J, Ferguson D J P, Bernal A L, Jewell D P. Isolation of intestinal mononuclear cells : factors released which affect lymphocyte viability and function. Gut. 1985 ; 26 : 60-68.
15) Howard K E, Fisher I L, Dean G A, Burkhard M J. Methodology for isolation and phenotypic characterization of feline small intestinal leukocytes. J Immunol Methods. 2005 ; 302 : 36-53.
16) Poussier P, Julius M H. Preparation of mononuclear cells from the gut-associated immune system : isolation of mononuclear cells from the lamina propria. In : Lefkovits I. editor. Immunological methods manual. London : Academic Press ; 1997. 1509-1516.
17) Lee J S, Oka K, Obara M, Nishimukai M, Yoo Y C, Yamada K, Tsukahara T, Nakayama K, Hara H, Ishizuka S. Improved isolation methods of mucosal leukocytes from small and large intestine in rats. Biosci Biotech Biochem. 2009 ; 73 : 1732-1740.
18) Chiba M, Bartnik W, ReMine S G, Thayer W R, Shorter R G. Human colonic intraepithelial and lamina proprial lymphocytes : cytotoxicity *in vitro* and the potential effects of the isolation method on their functional properties. Gut. 1981 ; 22 : 177-186.
19) Lee J S, Kamada S, Takami Y, Oka K, Ochiai Y, Iwaya H, Hara H, Ishizuka S. Depletion of CD8a^+ lymphocytes attenuates CCL28 expression in the villus epithelia in rats. Immunol Lett. 2009 ; 124 : 50-54.
20) Weiser M M. Intestinal epithelial cell surface membrane glycoprotein synthesis, I. an indicator of cellular differentiation. J Biol Chem. 1973 ; 248 : 2536-2541.
21) Flint N, Cove F L, Evans G S. A low-temperature method for the isolation of small-intestinal epithelium along the crypt-villus axis. Biochem J. 1991 ; 280 : 331-334.
22) Lazarus N H, Kunkel E J, Johnston B, Wilson E, Youngman K R, Butcher E C. A common mucosal chemokine (mucosae-associated epithelial chemokine/CCL28) selectively attracts IgA plasmablasts. J Immunol. 2003 ; 170 : 3799-3805.
23) Hieshima K, Kawasaki Y, Hanamoto H, Nakayama T, Nagakubo D, Kanamaru A, Yoshie O. CC chemokine ligands 25 and 28 play essential roles in intestinal extravasation of IgA antibody-secreting cells. J Immunol. 2004 ; 173 : 3668-3675.
24) Fujihashi K, McGhee J R, Kweon M-N, Cooper M D, Tonegawa S, Takahashi I, Hiroi T, Mestecky J, Kiyono H. γ/δ T cell-deficient mice have impaired mucosal immunoglobulin A responses. J Exp Med. 1996 ; 183 : 1929-1935.

25) Fujihashi K, Taguchi T, Aicher W K, McGhee J R, Bluestone J A, Eldridge J H, Kiyno H. Immunoregulatory functions for murine intraepithelial lymphocytes : γ/δ T cell receptor-positive (TCR⁺) T cells abrogate oral tolerance, while γ/δ TCR⁺ T cells provide B cell help. J Exp Med. 1992 ; 175 : 695-707.

■ 腸管特殊上皮 M 細胞による粘膜抗原トランスサイトーシス機能の解析

独立行政法人理化学研究所 免疫アレルギー科学総合研究センター　長谷耕二

はじめに

　消化管や呼吸器の粘膜面はテニスコート1.5面分にも相当する表面積を有し，その表面は粘膜上皮細胞により覆われている．内なる外である腸管粘膜は，食餌とともに摂取される病原菌やウイルス，さらには100兆個にも及ぶとされる腸内常在細菌に曝されており，常に感染の危険と隣り合わせにある．こうした危険性に対処するため，上皮細胞は堅牢なタイトジャンクション（tight junction：TJ）を形成し，体の内と外を隔てる物理的障壁となるのみならず，ムチンバリアーの形成や抗菌ペプチドの分泌などを介して，積極的な宿主防御の役割を果たしている[1]．

　さらに腸管には全末梢リンパ球の60〜70%が集積しており，恒常的に大量の分泌型IgAを産生している．このような免疫応答が正常に機能するためには，粘膜上のマクロ抗原や微生物が，パイエル板や孤立リンパ小節などの消化管関連リンパ組織（gut-associated lymphoid tissue：GALT）へと，効率的に輸送される必要がある．そのため腸管上皮層は，物理的バリアーとしての機能を損なうことなく，腸管内腔に存在する抗原をGALTへ供給し，適切な免疫応答を保証しなければならない．GALTにはリンパ球が集積して濾胞（lymphoid follicle）を形成しており，その表面はfollicle-associated epithelium（FAE）と呼ばれるドーム状の上皮細胞層に覆われている（図1）[2]．FAEにはM細胞が存在しており，粘膜上のマクロ抗原を認識しリンパ濾胞へ受け渡す役割を果たしている[3]．本稿では著者らの研究成果を交えながら，M細胞の機能と分化誘導に関する最新の知見を紹介したい．

GALT と M 細胞

　GALTは粘膜免疫に重要な分泌型IgAの産生を誘導するために必要なすべての免疫担当細胞（T，Bリンパ球や抗原提示細胞）を装備した腸管固有のユニークな二次リンパ組織である．また鼻咽頭の気道粘膜にも，扁桃に代表される独自のリンパ組織が存在し，鼻咽頭関連リンパ組織（nasopharyngeal-associated lymphoid tissue：NALT）と呼ばれる．これらは総称して粘膜関連リンパ組織（mucosa-associated lymphoid tissue：MALT）と呼ばれる．粘膜免疫系は誘導組織としてのMALTと，実効組織としての粘膜固有層および，それらの所属リンパ節である腸間膜リンパ節によって構成されている．粘膜免疫系には，有害な抗原には免疫応答を引き起こし，一方で無害な抗原には経口免疫寛容を誘導するというユニークな仕組みが備わっている．MALTはほかの二次リンパ組織と異なり，輸入リンパ管を有しておらず，リンパ濾胞を覆っているFAE（図1-A）を介して粘膜表面の抗原を直接サンプリングしている．FAEが粘膜抗原の取り込みの場であることは，大正時代（1922年）に熊谷によって報告されている[4]．さらに1960年代に，Schmedtjeらがウサギ虫垂のFAE内に，リンパ球を抱え込むように存在する特殊な上皮細胞が存在することを確認し，これをlymphoepithelial cellと呼んだ[5]．そののち，同様の細胞がトリのファブリウス嚢やヒトのパイエル板のFAEにも確認され，この細胞が抗原取り込みにおいて主体的な役割を果たすことが明らかとなった[3,6]．Owenらは，形態学的特徴からこの細胞をM（microfold or membranous）cellと名づけ，これが現在一般的な呼称となっている．

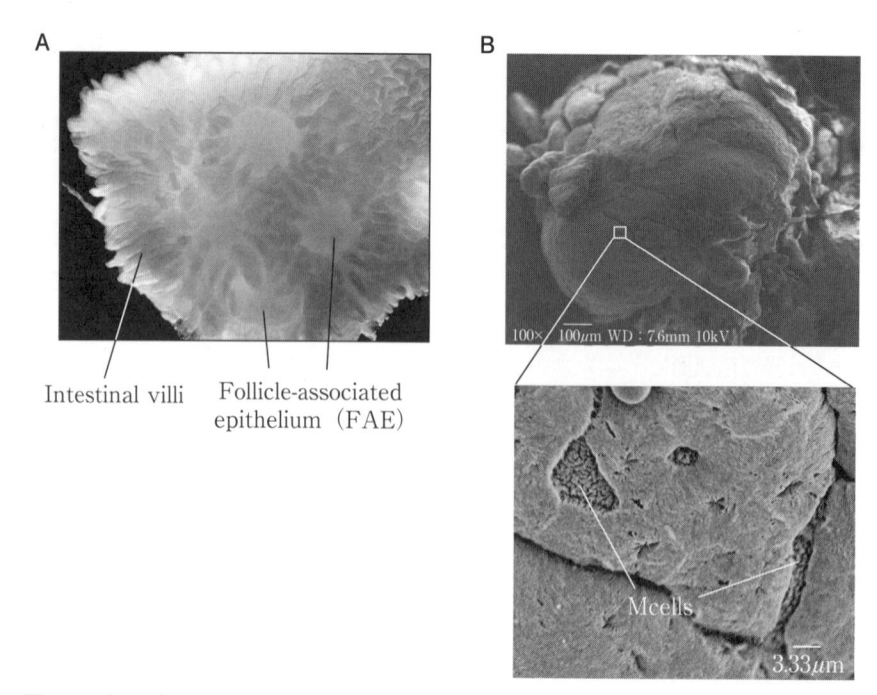

図1 マウスパイエル板の光学顕微鏡（A）および走査型電子顕微鏡による観察像（B）
ドーム状の部位がリンパ濾胞を覆う follicle-associated epithelium（FAE）であり，そこに M 細胞が点在している。M 細胞の頂端面には微絨毛が存在せず，代わりに microfold と呼ばれる丈の低い不揃いな突起が観察される。

M 細胞の細胞生物学的特徴

　通常の腸管吸収上皮細胞の頂端面には微絨毛が密に存在している。微絨毛は厚さ数 100 nm の糖衣（glycocalyx）によって保護されており，さらにその管腔側は，杯細胞から分泌される厚さ 100 〜 300 μm にも及ぶ粘液層によって覆われている。一方，M 細胞の頂端面には微絨毛が存在せず，代わりに microfold と呼ばれる丈の低い不揃いな突起が認められる（図1-B）。さらに，M 細胞は糖衣も希薄であり，FAE には杯細胞が非常に少ないため粘液による保護も欠いている[7]。M 細胞は，頂端面に吸着した高分子のエンドサイトーシスや，ピノサイトーシス，ファゴサイトーシス，マクロピノサイトーシスなど多彩な取り込み能を示す。M 細胞は糖衣や刷子縁消化酵素（brush border enzyme）をもたないことから，マクロ抗原が接近しやすい。また，ポリスチレンビーズやラテックスビーズ，リポソームが効率的に M 細胞に結合し取り込まれることから（図2），疎水性の表面構造をもつ粒子や微生物は非特異的に M 細胞表面に吸着すると考えられる。

　M 細胞の頂端面細胞膜の直下にはクラスリン被覆小胞やエンドソームが多く認められる[8,9]。一方，M 細胞のリソソームは未発達であることから，M 細胞に取り込まれたマクロ抗原は分解を受けることなく，側基底面へと運搬される。この頂端面から側基底面への抗原の細胞内輸送を "トランスサイトーシス" と呼ぶ。M 細胞の基底面細胞膜も通常の吸収上皮細胞と比べて特徴的である。M 細胞の基底面細胞膜は内側に向かって大きく陥入し，「M 細胞ポケット」と呼ばれる空間を形成している（図3）。M 細胞ポケットの形成により，頂端面から基底面細胞膜までの距離が 1 〜 2 μm と非常に薄くなることが，トランスサイトーシスの効率を高めている。トランスサイトーシスされた抗原は，M 細胞ポケットに入り込んだ樹状細胞に受け渡され，粘膜免疫応答を惹起すると考えられている（図3）。このように，絨毛の上皮層が 2 重 3 重のバリアーで微生物の侵入を防いでいるのに対し，M 細胞は外来抗原の接近を許容し，これを体内に取り込むために適した特徴を

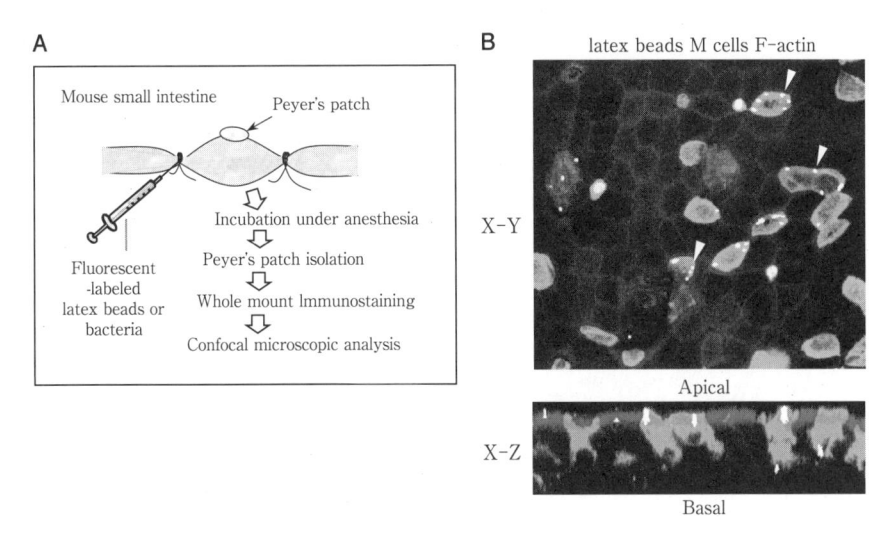

図2　A：腸管ループアッセイの模式図
　　　B：腸管ループアッセイにより蛍光ラテックスビーズを取り込ませたM細胞
　　　　　共焦点レーザー顕微鏡観察を行った。
　　　　　X-Y面：管腔側からM細胞を俯瞰した観察像。UEA-1で赤く染まったM細胞に
　　　　　　のみ選択的にラテックスビーズが取り込まれている（矢頭）。
　　　　　X-Z面：M細胞を縦切りにした観察像。頂端面（apical）から基底面（basal）へ
　　　　　　トランスサイトーシスされた蛍光ビーズが認められる。

有している[2]。一方こうした性質を逆手に取り，サルモネラ菌，赤痢菌，ポリオウイルス，レオウイルスなど多くの病原微生物は，M細胞を経由して生体内に浸入することが知られている[10]。

M細胞特異的表面マーカーの同定

　M細胞の特異的表面マーカーとなるような膜タンパク質はこれまで報告されておらず，またM細胞は数が少なく解析に十分な細胞数を単離する方法も確立されていないことなどから，M細胞の分子生物学的・生化学的解析はこれまでほとんど進展していなかった。そのため，M細胞の頂端面細に発現することが想定される抗原取り込み受容体分子についてもあまり明らかになっていない。そこで我々は，まずM細胞を高頻度で含むFAEと絨毛上皮の分離剥離技術を開発し，得られたサンプルから抽出したRNAを用いてマイクロアレイ解析を試みた[11]。FAE特異的に発現する遺伝子については，さらに定量PCRおよび in situ hybridizationによる解析を実施し，M細胞特異的に発現する遺伝子群として，glycoprotein 2（GP2），secretogranin V（Scg5；別名 Sgne-1, 7B2），M-Sec, Prnpを同定することに成功した（筆者ら，文献11および未発表データ）。また最近，清野らのグループもFACSソーティングにより単離したM細胞のマイクロアレイ解析から，GP2とMARCKS-like protein（Mlp）がM細胞特異的に発現することを報告している[12]。

　これまでM細胞の細胞表面マーカーは未同定であったため，M細胞を検出するために植物レクチンである Ulex europaeus agglutinin-1（UEA-1）が汎用されてきた。しかし，UEA-1はマウス以外の生物種のM細胞には反応しない。またマウスにおいても，UEA-1は杯細胞やパネート細胞とも反応するためM細胞特異的でなく，また大腸や盲腸のリンパ濾胞のM細胞とは反応しないなど，普遍的なM細胞マーカーとしては使えなかった。そこで我々は普遍的なM細胞表面マーカーの候補としてGP2に着目した。GP2はすい臓腺房細胞の分泌顆粒中に大量に存在するGPI-アンカー型膜タンパク質として発見された機能未知の分子である[13]。GP2に対するモノクローナル抗体を作成して粘膜関連リンパ組織における分布を調べたところ，GP2はパイエル板のM細胞の

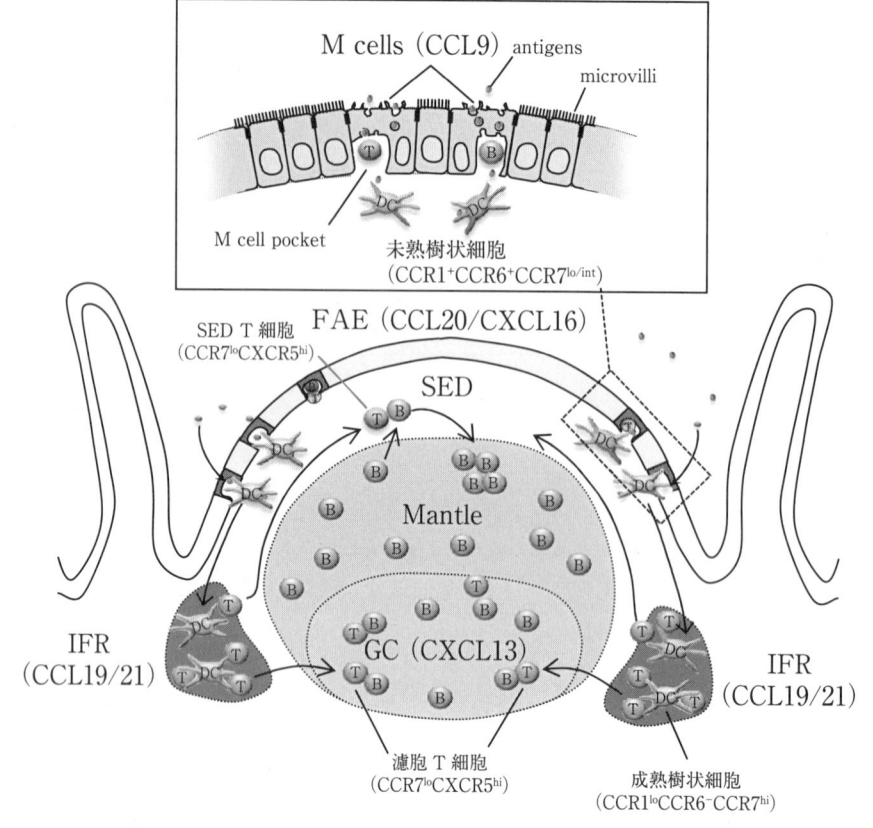

図3 パイエル板の微小構造
FAE直下には未熟樹状細胞が集積しており，M細胞によってトランスサイトーシスされた抗原を取り込むと，傍リンパ濾胞領域（IFR）へと移動し成熟化してナイーブT細胞へ抗原提示を行う．抗原特異的に活性化したT細胞は，CXCR5の発現を増強してCXCL13/BLC依存的に胚中心（GC）へと移動し，このように活性化に伴いB細胞濾胞側へ移動するヘルパーT細胞は，濾胞ヘルパーT細胞と呼ばれ，T-B相互作用を介して同一抗原を認識するB細胞の生存，IgAへのclass switchおよびaffinity maturationを誘導する．また一部の活性化T細胞はCXCR6発現を増強し，FAEが産生するCXCL16依存的にSED領域へと移動する．これらのヘルパー細胞の機能はよく分かっていないが，SEDにおいてM細胞からの抗原を認識・活性化したB細胞の増殖をサポートするのかもしれない（文献2より改変）．FAE：follicle-associated epithelium, SED：subepithelial dome, GC：germinal center, IFR：interfollicle region.

みならず，孤立リンパ小節，大腸・盲腸リンパ濾胞，鼻腔関連リンパ組織（NALT）のM細胞にも発現していた．ヒトのパイエル板上皮においても同様の染色パターンが認められたことから，GP2はヒトのM細胞にも特異的に発現していることが示唆される．以上の結果から，GP2は種を超えて保存された普遍的なM細胞マーカーであることが確認できた．

抗原トランスサイトーシス受容体としてのGP2

透過型電子顕微鏡によりGP2の細胞内局在を検討したところ，GP2はM細胞の頂端面に局在していることが分かった．加えて頂端面細胞膜直下のチューブ状エンドソームにもシグナルが認められたことから，GP2はエンドサイトーシスにより細胞内に取り込まれることが予想された．そこでパイエル板を含む腸管ループを作成し（図2-A），その内部に抗GP2モノクローナル抗体を注入し抗体取り込み実験を行った．その結果，抗GP2モノクローナル抗体のシグナルがM細胞内

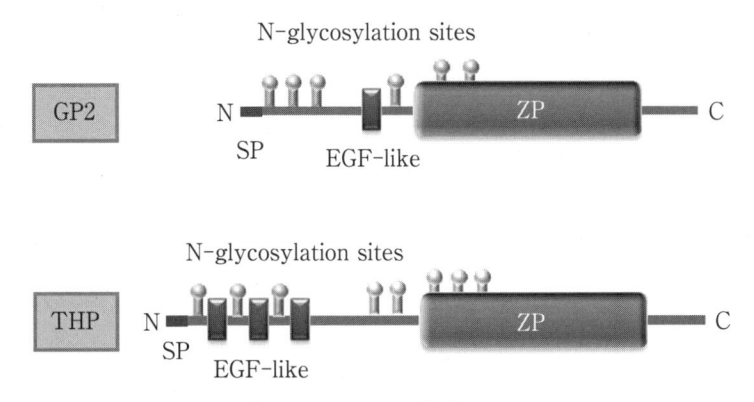

図4 マウスGP2およびTHPのドメイン構造
SP：signal peptide, ZP：zona pellucida, EGF：epidermal growth factor.

の小胞に認められたことから，GP2はエンドサイトーシスにより細胞内に取り込まれることが明らかとなった。この結果はまた，GP2が抗原取り込み受容体として機能している可能性を示唆するものであった。

続いてどのような抗原がGP2により認識され運ばれているのかについて検討を行った。著者らはGP2の近縁タンパク質であり，機能解析が進んでいるTamm-Horsfall glycoprotein（THP）に着目した。GP2とTHPはアミノ酸配列とドメイン構造が類似しており（図4），これらのタンパク質をコードする遺伝子はマウスでは7番染色体に並んで存在している[14,15]。THPは腎臓上皮細胞特異的に発現するGPI-アンカー型タンパク質であるが，頂端面細胞膜に輸送されたのち，細胞外ドメインが切断されて尿細管中に放出される。こうして放出されたTHPは尿路感染性大腸菌（UPEC）に結合し，上皮細胞への接着を阻害することで尿路感染症の予防に寄与している[16]。そこで，GP2も同様に腸管内の細菌と結合するかどうか検討を行った。In vitro結合試験の結果，GP2は大腸菌やサルモネラ菌に対して結合活性を示した。そこでさらに，GP2が菌体表面のどの分子を認識しているかを調べるため，様々な遺伝子変異をもつ大腸菌ライブラリーを使って同様の結合試験を行ったところ，GP2は1型線毛の先端に表出しているFimHタンパク質を認識することが明らかとなった。FimHはマンノース糖鎖修飾に選択的に結合するレクチン様タンパク質である。マンノース存在下で結合試験を行ったところ，GP2と大腸菌の結合は有意に抑制された。またGP2はFimHをもたないリステリア菌や緑膿菌には全く結合しなかった。

次に実際の生体内において，GP2が1型線毛をもつ細菌の取り込み受容体として機能しているかどうかを調べるために，大腸菌野生株またはFimH欠損株をマウス腸管ループ内に注入し，M細胞内への取り込みを観察した。野生株はM細胞内に多く取り込まれており，その菌体の周辺を取り囲むようにGP2分子が共局在していた。一方で，FimH欠損株ではM細胞内への取り込みが大幅に減少した。さらにGP2ノックアウトマウスを用いた腸管ループアッセイでは，M細胞内への大腸菌の取り込みはほとんど認められなかった。またネズミチフス菌（*Salmonella enterica* serovar Typhimurium；以下 *S.* Typhimurium）を用いた実験でも同様の傾向が認められた。以上の結果より，GP2は1型線毛をもつ細菌を認識し，細胞内へ取り込む際の受容体として主要な役割を果たしていることが明らかとなった。

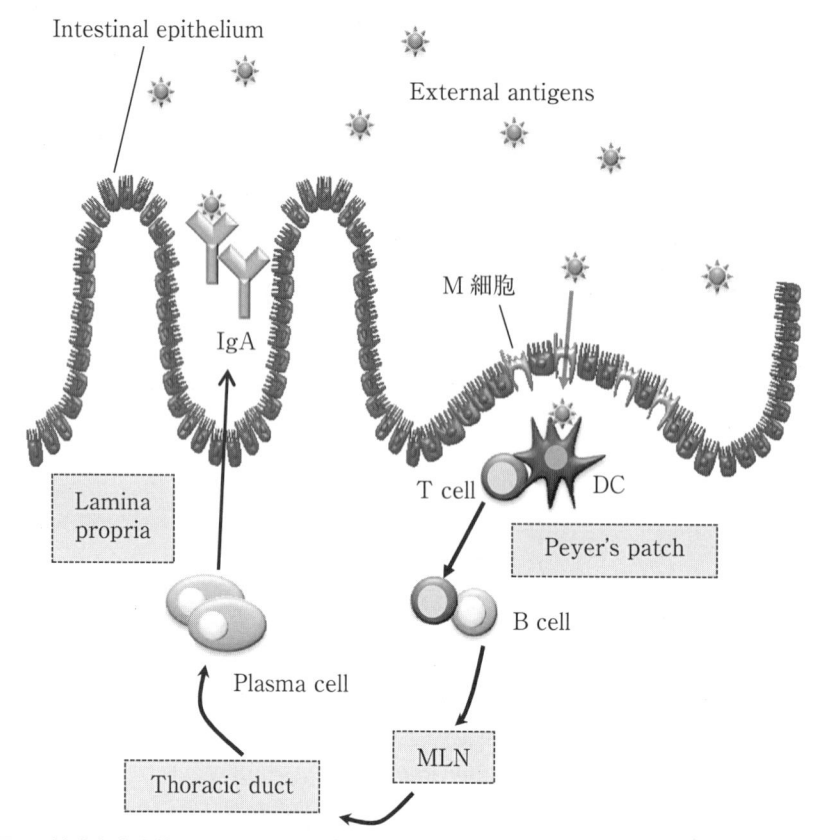

図5 粘膜免疫応答発動の仕組み
誘導装置であるパイエル板内に M 細胞により抗原が取り込まれ，抗原特異的に T および B 細胞が活性化される。活性化した B 細胞は，腸間膜リンパ節，胸管を経由して粘膜固有層へホーミングし，形質細胞に分化して多量体 IgA を分泌する。粘膜固有層の多量体 IgA は腸管上皮細胞の polymeric Ig receptor によって管腔内へと運搬される。

パイエル板における粘膜免疫応答の仕組みと GP2 の関与

　M 細胞が存在する FAE 直下の sebepithelial dome（SED）領域には未熟樹状細胞が集積している。これまで複数の研究により，未熟樹状細胞は，CCR6 や CCR1 などのケモカイン受容体を発現しており，FAE が分泌する CCL20 や CCL9 に応答して SED 領域に走化することが明らかにされている（図3）。これら未熟樹状細胞は，M 細胞によってトランスサイトーシスされた抗原を取り込むと活性化し，CCR6 の発現を低下させ，逆に CCR7 の発現を上昇させることで，SED 領域から傍リンパ濾胞領域（interfollicle region；IFR）へと移動し成熟化する（図3）[17]。IFR にはナイーブ T 細胞が多く存在しており，成熟化した樹状細胞はこれらの T 細胞に抗原提示を行う。この抗原を認識できるナイーブ T 細胞クローンだけが選択的に活性化して増殖したのち，リンパ濾胞側へ移動してやはり同一抗原を認識する B 細胞クローンを選択的に活性化する（図3）。この T-B 相互作用によって，B 細胞に activation-induced cytidine deaminase（AID）遺伝子の発現が誘導される[18,19]。AID を発現した B 細胞は，B 細胞受容体遺伝子の抗原認識部位に点変異（somatic hypermutation；SHM）が入ることで，抗原へのアフィニティーをさらに高める（affinity maturation）とともに，IgA へのクラススイッチが誘導される。このように活性化した抗原特異的 B 細胞は，パイエル板の輸出リンパ管を通って腸間膜リンパ節へ遊走したのち，胸管を経由して血流に入り，最終的に腸管の粘膜固有層へとホーミングする（図5）[20]。この過程で B 細胞は抗

体を産生する形質細胞へと分化・成熟していく。粘膜固有層の形質細胞は多量体IgAを活発に産生・分泌するが，これを腸管上皮細胞の側基底面に発現するpolymeric IgA受容体（pIgR）が認識し，側基底面から管腔面へとトランスサイトーシスし，最終的にpIgRの一部であるsecretory componentとIgAの複合体が腸管管腔内へと分泌される[21]。

以上がパイエル板から取り込まれた抗原に対して，特異的な粘膜免疫応答（IgA産生）が引き起こされる基本的なプロセスであるが，それではGP2依存的にM細胞に取り込まれた抗原によっても同様に，抗原特異的な粘膜免疫応答が引き起こされるかどうか，著者らは検証を試みた。モデル実験系として，破傷風毒素フラグメントCを発現する遺伝子改変サルモネラ菌（ToxC-*Salmonella*；*aroA-aroD*-変異株）をGP2欠損または野生型マウスへ経口投与した。ToxC-*Salmonella*はS. Typhimurium野生株と同様にGP2に対する結合能を有しており，対照群のマウスパイエルには数多く取り込まれていたが，GP2欠損マウスでは取り込みは大幅に減少していた。ToxC-*Salmonella*経口投与後，9日目にパイエル板リンパ球を回収し，ToxC存在下で抗原提示細胞と共培養し，抗原特異的T細胞の増殖を測定した。その結果，対照群マウスのパイエル板ではToxC抗原特異的なT細胞の増殖が顕著に認められたが，GP2欠損マウスでは非常に少ない数の増殖しか認められなかった。同様にふん中のToxC特異的IgA量をELISA法により測定したところ，GP2欠損マウスでは対照群マウスに比べ有意にToxC特異的IgAの産生量が低かった。以上の結果から，GP2依存的な抗原取り込みは抗原特異的な粘膜免疫応答の誘導に重要な役割を果たすことが明らかとなった[22]。

M細胞の分化誘導メカニズム

これまでの報告から，M細胞はリンパ濾胞内の免疫系細胞と相互作用することにより分化誘導されると考えられる[23]。パイエル板FAEはCCL9，CCL20およびCXCL16を恒常的に発現しており，リンパ濾胞構造の形成と維持に重要な役割を果たしている（図3, 図6-A）[17,24,25]。著者らは，これらのケモカインを介した特定の免疫細胞と上皮層の相互作用がM細胞の分化誘導に重要と考え，CCL9，CXCL16またはCCR6（CCL20受容体）欠損マウスのパイエル板を観察した。その結果，CCR6欠損マウスにおいてのみM細胞の著しい減少が認められた（図6-B）。そこで，M細胞が減少しているCCR6欠損マウスと野生型マウスのパイエル板より免疫系細胞を調整し，FACS解析を行ったところ，CCR6欠損マウスのパイエル板ではCD11c$^+$CD19$^+$細胞が著しく減少していた。このCD11c$^+$CD19$^+$細胞がB細胞系列に属するかどうかを調べるために，FACSソーティングを行ったのちにmRNAを抽出し，RT-PCRによってB細胞受容体（BCR）遺伝子の再編成の有無を確認した。その結果，対象として測定したCD11c$^-$B細胞と同様に，CD11c$^+$CD19$^+$細胞においてもBCR遺伝子の再編成が確認できた。これより，本細胞はCD11cを発現するユニークなB細胞（以下CD11c$^+$B細胞）であることが判明した。CD11c$^+$B細胞はCCR6を高発現しており，パイエル板上皮によって産生されるCCL20によって上皮直下へ遊走する。野生型マウスよりCD11c$^+$B細胞を単離して，CCR6欠損マウスへ移入するとM細胞の数が有意に増加したことから，本細胞はM細胞の誘導において重要な役割を果たすことを明らかとした。以上の結果を踏まえ，上皮―リンパ球間相互作用に基づくM細胞誘導のメカニズムを図6-Cに示した。

おわりに

これまでM細胞に関する研究は，電子顕微鏡などの手法を用いた形態学的解析にとどまっており，高分子の取り込みをはじめとするM細胞特異的な機能発現メカニズムはこれまでほとんど解明されていない。その理由の一つはM細胞マーカーが未同定なことであったが，新規M細胞マー

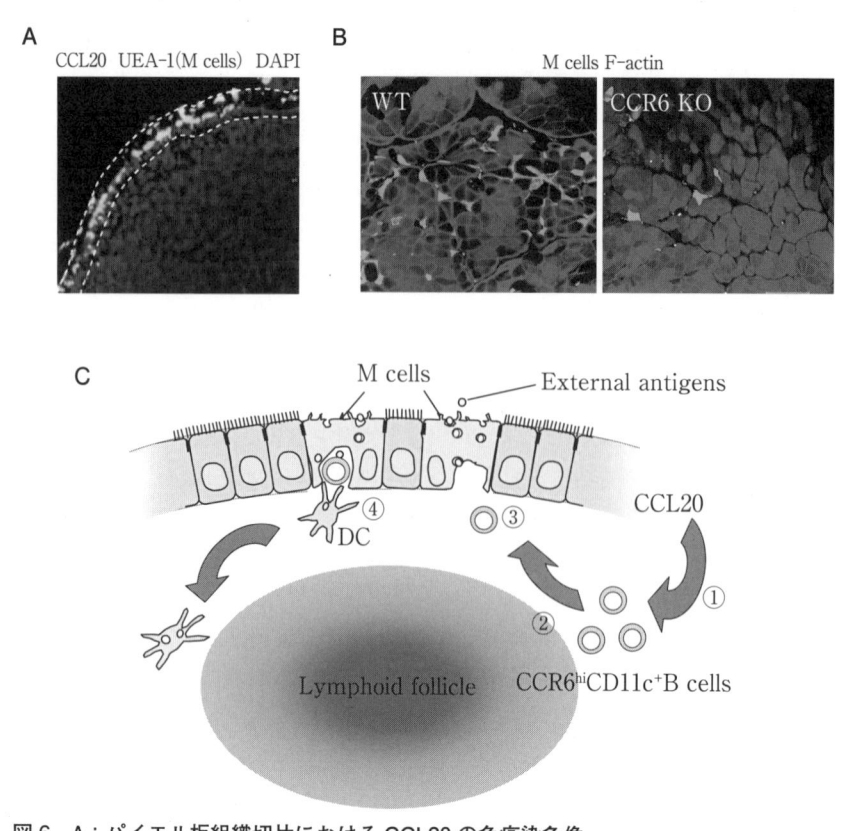

図6 A：パイエル板組織切片におけるCCL20の免疫染色像
　　CCL20はパイエル板を覆うFAE全体に発現している。点線の部分はFAEを示す。
B：野生型（WT）およびCCR6欠損マウスのFAEにおけるM細胞の染色
　　CCR欠損マウスにおいてM細胞数の減少が観察される。
C：上皮-リンパ間相互作用に基づくパイエル板M細胞分化誘導の模式図
　　パイエル板上皮よりケモカインCCL20が分泌される。②CCR6を高発現するCD11c⁺B細胞（M細胞インデューサー）がM細胞の直下に遊走し、③M細胞の分化誘導を促す。④細胞を介して取り込まれた抗原は樹状細胞に受け渡され、免疫応答が発動する。

カーGP2の発見により、M細胞に関する研究は新たな展開を迎えつつある。GP2は単なるマーカーにとどまらず、特定の細菌分子を識別するパターン認識受容体（pattern-recognition receptor：PRR）として、M細胞の抗原トランスサイトーシスに重要な役割を果たしている。M細胞はGP2のほかにも、複数のPRRsを使ってトランスサイトーシスを実行していることが予想されるが、こうした受容体についても順次同定が進むと思われる。これら抗原受容体の細胞内輸送のメカニズムを解析することで、M細胞におけるトランスサイトーシスの分子基盤が解明されるであろう。M細胞の細胞分化については、著者らがCCR6^{hi}CD11c$^+$B細胞がインデューサーとして重要な働きをすることを明らかにしてきたが、さらに2009年の国際粘膜免疫学会では、I. R. Williamsらが、パイエル板SED領域のストローマ細胞によるRANKLの発現がM細胞の分化誘導に必須であることを示している。またD. Loらのグループも同学会において、CD137/4-1BBを欠損したマウスにおいてM細胞の数とIgA産生が顕著に減少するとの報告を行っている。今後はこうした知見を手掛かりとして、M細胞分化に決定的な役割を果たす転写調節因子についても同定が進むであろう。M細胞は外と内をつなぐ窓口であることを考慮すると、こうした基礎的研究で得られる知見によって、腸管感染症の発症メカニズムの解明やM細胞を標的とした新たなワクチン・薬剤投与

法の開発が発展してゆくものと期待される[26,27]。

参考文献

1) 長谷耕二, 大野博司. 粘膜免疫系の最前線における上皮細胞の生体防御機構. 日本臨床免疫学会誌. 2006；29：16-26.
2) 大野博司, 長谷耕二. 粘膜免疫系のポータルサイト, FAE と M 細胞. 実験医学. 2006；24：3112-3121.
3) Owen R L, Jones A L. Epithelial cell specialization within human Peyer's patches：an ultrastructural study of intestinal lymphoid follicles. Gastroenterol. 1974；66：189-203.
4) Kumagai K. 形態的成分ノ腸管吸収機構ニ就テ. 大阪医学会雑誌. 1922；21：497-522.
5) Schmedtje J F. Some histochemical characteristics of lymphoepithelial cells of rabbit appendix. Anat Rec. 1965；151：412-413.
6) Bockman D E, Cooper M D. Pinocytosis by epithelium associated with lymphoid follicles in the bursa of Fabricius, appendix, and Peyer's patches. An electron microscopic study. Am J Anat. 1973；136：455-477.
7) Kraehenbuhl J P, Neutra M R. Epithelial M cells：differentiation and function. Annu Rev Cell Dev Biol. 2000；16：301-332.
8) Frey A, Giannasca K T, Weltzin R, Giannasca P J, Reggio H, Lencer WI, Neutra M R. Role of the glycocalyx in regulating access of microparticles to apical plasma membranes of intestinal epithelial cells：implications for microbial attachment and oral vaccine targeting. J Exp Med. 1996；184：1045-1059.
9) Kato T, Owen R L. Structure and function of intestinal Mucosal epithleium. 2nd edition ed：Elsevier；2005. p. 131-151.
10) 長谷耕二. M 細胞を介した病原体侵入機構. 感染 炎症 免疫. 2008；38：64-66.
11) Hase K, Ohshima S, Kawano K, Hashimoto N, Matsumoto K, Saito H, Ohno H. Distinct gene expression profiles characterize cellular phenotypes of follicle-associated epithelium and M cells. DNA Res. 2005；12：127-137.
12) Terahara K, Yoshida M, Igarashi O, Nochi T, Pontes G S, Hase K, Ohno H, Kurokawa S, Mejima M, et al. Comprehensive gene expression profiling of Peyer's patch M cells, villous M-like cells, and intestinal epithelial cells. J Immunol. 2008；180：7840-7846.
13) Hoops T C, Rindler M J. Isolation of the cDNA encoding glycoprotein-2 (GP-2), the major zymogen granule membrane protein. Homology to uromodulin/Tamm-Horsfall protein. J Biol Chem. 1991；266：4257-4263.
14) Fukuoka S, Freedman S D, Yu H, Sukhatme V P, Scheele G A. GP-2/THP gene family encodes self-binding glycosylphosphatidylinositol-anchored proteins in apical secretory compartments of pancreas and kidney. Proc Natl Acad Sci U S A. 1992；89：1189-1193.
15) Kobayashi K, Yanagihara K, Ishiguro K, Fukuoka S. GP2/THP gene family of self-binding, GPI-anchored proteins forms a cluster at chromosome 7F1 region in mouse genome. Biochem Biophys Res Commun. 2004；322：659-664.
16) Mo L, Zhu X H, Huang H Y, Shapiro E, Hasty D L, Wu X R. Ablation of the Tamm-Horsfall protein gene increases susceptibility of mice to bladder colonization by type 1-fimbriated Escherichia coli. Am J Physiol Renal Physiol. 2004；286：F795-802.
17) Iwasaki A, Kelsall B L. Localization of distinct Peyer's patch dendritic cell subsets and their recruitment by chemokines macrophage inflammatory protein (MIP) -3alpha, MIP-

3beta, and secondary lymphoid organ chemokine. J Exp Med. 2000 ; 191 : 1381-1394.
18) Muramatsu M, Kinoshita K, Fagarasan S, Yamada S, Shinkai Y, Honjo T. Class switch recombination and hypermutation require activation-induced cytidine deaminase (AID), a potential RNA editing enzyme. Cell. 2000 ; 102 : 553-563.
19) Fagarasan S, Muramatsu M, Suzuki K, Nagaoka H, Hiai H, Honjo T. Critical roles of activation-induced cytidine deaminase in the homeostasis of gut flora. Science. 2002 ; 298 : 1424-1427.
20) Mowat A M. Anatomical basis of tolerance and immunity to intestinal antigens. Nature Rev Immunol. 2003 ; 3 : 331-341.
21) Kaetzel C S. The polymeric immunoglobulin receptor : bridging innate and adaptive immune responses at mucosal surfaces. Immunol Rev. 2005 ; 206 : 83-99.
22) Hase K, Kawano K, Nochi T, Pontes G S, Fukuda S, Ebisawa M, Kadokura K, Tobe T, Fujimura Y, Kawano S, Yabashi A, Waguri S, Nakato G, Kimura S, Murakami T, Iimura M, Hamura K, Fukuoka S, Lowe A W, Itoh K, Kiyono H, Ohno H. Uptake through glycoprotein 2 of FimH+bacteria by M cells initiates mucosal immune response. Nature. 2009 ; 462 : 226-230.
23) Golovkina T V, Shlomchik M, Hannum L, Chervonsky A. Organogenic role of B lymphocytes in mucosal immunity. Science. 1999 ; 286 : 1965-1968.
24) Hase K, Murakami T, Takatsu H, Shimaoka T, Iimura M, Hamura K, Kawano K, Ohshima S, Chihara R, et al. The membrane-bound chemokine CXCL16 expressed on follicle-associated epithelium and M cells mediates lympho-epithelial interaction in GALT. J Immunol. 2006 ; 176 : 43-51.
25) Zhao X, Sato A, Dela Cruz C S, Linehan M, Luegering A, Kucharzik T, Shirakawa A K, Marquez G, Farber J M, et al. CCL9 is secreted by the follicle-associated epithelium and recruits dome region Peyer's patch CD11b+ dendritic cells. J Immunol. 2003 ; 171 : 2797-2803.
26) Nochi T, Yuki Y, Matsumura A, Mejima M, Terahara K, Kim D Y, Fukuyama S, Iwatsuki-Horimoto K, Kawaoka Y, et al. A novel M cell-specific carbohydrate-targeted mucosal vaccine effectively induces antigen-specific immune responses. J Exp Med. 2007 ; 204 : 2789-2796.
27) Suzuki H, Sekine S, Kataoka K, Pascual D W, Maddaloni M, Kobayashi R, Fujihashi K, Kozono H, McGhee J R, Fujihashi K. Ovalbumin-protein sigma 1 M-cell targeting facilitates oral tolerance with reduction of antigen-specific CD4+ T cells. Gastroenterol. 2008 ; 135 : 917-925.

消化管の栄養・生理と腸内細菌

第5章

■慢性炎症と発がん：腸内細菌の関与の可能性

(株)ヤクルト本社中央研究所 免疫制御研究室　松本　敏，山本真悠子
久留米大学 医学部消化器内科　光山慶一

はじめに

　平成20年度の厚生労働省のがん白書によれば，がん死は，1981年より日本における死因の第一位であり，現在では，年間30万人以上の国民ががんで死亡している。生涯においてがんに罹患する可能性は，男性で2人に1人，女性では3人に1人であると推計されている。がん死は，男性で，肺がん，胃がん，大腸がんの順であり，女性では，大腸がんによる死亡が最も多く，次いで，胃がん，肺がんが続いている。がんの発症機構は様々であるが，近年，種々の発がんと慢性炎症との関連性が明らかになりつつある。本稿では，慢性腸炎からの大腸発がん機構および腸内細菌の役割に関する知見について紹介する。

発がんと生活習慣

　がんの発症要因は様々であるが，大きく宿主要因と環境要因に分けられる。米国に移民した日系人の胃がん発症率が日本人より低いことや，米国に移住した日本人や米国生まれの日本人は，大腸発がん率が米国人に近いことが知られている。大腸がんを例にとれば，家族性大腸腺腫症や遺伝性非腺腫性大腸がんなどの遺伝要因に基づく大腸がんは大腸がん全体の約1割を占め，残り9割の大腸発がんは散発性大腸がんであることから，発がんに至る遺伝子の変異や欠失には，遺伝因子などの宿主要因のみならず環境要因が重要な役割を果たしていることが推定されている。

　環境要因のなかでも，食習慣はがん発症の重要な要因を占めているとされている。例えば，胃がんでは，尿中ナトリウム排泄量の多い地域ほど胃がん死亡率が高い。高濃度の食塩が，胃粘膜の粘液層を破壊し，胃液が胃粘膜上皮細胞を傷害した結果起こる炎症が，胃がん発症に重要な役割を果たしていると推定されている。大腸がんにおいては，赤身肉の摂取などが大腸発がんリスクを高めることが示唆されている。原因として，ミオグロビンに含まれる鉄とのフェントン反応を介して過剰に生産される活性酸素や，肉の加熱処理によって生じるヘテロサイクリックアミン類によるDNA傷害が考えられている。

　近年，栄養過多によって生じる肥満およびインスリン抵抗性に由来し，心血管性疾患の基盤となるメタボリックシンドロームが，胃がん，乳がん，肝臓がん，大腸がんなど種々のがん発症の危険因子として注目され始めた[1,2]。これらの機序としては，インスリン抵抗性に基づく高インスリン血症，インスリン様成長因子(IGF)などの関与が推定されている。インスリンやIGFはいずれも細胞増殖因子であり，細胞増殖促進作用や抗アポトーシス作用によりがん発症に働く。さらに高インスリン血症は，IGF-I結合タンパク質の発現を抑制し，その結果，活性型IGF-Iの血清レベルが上昇し細胞増殖が促進される。

　インスリン抵抗性に関与するのは，内臓脂肪である。内臓脂肪からは，アディポカインが分泌される[3]。アディポカインには，アディポネクチン，レプチン，レジスチン，腫瘍壊死因子(TNF-α)，インターロイキン-6(IL-6)や単球走化性因子(MCP-1)などがある。正常な内臓脂肪からは，インスリン感受性を高めるアディポネクチンが分泌されているが，肥満が亢進し内臓脂肪が増大すると脂肪細胞におけるアディポネクチンの産生量が減少し，TNF-αやIL-6などのインス

リン抵抗性に関与するアディポカインの産生が誘導される。TNF-α, IL-6, MCP-1 などのアディポカインの分泌は，脂肪組織内への単球の浸潤や脂肪組織内における単球からマクロファージへの分化を促進する[4]。分化したマクロファージからは，さらにアディポカインが分泌されインスリン抵抗性が助長される。AMPK（AMP activated protein kinase）および AMPK のリン酸化に関与する LKB1（Ser/Thr タンパク質リン酸化酵素の一種で細胞周期を阻止する働きをもつ）は，インスリンを介した細胞増殖応答を抑制する[5]。また，アディポネクチンは，AMPK の活性化を誘導する。従って，肥満やメタボリックシンドロームで認められる低アディポネクチン血症そのものがん発症を促進することが推定される。近年，LKB1 遺伝子ががん抑制遺伝子のひとつであることが明らかになり，アディポネクチンによる LKB1-AMPK シグナルの修飾ががん抑制に関与している可能性が考えられ，研究の進展が期待される[6]。

慢性炎症と発がん

　脂肪細胞から分泌される TNF-α や IL-6 は，炎症性サイトカインとして知られている。炎症と発がんの関連性は，近年，胃がん，肝臓がん，乳がんおよび大腸がんなどで明らかになりつつある。炎症などにより，TNF-α シグナルの下流にある転写因子 NF-κB が活性化されることにより，一酸化窒素合成酵素やシクロオキシゲナーゼ-2（COX-2）の合成が亢進され，その結果生成されるフリーラジカルやプロスタグランディンががん化を促進することが明らかになっている。また，NF-κB の下流には，DNA 編集酵素（activation-induced cytidine diaminase：AID）が存在し，慢性炎症の経過に伴い AID が胃粘膜や大腸粘膜，および肝実質細胞において異所性に発現することが明らかとなった[7,8,9]。AID 遺伝子導入マウスでは胃がんや肺がんが発症することも証明され，慢性炎症の経過による DNA 編集酵素の異所性発現と発がんとの関連性が推定されている[10]。また，IL-6 は，肺がん，乳がん，大腸がんの増殖因子としての働きや，IL-6 受容体シグナルの下流にある Bcl-3 や Bcl-XL の誘導を介して抗アポトーシス作用を発揮し発がんを促進する作用がある[11]。さらに，がん細胞により産生されるプロテオグリカンの一種が TLR2 を介してマクロファージを活性化し IL-6 産生を誘導することが報告され，がん化と IL-6 との関連性が注目されている[12]。

　がん患者では，ナチュラルキラー（NK）細胞や細胞傷害性 T 細胞の細胞傷害活性が低下している場合が多い。原因として，がん細胞が，免疫応答を抑制している可能性が推定されている。例えば，大腸がん粘膜では，隣接する腺腫領域に比べて，NK 細胞の活性化を誘導するサイトカインである IL-12 が減少し，IL-6 や COX-2 などのレベルが上昇していることが分かっている[13]。がん組織における免疫機能の低下を誘導する細胞として骨髄由来抑制細胞（myeloid-derived immune suppressor cells：MDSC）の存在が明らかになっている[14]。担がんマウスを用いた実験において，MDSC が IL-1β, IL-6, PGE2 によって誘導され，樹状細胞（DC），マクロファージや，NK 細胞の機能を抑制することで，がん組織の免疫抑制に深くかかわっていることが明らかにされた。MDSC は，Stat3 依存性に S100A8/A9 タンパク質を産生する。S100A8/A9 タンパク質は，in vivo および in vitro で DC やマクロファージの分化を抑制する。S100A8/A9 タンパク質は，MDSC 上に発現した RAGE（receptor of advanced glycation end products）によって認識され，正のフィードバック機構で MDSC の集積を促進する[15]。

　がん患者や担がんマウスで，NK 活性が低下している原因として，がん患者やがんの動物モデルでは，NK 細胞上の活性化 NK 受容体のひとつである NKG2D の発現低下が関与していることが分かっている[16]。NKG2D 欠損マウスにがんを移植するとがんの排除能が低いという結果は，NKG2D を介した NK 細胞の活性化ががん細胞の排除において重要な役割を果たしていることを示している。がん患者は，血清中の形質転換増殖因子（TGF）-β 量が高いことや，TGF-β が

NKG2Dの発現を抑制することから，NK細胞におけるNKG2Dの発現抑制には，TGF-βが深くかかわっていると推定される。近年，MDSC上に発現した細胞膜結合型TGF-β1とNK細胞の直接的なコンタクトを介して，NK活性，NKG2Dの発現，インターフェロン（IFN）-γ産生が負に制御されることが報告された。炎症性サイトカインによって誘導されるMDSCががん組織における免疫抑制において重要な役割を果たしていることが明らかとなり，発がんにおける慢性炎症の役割が再確認されている[17]。

腸内細菌と発がん

腸内細菌とがんとの関連性は，古くから議論されている。腸内細菌が，ニトロソアミン，トリプトファン代謝物，2次胆汁酸などの変異原性物質の生成に関与する可能性や，腸内細菌の代謝産物である酪酸がヒストン脱アセチル化の抑制に寄与することで抗がん作用に関与する可能性が推定されてきた。動物実験レベルでは，T細胞受容体β鎖遺伝子とP53遺伝子の両方を欠損した2重変異マウスで誘発される大腸発がんや，グルタチオンパーオキシダーゼ欠損マウスで観察される大腸がんは無菌状態では認められないことが報告され，腸内細菌と発がんとの関連性を示唆する成績が得られている[18, 19]。慢性炎症の経過と発がんには，正の相関が認められていることは既に述べた。ヒト炎症性腸疾患（Inflammatory Bowel Disease：IBD）や慢性肝炎が進行する過程で，大腸がん（腸炎随伴性大腸がん：colitis-associated cancer：CAC）や肝臓がんが発症することが知られている[20]。また，IBDの発症には，腸内細菌に対する宿主粘膜免疫系の過剰な応答が関与することを示した多くのデータがある。従って，肥満やメタボリックシンドロームにより誘導される全身性易炎症状態や腸内細菌に対する過剰な応答が慢性炎症状態を引き起こし，その過程でがんが発症する可能性が推定される。

クローン病モデルマウスにおけるIL-6/Stat3経路の活性化

我々は，慢性腸炎の発症におけるIL-6/Stat3経路の活性化の関与について解析を行ってきた。IL-6は多機能性サイトカインであり，B細胞やマクロファージ系細胞の分化に重要な役割を果たすことが分かっている[21, 22]。また，消化管上皮細胞や肝実質細胞の増殖や細胞分化に重要なサイトカインのひとつである[23, 24]。IL-6は，標的細胞上のIL-6受容体アルファ鎖（IL-6Rα）に結合すると，gp130分子と2量体を形成する[25]。その結果，gp130分子に結合したJanusキナーゼ（JAK）と呼ばれるチロシンキナーゼが活性化され，受容体gp130分子のチロシンリン酸化が誘導される。この部分にSH2ドメインをもつ転写因子であるsignal transducer and activator of transcription-3（Stat3）が結合し，JAKによりリン酸化される。リン酸化され2量体化したStat3分子は，核へ移行し標的遺伝子上のStat3結合領域に結合し種々の遺伝子発現を誘導する。

一方，suppressor of cytokine signaling-3（SOCS3）は，Stat3により誘導される遺伝子産物の一つであり，JAKに結合することでStat3のリン酸化を阻害しIL-6シグナルを抑制するネガティブフィードバックループを形成する[26]。ヒトIBDやクローン病モデル動物であるSAMP1/Yitマウスを用いた解析において，腸粘膜におけるIL-6とStat3分子のリン酸化およびSOCS3 mRNAの過剰な発現が観察された[27, 28, 29]（図1A，B，C）。SAMP1/Yitマウスの回腸病変部におけるリン酸化Stat3分子の組織学的局在を免疫組織化学的に調べたところ，リン酸化Stat3分子は，粘膜固有層，粘膜下組織に分布する細胞の核内に局在を示した（図2A）。また，粘膜固有層細胞のStat3のリン酸化はCD4細胞に局在することが分かった（図2B）。

IL-6シグナルは，IL-6が細胞膜上に発現するIL-6Rαおよびgp130分子と複合体を形成することで伝達される。IL-6Rαは，B細胞，マクロファージおよび肝細胞などに発現していることが知

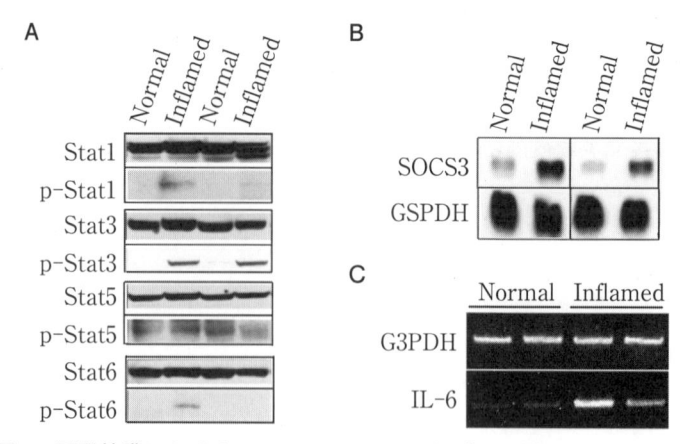

図1 回腸粘膜における IL-6/Stat3/SOCS3 シグナル系は，SAMP1/Yit マウスの炎症性腸疾患の病因の一部である

Phospho Stat protein expression in normal or inflamed intestinal mucosa in SAMP1/Yit mice (A). SOCS3 mRNA (B) or IL-6 mRNA (C) expression in normal or inflamed intestinal mucosa in SAMP1/Yit mice.

Gut. 2006；55：1263-1269 より引用

られている[30]。従って，生理的状態における IL-6 シグナルは，IL-6Rαを発現する細胞に限局して伝達される。一方，炎症状態では，単球/マクロファージの活性化に伴って細胞膜貫通部位および細胞内ドメインを欠失した可溶性 IL-6Rα（sIL-6Rα）が単球/マクロファージ細胞膜上から切り出される[31]。分泌された IL-6 は，sIL-6Rαと複合体を形成する。IL-6/sIL-6Rα鎖複合体は，非リンパ系細胞を含むほぼすべての細胞に発現する gp130 分子に結合することで，IL-6Rαを発現していない細胞系においても IL-6 と同等のシグナルを伝達し（IL-6 トランスシグナリング），Stat3 リン酸化反応を介し，炎症反応を助長すると考えられている[32]。

　IL-6 トランスシグナリングを介した IL-6/Stat3 リン酸化応答系の制御は種々の炎症性疾患の原因として現在注目されており，本シグナルを標的とした臨床応用も検討されている。そこで，SAMP1/Yit マウスの回腸粘膜における IL-6/Stat3 経路の活性化と IL-6/sIL-6Rα複合体による IL-6 トランスシグナリングとの関連性を明らかにするために，IL-6/sIL-6Rα複合体のリガンドである gp130 分子の細胞外ドメイン部分（可溶性 GP130 分子：sgp130）を IL-6/sIL-6Rαに対する競合的インヒビターとして用い，SAMP1/Yit マウスの回腸炎に対する sgp130 分子の影響を調べた。その結果，SAMP1/Yit マウスの静脈内へ IL-6 トランスシグナリング抑制活性をもつ sgp130 タンパク質を連投することで，回腸組織重量の減少，炎症組織学的スコアの低下，回腸ミエロパーオキシダーゼ活性の低下を伴った回腸炎の改善が観察された。また，sgp130 投与群の回腸粘膜では，Stat3 分子のリン酸化反応も抑制されていた。一方，IL-6/sIL-6Rα鎖融合タンパク質を用いた SAMP1/Yit マウスへの IL-6 トランスシグナリングの過剰入力により，腸粘膜における Stat3 のリン酸化の過剰反応と回腸組織重量の増大を伴った回腸炎の悪性化が観察された。

　以上の結果から，SAMP1/Yit マウスの回腸粘膜における IL-6/Stat3 経路の活性化には，IL-6 トランスシグナリングが深くかかわっていると考えられた。Atreya らおよび Ito らの実験においても，クローン病モデル動物に可溶性 IL-6 受容体モノクローナル抗体を投与することにより腸炎が改善することが報告されている[33,34]。以上の結果より，IL-6 トランスシグナリングを介した IL-6/Stat3 経路の活性化反応が SAMP1/Yit マウスの回腸炎と密接な関連性をもつことが支持された。

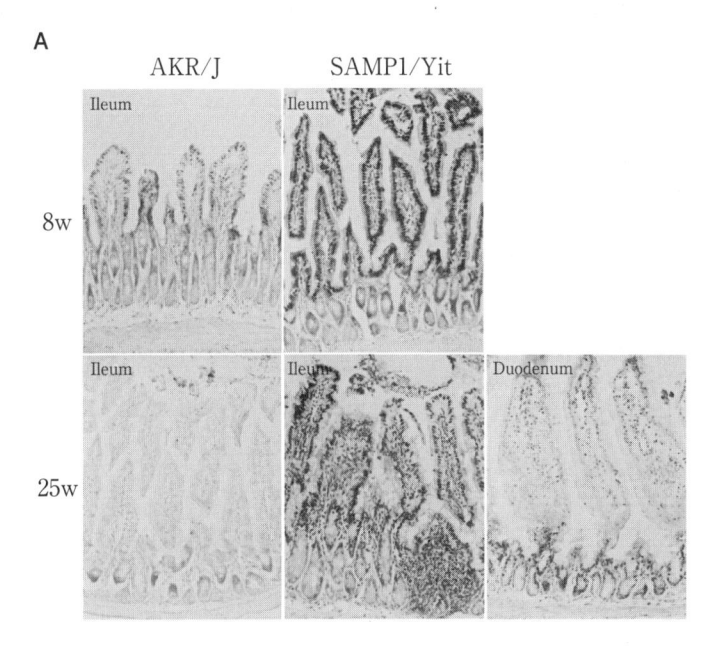

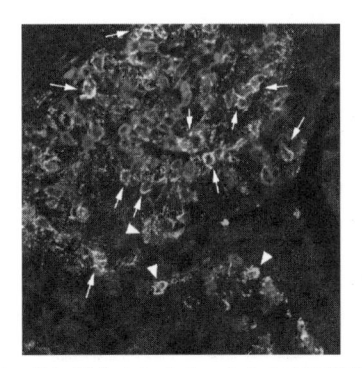

図2 リン酸化された Stat3 の免疫組織化学および蛍光免疫染色による検出
A : Localization of phospho-Stat3 in ileal mucosa of SAMP1/Yit mice and AKR/J mice at 8 and 25 weeks of age. B : Confocal image analysis of phospho-STAT3 and CD4 in the ileal mucosa of SAMP1/Yit mice at 25 weeks of age. Phospho-STAT3 was localized to CD4⁺ T cells (*arrows*) and also other mononuclear cells (*arrowheads*) in the lamina propria.

Gut. 2006 ; 55 : 1263-1269 より引用

炎症を母体とした大腸発がんにおける IL-6/Stat3 経路の重要性

　先に述べたように大腸発がんと慢性炎症との関連が指摘されており，潰瘍性大腸炎の慢性経過で大腸がんが発症することは，慢性炎症と大腸発がんを関連づける例である[35]。全身性易炎症状態を呈するメタボリックシンドロームが大腸発がんと密接に関連することも，炎症と大腸発がんの関連を示唆している。Colitis-associated-cancer（CAC）は慢性大腸炎を母体として発症する大腸腫瘍であり，マウス CAC モデルは慢性炎症からの発がん機構を解析するのにすぐれたモデルである[36]。そこで，CAC モデルの大腸粘膜における IL-6/Stat3 経路の活性化と IL-6 トランスシグナリングとの関連性を調べた。

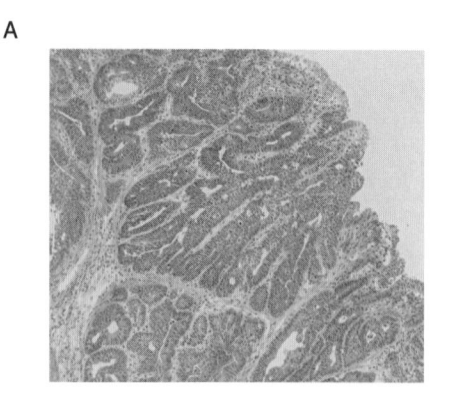

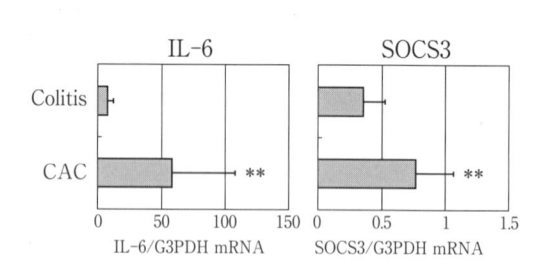

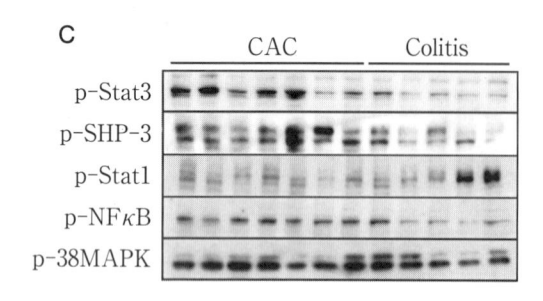

図3 CAC粘膜の特徴
A：Histology in CAC. B：Quantitive analysis of IL-6 and SOCS3 mRNA in CAC and colitis mucosa. C：Western-blot analysis of phosphorylated signal-transducing molecules in colonic tissues derived from CAC or chronic colitis.
J Immunol. 2010；184：1543-1551 より引用

　古典的な大腸炎の誘導剤であるデキストラン硫酸ナトリウムを繰り返し飲水投与することによって，7〜8割のマウスにCACが発症した[37]。組織学的な観察により，腫瘍が上皮性であることを確認した。腫瘍は，粘膜筋板への腫瘍細胞浸潤を伴わず，粘膜内に限局した早期がんであった。また，慢性大腸炎組織と腫瘍組織の境界部は，極めて明瞭であった。腫瘍組織では，慢性炎症組織と比較して，陰窩腺管構造の異常，陰窩領域以外での核分裂像，核位置の不正および核の大小不同，N/C（核・細胞質）比率の増大が顕著であり，組織学的に典型的な高分化型の大腸腫瘍であると判断された（図3A）。また，CAC粘膜におけるIL-6/Stat3経路の活性化状態を隣接した慢性大腸粘膜と比較したところ，驚くべきことに慢性炎症粘膜に比べてCAC粘膜では，IL-6産生およびStat3分子のリン酸化が増大しており，過剰なIL-6/Stat3経路の活性化が観察された[37]（図3B，C）。さらに，免疫蛍光染色によりマクロファージがIL-6の産生細胞であることも明らかとなった。
　SAMP1/Yitマウスを用いた解析では，慢性炎症粘膜におけるIL-6/Stat3経路の活性化が古典的なIL-6シグナルとは異なるIL-6トランスシグナリングを経たものであることが明らかにされている。そこで，CAC粘膜におけるIL-6/Stat3経路の活性化とIL-6トランスシグナリングとの関連性を明らかにするためにIL-6トランスシグナリングに対する競合的インヒビター（可溶性gp130分子）を用いた阻害実験を行った。その結果，マウスのCAC誘導過程に可溶性gp130分子を投与することによって，大腸粘膜におけるStat3リン酸化とCAC発症の抑制が観察された。従って，CAC発症過程においてもIL-6トランスシグナリングが重要な役割を果たしていることが明らかとなった。過剰なIL-6シグナルががん化につながる機序は不明な点が多い。Stat3シグナルの下流には，細胞の生残性をコントロールするsurvivin, Bcl-XL, HSP-70やcarbonic anhydrase IXが存在する。また，細胞増殖に関与するcyclin D1/cdk4, cyclin B1/cdc2, C-MycおよびRegIIIb/PAPもStat3シグナルの下流に位置することが分かっている[38,39,40]。従って，慢性炎症粘膜上皮における過剰なStat3シグナルが細胞増殖の促進や細胞の不死化を助長し結果的にがん化を誘導している可能性が推定される。

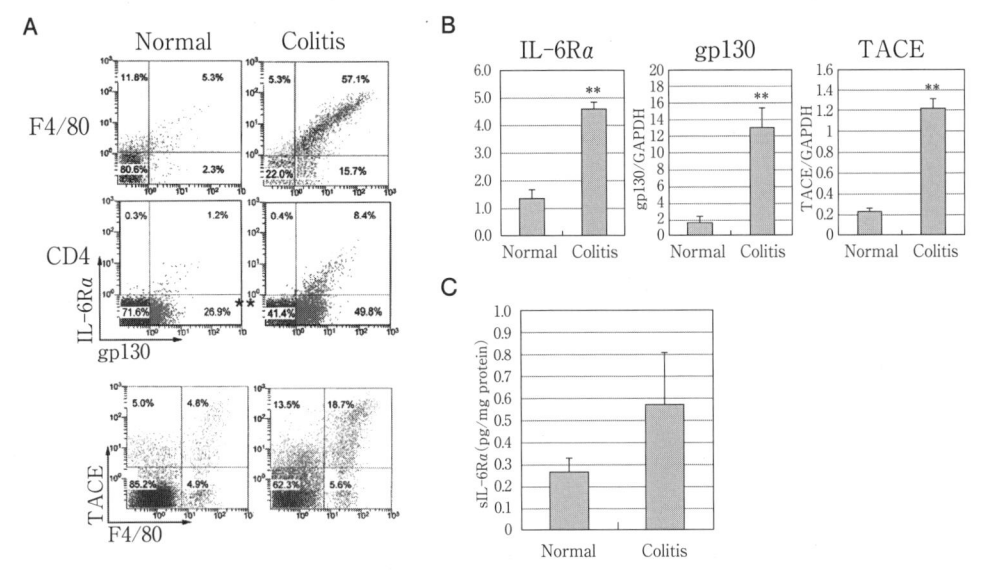

図4 フローサイトメトリーによるLPMC，F4/80⁺マクロファージ，およびCD4⁺リンパ球のIL-6Rαとgp130発現の解析
(A). LPMCs were stained with FITC-F4/80 / PE-IL-6Rα/PE-Cy5-gp130, FITC-CD4/ PE-IL-6Rα/PE-Cy5-gp130, or FITC-F-80/PE-TACE. FCM analysis clearly revealed that the expression of gp130 and membrane-bound IL-6Rα was augmented in F4/80⁺ LP-macropahges. Moreover, the expression of TACE on F4/80⁺ LP-macropahges increased markedly in the mice with ongoing chronic colitis. mRNA expression of IL-6Rα, gp130 and TACE in the colonic LPMCs in normal mice and mice with chronic colitis (B). sIL-6Rα cleavage in LP-macrophage was measured (C). The amounts of sIL-6Rα chain in normal and inflamed mucosa was messured by ELISA.

J Immunol. 2010；184：1543-1551 より引用

IL-6トランスシグナリングの生成と粘膜マクロファージ系の細胞の関与

　IL-6トランスシグナリングは，IL-6とsIL-6Rαの複合体によって標的細胞にIL-6シグナルを誘導する。先述したように，慢性炎症粘膜では，粘膜に局在するマクロファージ様の細胞がIL-6の主な供給源である。一方，sIL-6Rαがどういった細胞に由来するかは明らかではない。

　TNF-α converting enzyme (TACE) は，細胞膜結合型IL-6受容体α鎖 (IL-6Rα) の細胞外ドメインを切り出し，sIL-6Rαを産生するメタロプロテアーゼである[41]。細胞外へ放出されたsIL-6Rαは，IL-6と複合体を形成したのち，細胞膜gp130分子に結合することにより標的細胞にIL-6トランスシグナリングを誘導する。気道上皮細胞では，*Staphylococcus aureus* や *Pseudomonas aeruginosa* により細胞表面におけるTACEの発現が誘導される[42]。*S. aureus* のProtein Aは，epidermal growth factor receptor (EGFR) を介したc-Srk-Erk1/2カスケード依存的にTACEの活性化を誘導する。また，リウマチ様関節炎の病変領域においてマクロファージや繊維芽細胞でTACEの発現が認められることから，低酸素誘導因子HIF-1経路やTNF-α介在性NF-κB経路とTACE活性化の関連性が推定されている[43]。そこで，慢性炎症粘膜におけるsIL-6Rαの生成機構に関する解析を行った。

　慢性炎症粘膜では，F4/80陽性のマクロファージにおいて膜結合型IL-6Rαの発現が正常粘膜に比べて著しく増大していた（**図4**A, B）。また，IL-6Rαの細胞外ドメインの切断酵素である活性型TACEも同様のマクロファージに発現していることが分かった。sIL-6Rα量をELISA法で定量してみると，慢性炎症粘膜に比べてCAC粘膜においてsIL-6Rα量が増加していることが分かった（図4C）。従って，IL-6と同様にsIL-6Rαも粘膜マクロファージ系の細胞に由来している

可能性が推定され，慢性炎症粘膜では，IL-6 トランスシグナリングの入力に重要な IL-6/sIL-6Rα 複合体は，主に粘膜固有層マクロファージ系の細胞により生成されると考えられた．古典的な IL-6 シグナルは粘膜上皮細胞の細胞増殖において重要な働きをしている．そこで，正常粘膜上皮細胞と慢性炎症粘膜上皮細胞における IL-6 受容体複合体（IL-6Rα および gp130 分子）の発現を比較した．

レーザーキャプチャ・マイクロディセクション法で調製した上皮細胞より mRNA を精製し，定量的 RT-PCR 法で IL-6 受容体複合体の発現を調べると興味ある成績が得られた．即ち，古典的 IL-6 シグナルの受容に関与する膜結合型 IL-6Rα の発現は，正常粘膜で高く，慢性炎症および CAC 粘膜では著しく減少した[37]．一方，IL-6 トランスシグナリングを受容する gp130 分子は，CAC 粘膜で増加することが分かった．従って，慢性炎症や CAC の粘膜上皮細胞は，古典的 IL-6 シグナルと比べて，IL-6 トランスシグナリングの受容に適した状態にあることが分かった．

TACE 活性化と腸内細菌

気道上皮細胞では，*Staphylococcus aureus* や *Pseudomonas aeruginosa* により細胞表面における TACE の発現が誘導される[42]．そこで，慢性炎症粘膜のマクロファージ系細胞における TACE 活性化と腸内細菌の役割について解析した．慢性炎症粘膜より調製した F4/80 陽性マクロファージを試験管内にて加熱死菌化した腸内細菌で刺激すると，培養上清中に sIL-6Rα 鎖の蓄積が観察された．一方，培養上清中への sIL-6Rα の遊離は，TACE 阻害剤である TAPI-I の添加によって阻害された．TCRβ 鎖および p53 タンパク質の 2 重欠損マウスは，SPF 飼育環境下で TACE の活性化を伴った大腸発がんが観察されるが，無菌化した 2 重欠損マウスでは，粘膜の TACE 発現レベルが低く，大腸発がんも観察されないことが分かっている[18]．従って，慢性炎症粘膜における sIL-6Rα の蓄積は，腸内細菌によって活性化されたマクロファージに由来し，大腸発がんと密接に関連している可能性が推定された．

また，ヒト腸内細菌を構成する主要な菌群の TACE 誘導活性を調べると，*Blautia producta* や *Eubacterium rectale* などヒトの主要腸内細菌を構成する腸内細菌が高い TACE 誘導活性を示すのに対して，*Bifidobacterium* 属や *Lactobacillus* 属は TACE 誘導活性が極めて低いことも明らかとなっており（未発表データ），腸内細菌による TACE 活性化と消化管慢性炎症および大腸発がんとの関連性に興味がもたれる．また，IL-6 トランスシグナリングの入力には，粘膜マクロファージにおける IL-6 産生が重要である．慢性炎症の進展に伴って，CD11b 陽性粘膜マクロファージの IL-6 産生が増大するが，IL-6 産生機構は明らかでない．Takeda らは，CD70 陽性粘膜樹状細胞が腸内細菌に由来する ATP を認識することにより，MyD88 非依存性に IL-6 産生が誘導されることを報告している[44]．正常粘膜において粘膜固有層領域は上皮細胞によって覆われており，粘膜マクロファージや樹状細胞が，腸内細菌と接触する機会は極めて少ないと予想される．生理的状態において，生体は，パイエル氏板や近年その存在が報告された腸管内抗原をサンプリングする樹状細胞によって消化管管腔側の抗原情報を取り込むことで，腸粘膜ホメオスタシスを維持している可能性が考えられる[45,46]．一方，慢性炎症やがんを発症した粘膜においては，上皮細胞の剥離や細胞構造の変化が観察され，腸内細菌の生体内移行や腸管内抗原の粘膜内への浸潤が容易になっている可能性がある．従って，正常粘膜と慢性炎症粘膜では，腸内細菌の認識機構や粘膜マクロファージを取り巻く環境に大きな違いがあり，その結果，慢性炎症粘膜では腸内細菌を介した粘膜マクロファージ系の持続的な活性化が誘導されていると考えられる．慢性炎症粘膜における粘膜マクロファージ系の活性化機構を明らかにできれば，慢性炎症からの大腸発がん機構の解明にとって大きな進歩となり，大腸発がんの制御に役立つことが期待される．

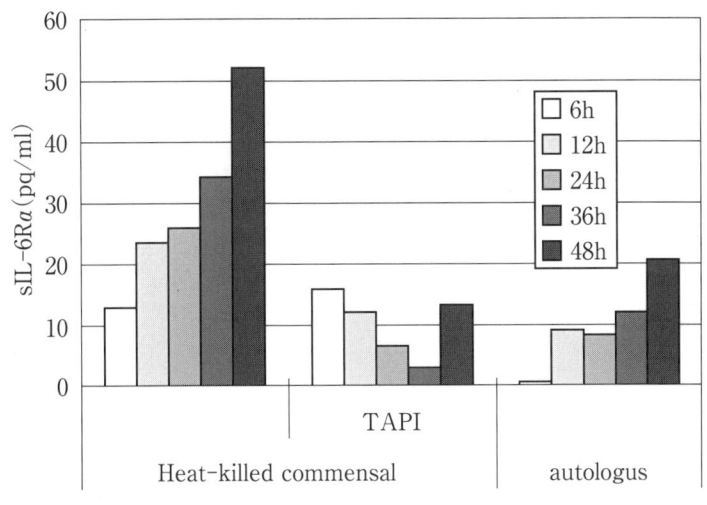

図5 粘膜由来マクロファージの TACE 依存性 IR-6Rα 放出
F4/80⁺ LP-macrophages were prepared from the mice with induced chronic colitis by using MACS. F4/80⁺ LP-macrophages were stimulated with heat-killed commensal bacteria under the presence or absence of 2nM TAPI-1. After 6, 12, 24, 36 and 48 hours' culture, the culture supernatants were collected and the amounts of sIL-6Rα were examined with sIL-6Rα specific ELISA.

おわりに

ここでは，慢性炎症からの大腸発がん機構と腸内細菌の関与にかんする我々の仮説について解説した。宿主が腸内細菌を認識する機序の研究は，近年の腸管内抗原をサンプリングする樹状細胞や絨毛M細胞の発見，あるいは樹状細胞がATPなどの腸内細菌の代謝産物を認識する機構の発見などにより大きな進展を遂げている。また，本稿で記載したように，慢性炎症や大腸がんの発症において腸内細菌と腸粘膜マクロファージ系細胞が密接に関連していることが明らかとなった。生理的状態あるいは病態時における宿主粘膜免疫系の腸内細菌に対する認識機構を明らかにできれば，ヒトの健康の維持や慢性炎症やがんなどの病態制御法の開発につながるであろう。

参考文献

1) Chitnis M M, Yuen J S, Protheroe A S, Pollak M, Macaulay V M. The type 1 insulin-like growth factor receptor pathway. Clin Cancer Res. 2008；14：6364-6370.
2) Otake S, Takeda H, Suzuki Y, Fukui T, Watanabe S, Ishihama K, Saito T, Togashi H, Nakamura T. et al. Association of visceral fat accumulation and plasma adiponectin with colorectal adenoma：evidence for participation of insulin resistance. Clin Cancer Res. 2005；11：3642-3646.
3) Puglisi M J, Fernandez M L. Modulation of C-reactive protein, tumor necrosis factor-alpha, and adiponectin by diet, exercise, and weight loss. J Nutr. 2008；138：2293-2296.
4) Schaffler A, Scholmerich J, Salzberger B. Adipose tissue as an immunological organ：Toll-like receptors, C1q/TNFs and CTRPs. Trends Immunol. 2007；28：393-399.
5) Zhang Z, Zhao M, Li Q, Zhao H, Wang J, Li Y. Acetyl-l-carnitine inhibits TNF-alpha-induced insulin resistance via AMPK pathway in rat skeletal muscle cells. FEBS Lett. 2009；583：470-474.

6) Ji H, Ramsey M R, Hayes D N, Fan C, McNamara K, Kozlowski P, Torrice C, Wu M C, Shimamura T. et al. LKB1 modulates lung cancer differentiation and metastasis. Nature. 2007 ; 448 : 807-810.
7) Matsumoto Y, Marusawa H, Kinoshita K, Endo Y, Kou T, Morisawa T, Azuma T, Okazaki I M, Honjo T, Chiba T. Helicobacter pylori infection triggers aberrant expression of activation-induced cytidine deaminase in gastric epithelium. Nat Med. 2007 ; 13 : 470-476.
8) Komori J, Marusawa H, Machimoto T, Endo Y, Kinoshita K, Kou T, Haga H, Ikai I, Uemoto S, Chiba T. Activation-induced cytidine deaminase links bile duct inflammation to human cholangiocarcinoma. Hepatology. 2008 ; 47 : 888-896.
9) Endo Y, Marusawa H, Kou T, Nakase H, Fujii S, Fujimori T, Kinoshita K, Honjo T, Chiba T. Activation-induced cytidine deaminase links between inflammation and the development of colitis-associated colorectal cancers. Gastroenterology. 2008 ; 135 : 889-898.
10) Okazaki I M, Kotani A, Honjo T. Role of AID in tumorigenesis. Adv Immunol. 2007 ; 94 : 245-273.
11) Schafer Z T, Brugge J S. IL-6 involvement in epithelial cancers. J Clin Invest. 2007 ; 117 : 3660-3663.
12) Kim S, Takahashi H, Lin W W, Descargues P, Grivennikov S, Kim Y, Luo J L, Karin M. Carcinoma-produced factors activate myeloid cells through TLR2 to stimulate metastasis. Nature. 2009 ; 457 : 102-106.
13) Cui G, Yuan A, Goll R, Olsen T, Husebekk A, Vonen, B, Florholmen J. Distinct changes of dendritic cell number and IL-12 mRNA level in adjacent mucosa throughout the colorectal adenoma-carcinoma sequence. Cancer Immunol Immunother. 2007 ; 56 : 1993-2001.
14) Sinha P, Okoro C, Foell D, Freeze H H, Ostrand-Rosenberg S, Srikrishna G. Proinflammatory S100 proteins regulate the accumulation of myeloid-derived suppressor cells. J Immunol. 2008 ; 181 : 4666-4675.
15) Cheng P, Corzo C A, Luetteke N, Yu B, Nagaraj S, Bui M M, Ortiz M, Nacken W, Sorg C. et al. Inhibition of dendritic cell differentiation and accumulation of myeloid-derived suppressor cells in cancer is regulated by S100A9 protein. J Exp Med. 2008 ; 205 : 2235-2249.
16) Lee J C, Lee K M, Kim D W, Heo D S. Elevated TGF-beta1 secretion and down-modulation of NKG2D underlies impaired NK cytotoxicity in cancer patients. J Immunol. 2004 ; 172 : 7335-7340.
17) Li H, Han Y, Guo Q, Zhang M, Cao X. Cancer-expanded myeloid-derived suppressor cells induce anergy of NK cells through membrane-bound TGF-beta 1. J Immunol. 2009 ; 182 : 240-249.
18) Kado S, Uchida K, Funabashi H, Iwata S, Nagata Y, Ando M, Onoue M, Matsuoka Y, Ohwaki M, Morotomi M. Intestinal microflora are necessary for development of spontaneous adenocarcinoma of the large intestine in T-cell receptor beta chain and p53 double-knockout mice. Cancer Res. 2001 ; 61 : 2395-2398.
19) Chu F F, Esworthy R S, Chu P G, Longmate J A, Huycke M M, Wilczynski S, Doroshow J H. Bacteria-induced intestinal cancer in mice with disrupted Gpx1 and Gpx2 genes. Cancer Res. 2004 ; 64 : 962-968.
20) Maeda S, Omata M. Inflammation and cancer : role of nuclear factor-kappaB activation. Cancer Sci. 2008 ; 99 : 836-842.
21) Taga T, Kawanishi Y, Hardy R R, Hirano T, Kishimoto T. Receptors for B cell stimulatory

factor 2. Quantitation, specificity, distribution, and regulation of their expression. J Exp Med. 1987 ; 166 : 967-981.

22) Perlmutter D H. IFN beta 2/IL-6 is one of several cytokines that modulate acute phase gene expression in human hepatocytes and human macrophages. Ann N Y Acad Sci. 1989 ; 557 : 332-341.

23) Dignass A U, Podolsky D K. Cytokine modulation of intestinal epithelial cell restitution : central role of transforming growth factor beta. Gastroenterology. 1993 ; 105 : 1323-1332.

24) Huggett A C, Ford C P, Thorgeirsson S S. Effects of interleukin-6 on the growth of normal and transformed rat liver cells in culture. Growth Factors. 1989 ; 2 : 83-89.

25) Shuai K, Ziemiecki A, Wilks A F, Harpur A G, Sadowski H B, Gilman M Z, Darnell J E. Polypeptide signalling to the nucleus through tyrosine phosphorylation of Jak and Stat proteins. Nature. 1993 ; 366 : 580-583.

26) Starr R, Willson T A, Viney E M, Murray L J, Rayner J R, Jenkins B J, Gonda T J, Alexander W S, Metcalf D. et al. A family of cytokine-inducible inhibitors of signalling. Nature. 1997 ; 387 : 917-921.

27) Suzuki A, Hanada T, Mitsuyama K, Yoshida T, Kamizono S, Hoshino T, Kubo M, Yamashita A, Okabe M. et al. CIS3/SOCS3/SSI3 plays a negative regulatory role in STAT3 activation and intestinal inflammation. J Exp Med. 2001 ; 193 : 471-481.

28) Mitsuyama K, Tomiyasu N, Suzuki A, Takaki K, Takedatsu H, Masuda J, Yamasaki H, Matsumoto S, Tsuruta O. et al. A form of circulating interleukin-6 receptor component soluble gp130 as a potential interleukin-6 inhibitor in inflammatory bowel disease. Clin Exp Immunol. 2006 ; 143 : 125-131.

29) Mitsuyama K, Matsumoto S, Rose-John S, Suzuki A, Hara T, Tomiyasu N, Handa K, Tsuruta O, Funabashi H. et al. STAT3 activation via interleukin 6 trans-signalling contributes to ileitis in SAMP1/Yit mice. Gut. 2006 ; 55 : 1263-1269.

30) Kishimoto T, Akira S, Taga T. IL-6 receptor and mechanism of signal transduction. Int J Immunopharmacol. 1992 ; 14 : 431-438.

31) Horiuchi S, Koyanagi Y, Zhou Y, Miyamoto H, Tanaka Y, Waki M, Matsumoto A, Yamamoto M, Yamamoto N. Soluble interleukin-6 receptors released from T cell or granulocyte/macrophage cell lines and human peripheral blood mononuclear cells are generated through an alternative splicing mechanism. Eur J Immunol. 1994 ; 24 : 1945-1948.

32) Rose-John S, Neurath M F. IL-6 trans-signaling : the heat is on. Immunity. 2004 ; 20 : 2-4.

33) Atreya R, Mudter J, Finotto S, Mullberg J, Jostock T, Wirtz S, Schutz M, Bartsch B, Holtmann M. et al. Blockade of interleukin 6 trans signaling suppresses T-cell resistance against apoptosis in chronic intestinal inflammation : evidence in crohn disease and experimental colitis in vivo. Nat Med. 2000 ; 6 : 583-588.

34) Yamamoto M, Yoshizaki K, Kishimoto T, Ito H. IL-6 is required for the development of Th1 cell-mediated murine colitis. J Immunol. 2000 ; 164 : 4878-4882.

35) Butt J H. Dysplasia and cancer in inflammatory bowel disease. Gastroenterology. 1981 ; 80 : 865-868.

36) Yamada M, Ohkusa T, Okayasu I. Occurrence of dysplasia and adenocarcinoma after experimental chronic ulcerative colitis in hamsters induced by dextran sulphate sodium. Gut. 1992 ; 33 : 1521-1527.

37) Matsumoto S, Hara T, Mitsuyama K, Yamamoto M, Tsuruta O, Sata M, Scheller J, Rose-

John S, Kado S, Takada T. Essential roles of IL6 trans-signaling in colonic epithelial cells, induced by the IL6/soluble-IL6-receptor derived from lamina propria macrophages, on the development of colitis-associated pnemalignant cancer in a Murine Model. J Immunol. 2010 ; 184 : 1543-1551.

38) Bromberg J, Wang T C. Inflammation and cancer : IL-6 and STAT3 complete the link. Cancer Cell. 2009 ; 15 : 79-80.

39) Bollrath J, Phesse T J, von Burstin V A, Putoczki T, Bennecke M, Bateman T, Nebelsiek T, Lundgren-May T, Canli O. et al. gp130-mediated Stat3 activation in enterocytes regulates cell survival and cell-cycle progression during colitis-associated tumorigenesis. Cancer Cell. 2009 ; 15 : 91-102.

40) Grivennikov S, Karin E, Terzic J, Mucida D, Yu G Y, Vallabhapurapu S, Scheller J, Rose-John S, Cheroutre H. et al. IL-6 and Stat3 are required for survival of intestinal epithelial cells and development of colitis-associated cancer. Cancer Cell. 2009 ; 15 : 103-113.

41) Marin V, Montero-Julian F, Gres S, Bongrand P, Farnarier C, Kaplanski G. Chemotactic agents induce IL-6Ralpha shedding from polymorphonuclear cells : involvement of a metalloproteinase of the TNF-alpha-converting enzyme (TACE) type. Eur J Immunol. 2002 ; 32 : 2965-2970.

42) Gomez M I, Sokol S H, Muir A B, Soong G, Bastien J, Prince A S. Bacterial induction of TNF-alpha converting enzyme expression and IL-6 receptor alpha shedding regulates airway inflammatory signaling. J Immunol. 2005 ; 175 : 1930-1936.

43) Charbonneau M, Harper K, Grondin F, Pelmus M, McDonald P P, Dubois C M. Hypoxia-inducible factor mediates hypoxic and tumor necrosis factor alpha-induced increases in tumor necrosis factor-alpha converting enzyme/ADAM17 expression by synovial cells. J Biol Chem. 2007 ; 282 : 33714-33724.

44) Atarashi K, Nishimura J, Shima T, Umesaki Y, Yamamoto M, Onoue M, Yagita H, Ishii N, Evans R. et al. ATP drives lamina propria T (H) 17 cell differentiation. Nature. 2008 ; 455 : 808-812.

45) Niess J H, Brand S, Gu X, Landsman L, Jung S, McCormick B A, Vyas J M, Boes M, Ploegh H L. et al. CX3CR1-mediated dendritic cell access to the intestinal lumen and bacterial clearance. Science. 2005 ; 307 : 254-258.

46) Salazar-Gonzalez R M, Niess J H, Zammit D J, Ravindran R, Srinivasan A, Maxwell J R, Stoklasek T, Yadav R, Williams I R. et al. CCR6-mediated dendritic cell activation of pathogen-specific T cells in Peyer's patches. Immunity. 2006 ; 24 : 623-632.

■炎症性腸疾患マウスにおける成分栄養剤（エレンタール®）の腸内細菌叢変化を介した腸炎抑制機序

味の素(株) 医薬研究所[1]，ライフサイエンス研究所[2]
梶浦貴之[1,2]，十倉充範[2]，篠崎純子[1,2]，武田智子[1]，鈴木 学[1]

炎症性腸疾患（IBD）と成分栄養剤（ED）

炎症性腸疾患（IBD：Inflammatory bowel disease）は，潰瘍性大腸炎とクローン病の総称で，ともに再燃と緩解を繰り返す腸の慢性疾患である[1]。20〜30歳代の比較的若い世代を中心に発症し，患者数は国内でも増加しており，最近ではこの疾患の特定疾患医療受給者数は10万人を超えている。

疾患の原因は未だ解明されていないが，遺伝的な素因によって，環境要因である腸内細菌や食物に対する異常な免疫反応が腸管に生じ，それを契機に炎症が起こり，腸炎が発生し，増悪することが分かってきた（図1）[2]。

そのため治療としては，アミノサリチル酸製剤（ペンタサ®，サラゾピリン®など）やステロイド（プレドニゾロン®など），免疫抑制剤（イムラン®，ロイケリン®など），抗TNF-α抗体（レミケード®）などの異常な免疫反応を是正する薬剤や，発病の契機となる腸内細菌を狙った抗生剤などが用いられるが，国内では成分栄養剤が昔から用いられ，とくにクローン病においては，厚生労働省の治療ガイドラインの主要な治療の一つに位置づけられている。成分栄養剤（ED：Elemental diet；エレンタール®）は，25年以上前に発売され，主に外科術後の栄養管理に用いられてきたが，1980年代後半から，IBD，とくにクローン病に対する効果が見いだされ，緩解導入および緩解維持治療に用いられている[3]。炭素源としてデキストリン，窒素源として17種類のアミノ酸のみから構成され，そのほか，大豆油，ビタミン，微量金属から構成される（図2）。

IBDと腸内細菌とのかかわり

IBDの発症・増悪にかかわる環境要因として，腸内細菌抗原や食物成分抗原の関与が指摘されている。近年，遺伝子ノックアウトやトランスジェニックによる腸炎モデル動物が開発され，これらモデル動物は無菌状態では腸炎を発症しないことが実験的に示されている[4]。臨床においても，

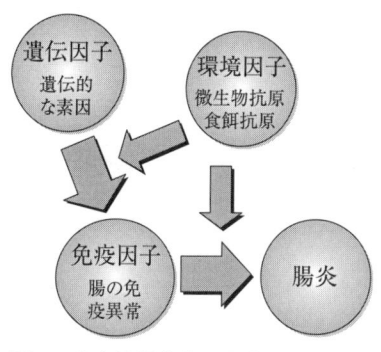

図1 炎症性腸疾患の発症にかかわる因子

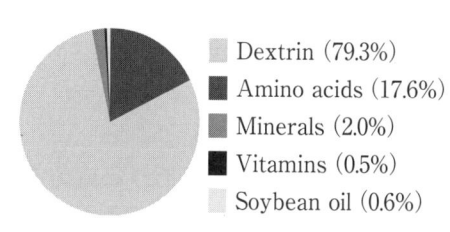

図2 成分栄養剤の組成と特徴

Dextrin (79.3%)
Amino acids (17.6%)
Minerals (2.0%)
Vitamins (0.5%)
Soybean oil (0.6%)

・化学的に明確な組成
・窒素源として遊離アミノ酸を配合
・脂肪含有量は必要最小限
・食物繊維を含まず低残渣

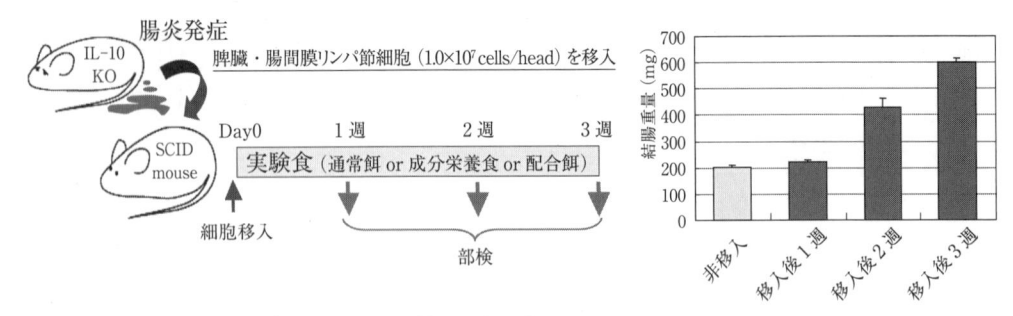

図3 マウス慢性腸炎モデル〜IL-10KO移入腸炎マウス〜

　潰瘍性大腸炎では大腸に限局して，クローン病では好発部位である回盲部から小腸上部へ，また大腸にかけて炎症が起こるが，これらは消化管のなかで腸内細菌数が最も多い部位である．またIBDの治療に抗生物質が有効な場合があり，さらに，クローン病の一部でNOD2という腸内細菌の処理にかかわる遺伝子異常が報告[5]されていることから，腸炎の発症や増悪に腸内細菌が強く関与していると考えられる．

IL-10ノックアウト (KO) 移入腸炎マウス[6]

　腸炎モデル動物のなかでも，IL-10KO自然発症マウス[3]は炎症性腸疾患に類似したTh1型の慢性大腸炎を呈し，炎症性腸疾患の病態解明研究に最も用いられている動物モデルの一つである．しかしながら，自然発症モデルであるが故に発症までの期間が4〜5ヶ月と長く，発症率が約20％と低いため，治療薬の開発や機能研究にほとんど用いられることはなかった．そのためIkenoueらは，その弱点を克服するためにモデルの開発検討を行い，IL-10KO移入腸炎マウスを開発した（図3）．

　腸炎を発症したIL-10KO自然発症マウスの脾臓および腸間膜リンパ節から細胞を調製し，SCIDマウスに腹腔投与にて移入した．その結果，移入後3.5週において自然発症マウス4ヶ月齢と同等の発症が認められ，安定した100％の発症率を実現した．

　本モデルの利点として，
①細胞移入のために腸炎を発症したマウスを用意するのみで，評価動物の発症期間や重篤度を揃える必要がないため，IL-10KOマウスの飼育匹数が少なくてすむこと
②移入細胞の調製は簡便であり，凍結保存も可能であること
③発症マウス1匹から約10匹のSCIDマウスに移入して腸炎を誘発することが可能であり，サプライヤーから入手可能なSCIDマウスをレシピエントに使えるため，大スケールの試験が可能であること
④2〜3週で100％の発症を実現するため，安定した短期間の評価が可能であること，があげられる．

IL-10KO移入腸炎マウスにおける成分栄養剤の腸炎抑制効果と腸内細菌叢の変化[7]

　成分栄養剤の腸炎抑制効果ならびにその作用機序を探るためにIL-10KO移入腸炎マウスを用いて研究を行った．本研究では腸内細菌の関与を明らかにすることを目的とした．

　試験群として，細胞非移入の通常えさCRF-1飼育をNormal群，細胞移入の通常えさ飼育をControl群および成分栄養剤粉末えさ飼育をED群とした．3週間自由摂取後剖検し，結腸重量を測定した．各試験群剖検時の盲腸，結腸像および結腸重量を図4に示した．Control群はNormal群に比べ有意に結腸重量が増加したが，ED群では重量の増加が有意に抑制され，その抑制効果は

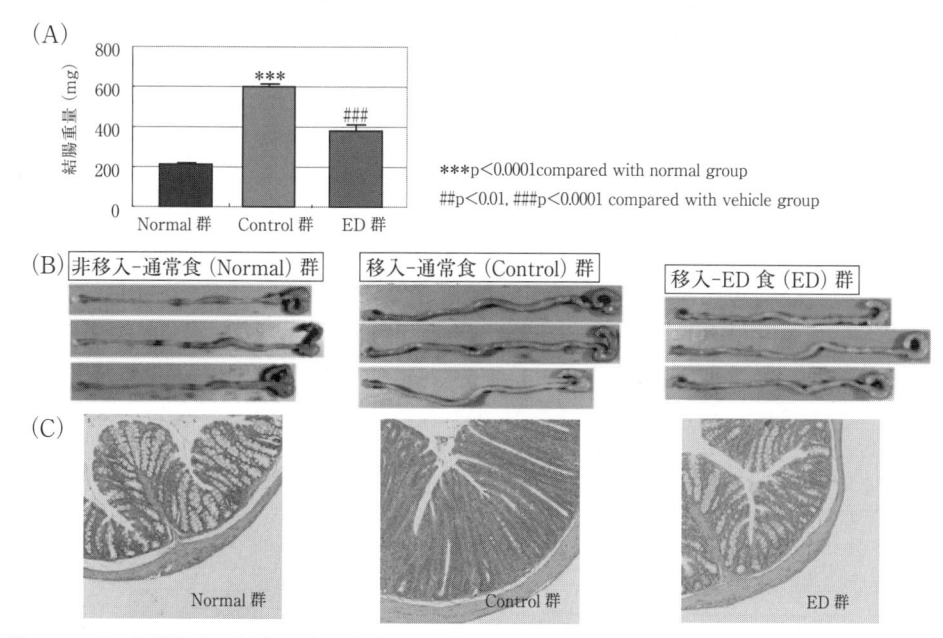

図4 マウス慢性腸炎に対する成分栄養剤の腸炎抑制効果
(A) 結腸重量, (B) 盲腸結腸, (C) HE染色組織

表1 盲腸内容物重量および各種有機酸濃度

Characteristic	Normal群	Control群	ED群
Cecum weight (mg)[a]	230±8[b]	450±16[b]	119±22[b]
Organic acids (mg/g)[c]	23.896	50.244	26.128
Malic acid	0.862	6.266	1.090
Succinic acid	0.232	9.087	1.184
Lactic acid	6.453	12.704	3.439
Formic acid	1.338	3.380	2.754
Acetic acid	9.407	13.926	12.773
Propionic acid	1.335	2.556	2.951
i-Butyric acid	0.842	0.115	0.323
Butyric acid	3.225	1.935	0.896
i-Valeric acid	0.055	0.070	0.312
Valeric acid	0.146	0.205	0.406

a) Mean±SD
b) $p<0.01$ versus the other two groups
c) Concentration of cecum contents

50〜60％であった．組織像においても，Control群では組織の肥厚や炎症性細胞の浸潤などが観察されたが，ED群では組織学的観察においても腸炎の抑制が確認された．

そのときの盲腸内容物を採取し，重量を測定後，腸内細菌叢と有機酸組成を評価した．細菌叢の解析には培養法と分子生物学的手法を併用した．培養法は光岡の方法[8]に準じ，好気性菌培地としてTS agar，DHL agar，嫌気性菌培地としてEG agar，BL agar，LBS agarを用いた．分離株は16S rDNAの約500bpをシークエンスし，Blast検索により菌種を同定した．表1に盲腸内容物重量，単位重量当たりの有機酸組成を示した．盲腸内容物重量は3群で大きく異なった．Control群はNormal群の約2倍の重量であり，一方ED群の重量はNormal群の1/2，Control

表2　盲腸内の主要細菌グループ菌数

グループ	培養菌数[a]		
	Normal 群	Control 群	ED 群
Enterobacteria	5.76 ± 0.45	7.26 ± 0.29[b]	8.93 ± 0.40[c]
Streptococcus	8.20 ± 0.36	8.03 ± 0.57	7.60 ± 0.57
Enterococcus	Not detected	Not detected	7.03 ± 0.15
Lactobacillus	9.40 ± 0.36	9.46 ± 0.38	7.07 ± 0.25[c]
Bacteroides	10.90 ± 0.26	10.93 ± 0.65	10.87 ± 0.55
Clostridium	10.20 ± 0.78	10.80 ± 0.72	10.27 ± 0.72

a) Mean log/g wet contents ± SD
b) $p<0.05$ versus Normal 群
c) $p<0.05$ versus Normal 群 and Control 群

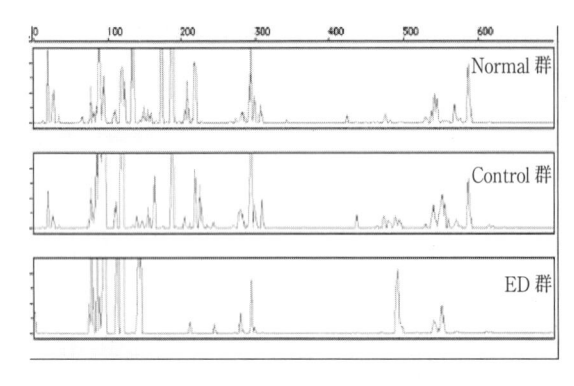

（A）*Msp* I 消化による各群の T-RFLP プロファイル例　　（B）*Msp* I 消化による各群の T-RF 数

図5　T-RFLP プロファイル例と T-RF 数

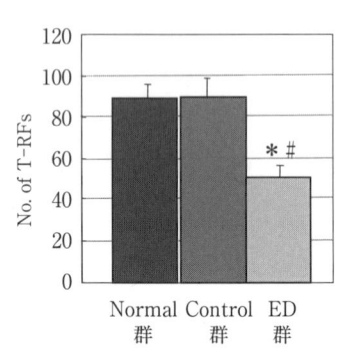

群の1/4となった。有機酸組成にも違いが見られ，Control 群の総有機酸濃度は Normal 群の約2倍となった。Control 群での内容物量や有機酸濃度は，腸内細菌量の増加を反映していると考えられた。

培養法による細菌叢解析の結果を**表2**に示した。ED 群は Control 群に比べ，Enterobacteria と乳酸菌 *Enterococcus* 属が増加し，乳酸菌 *Lactobacillus* 属が減少した。乳酸菌について菌種を同定したところ，Control 群の *Lactobacillus* 属は 10^9 オーダーで検出され，出現株の多くが *L. johnsonii, L. routeri* であったが，ED 群は *L.murinus* が 10^7 オーダーで検出され，*L. johnsonii, L. routeri* は検出されなかった。*Enterococcus* 属は ED 群のみで検出され，分離株を *E. faecalis, E. durans* と同定した。腸内細菌叢の大部分を占める *Clostridium* 属や *Bacteroides* 属の菌数には変化は見られなかった。

分子生物学的手法としては，T-RFLP（Terminal-Restriction fragment length polymorphism）解析を用いた[9]。盲腸内容物50mgからDNA抽出し，抽出液を細菌16S rDNA universal primer の FAM ラベルの27f（agagtttgatcctggctcag）および1492r（ggttaccttgttacgactt）を使用し，PCR 反応を行った。PCR 産物を精製後，溶液を制限酵素 *Msp* I で消化した。分析には ABI PRISM® 3100 Genetic Analyzer，解析には GeneScan® Analysis Software（Applied Biosystems）を使用した。各試験群の T-RFLP プロファイルの代表例を**図5**に示した。Normal 群と Control 群のプロファイルは類似していたが，ED 群ではプロファイルが大きく変化した。Control 群と ED 群の T-RFLP プロファイルの違いは，Control 群で複数の T-RF ピークの消失

(A) ED 配合量と腸炎抑制　　(B) MspI 消化 T-RFLP プロファイルのクラスター解析

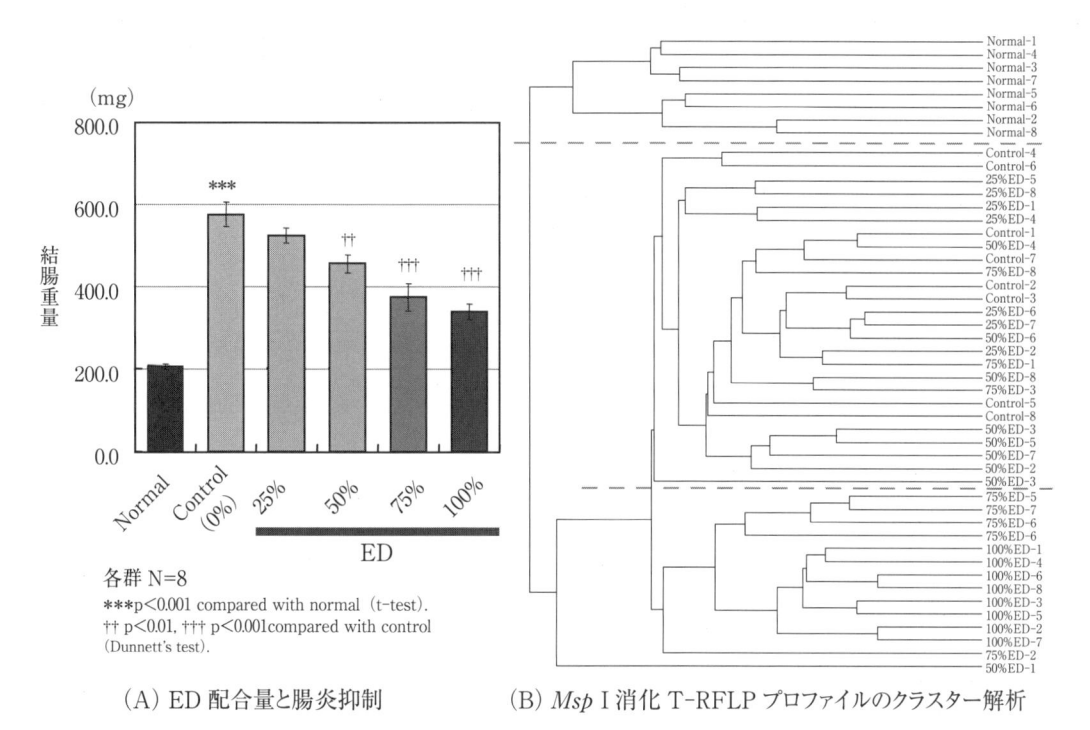

図6　ED 用量依存的腸炎効果とフローラ変化

が起こったことと ED 群で特異的な T-RF ピークが出現したことであった。また，プロファイルの T-RF ピーク数は Normal 群：89±10，Control 群：90±12，ED 群：51±6 であり，ED 群は Normal，Control 群の約6割に減少した。

以上のことから，ED えさ飼育による腸内細菌の総量および菌種数の減少が確認された。このような菌種の量的，質的減少を伴うフローラ変化が ED の炎症抑制に関与している可能性が考えられた。

ED 量依存的治療効果と腸内細菌叢の変化

ED の腸炎抑制作用と腸内細菌叢の関係をより詳細に解析するため，通常えさと ED えさを配合し，ED 量に依存した炎症抑制，腸内細菌叢の変化，ED 量に依存して増減する菌について評価した。図6 (A) には，ED 配合量と腸管重量の関係を示した。通常えさの腸炎増悪時の腸管重量に比較し，配合する ED 量増加に伴う腸管重量の抑制が確認された。図6 (B) に，6 群各 8 匹（全 48 匹）の盲腸内 T-RFLP プロファイルのクラスター解析結果を示した。腸炎のない Normal 群，腸炎の抑制されている 100% や 75% ED 配合群，通常食から 50% ED 配合までの3クラスターに分けられた。ED 配合比率に従って 100% ED 群のクラスターに近づく傾向が見られ，ED 量に依存した腸内細菌叢の変化が確認された。

次に，T-RFLP プロファイルから MANOVA 法により，ED 量依存的に増減している T-RF を抽出した結果を図7 に示した。Peak Hight%は，T-RFLP プロファイルの T-RF ピーク値の総和（細菌叢全体）に対する各 T-RF ピーク値の割合（フローラ内での存在比）を示すが，腸炎の通常えさ群の 37% から，ED 量依存的に減少し，75%，100% ED では有意に Peak Hight%が低下する *Hha* I-101bp の T-RF は *Bacteroides acidofaciens* と同定された。この菌種は，クローン病患者の病変部位に多く存在すると報告されている *Bacteroides fragilis* グループの菌種であった。

図7 ED用量依存的に増減する菌種とT-RF値

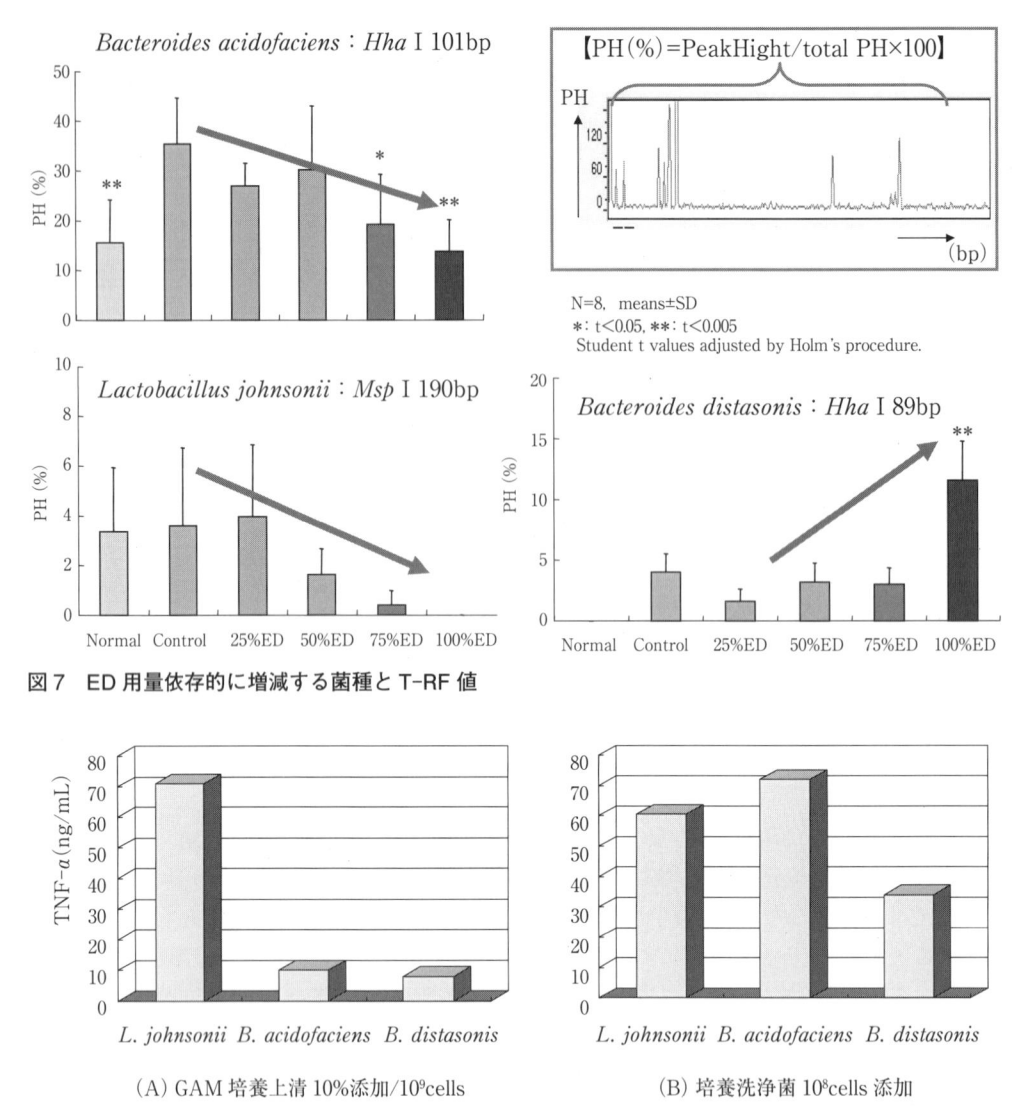

図8 ED量依存的増減菌種のRAW264細胞TNF-α産生への影響（LPS刺激下）

(A) GAM培養上清10%添加/10⁹cells　　(B) 培養洗浄菌10⁸cells添加

同様に，通常えさのプロファイルには検出されるが，100% EDでは全く検出できなくなる Msp I 190bp の T-RF は，培養法でも減少が確認された *Lactobacillus johnsonii* と同定された。逆に，100% ED で急激に増加する Hha I-89bp の T-RF は *Bacteroides distasonis* と同定された。この菌種は，TCR-α KO 腸炎マウスにおいて，ED 食餌で増加し，腸炎への増悪作用が弱いと報告[10]された菌種と一致した。

菌代謝物のマクロファージ様細胞株の炎症性サイトカイン産生に及ぼす影響

上記で確認された3菌種の菌数変動が，腸管免疫に及ぼす影響を検討するために，分離株をGAM液体培地で嫌気培養し，培養上清と洗浄菌体を調製した。それらをLPS刺激下でマクロファージ様細胞 RAW264（JCM-RCB0535）に添加し，6時間培養したときの炎症性サイトカイン TNF-α を測定した結果を図8に示した。

菌のGAM培養上清の添加では，EDで減少する *L. jonnsonii* の培養上清に顕著な TNF-α の産生増強作用が，一方，洗浄菌体の添加では，*B. acidofaciens* と *B. distasonis* で TNF-α 産生量に

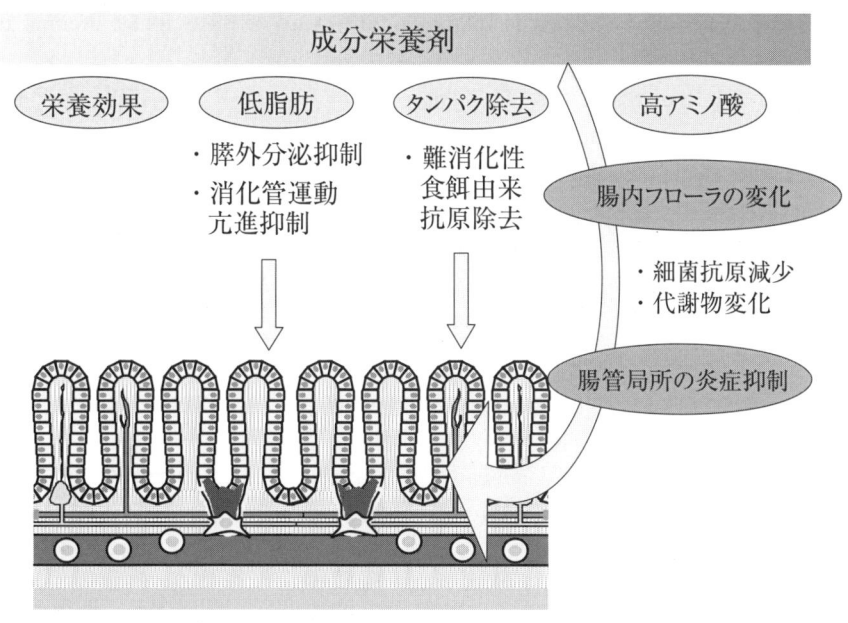

図9 クローン病治療における成分栄養剤の想定作用機序

違いが見られた。

まとめと今後の課題

　EDの腸炎抑制作用機序を図9に示した。EDの栄養成分としての効果をはじめ，低脂肪による消化酵素分泌抑制や消化管運動抑制，抗原となり得るタンパクを含まないアミノ酸の効果，特定のアミノ酸の抗炎症作用[11,12]などが報告されている。それらに加え，本研究により腸内細菌叢の変化を介した作用が示された。本モデルは，IL-10KO自然発症マウスから移入されたリンパ球細胞が，Scidマウスの常在細菌に対して反応し，腸炎が発症する。発症したマウスにおいて，通常えさ飼育による腸内細菌量や有機酸量の増加が腸炎の発症・増悪に関与していると考えられる。一方，EDえさ飼育により量的・質的な減少を伴う腸内細菌叢やその代謝物の変化が起こり，それらの変化が免疫の過剰反応を抑制し，腸炎抑制に作用していると考えられる。

　腸内細菌叢変化を介した作用をより深く解析するためには，無菌マウスやノトバイオートマウスを用いることにより，各種細菌の作用がより明確にできると考えられる。一方で，ヒトとマウスの腸内細菌叢は大きく異なっていることから，実際のIBD患者の腸内細菌叢変化の解析や，細菌と患者由来の抹消血単核球細胞などを用いた免疫学的研究が必要であろう。

参考文献

1) Isaacs K L, Lewis J D, Sandborn W J, Sands B E, Targan S R. State of the art：IBD therapy and clinical trials in IBD. Inflamm Bowel Dis. 2005；11：S3-12.
2) Landers C J, Cohavy O, Misra R, Yang H, Lin Y C, Braun J, Targan S R. Selected loss of tolerance evidenced by Crohn's disease-associated immune responses to auto- and microbial antigens. Gastroenterology. 2002；123：689-699.
3) 樋渡信夫, 豊田隆謙. クローン病のED療法. 医学の歩み 1989；149：337-342.
4) Sellon R K, Tonkonogy S, Schultz M, Dieleman L A, Grenther W, Balish E, Rennick D M, Sartor R B. Resident enteric bacteria are necessary for development of spontaneous colitis

and immune system activation in interleukin-10-deficient mice, Infect Immun. 1998 ; 66 : 5222-5231.
5) John A. Todd. Human genetics : Tackling common disease, Nature. 2001 ; 411 : 537-539.
6) Ikenoue Y, Tagami T, Murata M. Development and validation of a novel IL-10 deficient cell transfer model for colitis. Int Immunopharmacol. 2005 ; 5 : 993-1006.
7) Kajiura T, Takeda T, Sakata S, Sakamoto M, Hashimoto M, Suzuki H, Suzuki M, Benno Y. Change of Intestinal Microbiota with Elemental Diet and Its Impact on Therapeutic Effects in a Murine Model of Chronic Colitis. Dig Dis Sci. 2009 ; 54 : 892-1900.
8) 光岡知足 編集. 腸内細菌学. 1980 ; p104-107.
9) Kibe R, Sakamoto M, Hayashi H, Yokota H, Benno Y. Maturation of the murine cecal microbiota as revealed by terminal restriction fragment length polymorphism and 16S rRNA gene clone libraries. FEMS Microbiol Lett. 2004 ; 235 : 139-146.
10) Kishi D, Takahashi I, Kai Y, Tamagawa H, Iijima H, Obunai S, Nezu R, Ito T, Matsuda H, Kiyono H. Alteration of V beta usage and cytokine production of CD4+ TCR beta beta homodimer T cells by elimination of Bacteroides vulgatus prevents colitis in TCR alpha-chain-deficient mice. J Immunol. 2000 ; 165 : 5891-5899.
11) Tsune I, Ikejima K, Hirose M, Yoshikawa M, Enomoto N, Takei Y, Sato N. Dietary glycine prevents chemical-induced experimental colitis in the rat. Gastroenterology. 2003 ; 125 : 775-785.
12) Andou A, Hisamatsu T, Okamoto S, Chinen H, Kamada N, Kobayashi T, Hashimoto M, Okutsu T, Shimbo K, Takeda T, Matsumoto H, Sato A, Ohtsu H, Suzuki M, Hibi T. Dietary histidine ameliorates murine colitis by inhibition of proinflammatory cytokine production from macrophages. Gastroenterology. 2009 ; 136 : 564-574.

■実験動物の悪性腫瘍とヒトとの比較

(株)栄養・病理学研究所　塚原隆充・中山啓三

はじめに

近年，がん（悪性新生物）は日本における死因の1位となっている（図1）。一般的に用いられるがん（cancer）という呼称は，体内にある正常な細胞や組織と異なり，無秩序に増殖を続ける制御不能な細胞が生体に悪影響を及ぼしている状態を指すが，専門的には皮膚・粘膜・腺など上皮性組織から発生したものは癌腫（carcinoma）と，一方非上皮性の組織である線維・筋・骨・軟骨・リンパ組織などから発生したものは肉腫（sarcoma）と呼ばれ区別されている。これらを総合して悪性腫瘍（malignant tumor, cancer）と呼称する。

2006年の統計では，日本人の悪性腫瘍による死因のうち，上皮性が大多数であり，非上皮性はごく少数である（図2）。また，表1に示すように男性と女性では悪性腫瘍による死亡要因が異なっている。男性では第1位は肺がんであり，胃がん，肝がん，大腸がんと続くが，女性では第1位は大腸がんであり，胃がん，肺がん，子宮・卵巣がんと続く。そして，悪性腫瘍による死亡数は圧倒的に男性が多い（男性19万8000人 VS. 女性13万1000人）ことも特徴的である。

悪性腫瘍という名称からも分かるように，良性腫瘍（benign tumor）や境界腫瘍（borderline tumor）も存在する。例えば，近年日本での死亡率が増加傾向にある大腸がんは，最も早期に実施する組織学的診断法である大腸癌取り扱い規約に基づいた生検組織診では表2に示すような5段階に分類され，そのうち「Category 5」が悪性腫瘍（adenocarcinoma）であるのに対し，良性腫瘍（adenoma）は「Category 3」に属する[1]。当然，組織学的には判別をつけられない良性と悪性の中間的な境界腫瘍も存在し（dysplasia；Category 4），医療現場では再検査を実施したり，既往歴などほかのデータから総合的に判断する。また，日本と欧米ではグループ分けの基準が少し

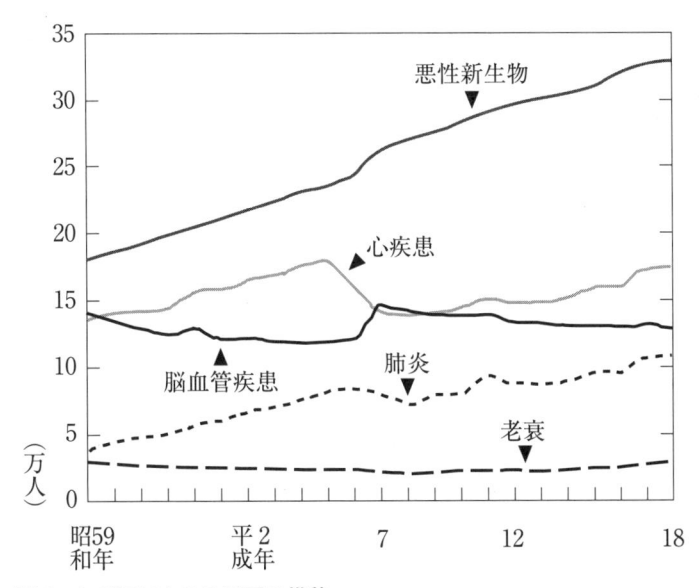

図1　わが国における死因の推移
総務省統計局資料から抜粋
http://www.stat.go.jp/data/nihon/g4821.htm

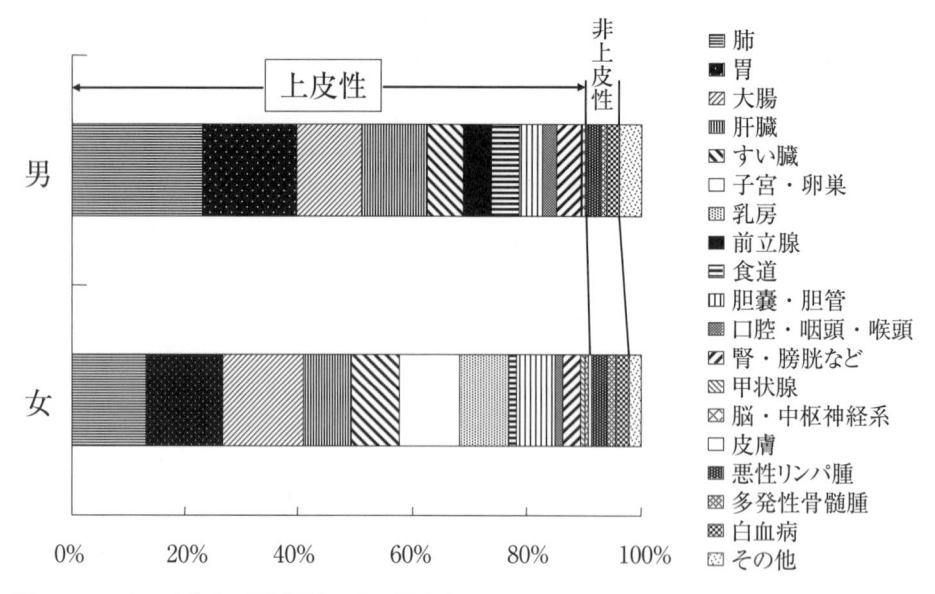

図2 2006年の日本人の悪性腫瘍による死亡率
国立がんセンターガン対策情報センター資料を改変
http://www.ncc.go.jp/jp/cis/divisions/02info/information_statistics04.html

表1 2006年における男女別悪性腫瘍による死亡順位（人）

	男		女	
第1位	肺	45,941	大腸	18,834
第2位	胃	32,745	胃	17,670
第3位	肝臓	22,576	肺	17,314
第4位	大腸	22,547	子宮・卵巣	13,910
第5位	すい臓	12,539	乳房	11,177
第6位	食道	9,650	肝臓	11,086
第7位	前立腺	9,527	すい臓	10,827
第8位	腎・膀胱など	8,217	胆嚢・胆管	8,913
第9位	胆嚢・胆管	7,942	腎・膀胱など	4,206
第10位	口腔・咽頭・喉頭	5,252	悪性リンパ腫	3,697
第11位	悪性リンパ腫	5,001	白血病	3,047
第12位	白血病	4,382	多発性骨髄腫	1,959
第13位	多発性骨髄腫	1,892	口腔・咽頭・喉頭	1,769
第14位	脳・中枢神経系	958	食道	1,695
第15位	皮膚	616	甲状腺	1,043
第16位	甲状腺	498	脳・中枢神経系	729
第17位			皮膚	645
	その他	7,769	その他	2,741
	全体	198,052	全体	131,262

異なることも付記しておく．

　実験動物を用いた機能性食品によるがん予防効果試験が近年数多く実施されているが，組織学的な検討が行われている例は多くない．組織学的な検討が行われている場合でも，良性と悪性腫瘍を

表2 大腸生検組織カテゴリー分類（ウィーン分類）

Category 1	正常組織および組織異型を示さない非腫瘍性病変
Category 2	組織異型を示すが，非腫瘍性と判定される病変
Category 3	腺腫（良性腫瘍）
Category 4	組織異型度から腫瘍と判定された病変のうち，がんが疑われる病変
Category 5	がん

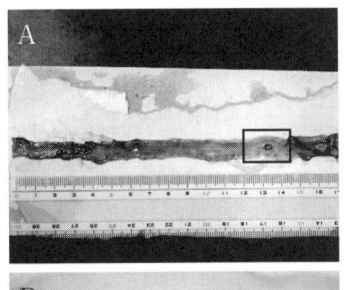

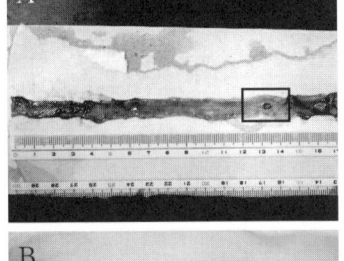

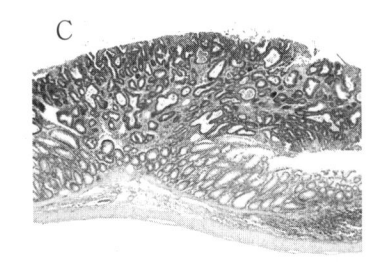

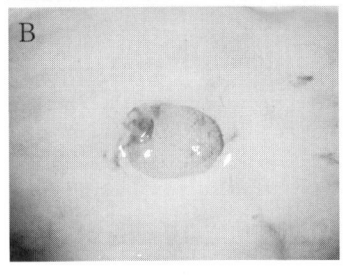

図3 ラット結腸に認められた悪性腫瘍の実体顕微鏡像および光学顕微鏡像（GD群，ラット） 文献3）より転載・一部改変
A．全体像； B．Aの枠線内を拡大； C．腫瘍部のHE染色像（20倍）

区別することなく計測しているケースが多く認められる．また，良性腫瘍を前がん病変として計測している事例もあるが，これは良性腫瘍がときを経るとがん化するというAdenoma-carcinoma sequenceに基づく実験系であり，被験物質によっては不適切な試験系になることもある．

本稿ではアゾキシメタンを用いた実験的大腸がん発現試験を実施し，大腸内に発生した腫瘍について組織学的な検査を行い，さらにヒトの大腸がん取り扱い規約に基づいてカテゴリー分けを行った例を紹介する[2]．また，この試験では難消化性糖質であるグルコン酸ナトリウム（GNA）による大腸がんの予防効果についても検討している．この研究は，京都府立大学および旧・藤沢薬品工業株式会社との共同研究であり，亀上知世子によって京都府立大学博士学位論文[3]としてまとめられたものである．また，さらに老齢マウス数十頭を用いた試験研究を実施しており，これらのマウスに自然発症した悪性腫瘍について評価したので併せて報告する．最後に，これら実験動物の悪性腫瘍のヒトへの外挿についての可能性を考察する．

ラットにおける実験的大腸がんモデルの作出と，GNA投与の効果

雄のFisher-344ラット16頭にアゾキシメタン（AOM）を腹腔投与し，デオキシコール酸（DCA）を持続投与することで実験的に大腸がんを誘発した．半数には基礎飼料を（D群），残りにはGNA5％添加飼料を（GD群）自由摂取させた．AOM投与開始後33週で全例剖検を行ったところ（DおよびGD群の各1頭ずつは，下血もしくは急激な体重減少が認められたため30週で剖検した），両群の結腸に明確な腫瘍が肉眼的に確認できた（図3）．D群とGD群とでは肉眼的観察に

表3 大腸がん誘発ラットに発生した腫瘍の、表2に基づいたカテゴリー分類

試験群	動物番号	腫瘍数(Tumor)	Category 2 非腫瘍性病変	Category 3 良性腫瘍	Category 4 悪性腫瘍を疑う	Category 5 悪性腫瘍
D群	17	4	0	0	4	0
	18	2	0	2	0	0
	19	4	0	0	1	3
	20	1	0	0	1	0
	21	2	1	0	0	1
	22	3	1	0	1	1
	23	5	0	0	1	4
	24	1	0	0	0	1
	平均	2.8	0.3	0.3	1.0	1.3
GD群	25	0	0	0	0	0
	26	1	0	0	0	1
	27	0	0	0	0	0
	28	0	0	0	0	0
	29	2	0	0	0	2
	30	0	0	0	0	0
	31	0	0	0	0	0
	32	1	0	0	1	0
	平均	0.5	0.0	0.0	0.1	0.4
Welch's t-test p値		0.001	0.07	0.38	0.04	0.08

D群:アゾキシメタンおよびデオキシコール酸投与による大腸がん誘発群
GD群:D群と同様にアゾキシメタンおよびデオキシコール酸投与と同時に、グルコン酸ナトリウムを持続的に経口投与した群
ラット #19 の悪性腫瘍の一つは粘液がん
ラット #29 の悪性腫瘍の一つは印環細胞がん

文献2)より転載・一部改変

よる腫瘍数が明らかに異なっており、GD群が統計学的にも有意に低値を示した(平均2.8個 vs. 0.5個, p<0.01)。これらの腫瘍それぞれについて病理組織学的検査を行い、表2に基づいてカテゴリー分けしたところ、表3のような結果となった。Category 5に属する悪性腫瘍の1頭当たりの平均個数は、D群で1.2個、GD群で0.4個とGNA投与で肉眼的な腫瘍数と同様に低値を示したが、統計解析では有意傾向を認めるのみであった(p=0.08)。同様に悪性が疑われるCategory 4では、D群で1.0個、GD群で0.1個と同様に低値を示し、統計学的有意差も認められた(p=0.04)。既に論文で詳細な議論を行っているが、GNA投与によって大腸内で酪酸の生成が増強され[4]、その酪酸が腫瘍細胞にアポトーシスを誘導し(図4)[5]、腫瘍の成長が抑制されたと考えている。

肉眼観察ではいわゆるポリープと言われる隆起型の腫瘍を測定しがちである。しかしD群ではCategory 2の非腫瘍性過形成も確認できた。これは良性腫瘍にも属さない、異型細胞がない粘膜組織であるが、肉眼所見だけでは腫瘍と混同する可能性がある。また、肉眼所見では判別しにくい粘液がん(Mucinous adenocarcinoma)や印環細胞がん(Signet-ring cell carcinoma)などをはじめとする非隆起型のがんもこの実験では認められた(表3, 図5)。これらのことから、この種の試験研究では病理組織学的検査を実施する必要があると判断される。

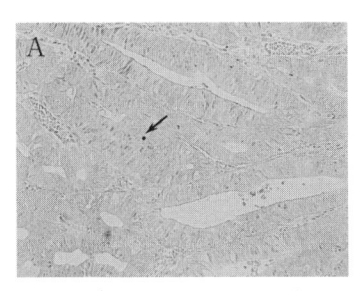

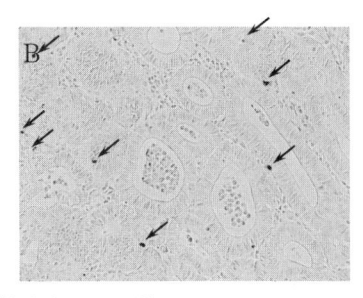

図4 悪性腫瘍中の TUNEL 染色陽性細胞（矢印部，200倍）
　　A，D群ラット；　B，GD群ラット　　　　　　　文献3）より転載・一部改変

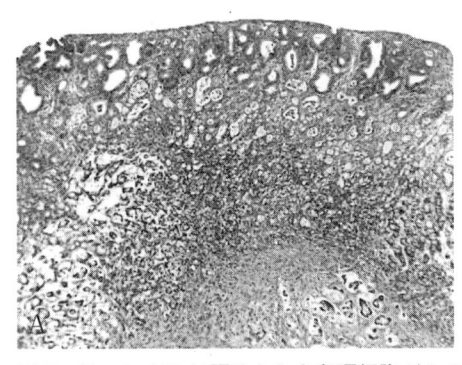

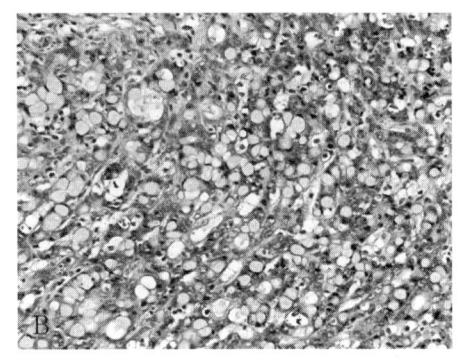

図5 ラット #29 に認められた印環細胞がんの HE 染色像
　　A，40倍；　B，200倍

表4　老齢マウスにおける悪性腫瘍

| 剖検数 | 悪性腫瘍陽性個体数 | 陽性率（%） | リンパ腫（原発巣） ||||||| 肝細胞癌 |
			腸間膜リンパ節	脾臓	消化管	腎臓	肝臓	骨髄	その他不明	
44	26	59	9	6	2	1	1	1	4	2

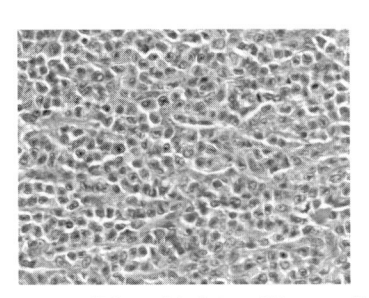

図6　リンパ腫の一例（リンパ節，400倍）

老齢マウスに自然発生する悪性腫瘍

　C57BL/6系雄マウスを2年間飼育したのち病理解剖を行った．心臓，肝臓，脾臓，腎臓，肺，腸間膜リンパ節，消化管（食道，胃，小腸，盲腸，大腸），脳，脊髄，およびそのほか肉眼的に異常が認められた臓器または組織について病理組織学的検査を行ったところ，表4のような結果になった．全44個体のうち，26検体が悪性腫瘍陽性の個体であった（59%）．これらのうち24個体が図6に示すような非上皮性のリンパ腫（lymphoma）であり，上皮性の悪性腫瘍は肝細胞がん

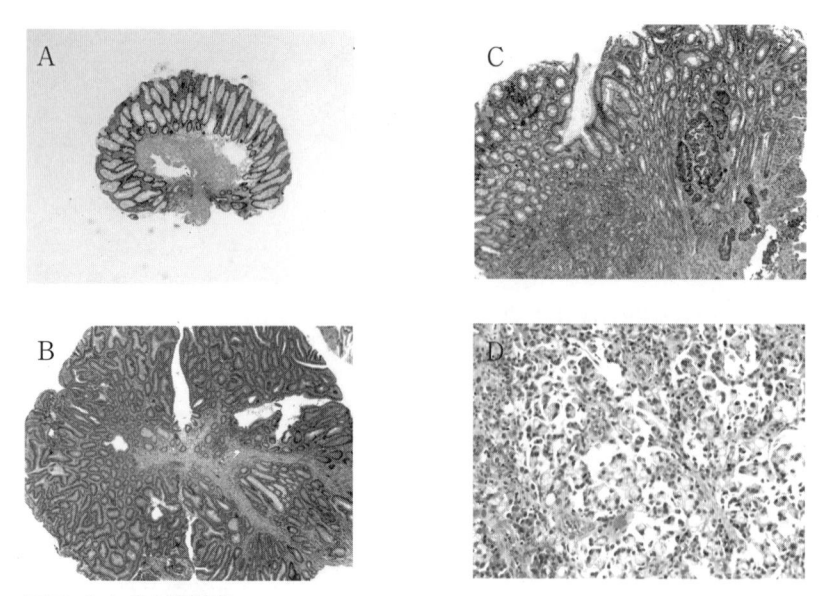

図7 ヒトの大腸腫瘍
A．非腫瘍性過形成（20倍）；　B．良性腫瘍（20倍）；　C．悪性腫瘍（40倍）；
D．粘液がん（200倍）

（hepatocellular carcinoma）の2個体のみであった。リンパ腫は腸間膜リンパ節が原発巣となっていた個体が最も多く，既にほかの組織に転移（metastasis）している個体も多く観察された。リンパ腫とはリンパ組織中のリンパ球などががん化する非上皮性の悪性腫瘍であり，上皮性の悪性腫瘍とは明確に区別されている。既に述べたようにヒトでは上皮性の悪性腫瘍が圧倒的多数であることを考えると，これらの特徴は老人のモデルとして老齢マウスを用いる際の留意点であると思われる。

実験動物の大腸がんとヒトとの比較

ヒトの様々な大腸腫瘍を図7に示した。今回アゾキシメタンによって誘導したラットの大腸腫瘍と，ヒトの大腸腫瘍を病理組織学的に比較したところ，2つの種に特徴的な所見は認められなかった。従って，組織病理評価にヒトの大腸がん取り扱い規約によるカテゴリー分類が転用可能であると考えられた。ヒトで全大腸がんの15％を占める粘液がんは[6]，今回紹介した研究例[2]の場合，悪性腫瘍の約8％を占めていた。このように粘液がんなど非隆起性の腫瘍もヒトと同様に発生することから，肉眼所見だけに頼らず病理組織学的検査による確定診断を実施することが，実験精度を向上させる重要な要素であると思われる。

おわりに

食品や食品成分の機能性を評価する手段として，実験動物を用いたモデル試験は欠かせないが，適切でない実験系を用いることでヒトに外挿できない結果を導き出してしまう可能性に注意する必要がある。今回指摘したのは，肉眼検査で見落としの可能性が高い非隆起性の大腸がんの存在，前がん病変の計測時に誤って計測してしまう可能性がある非腫瘍性過形成の存在，および老齢マウスにおける極めて高率のリンパ腫発生である。

ヒトの死因としてのリンパ腫はせいぜい悪性腫瘍全体の2.5％でしかない（図2）。とくに大腸原発のリンパ腫はヒトの全大腸がんの0.2％しかない[6]。長期飼育による延命試験に実験動物を用いる

際，ヒトではあまり起こらない自然発症リンパ腫抑制に効果がある素材を評価しているだけになりかねない点に注意が必要であると思われる。

引用文献

1) 深山正久. 腫瘍病理学第1版. 東京：文光堂, 2008.
2) Kameue C, Tsukahara T, Yamada K, Koyama H, Iwasaki Y, Nakayama K, Ushida K. Dietary sodium gluconate protects rats from large bowel cancer by stimulating butyrate production. J. Nutr. 2004；134：940-944.
3) Kameue C. Preventive Effect of Prebiotics in the Murine Colorectal Cancer Model-Histopathological and Molecular Analyses on the Colon-. PhD Thesis. Kyoto Prefectural University, Kyoto, Japan, 2006.
4) Tsukahara T, Koyama H, Okada M, Ushida K. Stimulation of butyrate production by gluconic acid in batch culture of pig cecal digesta and identification of butyrate-producing bacteria. J. Nutr. 2002；132：2229-2234.
5) Calabresse C, Venturini L, Ronco G, Villa P, Chomienne C, Belpomme D. Butyric acid and its monosaccharide ester induce apoptosis in the HL-60 cell line. Biochem. Biophys. Res. Commun. 1993；195：31-38.
6) Talbot I, Price A, Salto-Tellez M. Biopsy Pathology in Colorectal Disease Second edition. London, UK：Hodder Arnold, 2006.

消化管の栄養・生理と腸内細菌

第6章

■腸内細菌と胆汁酸
プレバイオティクスやプロバイオティクスの役割

(株)ヤクルト中央研究所 食品研究部　早川弘子

はじめに

　胆汁酸は肝臓でコレステロールから合成され，脂溶性成分の消化吸収に必要な物質である。合成には肝ミクロソームの cholesterol 7α-hydroxylase やミトコンドリアの sterol 27-hydroxylase が重要な役割を担っており，コール酸（3α, 7α, 12α-trihydroxy-5β-cholanoic acid）とケノデオキシコール酸（3α, 7α-dihydroxy-5β-cholanoic acid）が合成される[1]。これらの胆汁酸は肝臓内でグリシンやタウリンなどのアミノ基とペプチド結合し，より親水性の抱合体となって胆汁へ分泌される。胆嚢の収縮により十二指腸に放出された胆汁酸は，食事由来の脂肪とミセルを形成して脂肪の吸収を助け[2]，胆汁酸自体は回腸末端部より吸収され，肝門脈を経て肝臓に戻り，胆汁中に分泌される（腸肝循環）。小腸で吸収されず大腸に達した胆汁酸は，腸内細菌により代謝（脱抱合，脱水酸化，酸化，還元，エピマー化）を受け，二次胆汁酸であるデオキシコール酸（3α, 12α-dihydroxy-5β-cholanoic acid）やリトコール酸（3α-hydroxy-5β-cholanoic acid）になる。

　大腸でも胆汁酸は吸収されるため，体内には多種多様な胆汁酸が存在する[3]。胆汁酸は脂質や脂溶性ビタミンの吸収に重要な働きをするほかにも，細菌の異常増殖やトランスロケーションの抑制作用[4]，腸管上皮のバリア機能の回復促進作用[5]があることも報告されている。1999 年に胆汁酸が核内レセプターの生理的リガンドとして報告されて[6,7]からは，胆汁酸がセンサーとして脂質代謝[8,9]，糖質代謝[10]，熱代謝[11]，解毒[12]に関して働いていることも報告されている。リガンドとしての多彩な胆汁酸の働きは種類や濃度によっても異なる[6,7]。ここではプレバイオティクスやプロバイオティクスなどの食品が胆汁酸代謝に及ぼす影響について述べる。

プレバイオティクスの腸内細菌への作用と胆汁酸

　難消化性で腸内細菌の消化を受けやすい多糖やオリゴ糖（プレバイオティクス）は腸内細菌の構成や腸内環境を変化させることが知られている[13]。乳糖にβ-ガラクトシダーゼを作用させて酵素的転移反応で調製されたガラクトオリゴ糖は，ヒトの消化酵素では消化されずに大腸まで到達して腸内細菌により利用される[14]。なかでもビフィズス菌を選択的に増殖させ，その増殖促進作用は濃度依存的であった[15]。無菌ラットにヒトのふん便を経口投与してヒトフローラをつけたラットを作成し，腸内細菌による胆汁酸の変換に対するガラクトオリゴ糖の影響について調べた[16]。ヒトのフローラをつけたラットのふん便中では腸内細菌の変換を受けない胆汁酸（一次胆汁酸）としてはβ-ムリコール酸（3α, 6β, 7β-trihydroxy-5β-cholanoic acid）がほとんどを占め，10%ガラクトオリゴ糖群では少量のコール酸が観察された。二次胆汁酸としてはω-ムリコール酸（3α, 6α, 7β-trihydroxy-5β-cholanoic acid），デオキシコール酸，リトコール酸，ヒオデオキシコール酸（3α, 6α-dihydroxy-5β-cholanoic acid）がいずれの群でも検出された。10%ガラクトオリゴ糖投与群ではβ-ムリコール酸の割合が増加し，ω-ムリコール酸の割合が減少したため，有意に一次胆汁酸の合計の比率が増加し，胆汁酸の腸内細菌による変換が抑制された（表1）。次に健康成人 8 名にガラクトオリゴ糖 10g を 3 週間飲用してもらいふん便中胆汁酸を調べたところ[17]，8 人中 7 人で腸内細菌によって変換された胆汁酸の減少が認められた（図1，表2）。難消化性の 2 糖類であるラ

表1 ヒトフローラをつけたラットのふん便胆汁酸組成（%）に及ぼすガラクトオリゴ糖投与の影響

Bile acid	control	5% GOS	10% GOS
Cholic acid	0	0	2.1 ± 4.1
Deoxycholic acid	31.0 ± 4.5	24.8 ± 4.7	21.0 ± 7.4
Lithocholic acid	3.1 ± 0.5 a	1.9 ± 1.1 b	0.6 ± 0.3 c
Ursodeoxycholic acid	1.1 ± 0.2 a	1.2 ± 0.2 a	1.0 ± 0.1 a
β-Murichoric acid	36.7 ± 5.2 b	35.2 ± 9.6 b	53.4 ± 4.9 a
ω-Muricholic acid	16.1 ± 9.4 ab	26.7 ± 6.5 a	11.2 ± 2.0 b
Hyodeoxycholic acid	1.0 ± 0.5 a	1.0 ± 0.3 a	0.5 ± 0.1 a
unknown	10.9 ± 4.8	9.2 ± 2.1	10.4 ± 3.9
Primary bile acid	36.7 ± 5.2 b	35.2 ± 9.6 b	55.5 ± 5.4 a
Non-primary bile acid	63.2 ± 5.2 a	64.9 ± 9.7 a	44.6 ± 5.4 b

a-c：同じアルファベットのついている値は有意差がないことを示す。（$p < 0.05$, Newman-Keuls test）

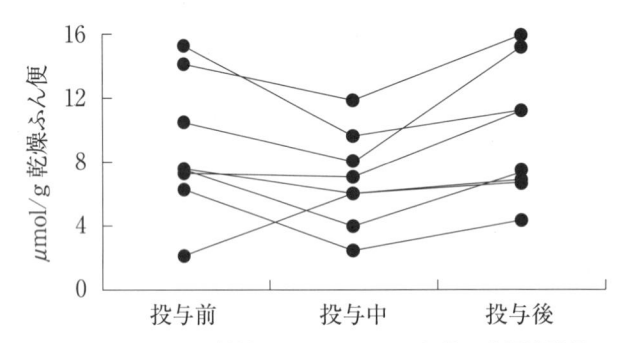

図1 ガラクトオリゴ糖投与したヒトふん便非一次胆汁酸量の推移
石川文保 et al. ビフィズス．1995；9：5-18. より転用・一部改変．

表2 ガラクトオリゴ糖摂取によるヒトのふん便胆汁酸（mol/g 乾燥ふん便）への影響*

Bile acid	投与前	投与 3 週間後	投与終了 3 週間後
Cholic acid	1.8 ± 0.7	2.8 ± 1.1	1.9 ± 0.5
Chenodeoxycholic acid	0.8 ± 0.4	1.1 ± 0.4	0.7 ± 0.3
Deoxycholic acid	5.2 ± 0.9	3.7 ± 0.7	6.2 ± 1.2
Lithocholic acid	3.4 ± 0.7	2.7 ± 0.5	3.8 ± 0.5
Ursodeoxycholic acid	0.3 ± 0.1	0.2 ± 0.1	0.9 ± 0.1
Total bile acid	11.6 ± 1.9	10.6 ± 1.2	12.9 ± 2.0
Primary bile acid	2.6 ± 1.0	3.9 ± 1.5	2.6 ± 1.1
Non-primary bile acid	9.0 ± 1.5	6.7 ± 1.1	10.3 ± 1.5

*健康成人 9 名にガラクトオリゴ糖 10g を 3 週間飲用してもらった。

クチュロースについてもヒト[18]やラット[19]で胆汁酸の腸内細菌による変換の抑制が認められている。腸内細菌によって生成される二次胆汁酸(デオキシコール酸やリトコール酸)は発がんプロモーターとして作用すると考えられており[20,21]、腸内細菌による変換の抑制は興味深い結果である。

動物種により異なる胆汁酸の組成

ところでプレバイオティクスはラットとヒトともに腸内細菌による胆汁酸の変換率を減少させる現象では一致していたが、最終的な胆汁酸の組成はラットとヒトではかなり違った。肝臓で合成される胆汁酸は動物種によって、水酸基の数や位置や配位が異なるからである。その相違は物理化学的性質ばかりではなく、生理効果にも影響する可能性がある。Sacquetら[22]やMadsenら[23]が報告している無菌や通常ラットのふん便胆汁酸組成を表3にまとめた。無菌ラットでは腸内細菌が存在しないので肝臓で合成される胆汁酸だけが観察され、二次胆汁酸は認められないのでコール酸とβ-ムリコール酸が主な一次胆汁酸である。通常ラットではω-ムリコール酸、ヒオデオキシコール酸、デオキシコール酸、リトコール酸が二次胆汁酸として検出される。各種動物の無菌および通常動物の胆汁中胆汁酸組成を表4に示した[3]。

表3 無菌ラット(GF)および通常ラット(CV)のふん便中胆汁酸組成(%)

ラット	GF*	CV*	GF**	CV**
Cholic acid	20.4 ± 0.5	1.9 ± 0.1	40.5 ± 3.1	3.9 ± 0.4
α-Muricholic acid	4.2 ± 0.1	6.4 ± 2.0		
ω-Muricholic acid		13.3 ± 6.5		18.7 ± 1.6
β-Muricholic acid	42.5 ± 0.9	6.0 ± 1.5	56.0 ± 3.3	2.2 ± 0.4
Hyodeoxycholic acid		20.8 ± 6.1		34.0 ± 2.4
Chenodeoxycholic acid	2.4 ± 0.04	1.6 ± 0.6	1.4 ± 0.7	
Deoxycholic acid		14.7 ± 1.5		15.6 ± 2.5
Ursodeoxycholic acid	1.4 ± 0.2			
Lithocholic acid		6.7 ± 1.1		1.2 ± 0.4
Keto		20.2 ± 2.3		24.2
Undetermined	29.1	8.3		

*:Sacquetら[22]から抜粋
**:Madsenら[23]から抜粋

表4 無菌(GF)および通常(CV)の胆汁中胆汁酸組成(%)

	Mouse GF	Mouse CV	Rat GF	Rat CV	Rabbit GF	Rabbit CV	Dog GF	Dog CV	Human GF	Human CV
CA	25	53	50	75	94	0	95	84	Present	45
CDC	1.5	0	1	4	1	0	4.6	3.7	Present	35
DC	0	3.5	0	1.0	0	89	0	12	0	20
Allo-CA	NR	NR	NR	NR	5	0	NR	NR	NR	NR
Allo-DC	NR	NR	NR	NR	0	6, 4	NR	NR	NR	NR
β-Muricholic	68	38	49	15	0	0	0	0	0	0
Hyodeoxycholic	0	trace	0	3	0	0	0	0	0	0

MacDonald[3]から抜粋。CA:Cholic acid, CDC:Chenodeoxycholic acid, DC:Deoxycholic acid, NR:not reported

ラットやマウスではβ-ムリコール酸の割合が高いが，ヒトでは認められない。またヒトではグリシンとタウリンの比率が3：1で存在するが，ラットではほとんどがタウリン抱合体である[24]。ハムスターの胆汁酸組成，グリシンとタウリン抱合体の比率や親水性―疎水性バランスはヒトに近いことが示されている[24]。ラットとハムスターではコレステロールに対する反応性の相違も報告されている。ハムスターでは食餌中にコレステロールを添加すると添加コレステロール量に応じて血中と肝臓コレステロールの増加が認められたが，ラットの場合は血中も肝臓中でもコレステロール含量はあまり変化しなかった[25]。肝臓でコレステロールを胆汁酸に異化する酵素であるcholesterol 7α-hydroxylaseがコレステロールの添加によってラットでは著しく増加し，異化排泄を促していたが，ハムスターでは酵素は影響を受けずに肝臓や血中でコレステロールの増加が認められたと考えられる[25]。ラットでも食餌中にコレステロールだけでなく胆汁酸を添加することによってネガティブフィードバック機構を作動させて血中コレステロールを上昇させることが可能である。研究目的に応じたモデル動物を選択することが重要であると考える。

プロバイオティクスの血中コレステロールとの関連

プロバイオティクスと胆汁酸の関係は血中コレステロールとの関連性から調べられていることが多い。MannとSpoerry[26]が発酵乳を多量に飲用しているアフリカのマサイ族の血中コレステロール値が低いことを報告してから，発酵乳の血中脂質改善作用に関する研究が増加してきた。血中脂質改善効果の認められた報告もある[27-30]一方，作用が認められない例[31,32]も報告されており，知見の相違における理由のひとつとして，使用された乳酸菌の種類や菌株特性による可能性がある。Gillilandらはin vitroで培地中からコレステロールを取り込む能力のある乳酸菌がin vivoでも血中コレステロール低下作用があることを示した[33]。乳酸菌自体が胆汁酸と吸着することも報告されている[34]。Klaverらは乳酸菌の胆汁酸脱抱合と酸の生成によるpHの低下が重なるとコレステロールが不溶化することをin vitroで示した[35]。脱抱合型胆汁酸はミセル化能力が低いためコレステロール吸収を抑制する可能性はあるが，腸管の多くの常在性嫌気性菌は脱抱合活性をもっているため[3]，投与されたプロバイオティクスが生体内で脱抱合活性によってコレステロール吸収を抑制するかは分からない。しかし脱抱合活性の高いビフィズス菌の生菌をブタに投与したところ，門脈血中の脱抱合型胆汁酸の割合が高くなることが認められており[36]，プロバイオティクスが生体内胆汁酸に影響を及ぼすことは確かなようである。血中コレステロール低下作用の機構とプロバイオティクスの胆汁酸代謝との関係については完全には解明されてはいない。

豆乳を Bifidobacterium breve ヤクルト株で発酵させた発酵豆乳中では本菌株の生残性が高く，飲用試験を行ったところふん便中常在性のビフィズス菌が増加し，投与菌も高率で生きて回収された[37]。豆乳中の主成分である大豆タンパクは胆汁酸を吸着する能力をもち，ふん便への胆汁酸排泄を促進することにより血中コレステロールを低下させることが知られている[38]。そこでプロバイオティクスと大豆タンパク質を併せもつ発酵豆乳について，食餌性高脂血症モデルハムスター[39]や閉経後高脂血症モデルの卵巣摘出動物[40,41]へ投与したところ，いずれのモデル動物においても血中コレステロール低下作用が認められた。食餌性高脂血症モデルハムスターのふん中胆汁酸組成について表5に示した。豆乳や発酵豆乳はふん中胆汁酸排泄量を顕著に増加させた。デオキシコール酸の比率が豆乳で増加し，発酵することによってさらに増加した。反対にリトコール酸の比率は豆乳で減少し，発酵することによってさらに減少した。リトコール酸は肝毒性が強い胆汁酸である[42]。コール酸系列の胆汁酸の比率が豆乳で増加し，発酵豆乳ではさらに増加したためケノデオキシコール酸系列の比率より高くなった。コール酸とケノデオキシコール酸系列の比率は年齢[43]，糖尿病[44]，エストロゲン[45]などによっても影響を受けることが報告されている。豆乳中では配糖体で存

表5　高脂肪食投与ハムスターにおける豆乳および発酵豆乳のふん便胆汁酸組成に及ぼす影響*

	Control	Soy milk	Fermented soy milk	ANOVA (p<)
Total bile acid excretion (mmol/2d)	1.73 ± 0.47 a	7.73 ± 1.90 b	8.95 ± 1.38 b	0.0001
Bile acid composition (%)				
Ursodeoxycholic acid	6.1 ± 1.4 a	1.4 ± 0.2 b	4.4 ± 0.3 a	0.0001
Cholic acid	0.7 ± 1.1 b	3.8 ± 1.5 a	4.4 ± 0.3 a	0.0001
Glycochenodeoxycholic acid	0	0.2 ± 0.2	0.0 ± 0.1	N.S.
Glycodeoxycholic acid	0.5 ± 0.8 b	1.3 ± 0.1 a	1.0 ± 0.2 ab	0.05
Taurodeoxycholic acid	4.5 ± 1.8	3.6 ± 2.3	4.4 ± 1.0	N.S.
Deoxycholic acid	19.7 ± 3.9 a	37.4 ± 2.9 b	46.9 ± 2.2 c	0.0001
Lithocholic acid	68.4 ± 4.1 a	52.3 ± 2.2 b	46.9 ± 2.2 c	0.0001
Cholic acid pathway	25.4 ± 4.3 c	46.2 ± 2.2 b	51.7 ± 2.4 a	0.0001
Chenodeoxycholic acid pathway	74.6 ± 4.3 a	53.8 ± 2.2 b	48.3 ± 2.4 c	0.0001

*6週齢シリアンハムスターに豆乳および発酵豆乳を30％添加した高脂肪高コレステロール食を1週間投与した。
a-c：異なるアルファベットのついた値は有差差のあることを示す。(p＜0.05, Turkey test)
c：異なるアルファベットのついた値は有差差のあることを示す。(p＜0.05, Turkey test)

在するイソフラボンは発酵豆乳ではアグリコン化されており[37]，吸収性も高い[46]。ビフィズス菌発酵豆乳は骨代謝改善[47]や肝機能改善[48]，乳がん発症のリスク低減への寄与[49]も報告されている。

近年，日本では悪性腫瘍や虚血性心疾患で亡くなる人が増加している。これらの疾病の予備群とも言える便秘，肥満，高脂血症，高血圧，糖尿病は食習慣や運動習慣が発症に深くかかわっている。腸内細菌，プロバイオティクス，プレバイオティクスは宿主の健康と密接に関係している。なぜならそれらの代謝産物が便秘，肥満，高脂血症，高血圧，糖尿病に影響を与えると考えられるからである。しかし，使用するプレバイオティクス，プロバイオティクス，基質となる物質，またそれらの組み合わせによって代謝産物は複雑である。ヒトの腸管には400種類にも及ぶ細菌が生息している。毎日摂取される食事成分や腸内に分泌，排泄される生体成分を基質として活発な代謝活動を営み，多数の代謝産物を産生している。胆汁酸も腸内細菌の基質のひとつとして腸肝循環の間に種々の変換を受け，宿主の健康維持に深くかかわっていると考えられる。

参考文献

1) Vlahcevic Z R, Stravitz R T, Heuman D M, Hylemon P B, Pandak W M. Quantitative estimations of the contribution of different bile acid pathways to total bile acid synthesis in the rat. Gastroenterology. 1997；113：1949-1957.
2) Russell D W. The enzymes, regulation, and genetics of bile acid synthesis. Annu Rev Biochem. 2003；72：137-174.
3) Macdonald I A, Bokkenbeuser V D, Winter J, McLernon A M, Mosbach E H. Degradation of steroids in the human gut. J Lipid Res. 1983；24：675-700.
4) Lorenzo-Zuniga V, Bartoli R, Planas R, Hofmann A F, Vinado B, Hagey L R, Hernandez J M, Mane J, Alvarez M A, Ausia V, Gassull L R. Oral bile acids reduce bacterial overgrowth, bacterial translocation, and endotoxemia in cirrhotic rats. Hepatology. 2003；37：551-557.

5) Kamiya S, Nagino M, Kanazawa H, Komatsu S, Mayumi T, Takagi K, Asahara T, Nomoto K, Tanaka R, Nimura Y. The value of bile replacement during external biliary drainage. Ann Surg. 2004 ; 239 : 510-517.
6) Makishima M, Okamoto A Y, Repa J J, Tu H, Learned R M, Luk A, Hull M V, Lusting K D, Mangelsdorf D J, Shan B. Identification of nuclear receptor for bile acid. Science. 1999 ; 284 : 1285-1386.
7) Parks D J, Blanchard S G, Bledsoe R K, Chandra G, Consler T G, Kliewer S A, Stimmel J B, Wilson T M, Zavacki A M, More D D, Lehmann J M. Bile acid natural ligands for and orphan nuclear receptor. Science. 1999 ; 284 : 1365-1368.
8) Watanabe M, Houten S M, Wang L, Moschetta A, Mangelsdorf D J, Heyman R A, Moore D D, Auwerx J. Bile acids lower triglyceride levels via a pathway involving FXR, SHP, and SREBP-1c. J Clin Invest. 2004 ; 113 : 1408-1418.
9) Hirokane H, Nakahara M, Tachibana S, Shimizu M, Sato R. Bile acid reduces the secretion of very low density lipoprotein by repression microsomal triglyceride transfer protein gene expression mediated by hepatocyte nuclear factor-4. J Biol Chem. 2004 ; 279 : 45685-45692.
10) Stayrook K R, Blamlett K S, Sabkur R S, Ficorilli J, Cook T, Christe M E, Michael L F, Burris T P. Regulation of carbohydrate metabolism by the farnesoid X receptor. Endocrinology. 2005 ; 146 : 984-991.
11) Watanabe M, Houten S M, Mataki C, Christoffolette M A, Kim B W, Sato H, Messaddeq N, Harney J W, Ezaki O, Kodama T, Schiinjans K, Bianco A C, Auwerx J. Bile acid induce energy expenditure by promoting intracellular thyroid hormone activation. Nature. 2006 ; 439 : 484-489.
12) Staudinger J L, Goodwin B, Jones S A, Hawkins-Brown D, MacKenzie K I, LaTour A, Liu Y, Klaassen C D, Brown K K, Reinhard J, Willson T M, Koller B H, Kliewer S A. The nuclear receptor PXR is a lithocholic acid sensor that protects against liver toxicity. Proc Natl Acad Sci. 2001 ; 98 : 3369-337.
13) Macfarlane G T, Cummings J H. The colonic flora, fermentation, and large bowel digestive function. In : The Large Intestine Physiology, Pathophysiology and Diseases, eds Phillips SF, Pemverton J H, Shorter R G. New York, US : Raven Press, 1991 ; pp51-92.
14) Tanaka R, Takayama H, Morotomi M, Kuroshima T, Ueyama S, Matsumoto K, Kuroda A, Mutai M. Effect of administration of TOS and *Bifidobacterium breve* 4006 on the hman fecal flora. Bifidobacteria Microflora. 1983 ; 2 : 17-24.
15) Ito M, Deguchi Y, Miyamori A, Matsumoto K, Kikuchi H, Matsumoto K, Kobayashi Y, Yajima T, Kan T. Effect of adminstration of galactooligosaccharides on the human faecal microflora, stool weight and abdominal sensation. Microbial Ecology in Health and Disease. 1990 ; 3 : 285-292.
16) Kikuchi H, Andrieux C, Riottot M, Bensaada M, Popot F, Szyrit O. Effect of two levels of transgalactocylated oligosaccharide intake in rats associated with human faecal microflora on bacterial glycolytic activity, end-products of fermentation and bacterial steroid transformation. J Appl Bacteriol. 1996 ; 80 : 439-446.
17) 石川文保, 高山博夫, 松本圭介, 伊藤正紀, 長南治, 出口ヨリ子, 早川（菊地）弘子, 綿貫雅章. β1-4系ガラクトオリゴ糖のヒト腸内細菌叢に及ぼす影響. ビフィズス. 1995 ; 9 : 5-18.
18) Van Berge Henegouen G P, Van der Werf S D J, Ruben A. Effect of long term lactulose in-

gestion on secondary bile salt metabolism in man : potential protective effect of lactulose in colonic carcinogenesis. Gut. 1987 ; 28 : 675-680.

19) Andrieux C, Gadelle D, Leprince C, Sacquet E. Effects of some poorly digestible carbohydrates on bile acid bacterial transformations in the rat. Br J Nutr. 1989 ; 62 : 103-119.

20) Narisawa T, Magadia N E, Weisburger J H, Wynder E L. Promoting effect of bile acids on colon carcinogenesis after intrarectal instillation of N-methyl-N-nitro-N-nitrosoguanidine in rats. J Natl Cancer Res. 1974 ; 53 : 1093-1097.

21) Reddy S B, Watanabe K, Weisburger J H, Wynder E L. Promoting effect of bile acids in colon carcinogenesis in germ-free and conventional F344 rats. Cancer Res. 1977 ; 37 : 3238-3242.

22) Sacqut E, Leprince C, Riottot M. Dietary fiber and cholesterol and bile acid metabolisms in axenic (germfree) and holoxenic (conventional) rats I -Effect of wheat bran. Reprod Nutr Develop. 1982 ; 22 : 291-305.

23) Madsen D, Beaver M, Chang L, Bruckner-Kardoas E, Wostmann B. Analysis of bile acids in conventional and germfree rats. J Lipid Res. 1976 ; 17 : 107-111

24) Heuman D M. Quantitative estimation of the hydrophilic-hydrophobic balance of mixed bile salt solutions. J Lipid Res. 1989 ; 30 : 719-730.

25) Horton J D, Cuthbert J A, Spady D K. Regulation of Hepatic 7α-hydroxylase expression and response to dietary cholesterol in the rat and hamster. J Biol Chem. 1995 ; 270 : 5381-5387.

26) Mann G V, Spoerry M D. Study of a surfactant and cholesteremia in the Maasai. Am J Clin Nutr. 1974 ; 27 : 464-469.

27) Bazzare T L, Wu S L, Yuhas JA. Total and HDL-cholesterol concentration following yoghurt and calcium supplementation. Nutr Rep Int. 1983 ; 28 : 1225-1232.

28) Agerbaek M, Gerdes L U, Richelsen B. Hypocholesterolemic effect of a new fermented milk product in healthy middle-aged men. Eur J Clin Nutr. 1995 ; 49 : 346-352

29) Nair C R, Mann G V. A factor in milk which influences cholesterolemia in rats. Atherosclerosis. 1977 ; 26 : 363-367.

30) Kiyosawa H, Sugawara C, Sugawara N, Miyake H. Effect of skim milk and yogurt on serum lipids and development of sudanophilic lesions in cholesterol-fed rabbits. Am J Clin Nutr. 1984 ; 40 : 479-484.

31) Rao D R, Chawan C B, Pulsani S R. Influence of milk and thermophilus milk on plasma cholesterol levels and hepatic cholesterogenesis in rats. J Food Sci. 1981 ; 46 : 1339-1341.

32) Schneeman B O, Rice R, Richter B D. Reduction of plasma and hepatic triacylglycerides with whole milk-containing diets in rats. J. Nutr. 1989 ; 119 : 965-970.

33) Gilliland S E, Nelson C R, Maxwell C. Assimilation of cholesterol by *Lactobacillus acidophilus*. Appl Environ Microbiol. 1985 ; 49 : 377-381.

34) Hashimoto H, Kawase M, Hosoda M, Fang H E, Morita H, Hosono A. Binding deconjugation and oxidation of taurocholic acid with lactobacilli cell. Milchwissenschaft. 2000 ; 55 : 316-319.

35) Klaver F A M, Van der Meer R. The assumed assimilation of cholesterol by lactobacilli and *Bifidobacterium bifidum* is due to their bile salt-deconjugating activity. Appl Environ Microbiol. 1993 ; 59 : 1120-1124.

36) Leperq P, Relano P, Cayuela C, Juste C. *Bifidobacterium animalis* strain DN-173 010 hydrolyses bile salts in the gastrointestinal tract of pigs Scand J Gastroenterol. 2004 ; 39 : 1266-

1271.

37) Shimakawa Y, Matsubara S, Yuki N, Ikeda M, Ishikawa F. Evaluation of *Bifidobacterium breve* Yakult-fermented soymilk as a probiotic food. Int J Food Microbiol. 2003 ; 81 : 131-136.

38) Sugano M, Goto S, Yamada Y, Yoshida K, Hashimoto Y, Matsui T, Kimoto M. Cholesterol-lowing activity of various undigested fractions of soybean protein in rats. J Nutr. 1990 ; 120 : 977-985.

39) Kikuchi-Hayakawa H, Onodera N, Matsubara S, Yasuda E, Shimakawa Y, Ishikawa F. Effect of soy milk and Bifidobacterium-fermented soy milk on plasma and liver, and fecal steroids in hamsters fed on a cholesterol-free or cholesterol-enriched diet. Br J Nutr. 1998 ; 79 : 97-105.

40) Kikuchi-Hayakawa H, Onodera N, Matsubara S, Yasuda E, Chonan O, Takahashi R, Ishikawa F. Effects of soy milk and Bifidobacterium fermented soy milk on lipid metabolism in aged ovariectomized rats. Biosci. Bitechnol. Biochem. 1998 ; 62 : 1688-1692.

41) Kikuchi-Hayakawa H, Onodera N, Kano M, Matsubara S, Yasuda E, Ishikawa F. Effects of soy milk and Bifidobacterium fermented soy milk on lipid metabolism in ovariectomized hamsters. J Nutr Sci Vitaminol. 2000 ; 46 : 105-108.

42) Javitt N B. Cholestasis in rats induced by taurolithocholate. Nature. 1966 ; 210 : 1262-1263.

43) Uchida K, Nomura Y, Kadowaki M, Yanase H, Takano K, Takeuchi N. Age-related changes in cholesterol and bile acid metabolism in rats. J Lipid Res. 1978 ; 19 : 544-552.

44) Uchida K, Makino S, Akiyoshi T. Altered bile acid metabolism in non obese, spontaneously diabetic (NOD) mice. Diabetes. 1985 ; 24 : 79-83.

45) Van Erpecum K J, Van Berge Henegouwen G P, Verschoor L, Stoelwinder B, Willekens F L H. Different hepatobiliary effects of oral and transdermal estradiol in postmenpausal women. Gasteroenterology. 1991 ; 100 : 482-488.

46) Kano M, Takayanagi T, Harada K, Sawada S, Ishikawa F. Bioavailability of isoflavones after ingestion of soy beverages in healthy adults. J Nutr. 2006 ; 136 : 2291-2296.

47) 松原智史, 狩野光芳, 安田恵美, 早川（菊地）弘子, 増岡（小野寺）範江, 長南治, 高橋理恵, 石川文保, 卵巣摘出ラットの骨代謝に及ぼす *Bifidobacterium breve* 発酵豆乳の影響. ヤクルト本社研究報告集. 2006 ; 26 : 55-62.

48) Kano M, Ishikawa F, Matsubara S, Kikuchi-Hayakawa H, Shimakawa, Y. Soy milk products affect ethanol absorption and metabolism in rats during acute and chronic ethanol intake. J Nutr. 2002 ; 132 : 238-244.

49) Ohta T, Nakatsugi S, Watanabe K, Kawamori T, Ishikawa F, Morotomi M, Sugie S, Toda T, Sugimura T, Wakabayashi K. Inhibitory effects of Bifidobacterium-fermented soy milk on 2-amino-1-methyl-6-phenylimidazo [4,5-b] pyridine-induced rat mammary carcinogenesis, with a partial contribution of its component isoflavones. Carcinogenesis. 2000 ; 21 : 937-941.

■胆汁酸の腸肝循環にかかわるトランスポーター

京都府立大学 生命環境科学研究科　佐伯　徹

胆汁酸の腸肝循環

　胆汁酸は肝臓においてコレステロールから合成される界面活性剤であり，胆汁の主成分として十二指腸に分泌され，小腸における脂質や脂溶性ビタミンなどの消化吸収を助ける。役割を終えた胆汁酸は回腸末端において能動的に再吸収され，肝臓で再抱合などを受けて再び分泌される。胆汁中の胆汁酸はほとんどがタウリンもしくはグリシンと抱合されているが，抱合によって胆汁酸のpKa は大幅に低下するため（Merck Index によればコール酸の pKa は 6.4 であるのに対してタウロコール酸とグリココール酸はそれぞれ 1.4 および 4.4），腸肝循環内にある胆汁酸の相当の部分は電離しており，細胞膜を単純拡散によって通過することができないと考えられる。腸肝循環の過程では，胆汁酸は細胞膜を4回（回腸上皮細胞の頂端側膜，側底膜および肝細胞の類洞側膜，毛細胆管側膜）通過しなければならず，それぞれの膜において特有のトランスポーターが胆汁酸輸送を行っている（図1）。

　動物は積極的なコレステロール燃焼経路を有さないため，胆汁中への胆汁酸とコレステロール

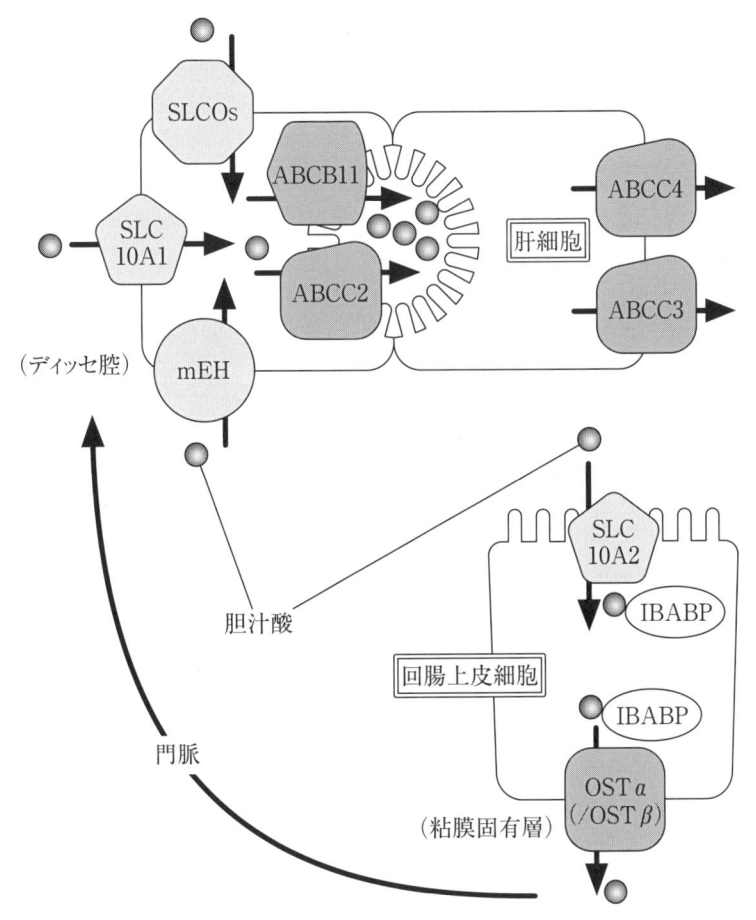

図1　胆汁酸の腸肝循環にかかわるトランスポーター

自身の分泌は唯一のコレステロール排泄経路と理解でき，胆汁酸吸着樹脂などによる再吸収阻害は，最も効率的に体コレステロールを低減する方法である。しかし，大腸内に流入した胆汁酸は腸内細菌による代謝（脱水酸化）を受けて疎水性の高い二次胆汁酸となり，大腸や肝臓における発がん促進や，アポトーシスによる組織傷害の原因となる。従って，胆汁酸排泄促進によるコレステロール低減処置は，大腸における発がんのリスクも充分考慮して行われるべきであろう。

筆者らは，胆汁酸の腸肝循環にかかわるトランスポーターの構造機能相関，胆汁酸によるアポトーシス誘導および発がん促進作用，および食品成分による胆汁酸排泄促進と大腸発がん抑制に関して研究を行っている。本章ではそのうち胆汁酸トランスポーターについて，前半では胆汁酸の腸肝循環にかかわるトランスポーターについて概説し，後半ではNa$^+$依存胆汁酸トランスポーターの構造機能相関に的を絞って論じたい。

回腸上皮
1）頂端側膜

回腸上皮細胞における胆汁酸トランスポーターは，solute carrier family 10の2番目のメンバー，SLC10A2である。このトランスポーターはまた，ileal bile acid transporter（IBAT）あるいはileal sodium-dependent bile acid transporter（ISBT）と呼ばれることもある。またSLC10A2は極性細胞において頂端側膜に局在することから，apical sodium-dependent bile acid transporter（ASBT）と呼ぶことが提唱され，最近はこの呼び方が定着しているようである。それらの名前が示すように，SLC10A2は細胞外のNa$^+$との共輸送により胆汁酸を細胞内に取り込む。このときのNa$^+$と胆汁酸の化学量論比は2：1であることから，胆汁酸の取り込みは細胞内外に電位差を作り出す過程である[1]。

SLC10A2による胆汁酸の再吸収は，腸管内という「体外」に分泌された胆汁酸を再び体内へ戻すステップであり，胆汁酸の腸肝循環の鍵となる段階として捉えることができる。SLC10A2の小腸における発現は遠位末端に限られており，ほかには腎臓近位尿細管上皮細胞や胆管上皮細胞（cholangiocyte）でも発現している。

SLC10A2の正常な機能は回腸における胆汁酸の再吸収に必須である。*Slc10a2*遺伝子を欠失させたマウスでは，ふん中への胆汁酸排泄が10～20倍増加し，胆汁酸プールサイズは20％に減少することが報告されている[2]。ノックアウトマウスに胆汁酸結合樹脂を投与してもふん中胆汁酸排泄量は変化しないことから，胆汁酸再吸収の大部分はSlc10a2によって行われており，それを代償するような仕組みはないことが示唆される。しかし，低脂肪食を与える限り脂肪便は観察されず，また腸におけるコレステロール吸収は野生型と比較して20％しか減少しないことから，低レベルに維持された胆汁酸プールでも脂質吸収を助けるのに充分であることが示唆される[2]。

ヒトにおける*SLC10A2*遺伝子に見つかった多型のなかには，輸送能を損なったり発現を低下させるものもあり，胆汁酸吸収不全との関連が指摘されている。ノックアウトマウスの実験から明らかなように，このような変異によってSLC10A2の機能が損なわれれば，胆汁酸吸収不全症を引き起こすと考えてよいだろう。しかし逆に，胆汁酸吸収不全症で必ずしもSLC10A2の機能が損なわれているわけではない。従って，胆汁酸吸収不全を引き起こすほかの要因も存在すると考えられる[3,4,5,6]。

腸内細菌によって生じる疎水性の二次胆汁酸は大腸および肝臓における発がんプロモーターとして作用することが示されており，実際に筆者らは回腸切除によって胆汁酸再吸収を阻害したラットでは，アゾキシメタンとデオキシコール酸による結腸腫瘍の発生率が増加することを示した[7]。また，ヒトの*SLC10A2*遺伝子の169番目のコドンにおけるCからTへの多型と，大腸における

アデノーマ発生との関連が指摘されており[8]，大腸がんとSLC10A2の機能との関連については今後の調査が望まれる。

2) 細胞質ゾル中

回腸上皮細胞の細胞質ゾルにはintestinal bile acid binding protein（IBABP）が発現し，細胞内に取り込まれた胆汁酸と結合して側底膜への細胞内輸送を行うと考えられている。IBABPの発現は胆汁酸をリガンドとする核内受容体，FXRを介して胆汁酸による正のフィードフォワード調節を受ける[9,10]ことはよく知られているが，IBABPはケノデオキシコール酸存在下でFXRと相互作用して核へ局在しFXRの転写活性化を促進すること，またIBABPはSLC10A2とも細胞膜近傍において相互作用しSLC10A2によるグリココール酸輸送を促進することも報告された[11]。

3) 側底膜

回腸上皮細胞から粘膜固有層への胆汁酸の排出を行うトランスポーターは長らく不明であった。ABCトランスポーターの一つであるABCC3（MRP3）は，体内における発現部位がSLC10A2と重なり，また極性細胞では側底膜で発現することから，回腸上皮細胞における側底膜側の胆汁酸トランスポーターの候補と考えられていた。実際に筆者らは，ABCC3を発現させた昆虫細胞由来の膜小胞を用いた輸送実験や，マウスSlc10a2とヒトABCC3を培養細胞で共発現させることにより，ヒトABCC3は抱合胆汁酸を輸送する活性があることを確かめた[12]。しかしABCC3の抱合胆汁酸に対する親和性は数百μM程度と高く，正常な生理的条件下において側底膜側の胆汁酸トランスポーターとして働いているとは考えにくい。実際に，ABCC3ノックアウトマウスは野生型と比べても目立った表現型の違いを示さず，反転回腸サックを用いた輸送実験や胆管結紮を行っても，ABCC3ノックアウトマウスと野生型の間に胆汁酸の動態や肝傷害に関する違いは見られなかった[13]。ただし，胆管結紮後の血中グルクロン酸抱合ビリルビン濃度はABCC3ノックアウトマウスで低いことが観察された。

これらのことから，ABCC3は（おそらく胆汁うっ滞など病的状況において）グルクロン酸抱合化合物の輸送に関与するが，正常な生理的条件下においては胆汁酸の体内動態にはほとんど寄与しないことが示唆される。ただし，次に述べるOSTα欠損マウスから摘出した反転回腸サックではある程度の基底膜側への胆汁酸輸送能を保持しており，OSTαとABCC3をダブルノックアウトして初めて特異的な輸送能が失われることから[14]，わずかではあるがある程度の寄与はしているのかもしれない。

回腸上皮細胞側底膜において胆汁酸の排出を行っている主要なトランスポーターは，organic solute transporter（OSTαおよびOSTβ）である。OSTαは340アミノ酸からなり，HMMTOPによれば7回膜貫通型の膜トポロジーが予想される。OSTβは128アミノ酸からなり，おそらく1回膜貫通型である。OSTαとOSTβは体内における発現部位が共通しており，ラットとマウスでは小腸および腎臓で発現が観察される。ヒトではそれらの臓器に加えて肝臓でもOSTβの強い発現とOSTαの弱い発現が観察される。これらの臓器はまたSLC10A2の発現部位でもあることから，OSTαとOSTβは側底膜側の胆汁酸トランスポーターではないかと注目され，実際にアフリカツメガエル卵母細胞や動物培養細胞での発現実験から，OSTαとOSTβを共発現することによって胆汁酸取り込み能が発現することが確かめられた[15,16,17]。OSTα/OSTβによる胆汁酸輸送は細胞内ATPや細胞膜を隔てた金属陽イオン濃度勾配を必要とせず，おそらく促通拡散によって胆汁酸輸送を行っていると考えられる。

胆汁酸輸送能を発現するためにはOSTαとOSTβを同時に発現させる必要があるが，両者は必ずしもヘテロ多量体として機能するわけではなさそうである[18]。OSTβは単独でも培養細胞で発現させることができるが，OSTα単独では細胞内膜系にとどまる。また，OSTβを免疫沈降すると，

未成熟な（糖鎖付加を受けていないか糖鎖の核のみが付加された）OSTαのみが共沈し，成熟型の糖鎖付加を受けたOSTαは共沈しない。これらのことから，OSTαがゴルジ体を経て細胞膜へ運ばれるのにはOSTβとの相互作用が必須であること，また細胞膜においてはOSTαとOSTβは相互作用していないことが示唆された。これらのことから，トランスポーターとして機能するのはOSTαのほうなのではないかとも考えられるが，現時点ではOSTαのみを細胞膜に発現させることができないため，OSTα単独で輸送能を発揮するかどうかは定かではない。

OSTαをノックアウトすると，胆汁酸プールの減少が観察される[14]。しかし，Slc10a2ノックアウトマウスではふん中への胆汁酸排泄の増加も観察されるのに対し，OSTαノックアウトマウスではふん中胆汁酸排泄は増加しない。これは，回腸上皮細胞内に蓄積した胆汁酸によって発現誘導されたFGF15が肝細胞に働きかけ，Cyp7a1発現を抑制することによって胆汁酸の合成が減少するためだと考えられる。

肝細胞
1）類洞側膜

門脈中の胆汁酸の80％程度はNa^+に依存して肝細胞へ取り込まれる。肝細胞の類洞側膜では，もう一つのNa^+-依存胆汁酸トランスポーター，SLC10A1が発現している。ラット肝臓の全RNAをアフリカツメガエル卵母細胞に注入するとNa^+に依存した胆汁酸取り込み能が発現するが，Slc10a1特異的なアンチセンスオリゴヌクレオチドを同時に注入するとNa^+-依存タウロコール酸取り込みが95％減少した[19]。卵母細胞ではラット肝臓における種々のトランスポーターの発現パターンが再現されていると仮定すれば，肝臓におけるNa^+-依存胆汁酸吸収の大部分はSLC10A1が担っていると考えられる。

SLC10A1は，伝統的にはNa+/taurocholate cotransporting polypeptide（NTCP）と呼ばれる。また，極性細胞において側底膜に局在することから，basolateral sodium-dependent bile acid transporter（BSBT）と呼ぶことを提唱しているグループもある。

*SLC10A1*遺伝子に生じた変化と病気との関連についてはほとんど知られていない。肝臓における門脈血からの胆汁酸取り込みの相当な部分はSLC10A1によって行われていると考えられるため，もしSLC10A1の機能が損なわれれば，血中の胆汁酸濃度が上昇することが予想される。高胆汁酸血症（hypercholanemia）では掻痒感が主要な症状となるが，実際の高胆汁酸血症患者においては*SLC10A1*遺伝子に変異が見つからなかったことが報告されている[20]。SLC10A1の機能が損なわれても肝細胞内の胆汁酸濃度は低下するか正常であろうと考えられるため，肝障害が生じるとは考えにくいが，胆汁酸の*de novo*合成が必要量を満たす程多くなければ，胆汁分泌不全となる可能性はある[21]。

*SLC10A1*遺伝子の多型については，米国在住の欧州系，アフリカ系，中国系，およびヒスパニックの住民のDNA配列を調べた報告がある。それぞれの民族について90名（後述するS267F型については中国系住民100名）を調べた結果，民族に特異的な同義的（アミノ酸配列を変化させない）多型が3つ，非同義的多型が4つ見つかり，非同義的多型ではいずれの型も野生型（というのが適当かどうかは議論の余地があるが，データベースに最初に登録され，大多数に共通の遺伝子型）に比べてタウロコール酸輸送能が低く，とくに668番目の塩基がTからCに置換した結果Ser^{267}がフェニルアラニンに置換する型では，タウロコール酸輸送能がほとんど失われていた[22]。この研究で見つかった変異はヘテロ接合型であった。この研究では匿名化されたDNAサンプルを使用したため，機能低下・喪失型の遺伝子型をヘテロでもつ場合の病理学的な所見を得ることはできず，これらの遺伝的多型が実際に胆汁酸の動態やコレステロール恒常性にどのような影響を与えるかは

不明である。

　肝細胞の類洞側膜における Na$^+$ 依存胆汁酸取り込みに，microsomal epoxide hydrolase（mEH）がかかわっていることも示唆されている．アフリカツメガエル卵母細胞を用いた研究からは，少なくともラットの肝臓における mEH の貢献はかなり小さいことが示唆されるが[19]，正常な SLC10A1 遺伝子をもつ高胆汁酸血症患者において mEH の遺伝子プロモーターの働きを大きく低下させる突然変異が見つかっており，mEH はグリシン抱合胆汁酸の取り込みに対する寄与が大きいと主張するグループもある[23]．

　肝細胞による胆汁酸吸収の 20％程度は Na$^+$ に依存せずに行われる．これは SLCO ファミリー（伝統的には OATP と呼ばれる）に属する複数のトランスポーターによって行われるが，前述のアフリカツメガエルを用いた実験からは，SLCO1A2（OATP/OATP1A2/OATP-A）に対するアンチセンスオリゴヌクレオチドによって Na$^+$-非依存的なタウロコール酸取り込みがおよそ 80％減少したことが示されている[19]．

　肝細胞類洞側膜では ABCC3 も発現する．ただし，正常な状態では ABCC3 の発現は低く，胆汁うっ滞などの肝障害時に発現が誘導されることが知られている．前述したように，ABCC3 は低親和性だが輸送能力は高い胆汁酸排泄ポンプであることから，胆汁うっ滞時のように肝細胞内に多量の胆汁酸が蓄積したときに発現が誘導され，ATP 加水分解のエネルギーに依存して胆汁酸を血液へ排泄する役割を果たすのではないかと考えられる．しかし，ABCC3 ノックアウトマウスと野生型マウスでは胆管結紮時の状態にほとんど違いがないことから，少なくともマウスにおいてはこの役割についても疑問がもたれている[13]．

2）毛細胆管膜

　毛細胆管膜を隔てた胆汁酸の濃度差は，100～1000 倍に及ぶと言われている[24]．従って，肝細胞からの胆汁中への胆汁酸分泌は，この極端な濃度差に抗して行われなければならない．そのため，毛細胆管膜では，ATP 加水分解のエネルギーに依存した胆汁酸排出ポンプが利用されている．

　毛細胆管膜において胆汁酸輸送を行うのは，ABCB11 と ABCC2 である．これら 2 つのトランスポーターはどちらも ABC トランスポータースーパーファミリーに属するが，その名前が示すとおり異なるサブファミリーに分かれている．

　ABCB11 は，cDNA がクローニングされた当初，がんの多剤耐性にかかわる P-糖タンパク質（ABCB1）との相同性が非常に高いことから sister of P-glycoprotein（SPGP）と呼ばれたこともある．また，その機能から bile salt export pump（BSEP）とも呼ばれる．ABCB11 は一価の抱合胆汁酸（即ち通常の抱合胆汁酸）を基質とすることから，生理的な胆汁形成における主要なトランスポーターと言うことができる．ABCB11 の遺伝的な欠損もしくは機能不全は，進行性家族性肝内胆汁うっ滞症（progressive familial intrahepatic cholestasis；PFIC）2 型を引き起こす[24]．胆汁形成には，胆汁酸の分泌と同時に多量のリン脂質の分泌も必要である．これは ABCB4（MDR3）によって行われる．ABCB4 は，P-糖タンパク質と 75％の高い相同性をもつが，毛細胆管膜においては多剤耐性トランスポーターとしては機能せず，主にホスファチジルコリンなど脂質二重層内葉のリン脂質を外葉へ移行させるフリッパーゼである．ABCB4 と ABC11 はともに共同して働くと考えられており，どちらの機能が欠けても胆汁形成が正常に行われず，胆汁分泌停止となる．

　ABCC2 は，毛細胆管膜の canalicular multispecific organic anion transporter として知られていた有機アニオン輸送活性の本体であり，その機能（cMOAT）により呼ばれることも多い．また，多剤耐性にかかわるトランスポーターの一つである multidrug resistance（associated）protein 1（MRP1）と相同性が高く，MRP2 と呼ばれることもある．cMOAT という名前が示す

とおり，グルタチオン，グルクロン酸，および硫酸と抱合された幅広い有機アニオンを基質として輸送する。また，抱合されていない状態で輸送される基質もある。胆汁酸トランスポーターとしての ABCC2 は，生理的な胆汁形成にとっては主要な役割を果たすわけではなく，二価の胆汁酸，主として硫酸抱合胆汁酸を輸送し，一価の胆汁酸は基質としない。*ABCC2* 遺伝子が損なわれるとデュビン・ジョンソン症候群（Dubin-Johnson syndrome）を引き起こす。この病気では血中のグルクロン酸抱合ビリルビン濃度の顕著な増加が見られ，また黄疸も観察されるが，それ以上の深刻な病態は示さないのが一般的である。毛細胆管膜における胆汁酸輸送や血中胆汁酸濃度は，デュビン・ジョンソン症候群患者においても変化しない。自然に ABCC2 を欠損するラットの系統として，ウィスター系統の Groningen Yellow transporter deficient（TR⁻）ラットと Eisai hyperbilirubinemic rat（EHBR）が知られており，デュビン・ジョンソン症候群のモデルや ABCC2 の役割の研究に用いられている。

Na⁺ 依存胆汁酸トランスポーター

上述したように，回腸上皮細胞頂端側膜と肝細胞類洞側膜では SLC10 ファミリーに属する別々のトランスポーター（それぞれ SLC10A2 および SLC10A1）が発現し，Na⁺ に依存して胆汁酸の細胞内取り込みを行っている。ここでは，これらを総称するとき, sodium-dependent bile acid transporter（SBAT）と呼ぶことにする。回腸および肝臓の SBAT の間には 30％のアミノ酸配列同一性があり，相同なアミノ酸残基も含めると 65％の相同性がある（図2）。また，アミノ酸配列の相同性以上に両者の疎水性プロファイルは似通っており，極めて類似した二次構造をもつことが示唆される（図3）。

1）膜トポロジー

SBAT はいまだに精製したタンパク質による構造解析が報告されていない。従って SBAT の構造と機能の相関については，突然変異解析や種々の官能基修飾試薬を用いてこつこつと調べなければならないのが現状である。

SBAT の膜トポロジーもまだ確定していない。N 末端の糖鎖付加解析と C 末端部分に対する抗体を用いた免疫染色実験から，N 末端を細胞外に突き出し，C 末端は細胞内におかれた奇数回膜貫通型のタンパク質であることは確かなようだが，古典的な疎水性プロットに基づく膜トポロジー予測では 7 回膜貫通型，一方隠れマルコフモデルを応用したトポロジー予測法（HMMTOP；http://www.enzim.hu/hmmtop/）[25,26] からは 9 回膜貫通型のモデルが予測される（図4）。ヒト SLC10A2 の *in vitro* 翻訳実験からは，9 回膜貫通モデルを支持するような結果が得られており[27,28]，さらにヒト SLC10A1 について限定的なトリプシン分解により膜トポロジーを詳細に調べた結果，7 および 8 番目の疎水性部位は細胞膜の外側表面と接触し，動的に膜内に再貫入するというモデルが提唱されている[29]。一方，糖鎖付加部位挿入実験，膜非透過性 SH 基修飾試薬を用いた実験，およびエピトープ挿入実験から，7 回膜貫通モデルを強く主張するグループもある[30,31,32]。

2）システイン残基

トランスポーターの任意の場所にシステイン残基を挿入するか，もしくは既存の残基をシステインに置換し，その変異体に SH 基修飾試薬を作用させることで，機能上重要な部位や膜トポロジーを調べることができる。この方法をとるためには，もともとのトランスポーターが SH 基修飾試薬に耐性である必要がある。

SH 基修飾試薬は，ウサギ回腸刷子縁膜小胞，マウス単離回腸上皮細胞，あるいはラット肝細胞による Na⁺ に依存した胆汁酸取り込みを濃度依存的に阻害することから[33,34,35]，SBAT のトランスポーターとしての機能にはシステイン残基が寄与していることが示唆されていた。しかし，例えば

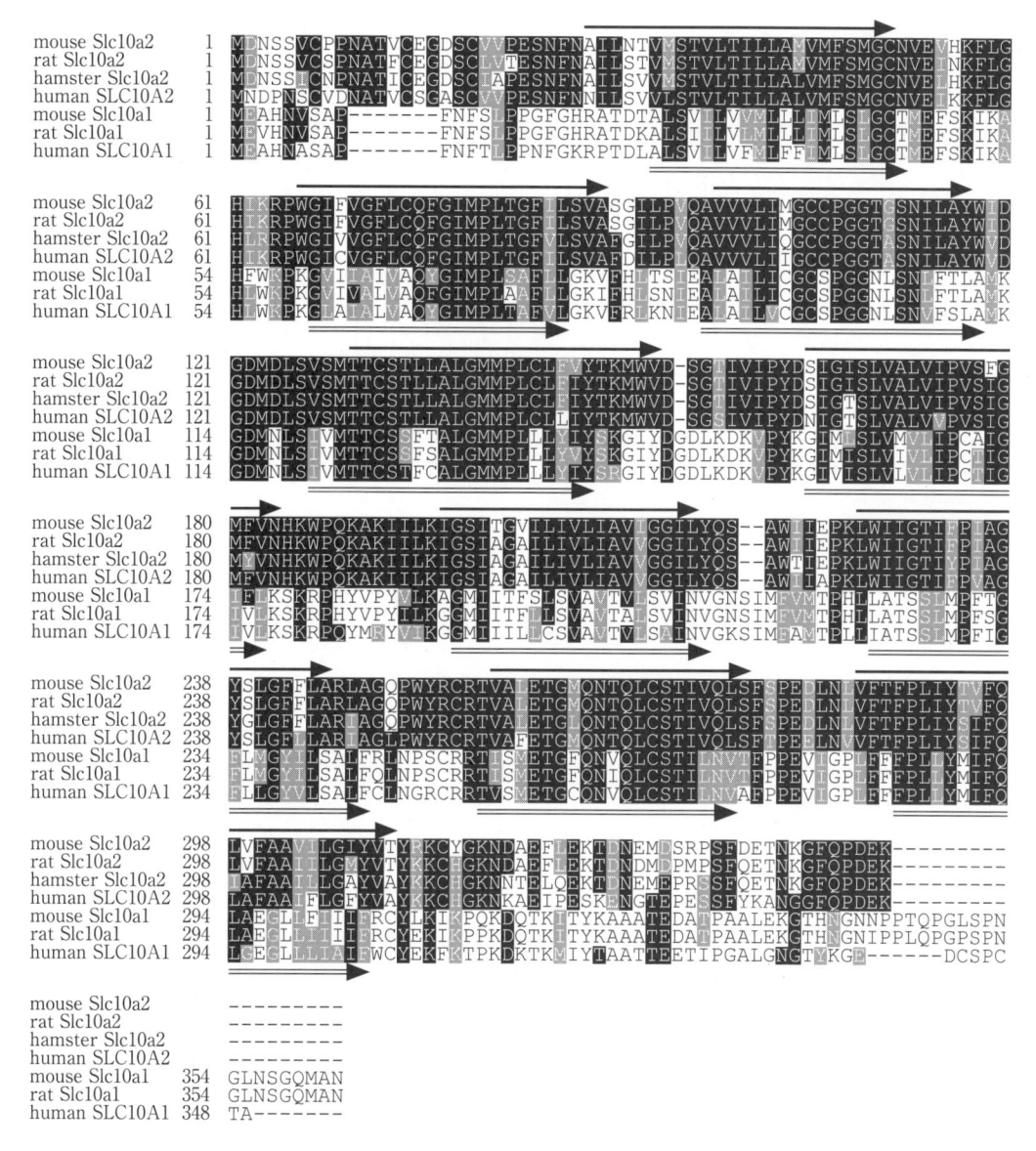

```
mouse Slc10a2    1  MDNSSVCPPNATVCEGDSCVVPESNFNAIINTVMSTVLTILLAMVMFSMGCNVEVHKFLG
rat Slc10a2      1  MDNSSVCSPNATFCEGDSCLVTESNFNAILSVVMSTVLTILLAMVMFSMGCNVEINKFLG
hamster Slc10a2  1  MDNSSICNPNATICEGDSCIAPESNFNAILSVVMSTVLTILLALVMFSMGCNVELHKFLG
human SLC10A2    1  MNDPNSCVDNATVCSGASCVVPESNFNAILSVVMSTVLTILLAVVMFSMGCNVELKKFLG
mouse Slc10a1    1  MEAHNVSAP-------FNFSLPGFGHRATDTALSVILVVMLLLIMLSLGCTMEFSKIKA
rat Slc10a1      1  MEVHNVSAP-------FNFSLPGFGHRATDKALSIILVLMLLIMLSLGCTMEFSKIKA
human SLC10A1    1  MEAHNASAP-------FNFTLPPNFGKRPTDLALSVILVFMIFFIMLSLGCTMEFSKIKA

mouse Slc10a2   61  HIKRPWGIFVGFLCQFGIMPLTGFILSVASGILPVQAVVVLIMGCCPGGTCSNILAYWID
rat Slc10a2     61  HIKRPWGIFVGFLCQFGIMPLTGFILSVASGILPVQAVVVLIMGCCPGGTCSNILAYWID
hamster Slc10a2 61  HLRRPWGIVVGFLCQFGIMPLTGFVLSVAFGILPVQAVVVLIQGCCPGGTASNILAYWID
human SLC10A2   61  HIKRPWGIVVGFLCQFGIMPLTGFILPLQAVVVLILGCCPGGTASNILAYWID
mouse Slc10a1   54  HFWKPKGVILAIVAQYGIMPLSAFILGKVFHLTSIEALAILICGCSPGGNLSNFTLAMK
rat Slc10a1     54  HIWSPKGVIVALVAQFGIMPLAAFILGKIFHLSNIEALAILICGCSPGGNLSNFTLAMK
human SLC10A1   54  HLWKPKGLAIAVAQYGIMPLTGFLGKVFRLKNIEALAILVCGCSPGGNLSNVFSLAMK

mouse Slc10a2  121  GDMDLSVSMTTCSTLLALGMMPLCLFVYTKMWVD-SGTIVIPYDSIGISLVALVIPVSFG
rat Slc10a2    121  GDMDLSVSMTTCSTLLALGMMPLCLFIYTKMWVD-SGTIVIPYDSIGISLVALVIPVSIG
hamster Slc10a2 121 GDMDLSVSMTTCSTLLALGMMPLCLFIYTKMWVD-SGTIVIPYDSIGTSLVALVIPVSIG
human SLC10A2  121  GDMDLSVSMTTCSTLLALGMMPLCLFIYTKMWVD-SGTIVIPYDNIGLSLVALVIPVSIG
mouse Slc10a1  114  GDMNLSIVMTTCSSFTALGMMPLLLYYSKGIYDGDLKDKVPYKGIMTSLVMVLIPCAIG
rat Slc10a1    114  GDMNLSIVMTTCSSFSALGMMPLLLYYSKGIYDGDLKDKVPYKGIMTSLVIVLIPCTIG
human SLC10A1  114  GDMNLSIVMTTCSTFCALGMMPLLLIYSKGIYDGDLKDKVPYKGIVTSLVLVLIPCTIG

mouse Slc10a2  180  MFVNHKWPQKAKIILKIGSITCVILIVIAVVGGILYQS--AWIIEPKLWIIGTIFPIAG
rat Slc10a2    180  MFVNHKWPQKAKIILKIGSIAGAILIVLIAVVGGILYQS--AWIIEPKLWIIGTIFPIAG
hamster Slc10a2 180 MFVNHKWPQKAKIILKIGSIAGAILIVLIAVVGGILYQS--AWTIEPKLWIIGTIYPLAG
human SLC10A2  180  MFVNHKWPQKAKIILKIGSIAGAILIVLIAVVGGILYQS--AWIAPKLWIIGTIFPVAG
mouse Slc10a1  174  IELKSKRPHYVPYVLKGMIITFSLSVAVTVLSVINVGNSIMFVMTPHLLATSSLMPFTG
rat Slc10a1    174  IVLKSKRPHYVPYILKGGMIITFLSVAVTALSVINVGNSIMFVMTPHLLATSSLMPFSG
human SLC10A1  174  IVLKSKRPQYMRYVLKGMIIILCSVAVTVLSAINVGKSIMEAMTPLLIATSSMPFIG

mouse Slc10a2  238  YSLGFFLARLAGQPWYRCRTVALETGMQNTQLCSTIVQLSFSPEDLNIVFTFPLIYTVFG
rat Slc10a2    238  YSLGFFLARLAGQPWYRCRTVALETGMQNTQLCSTIVQLSFSPEDLNIVFTFPLIYTVFG
hamster Slc10a2 238 YGLGFFLARLAGQPWYRCRTVALETGMQLNTQLCSTIVQLSFSPEDLNIVFTFPLIYSVFG
human SLC10A2  238  YSLGFFLARIAGLPWYRCRTVAFETGMQNTQLCSTIVQLSFTPEELNVVFTFPLIYSIFQ
mouse Slc10a1  234  ELMGYILSALFRLNPSCRRTISMETGFQNVQLCSTILNVTEPPEVIGPLFFFPLIYMIFO
rat Slc10a1    234  ELMGYILSALFCLNPSCRRTISMETGFQNIQLCSTILNVTFPPEVIGPLFFFPLIYMIFQ
human SLC10A1  234  ELLGYILSALFCLNGRCRTVSMETGCQNVQLCSTILNVAFPEVIGPLFFFPLLYMIFO

mouse Slc10a2  298  LVFAAVILGIYVTYRKCYGKNDAEFLEKTDNEMDSRPSFDETNKGFQPDEK--------
rat Slc10a2    298  LVFAAIILGMYVTYKKCYGKNDABFLEKTDNDMDPMPSFQETNKGFQPDEK--------
hamster Slc10a2 298 IAFAAILGAYVAYKKCYGKNNTELQEKTDNEMEPRSSFQETNKGFQPDEK---------
human SLC10A2  298  LAFAAIFLGEYVAYKKCHGKNKAEIPESKENGTEPESSFYKANGGFQPDEK---------
mouse Slc10a1  294  LAEGLLFLIARCYLKIKPQKDQTKITYKAAATEDATPAALEKCTHNGNNPPTQPGLSPN
rat Slc10a1    294  LAELLLIAIFRCYEKIKPPKDQTKITYKAAATEDATPAALEKCTHNGNIPPLQPGPSPN
human SLC10A1  294  LCEGLLLLIAIEWCYEKFTPKDKTKMIYTAATTEETIPGALGNGTYKGE------DCSPC

mouse Slc10a2       ---------
rat Slc10a2         ---------
hamster Slc10a2     ---------
human SLC10A2       ---------
mouse Slc10a1  354  GLNSGQMAN
rat Slc10a1    354  GLNSGQMAN
human SLC10A1  348  TA-------
```

図2　哺乳類のSBATのアミノ酸配列の比較

哺乳類のSBATのアミノ酸配列をClustalWプログラムによって比較し，BoxShadeサーバ（http://www.ch.embnet.org/software/BOX_form.html）を利用して配列の相同性を示した．それぞれの行の上にはSLC10A2/Slc10a2，下にはSLC10A1/Slc10a1に対してHMMTOPによって予測した膜貫通セグメントの位置を，それぞれ1本線と2本線の矢印で示した．

ABCB1はすべてのシステイン残基をアラニンに置換しても輸送機能を保持しているため，システインをもたない変異体を出発点として，様々な部位にシステイン残基を挿入することでSH基修飾試薬の効果を調べることができる[36, 37]．

そこで，SBATでも同様にシステインをもたない変異体を作成できるかどうか，マウスSlc10a1およびSlc10a2のすべてのシステイン残基をアラニンに置換し，タウロコール酸輸送能がどのように変化するか調べてみた．すると，Slc10a1ではCys^{96}，Slc10a2ではCys^{51}およびCys^{106}をアラニンに置換したとき，Na$^+$に依存するタウロコール酸取り込みがほとんど失われることが分かった[38]．Slc10a2のCys^{51}はほ乳類のSBATでは完全に保存されており，Slc10a1ではCys^{44}に相当

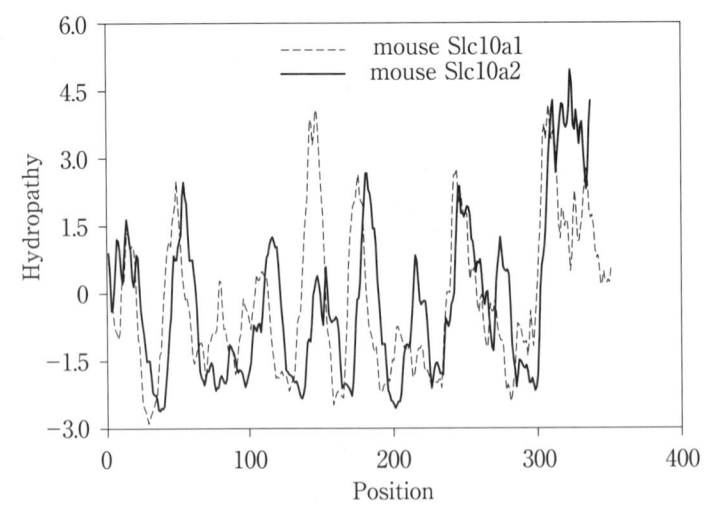

図3 マウス Slc10a1 および a2 の疎水性プロット
マウス Slc10a1 および a2 のアミノ酸配列に対して Engelman らの疎水性テーブルを適用し[53]，11 アミノ酸ごとに平均して疎水性プロットを描いた。破線は Slc10a1，実線は Slc10a2 のプロットを表す。

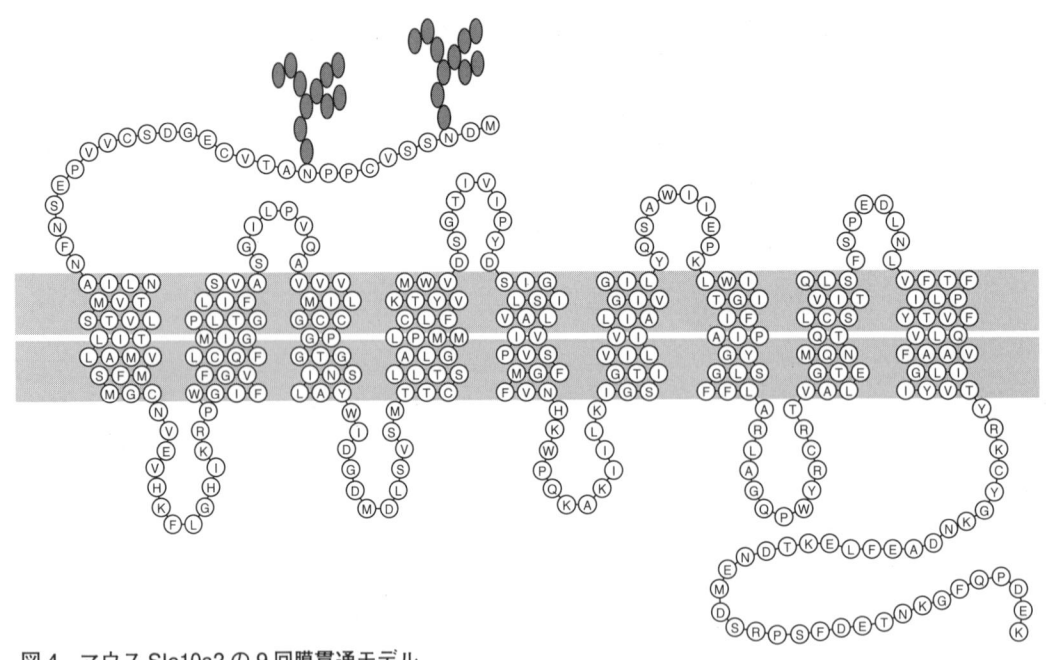

図4 マウス Slc10a2 の 9 回膜貫通モデル
ここでは，SBAT の膜トポロジーについて提案されているいくつかのモデルのうち，HMMTOP によって予想した 9 回膜貫通モデルを示す。いずれのモデルにおいても，N 末を細胞外，C 末を細胞内に置く奇数回膜貫通型であることは共通している。マウス Slc10a2 は 2 つの N-結合型糖鎖付加部位をもつ。

するが，Slc10a1 の Cys^{44} をアラニンに置換してもタウロコール酸輸送は全く損なわれなかった[39]。このことから，肝臓と回腸の SBAT の高次構造はよく似ていると予想されるにもかかわらず，その機能部位は必ずしも一致しないことが示唆される。

ラット Slc10a1 では，Cys^{266} がタウロコール酸輸送に必須であることが報告されている（ただし，論文中の**図7**では，C266A 変異体はタウロコール酸輸送能を保持しているように表されてい

る)[40]。一方ほかのグループからは，ヒト SLC10A1 の C266A 変異体はタウロコール酸輸送能を保持しているが膜非透過性 SH 基修飾試薬に対する感受性が失われること，またグリコデオキシコール酸は野生型ヒト SLC10A1 を膜非透過性 SH 基修飾試薬から保護することから，ヒト SLC10A1 の Cys^{266} は輸送能に必須ではないが，基質結合部位の近傍に位置することが報告されている[41]。

ヒト SLC10A2 では，Cys^{51}，Cys^{105}，Cys^{144}，および Cys^{255} をアラニンやスレオニンに置換するとタウロコール酸輸送能を失う[30]。また，Cys^{270} をアラニンに置換してもタウロコール酸輸送能を保持することからこの残基は機能上必須ではないと考えられ，同様のことはラット Slc10a2 でも報告されている[42]。ただし Cys^{270} の役割について興味深いのは，C270A 変異体は膜非透過性の SH 基修飾試薬に対する感受性がほとんどなくなることである[30]。このことは，Cys^{270} は細胞外に面した部分に存在し，SH 基修飾試薬の標的となる残基であることを示している。これにより，Cys^{270} を出発点として，様々な部位のシステイン挿入（置換）変異体を利用した研究ができることが示された。また，グリコデオキシコール酸は野生型 SLC10A1 を膜非透過性 SH 基修飾試薬から保護することから，ヒト SLC10A2 の Cys^{270} は基質結合部位の近傍に位置すると考えられる[41]。

3) 基質との相互作用

SBAT は，Na^+ と基質の共輸送を行う既知のトランスポーターとの相同性を有さず，以下に述べるような研究が行われているにもかかわらず，基質や Na^+ との相互作用の詳細についてはいまだに不明である。

SLC10A2 と基質との相互作用部位については，最初 7 位にアゾ基をもつ胆汁酸誘導化合物を用いたウサギ Slc10a2 に対するフォトアフィニティラベリングによって同定が試みられ，その結果胆汁酸の 7-OH 基と相互作用する部位として，C 末端の 56-67 残基が同定された[43]。部位特異的突然変異解析からは，ヒト SLC10A2 の Asp^{122}，Lys^{191}，Lys^{256}，Glu^{261}，Cys^{312}，および Lys^{313} が胆汁酸輸送に必須であって，おそらく基質特異性を決定するであろうこと[42]，ヒト SLC10A2 の Asp^{124} は胆汁酸の 7α-OH 基と相互作用すること[44]が示された。また，SLC10A2 の高次構造はいまだに決定されていないが，7 回膜貫通モデルに立脚した in silico 構造モデリングに基づき，ヒト SLC10A2 の Gly^{232} とおそらく Leu^{283} は胆汁酸の 12α-OH 基と動的に水素結合を形成するというモデルが提唱されている[32]。また，C270A 変異体はシステイン修飾試薬により抱合された胆汁酸との親和性が変化することから，Cys^{270} はおそらく間接的にヒト SLC10A2 の基質結合部位に影響を与え得ると報告されている[30]。

$((3R,5R)$-3-butyl-3-ethyl-5-phenyl-2,3,4,5-tetrahydro-1,4-benzothiazepine 1,1-dioxide という物質は，2164U90 として知られる SLC10A2 阻害剤だが，2164U90 に対する感受性はヒトとハムスターで高く，マウスとラットは低いことが知られていた。これらのアミノ酸配列を比較したとき，感受性の高い動物では 294 および 295 番目の残基がそれぞれセリンとイソロイシンであるのに対して，感受性の低い動物ではそれぞれスレオニンとバリンである。部位特異的突然変異解析によって，このアミノ酸残基の違いが 2164U90 に対する感受性を決定することが確かめられた[45]。

また，7 回膜貫通モデルで TM4，TM6，および TM7 にあたるヒト SLC10A2 の部位は（それぞれ Ile^{160}-Met^{180}，Trp^{227}-Tyr^{253}，Phe^{287}-Tyr^{308}）トランスポーター内での基質の移動にかかわると提案されている[46,47,48]。

ヒト SLC10A1 の遺伝的多型の解析により中国系米国人のみに見つかった S267F 変異体はタウロコール酸輸送能をほとんど失っているが，エストロン 3-硫酸輸送能は保持していた[22]。このことから，Ser^{267} は胆汁酸特異的な基質認識にかかわっていることが示唆される。

4) 高度保存領域

哺乳類は7つのSLC10ファミリーメンバーをもつ。そのうちSLC10A1およびSLC10A2はここまで見てきたようにNa$^+$-依存胆汁酸トランスポーターであり、またSLC10A6はNa$^+$に依存した硫酸抱合ステロイドの取り込みを行うことが明らかにされている[49]。SLC10ファミリーのそれ以外のメンバーは胆汁酸輸送は行なわず、その機能や生理的意義については研究途上である[50,51]。

SLC10ファミリーと相同な遺伝子は、植物、真性細菌、および古細菌で探すことができる。それらの塩基配列から予想されるアミノ酸配列を比較すると、相同な残基は全体にわたって散在しているが、40残基程にわたってとくに高度に保存された領域があることが分かる。SLC10A2/Slc10a2ではGly^{104}-Pro^{142}に相当するこの領域は何らかの機能を果たしていると考えられるが、詳細な役割については不明である。

この領域のC末側1/3（Thr^{130}-Pro^{142}）は、9回および7回膜貫通型どちらの膜トポロジーモデルでも細胞膜貫通セグメントのN末端側半分に相当する。この膜貫通セグメントが形成するヘリックスは、C末側半分は無極性残基のみによって形成され、N末側半分は片面に非電荷極性残基が位置する両親媒性ヘリックスである。このヘリックスの中央にはプロリンが存在することから、おそらく真んなかで折れ曲がった形になっていると予想される。またN末側2/3には酸性残基も存在する。筆者が行った突然変異解析からは、ヘリックスの折れ曲がりを引き起こしていると予想されるPro^{142}はマウスSlc10a2の細胞膜局在に必須であり、また両親媒ヘリックス内のThr^{134}はタウロコール酸との相互作用にかかわっている可能性が示唆された[52]。また前述したようにヒトSLC10A2のAsp^{124}は胆汁酸の7α-OH基と水素結合を形成することが示唆されている[44]。高度保存領域のN末側2/3は、7回膜貫通型モデルでは第一細胞外ループはNa$^+$センサーとして機能し、また第三細胞外ループとともに細胞膜へ動的に再貫入するというモデルも提唱されている[40,50]。

おわりに

最初に述べたように胆汁酸はコレステロールの主要な代謝産物であることから、胆汁酸の体内動態は主にコレステロール恒常性とのかかわりについて注目されることが多いが、胆汁酸は核内受容体のリガンド（特異的に結合するもの）としてコレステロールをはじめとする脂質の代謝調節にかかわり、またGタンパク質共役受容体を介してエネルギー代謝調節にもかかわっている。このことから、胆汁酸の体内動態を決定する種々のトランスポーターは、様々な生理機能とも関連が深い。

胆汁酸の体外への排泄は体コレステロール低減の最も効果的な手段であり、効果的なSLC10A2阻害剤の開発は高脂血症の治療に役立つだろう。しかし、SLC10A2を標的とする薬剤を投与する場合は胆汁酸の大腸への流入によって大腸発がんの危険性が高まることのないように考慮する必要があるだろう。OSTα/OSTβ阻害剤の開発は、胆汁うっ滞など肝細胞内の胆汁酸蓄積による肝障害を軽減する効果が期待される。細胞内へ胆汁酸を取り込むSLC10A1およびSLC10A2は、胆汁酸抱合体の形でのプロドラッグの開発ターゲットとして注目される。このような観点から、胆汁酸トランスポーターの構造機能相関や胆汁酸輸送機構の解明が急がれる。

いくつかのトランスポーターは、ノックアウトマウスの開発や自然に生じた遺伝子欠損ラットによって生理的役割についての理解が進んだが、疾病との関連についてはまだ不明な点も残されている。本稿ではトランスポーターの発現調節についてはほとんど触れていないが、疾病とのかかわりという点において発現調節機構の解明も重要な意味をもつだろう。

参考文献

1) Weinman S A, Carruth M W, Dawson P A. Bile acid uptake via the human apical sodium-bile acid cotransporter is electrogenic. J Biol Chem. 1998 ; 273 : 34691-34695.

2) Dawson P A, Haywood J, Craddock A L, Wilson M, Tietjen M, Kluckman K, Maeda N, Parks J S. Targeted deletion of the ileal bile acid transporter eliminates enterohepatic cycling of bile acids in mice. J Biol Chem. 2003 ; 278 : 33920-33927.

3) Balesaria S, Pell R J, Abbott L J, Tasleem A, Chavele K M, Barley N F, Khair U, Simon A, Moriarty K J, et al. Exploring possible mechanisms for primary bile acid malabsorption : evidence for different regulation of ileal bile acid transporter transcripts in chronic diarrhoea. Eur J Gastroenterol Hepatol. 2008 ; 20 : 413-422.

4) Montagnani M, Love M W, Rossel P, Dawson P A, Qvist P. Absence of dysfunctional ileal sodium-bile acid cotransporter gene mutations in patients with adult-onset idiopathic bile acid malabsorption. Scand J Gastroenterol. 2001 ; 36 : 1077-1080.

5) Oelkers P, Kirby L C, Heubi J E, Dawson P A. Primary bile acid malabsorption caused by mutations in the ileal sodium-dependent bile acid transporter gene (SLC10A2). J Clin Invest. 1997 ; 99 : 1880-1887.

6) Renner O, Harsch S, Schaeffeler E, Schwab M, Klass D M, Kratzer W, Stange E F. Mutation screening of apical sodium-dependent bile acid transporter (SLC10A2) : novel haplotype block including six newly identified variants linked to reduced expression. Hum Genet. 2009 ; 125 : 381-391.

7) Kanamoto R, Azuma N, Suda H, Saeki T, Tsuchihashi Y, Iwami K. Elimination of Na^+-dependent bile acid transporter from small intestine by ileum resection increases [correction of increase] colonic tumorigenesis in the rat fed deoxycholic acid. Cancer Lett. 1999 ; 145 : 115-120.

8) Wang W, Xue S, Ingles S A, Chen Q, Diep A T, Frankl H D, Stolz A, Haile R W. An association between genetic polymorphisms in the ileal sodium-dependent bile acid transporter gene and the risk of colorectal adenomas. Cancer Epidemiol Biomarkers Prev. 2001 ; 10 : 931-936.

9) Makishima M, Okamoto A Y, Repa J J, Tu H, Learned R M, Luk A, Hull M V, Lustig K D, Mangelsdorf D J, Shan B. Identification of a nuclear receptor for bile acids. Science. 1999 ; 284 : 1362-1365.

10) Parks D J, Blanchard S G, Bledsoe R K, Chandra G, Consler T G, Kliewer S A, Stimmel J B, Willson T M, Zavacki A M, et al. Bile acids : natural ligands for an orphan nuclear receptor. Science. 1999 ; 284 : 1365-1368.

11) Nakahara M, Furuya N, Takagaki K, Sugaya T, Hirota K, Fukamizu A, Kanda T, Fujii H, Sato R. Ileal bile acid-binding protein, functionally associated with the farnesoid X receptor or the ileal bile acid transporter, regulates bile acid activity in the small intestine. J Biol Chem. 2005 ; 280 : 42283-42289.

12) Zelcer N, Saeki T, Bot I, Kuil A, Borst P. Transport of bile acids in multidrug-resistance-protein 3-overexpressing cells co-transfected with the ileal Na^+-dependent bile-acid transporter. Biochem J. 2003 ; 369 : 23-30.

13) Zelcer N, van de Wetering K, de Waart R, Scheffer G L, Marschall H U, Wielinga P R, Kuil A, Kunne C, Smith A, et al. Mice lacking Mrp3 (Abcc3) have normal bile salt transport, but altered hepatic transport of endogenous glucuronides. J Hepatol. 2006 ; 44 : 768-775.

14) Rao A, Haywood J, Craddock A L, Belinsky M G, Kruh G D, Dawson P A. The organic solute transporter α-β, Ostα-Ostβ, is essential for intestinal bile acid transport and homeostasis. Proc Natl Acad Sci USA. 2008 ; 105 : 3891-3896.
15) Ballatori N, Christian WV, Lee J Y, Dawson P A, Soroka C J, Boyer J L, Madejczyk M S, Li N. OSTalpha-OSTbeta : a major basolateral bile acid and steroid transporter in human intestinal, renal, and biliary epithelia. Hepatology. 2005 ; 42 : 1270-1279.
16) Dawson P A, Hubbert M, Haywood J, Craddock A L, Zerangue N, Christian W V, Ballatori N. The heteromeric organic solute transporter alpha-beta, Ostalpha-Ostbeta, is an ileal basolateral bile acid transporter. J Biol Chem. 2005 ; 280 : 6960-6968.
17) Gerk P M, Vore M. The ileocyte basolateral organic solute transporter (OSTalpha-OSTbeta) complex : finding the missing link in enterohepatic circulation. Mol Interv. 2005 ; 5 : 8-10.
18) Soroka C J, Xu S, Mennone A, Lam P, Boyer J L. N-Glycosylation of the alpha subunit does not influence trafficking or functional activity of the human organic solute transporter alpha/beta. BMC Cell Biol. 2008 ; 9 : 57.
19) Hagenbuch B, Scharschmidt B F, Meier P J. Effect of antisense oligonucleotides on the expression of hepatocellular bile acid and organic anion uptake systems in Xenopus laevis oocytes. Biochem J. 1996 ; 316 (Pt 3) : 901-904.
20) Shneider B L, Fox V L, Schwarz K B, Watson C L, Ananthanarayanan M, Thevananther S, Christie D M, Hardikar W, Setchell K D, et al. Hepatic basolateral sodium-dependent-bile acid transporter expression in two unusual cases of hypercholanemia and in extrahepatic biliary atresia. Hepatology. 1997 : 1176-1183.
21) Alrefai W A, Gill R K. Bile acid transporters : structure, function, regulation and pathophysiological implications. Pharm Res. 2007 ; 24 : 1803-1823.
22) Ho R H, Leake B F, Roberts R L, Lee W, Kim R B. Ethnicity-dependent polymorphism in Na$^+$-taurocholate cotransporting polypeptide (SLC10A1) reveals a domain critical for bile acid substrate recognition. J Biol Chem. 2004 ; 279 : 7213-7222.
23) Zhu Q S, Xing W, Qian B, von Dippe P, Shneider BL, Fox VL, Levy D. Inhibition of human m-epoxide hydrolase gene expression in a case of hypercholanemia. Biochim Biophys Acta. 2003 ; 1638 : 208-216.
24) Suchy F J, Ananthanarayanan M. Bile salt excretory pump : biology and pathobiology. J Pediatr Gastroenterol Nutr. 2006 ; 43 Suppl 1 : S10-16.
25) Tusnády G E, Simon I. Principles governing amino acid composition of integral membrane proteins : application to topology prediction. J Mol Biol. 1998 ; 283 : 489-506.
26) Tusnády G E, Simon I. The HMMTOP transmembrane topology prediction server. Bioinformatics. 2001 ; 17 : 849-850.
27) Hallén S, Branden M, Dawson P A, Sachs G. Membrane insertion scanning of the human ileal sodium/bile acid co-transporter. Biochemistry. 1999 ; 38 : 11379-11388.
28) Hallén S, Mareninova O, Branden M, Sachs G. Organization of the membrane domain of the human liver sodium/bile acid cotransporter. Biochemistry. 2002 ; 41 : 7253-7266.
29) Mareninova O, Shin J M, Vagin O, Turdikulova S, Hallen S, Sachs G. Topography of the membrane domain of the liver Na$^+$-dependent bile acid transporter. Biochemistry. 2005 ; 44 : 13702-13712.
30) Banerjee A, Ray A, Chang C, Swaan P W. Site-directed mutagenesis and use of bile acid-

MTS conjugates to probe the role of cysteines in the human apical sodium-dependent bile acid transporter (SLC10A2). Biochemistry. 2005 ; 44 : 8908-8917.

31) Banerjee A, Swaan P W. Membrane topology of human ASBT (SLC10A2) determined by dual label epitope insertion scanning mutagenesis. New evidence for seven transmembrane domains. Biochemistry. 2006 ; 45 : 943-953.

32) Zhang E Y, Phelps M A, Banerjee A, Khantwal C M, Chang C, Helsper F, Swaan P W. Topology scanning and putative three-dimensional structure of the extracellular binding domains of the apical sodium-dependent bile acid transporter (SLC10A2). Biochemistry. 2004 ; 43 : 11380-11392.

33) Blumrich M, Petzinger E. Two distinct types of SH-groups are necessary for bumetanide and bile acid uptake into isolated rat hepatocytes. Biochim Biophys Acta. 1993 ; 1149 : 278-284.

34) Kramer W, Nicol S-B, Girbig F, Gutjahr U, Kowalewski S, Fasold H. Characterization and chemical modification of the Na^+-dependent bile-acid transport system in brush-border membrane vesicles from rabbit ileum. Biochim Biophys Acta. 1992 ; 1111 : 93-102.

35) Saeki T, Matoba K, Furukawa H, Kirifuji K, Kanamoto R, Iwami K. Characterization, cDNA cloning, and functional expression of mouse ileal sodium-dependent bile acid transporter. J Biochem (Tokyo). 1999 ; 125 : 846-851.

36) Loo T W, Clarke D M. Membrane topology of a cysteine-less mutant of human P-glycoprotein. J Biol Chem. 1995 ; 270 : 843-848.

37) Tombline G, Urbatsch I L, Virk N, Muharemagic A, White L B, Senior A E. Expression, purification, and characterization of cysteine-free mouse P-glycoprotein. Arch Biochem Biophys. 2006 ; 445 : 124-128.

38) Saeki T, Kuroda T, Matsumoto M, Kanamoto R, Iwami K. Effects of Cys mutation on taurocholic acid transport by mouse ileal and hepatic sodium-dependent bile acid transporters. Biosci Biotechnol Biochem. 2002 ; 66 : 467-470.

39) Saeki T, Munetaka Y, Ueda K, Iwami K, Kanamoto R. Effects of Ala substitution for conserved Cys residues in mouse ileal and hepatic Na^+-dependent bile acid transporters. Biosci Biotechnol Biochem. 2007 ; 71 : 1865-1872.

40) Zahner D, Eckhardt U, Petzinger E. Transport of taurocholate by mutants of negatively charged amino acids, cysteines, and threonines of the rat liver sodium-dependent taurocholate cotransporting polypeptide Ntcp. Eur J Biochem. 2003 ; 270 : 1117-1127.

41) Hallén S, Fryklund J, Sachs G. Inhibition of the human sodium/bile acid cotransporters by side-specific methanethiosulfonate sulfhydryl reagents : substrate-controlled accessibility of site of inactivation. Biochemistry. 2000 ; 39 : 6743-6750.

42) Sun A Q, Balasubramaniyan N, Chen H, Shahid M, Suchy F J. Identification of functionally relevant residues of the rat ileal apical sodium-dependent bile acid cotransporter. J Biol Chem. 2006 ; 281 : 16410-16418.

43) Kramer W, Girbig F, Glombik H, Corsiero D, Stengelin S, Weyland C. Identification of a ligand-binding site in the Na^+/bile acid cotransporting protein from rabbit ileum. J Biol Chem. 2001 ; 276 : 36020-36027.

44) Hussainzada N, Da Silva TC, Zhang E Y, Swaan P W. Conserved Aspartic Acid Residues Lining the Extracellular Loop I of Sodium-coupled Bile Acid Transporter ASBT Interact with Na^+ and 7α-OH Moieties on the Ligand Cholestane Skeleton. J Biol Chem. 2008 ; 283 :

20653-20663.

45) Hallén S, Bjorquist A, Ostlund-Lindqvist A M, Sachs G. Identification of a region of the ileal-type sodium/bile acid cotransporter interacting with a competitive bile acid transport inhibitor. Biochemistry. 2002 ; 41 : 14916-14924.

46) Hussainzada N, Banerjee A, Swaan P W. Transmembrane domain VII of the human apical sodium-dependent bile acid transporter ASBT (SLC10A2) lines the substrate translocation pathway. Mol Pharmacol. 2006 ; 70 : 1565-1574.

47) Hussainzada N, Khandewal A, Swaan P W. Conformational flexibility of helix VI is essential for substrate permeation of the human apical sodium-dependent bile acid transporter. Mol Pharmacol. 2008 ; 73 : 305-313.

48) Khantwal C M, Swaan P W. Cytosolic half of transmembrane domain IV of the human bile acid transporter hASBT (SLC10A2) forms part of the substrate translocation pathway. Biochemistry. 2008 ; 47 : 3606-3614.

49) Geyer J, Döring B, Meerkamp K, Ugele B, Bakhiya N, Fernandes C F, Godoy J R, Glatt H, Petzinger E. Cloning and functional characterization of human sodium-dependent organic anion transporter (SLC10A6). J Biol Chem. 2007 ; 282 : 19728-19741.

50) Geyer J, Wilke T, Petzinger E. The solute carrier family SLC10 : more than a family of bile acid transporters regarding function and phylogenetic relationships. Naunyn Schmiedebergs Arch Pharmacol. 2006 ; 372 : 413-431.

51) Godoy J R, Fernandes C, Döring B, Beuerlein K, Petzinger E, Geyer J. Molecular and phylogenetic characterization of a novel putative membrane transporter (SLC10A7), conserved in vertebrates and bacteria. Eur J Cell Biol. 2007 ; 86 : 445-460.

52) Saeki T, Mizushima S, Ueda K, Iwami K, Kanamoto R. Mutational analysis of uncharged polar residues and proline in the distal one-third (Thr^{130}-Pro^{142}) of the highly conserved region of mouse Slc10a2. Biosci Biotechnol Biochem. 2009 ; 73 : 1535-1540.

53) Engelman D M, Steitz T A, Goldman A. Identifying nonpolar transbilayer helices in amino acid sequences of membrane proteins. Annu Rev Biophys Biophys Chem. 1986 ; 15 : 321-353.

■大腸発酵と胆汁酸排泄の亢進による コレステロール代謝調節

名寄市立大学 保健福祉学部　西村直道

はじめに

　生体内においてコレステロールは必要不可欠な成分である。肝臓におけるコレステロール合成能は強く，ヒトでは低コレステロール食の場合1日に800mg程度のコレステロールが合成される。一方，過剰なコレステロールの蓄積は動脈硬化の引き金になることもよく知られている。従って，肝臓では常にコレステロールを分解し，胆汁酸を生合成している。この胆汁酸は十二指腸に分泌され，脂質の消化吸収に重要な役割を果たしていることは周知の事実である。また，これらの胆汁酸は小腸下部から再吸収され，腸肝循環によって効率良く再利用される。これは生体内で胆汁酸の生合成を積極的に行うことが許されていないように受け取れる。つまり，胆汁酸生合成にコレステロールを無駄に利用することができないと言える。しかしながら，生体内からコレステロールを分解排泄する経路は，肝臓におけるコレステロール分解（胆汁酸生成）から始まり，ふん中への胆汁酸排泄が主な経路である。従って，消化管内における胆汁酸の挙動およびそれに伴う胆汁酸排泄の増加は，生体内のコレステロールプールの調節に重要な役割を担っている。

　一方，一部の胆汁酸は再吸収を逃れ，大腸に達する。そこで腸内細菌によって多くの胆汁酸が二次胆汁酸に変換される。この二次胆汁酸は大腸がんを誘発する可能性が示唆されている。また，消化管上皮の細胞シグナル伝達を攪乱させることも報告されている。生体内コレステロールプールの調節のために胆汁酸排泄量を増加させることが以前より注目されているが，大腸に対する悪影響を最小限にした胆汁酸排泄の増加が重要であろう。本稿では，消化管内の胆汁酸の挙動とそれに伴う胆汁酸排泄に対し，食物成分（とくに食物繊維）の果たす役割について述べていきたい。

消化管内における胆汁酸の挙動

1) 胆汁酸の分子種

　胆汁酸とひとくちに言ってもかなり様々なものがあり，構造は複雑である。従って，消化管内の胆汁酸の挙動について触れていくうえで，胆汁酸の構造について最初に触れておく。胆汁酸はステロイド骨格を有する脂質である。ヒトで見られる主要な胆汁酸分子種は大きく4つで，コール酸（CA），ケノデオキシコール酸（CDCA），デオキシコール酸（DCA），リトコール酸（LCA）がそれらに相当する（図1）。さらにこれらにタウリンやグリシンが抱合された抱合型胆汁酸と，抱合されていない非抱合型（遊離型）胆汁酸が存在する（図2）。分子種の違いは水酸基の結合数および位置の違いであり，これらによって親水性の程度が変わる。とりわけ水酸基の数は胆汁酸の性質に影響を与え，水酸基が少なくなれば疎水性が強くなる。また，抱合型胆汁酸は非抱合型に比べ，親水性が強まる。このように消化管内では様々な胆汁酸が存在しており，その性質の違いにより挙動が変動する。

2) 胆汁酸生合成（コレステロール異化）

　胆汁酸は肝臓でコレステロールを異化することにより生合成される。この代謝の律速酵素はコレステロール7α-水酸化酵素である。こうして生合成される胆汁酸を一次胆汁酸と言い，CAおよびCDCAがこれにあたる。生成されるこの2つの胆汁酸の割合はステロール12α-水酸化酵素に

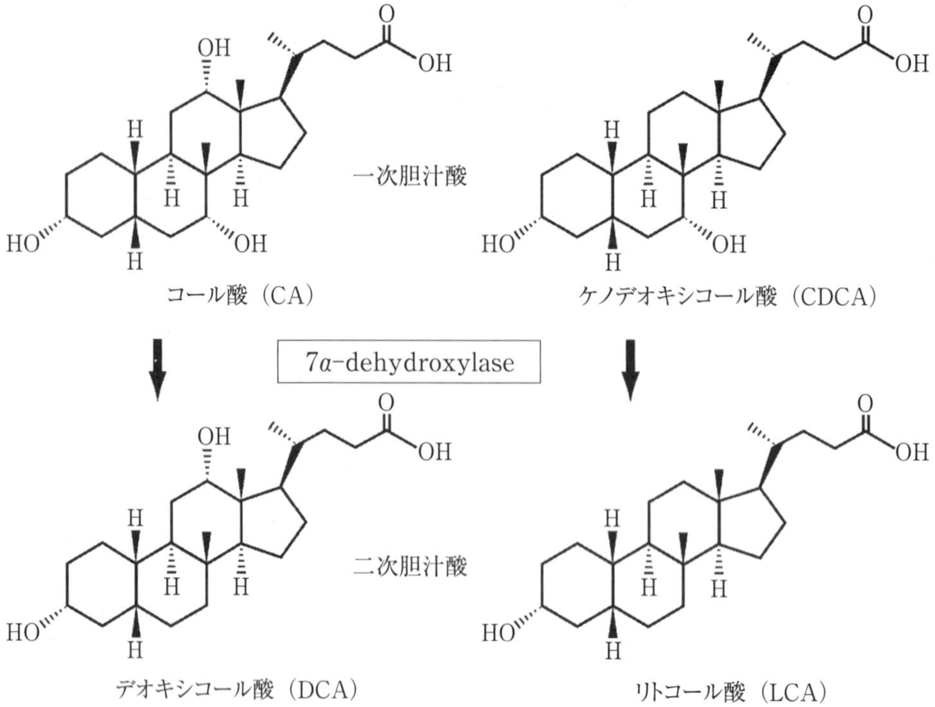

図1 主要な胆汁酸分子種と構造

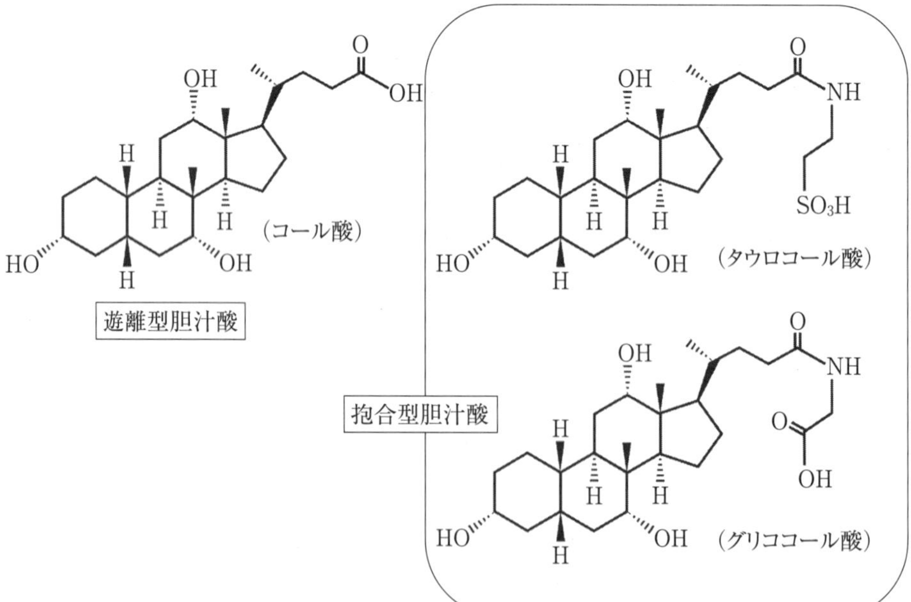

図2 胆汁酸の抱合体と構造

よって決定される．この酵素が高活性な場合，CA生成量が増加する．この2つの胆汁酸の違いは水酸基の数であり，この違いによってそれぞれの性質および消化管における挙動も異なる．

3) 胆汁酸分泌

肝臓で生合成された胆汁酸は両親媒性をもち，細胞膜を破壊したり，細胞内シグナル伝達を撹

乱したりすることが報告されており[13]，細胞毒性は強い。従って，生合成された胆汁酸はすみやかに肝臓から分泌される。この胆汁酸分泌の際には，カルボキシル基がタウリンやグリシンと抱合し親水性を増してから行われる。この抱合には，胆汁酸-CoA シンテターゼと胆汁酸-CoA：アミノ酸 N-アシルトランスフェラーゼがかかわっている[5,19]。さらに硫酸抱合型の胆汁酸も一部認められる。肝臓からの胆汁酸分泌に ABC トランスポーターである BSEP（Bile salt export pump）が関与しているが，それについては他著を参照していただきたい。

4）胆汁酸再吸収

胆汁酸は回腸末端から 95 〜 98％が能動輸送により再吸収され，門脈を介して肝臓に運ばれる。この吸収には胆汁酸トランスポーターが寄与しており，このトランスポーターに対するそれぞれの胆汁酸の親和性の違いが吸収速度に影響している（後述）。ラット小腸を 9 等分し，最下部の 2 つの部位にのみ胆汁酸トランスポーターの発現が認められ[11]，盲腸に至る直前で胆汁酸が激しく吸収されることがうかがえる。脂質の消化吸収を小腸の末端に至るまで助けるという意味で合目的である。胆汁酸トランスポーターは抱合型胆汁酸との親和性が強く，吸収速度に影響する。つまり，脱抱合した遊離型胆汁酸はトランスポーターを介して能動輸送されない。従って，胆汁酸の分子種，抱合形態の違いによって胆汁酸の再吸収に与える影響が大きいことが分かる。

また，再吸収にかかわる分子メカニズムも近年分かってきている。回腸末端上皮細胞のアピカル側には上述の胆汁酸トランスポーターが発現している。細胞内の胆汁酸輸送には胆汁酸結合タンパク質が重要な役割を果たしており，すばやく胆汁酸を結合することで胆汁酸による膜の溶解などを防いでいる。一方，胆汁酸はこの細胞の核内受容体である FXR（Farnesoid X receptor）のリガンドとしても作用する。FXR と結合したのち，胆汁酸結合タンパク質の発現を促進する[14]。従って，胆汁酸トランスポーターから吸収された胆汁酸は胆汁酸結合タンパク質を介して，FXR に受け渡されると考えられている。その結果，胆汁酸を非常に効率良く再吸収できるような仕組みとなっている。

5）大腸内における胆汁酸（再吸収を逃れた胆汁酸）

回腸末端での再吸収を免れた胆汁酸は大腸内に流入する。大腸（厳密に言えば，回腸末端あたり）に流入した抱合型胆汁酸は，腸内細菌の有する胆汁酸ヒドロラーゼによって脱抱合を受ける。また，一部の細菌がもつ 7α-デヒドロキシラーゼによって酸化され，多くの一次胆汁酸は二次胆汁酸に変換される。CA からは DCA が，CDCA からは LCA が生成される（図1）。これら二次胆汁酸は大腸がん発症のプロモーター活性をもつと考えられており，大腸内における胆汁酸挙動の制御が望まれる。大腸上皮には胆汁酸トランスポーターは発現しておらず，この部位からの胆汁酸吸収はもっぱら受動拡散によることが分かっている。従って，疎水性の強い非抱合型胆汁酸や二次胆汁酸が吸収されやすい。しかし，この部位からの吸収量は回腸末端からのそれに比べると少なく，生体に与える影響度は低いと考えられる。

消化管内における胆汁酸の挙動と胆汁酸排泄亢進

先に述べたように，胆汁酸の分子種の違いなどによって消化管内における胆汁酸の挙動は，胆汁酸吸収に対する影響を含め，様々な代謝に影響を与えることは間違いない。この結果，これらの違いが胆汁酸排泄量を左右することになる。生体内のコレステロールの排泄は，肝臓におけるコレステロールの分解およびそれに伴うふん中への胆汁酸排泄にほとんど依存している。そのため，胆汁酸排泄量を増加させることは生体内コレステロールプールの減少につながる。実際，胆汁酸排泄の増加によって生体内コレステロールプールが減少する報告は多数存在する（図3）[7,26]。このため，胆汁酸排泄を促進させる様々なアプローチがこれまでに医学，栄養学，薬学，食品学などを中心に

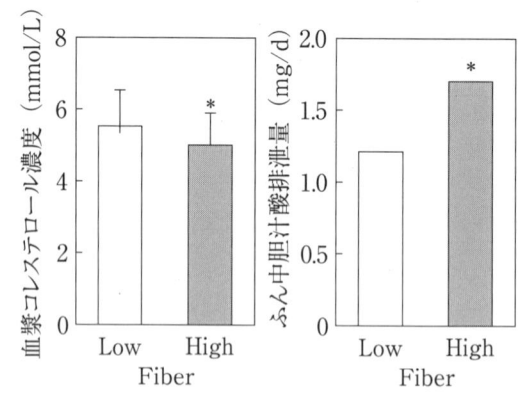

図3 食物繊維摂取量の違いが胆汁酸排泄量に及ぼす影響
Zhang JX et al. Am J Clin Nutr. 1992；56：99-105[26]．から転用・一部改変。

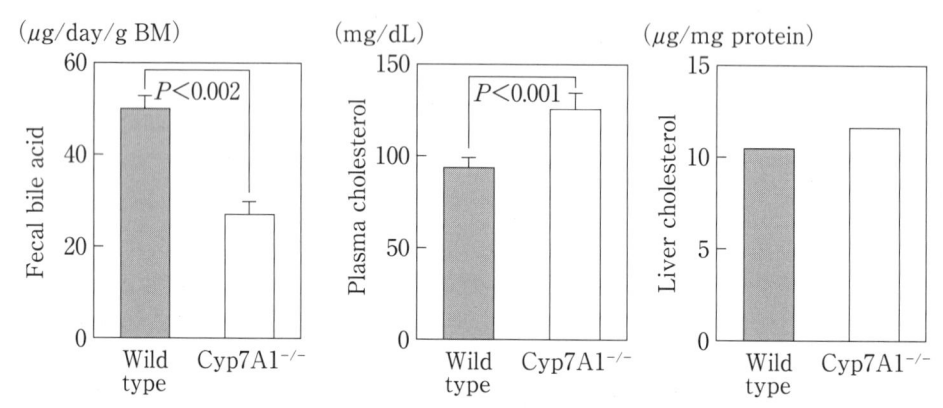

図4 コレステロール7α-水酸化酵素欠損マウスにおける胆汁酸排泄量とコレステロール濃度の変動
Erickson SK et al. J Lipid Res. 2003；44：1001-1009[6]．から転用・一部改変。

行われてきた。例えば，食物繊維やコレスチラミンの投与によって，ふん中への胆汁酸排泄量が増加し，その結果血漿コレステロール濃度が低下するという報告がそうである[7,26]。数多くの研究例を見ると，胆汁酸排泄の促進にかかわる作用点は次の3つが主要なものである。①コレステロール異化の促進，②胆汁酸分泌の増加，③胆汁酸再吸収の抑制，である。以下では，これらの3つの作用点を中心に話を進めていく。

1）コレステロール異化の促進と胆汁酸排泄増加

　生体内のコレステロールプールを減少させる作用点として，コレステロールの異化，つまり胆汁酸の生合成が注目されている。胆汁酸は脂質の消化吸収に欠かせない物質であるため，常に胆汁酸の生合成系は働いている。ほとんどの胆汁酸は再吸収されるが，胆汁酸の生合成量が増加することで，再吸収を逃れて排泄される胆汁酸が増加するという考えである。コレステロール異化の律速酵素であるコレステロール7α-水酸化酵素の遺伝子（CYP7A1）をノックアウトしたマウスでは，胆汁酸排泄量が低下する（**図4**）[6]。このマウスでは血漿コレステロール濃度は増加し，生体内コレステロールプールが増加する。これらの結果から，コレステロール異化が胆汁酸排泄の変動に影響することは明らかである。
　しかし，実際生体内での現象は単純ではない。コレステロールプールが減少すれば，肝臓でコ

レステロール合成能が上昇するため，コレステロールの異化が促進しただけで生体内コレステロールプールが減少するとは言えない。胆汁酸排泄を亢進させる薬剤にコレスチラミンがある。これはアニオン交換樹脂で，胆汁酸を吸着させて排泄を促進する[16,22]。この作用は肝臓におけるコレステロール異化促進を伴う。即ち，腸管循環によって肝臓に戻ってくる胆汁酸量が減少するため，コレステロールから胆汁酸への生合成が活性化されるわけである。これによって胆汁酸生成に利用されるコレステロールが増加するため，代償的に肝臓でコレステロール合成能が高まることが知られている。図5に示したように，コレスチラミンをヒトに投与した場合，肝臓のコレステロール7α-水酸化酵素活性（コレステロール異化の律速酵素）とHMG-CoAリダクターゼ活性（コレステロール合成の律速酵素）がパラレルに変動することが分かる[18]。従って，生体内のコレステロールプールを減少させるためには単純に胆汁酸排泄量を増加させるだけでなく，コレステロール合成を抑制させるメカニズムが同時に働いていることが重要と言える。

さらにコレステロール異化は腸肝循環によって肝臓に戻ってくる胆汁酸の分子種の違いにも強く影響を受ける。ヒトでよく認められる主要な胆汁酸で比較すると，コレステロール異化（つまり，CYP7A1）の阻害能力は，CDCA = DCA > CA > LCA >> UDCAとなっている[1,2]。後述するが，胆汁酸再吸収能も胆汁酸の分子種や抱合形態によって異なる。従って，再吸収で肝臓に戻ってくる胆汁酸の組成の変化がコレステロール異化の調節にかかわっていることは容易に察することができる。以上のように個々の胆汁酸のコレステロール異化に対する作用について研究は進んでいるが，再吸収された胆汁酸の組成のこれに対する寄与はほとんど研究されていない。そのため，どの程度コレステロール異化調節に分子種の違いが関与しているかは今のところまだはっきり分かっていない。

2) 胆汁酸分泌の促進と胆汁酸排泄増加

胆汁中への胆汁酸分泌の増加は回腸末端からの胆汁酸再吸収を逃れる胆汁酸量を増やすことになり，結果的にふん中胆汁酸排泄を増加させる。図6に示したように，水溶性食物繊維であるグアガムをラットに投与すると，胆汁中胆汁酸分泌量が約1.5倍に増加することが示されている[12]。同様の例は食物繊維であるサイリウムでも観察されている[23]。しかしながら，胆汁中への胆汁酸分

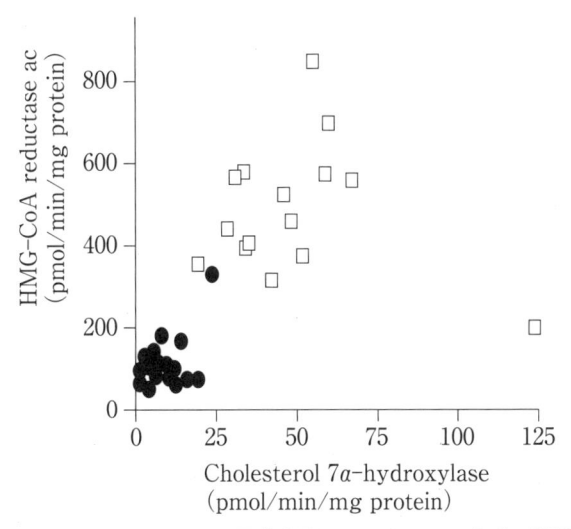

図5 肝コレステロール異化と肝コレステロール合成の関係
Reihner E et al. J Lipid Res. 1990；31：2219-2226[18]. から転用・一部改変。

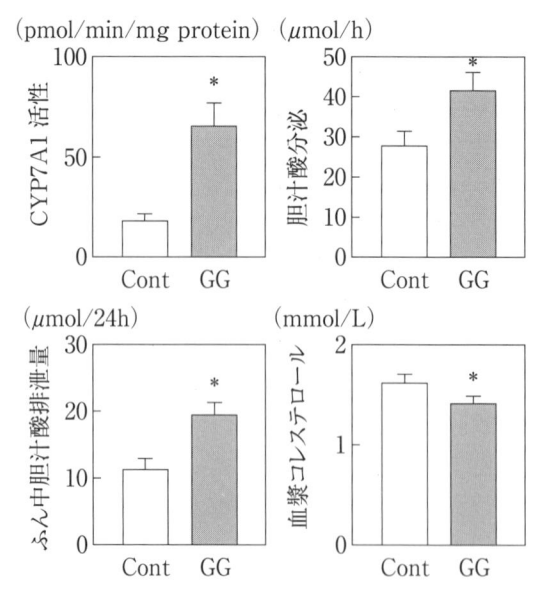

図6 グアガム投与ラットにおける胆汁酸分泌量の変動
Moundras et al. C J Nutr. 1997; 127: 1068-1076 [12]. から転用・一部改変。

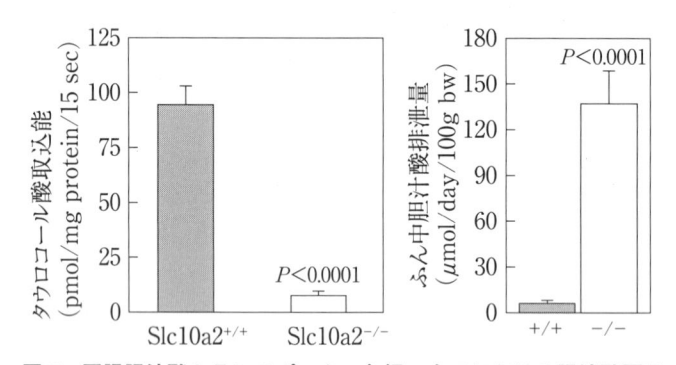

図7 回腸胆汁酸トランスポーター欠損マウスにおける胆汁酸再吸収能とふん中胆汁酸排泌量
Dawson PA et al. J Biol Chem. 2003; 278: 33920-33927 [4]. から転用・一部改変。

泌量の増大には少なくとも肝コレステロールの異化亢進も同時に誘導されることがほとんどである（図6）。従って，胆汁酸分泌の増加が起因となって引き起こされる胆汁酸排泄増加は少ないと言ってよいであろう。

3）胆汁酸再吸収の抑制と胆汁酸排泄増加

胆汁酸再吸収の抑制についても近年研究が集中している。先に触れたが，胆汁酸の回腸末端からの再吸収は胆汁酸トランスポーターを介して行われる。従って，胆汁酸の再吸収抑制は胆汁酸トランスポーターの発現量，活性および胆汁酸との親和性の低下によって引き起こされると考えられる。このトランスポーターの発現量の調節は核内受容体FXRによって行われている。

胆汁酸トランスポーターを欠損させたマウスでは，タウロコール酸の吸収能が著しく低下し，ふん中への胆汁酸排泄量が顕著に増加する（図7）[4,8]。これによって肝臓のエステル型コレステロール濃度が有意に低下することから，胆汁酸再吸収を抑制することが生体内のコレステロールプール

を減少させる要因となることが分かる。

一方，回腸末端の胆汁酸トランスポーターを介した胆汁酸の能動輸送能は，胆汁酸の分子種の違いや抱合型の違いによって大きく異なり，親水性が強い胆汁酸ほど吸収されやすい。一次胆汁酸で比較すると，CDCA より水酸基が1つ多い CA で吸収速度は9倍であることがヒト胆汁酸トランスポーターで確認されている[9]。また，同じ胆汁酸分子種でも，抱合型のほうが非抱合型よりも吸収速度が高く，抱合型のなかでもタウリン型のほうがグリシン型よりも吸収されやすい[9]。これらはすべて親水性の高さによるものである。Martins らは，盲腸・結腸切除ブタで回腸末端の親水性の高い胆汁酸の割合が増加することで，回腸からの胆汁酸吸収が増加することを明らかにしている[10]。従って，回腸末端における胆汁酸の分子種や抱合形態の違いによって吸収が抑制され，ふん中胆汁酸排泄が増加すると考えられる。

胆汁酸排泄亢進とコレステロール代謝の変動

ふん中への胆汁酸排泄増加が生体内のコレステロールプールを減少させ，肝臓や血中のコレステロール濃度を低下させることは先に触れた（図8）。過剰なコレステロールの蓄積は高脂血症，動脈硬化，さらには虚血性心疾患の引き金となり得る。このため，薬剤による生体内コレステロールプールの調節について精力的に研究がなされてきた。薬剤には副作用なども認められるため，それ以外に食品成分で生体内コレステロールプールを下げる可能性についても様々な研究が行われてきた。ここでは食品成分による胆汁酸排泄亢進とそれに伴うコレステロール低下作用について筆者らの研究を基に触れていく。

1）胆汁酸分子種の変動による胆汁酸排泄亢進とコレステロール濃度の変動

含硫アミノ酸の誘導体であるタウリンは生体内でも合成され，含硫アミノ酸の最終代謝産物である。従って，タウリンが積極的に代謝を変動させることはないと考えられてきた。しかし，タウリンは胆汁酸の抱合基質に利用されることから，コレステロール・胆汁酸代謝に何らかの作用を有すると考え，多くの研究者によって鋭意調べられてきた。

著者らは，タウリンによる血漿コレステロール濃度の低下がふん中胆汁酸排泄の増加と連動することを示した（図9）。また，タウリンが用量依存的に VLDL + LDL-コレステロール濃度を低

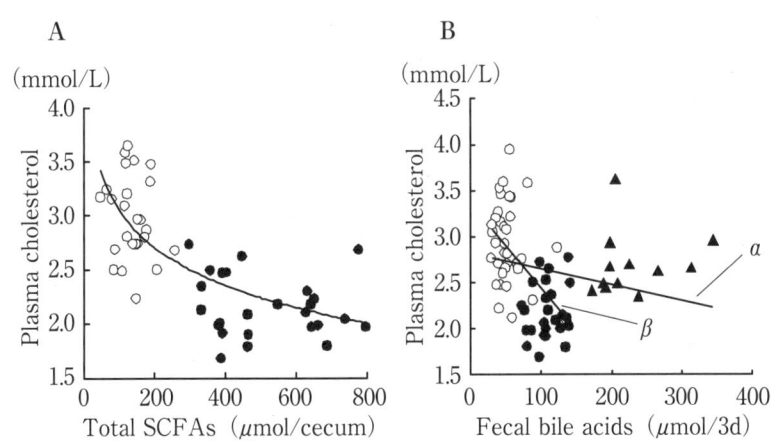

図8 血漿コレステロール濃度変動と盲腸内短鎖脂肪酸量（A）およびふん中胆汁酸排泄量（B）の関係

図Bの回帰直線 a は全個体データによる相関関係を，回帰直線 β はビート食物繊維を与えた盲腸切除ラットのデータ（▲）を除いた場合の相関関係を示した。
Nishimura et al. J Nutr. 1993；123：1260-1269 [15]. から転用・一部改変。

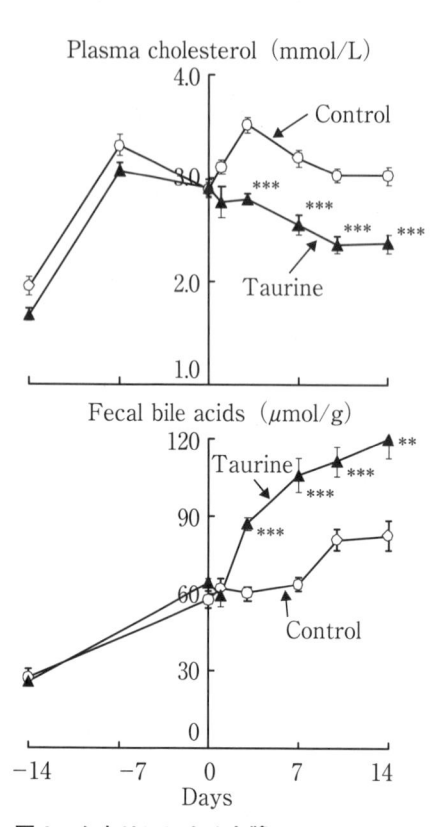

図9 タウリンによる血漿コレステロール濃度と胆汁酸排泄量の変動
Nishimura N et al. Adv Exp Med Biol. 2009;643:285-291[17]. から転用・一部改変。

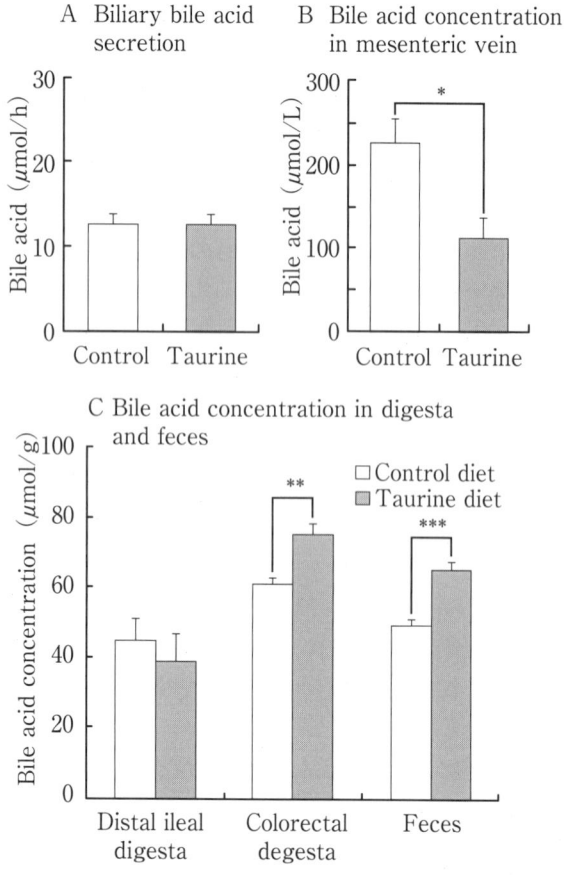

図10 回腸からの胆汁酸再吸収に与えるタウリンの影響
Nishimura N et al. Adv Exp Med Biol. 2009;643:285-291[17]. から転用・一部改変。

下させ,同時にふん中胆汁酸排泄量は増加させることも示した。血漿VLDL + LDL-コレステロール濃度とふん中胆汁酸排泄量の間には非常に高い負の相関関係が認められる[16,17]。このことから,タウリンがふん中胆汁酸排泄を亢進し,生体内コレステロールプールを減少させることが示唆される。胆汁酸排泄を増加させる要因は,これまで肝臓におけるコレステロール異化亢進(コレステロール7α-水酸化酵素の発現増加および活性増加)によると多く報告され,タウリンも同じ作用機構によると考えられてきた。驚くべきことに,著者らはこのときのふん中胆汁酸排泄量とコレステロール異化律速酵素であるCYP7A1の活性の間には全く相関が認められないことを明らかにした[17]。タウリンではないが,同じような現象はMartinsらによって報告されている。Pea seedをブタに与えると胆汁酸排泄が増加するが,肝コレステロール異化は亢進しない[10]。従って,タウリンのコレステロール異化亢進がふん中胆汁酸排泄増加に強く寄与しているのではなく,そのほかの要因(胆汁中胆汁酸分泌および胆汁酸再吸収)がかかわっている可能性を著者らは初めて示した。

さらに,胆汁中胆汁酸分泌および胆汁酸再吸収に対するタウリンの作用を調べ,タウリンを与えたラットの胆汁中胆汁酸分泌量はコントロール食のそれと変わらず,タウリンが胆汁中胆汁酸分泌量に影響を与えないことを明らかにした(図10)[17]。この結果は再現性が高く,さらに明期でも暗期でもタウリンによる胆汁酸分泌量の増加は全く認められない(データ未掲載)。しかし,タウ

表1 タウリン投与ラットの回腸末端および結直腸内容物中の胆汁酸組成

	CA	CDCA	DCA	MCA	LCA	UDCA
	\multicolumn{6}{c}{μ mol/g}
Distal ileum						
Control	48.8 ± 7.6	6.76 ± 1.75	4.37 ± 0.56	51.6 ± 8.4	0.415 ± 0.193	3.00 ± 0.55
Taurine	45.5 ± 8.8	7.67 ± 2.69	4.59 ± 0.96	50.2 ± 10.1	0.850 ± 0.392	2.80 ± 0.62
Colorectum						
Control	33.6 ± 2.5	3.74 ± 0.19	6.65 ± 0.44	0.637 ± 0.078	6.09 ± 0.29	8.97 ± 1.13
Taurine	49.4 ± 8.8	5.74 ± 0.71**	7.69 ± 0.93	1.64 ± 0.63	9.93 ± 0.89*	11.9 ± 1.7

Values are means ± SEM (n=6). Control, rats fed the diet containing 1% cholesterol and 10% lard (HC diet); Taurine, rats fed the HC diet supplemented with 1% taurine. Asterisks indicate significant difference from the corresponding point of the control group at $P < 0.05$ (*) and $P < 0.01$ (**).

リン投与ラットの胆汁中胆汁酸の組成は大きく変動し，コントロール食投与ラットに比べCDCAが増加し，CAが減少した。CDCAはCAより回腸末端からの吸収速度が遅いため，タウリンのふん中胆汁酸排泄亢進作用に寄与しているのかもしれない。

　回腸末端の腸間膜静脈血中の胆汁酸濃度を調べると，タウリン投与ラットで有意に低くなる。従って，タウリンが回腸末端で胆汁酸の再吸収を抑制している可能性が示唆される。このときのタウリン投与ラットにおける消化管内容物中の胆汁酸濃度は，コントロール食投与ラットと比べ，回腸で差がなく，盲腸で増加傾向，ふんで有意な増加を示した（図10）[17]。これらの結果もまた，回腸末端もしくはそれ以降の消化管でタウリンが胆汁酸再吸収を抑制していることを示している。結直腸内容物中の胆汁酸組成を見ると，CDCAおよびその二次胆汁酸であるLCAがタウリン投与で増加していた（表1）[17]。以上より，タウリンがCDCA生成を増加させ，回腸末端からの再吸収抑制に寄与していると考えられる。また，胆汁酸再吸収の抑制によって肝臓に戻る胆汁酸量が減少することからコレステロール異化が促進するものと思われる。ただし，このタウリンの作用は高コレステロール食投与時に見られ，肝コレステロール合成がほぼ停止していることが必要である。このことから，胆汁酸排泄亢進だけでなく，肝コレステロール合成の抑制が同時に働いていることが，生体内コレステロールプールの減少に欠かせないと考えられる。

2）胆汁酸排泄亢進と大腸発酵による生体変動によるコレステロール低下

　先にも触れたように，胆汁酸排泄の亢進だけでは生体内における代償作用によってコレステロール合成能が高まり，生体内コレステロールプールは容易には減少しない。従って，コレステロール生合成を抑制することが生体内のコレステロールプールを減少させるうえで重要な要因の一つと言える。コレステロール生合成を抑制する最もよく知られている要因は，食餌性コレステロールである。多量にコレステロールが肝臓に流入すると，肝細胞ではアロステリック効果や遺伝子発現の抑制などによってコレステロールの生合成が強く抑制される。一方，場合によって消化管で多量に生成される短鎖脂肪酸はコレステロール生合成を抑制する因子として報告されている。

①短鎖脂肪酸の役割

　食物繊維やレジスタントスターチが大腸内に流入すると，腸内細菌によって発酵され，短鎖脂肪酸が生成される。議論の余地はあるが，そのなかでもプロピオン酸は肝臓でコレステロール合成を抑制することが報告されている[25]。また，Haraらは短鎖脂肪酸混合物が肝臓のコレステロール合成を抑制することを *in vivo* で明らかにしている。

　著者らはビート食物繊維（BF）で血漿コレステロール濃度が低下することをこれまでに見出した。BFをラットに与えると，大腸発酵が促進する[15]。大腸発酵を制御するためにストレプトマイ

表2 ふん中ステロイド排泄に対する *L.gasseri* 添加非発酵乳の作用

	総胆汁酸	総中性ステロイド	血清総コレステロール
	μmol/day		mg/dL
コントロール（水）	12.3[c]	121.2	177.0[a]
脱脂粉乳	16.7[b]	129.4	165.3[a]
非発酵乳*	23.1[a]	126.8	103.5[b]

*非発酵乳は *L.gasseri* を 2×10^9 cfu/mL となるように10％脱脂粉乳に添加したもの。

シンを同時に与えると，BFの血漿コレステロール濃度低下作用は消失する。同時に与える抗生物質の種類によってこの作用に与える影響が異なるため，発酵や腸内細菌叢の変動がBFのコレステロール低下作用に寄与していると考えられる。さらに，大腸を適宜切除したラットを作製し，それらのラットを用いてBFの作用を調べたところ，盲腸・結腸同時切除ラットでBFの作用は完全に消失し，盲腸切除ラットでBFの作用は半分程度に減弱した[15]。一方，結腸切除ラットではBFの作用は消失・減弱することはなかった[15]。また，ラット主要発酵部位である盲腸を切除したラットにBFを与えた場合，ふん中胆汁酸排泄量は非常に多いにもかかわらず，血漿コレステロール濃度は低下しない[15]。図8に示したように，盲腸内短鎖脂肪酸量と血漿コレステロール濃度の間には負の相関関係がある。ふん中胆汁酸排泄量と血漿コレステロール濃度との間に有意な相関は認められないが，BF投与盲腸切除ラットのデータを除いた場合，有意な負の相関が認められる。これらの結果は，ふん中胆汁酸排泄の増加だけでは肝臓におけるコレステロール合成の亢進で代償されることを示している。従って，食物繊維によって生体内コレステロールプールを減少させるためには大腸発酵を促進し，それによって生成された短鎖脂肪酸で肝コレステロール合成が抑制されると同時に，胆汁酸排泄が亢進する必要があると考えられる。

②腸内細菌の役割

大腸発酵には当然腸内細菌がかかわっていることは言うまでもない。先にも述べたように，腸内細菌のなかには抱合型胆汁酸の脱抱合や7位の水酸基の脱水酸化に関与しているものが存在する。例えば，乳酸桿菌などは脱抱合を促す。

回腸末端や大腸上部に比較的多く存在していることが分かっている乳酸桿菌は胆汁酸ヒドロラーゼ活性を有することが知られている[3]。Tannockらは乳酸桿菌が存在しないマウスではコンベンショナルなマウスに比べ，胆汁酸ヒドロラーゼ活性が86％減少することを見出している[20]。また，乳酸桿菌を投与したマウスで小腸内容物中の非抱合型胆汁酸の割合が70％弱になることも明らかにしている（非投与マウスでは20％強）[21]。このことから回腸末端で胆汁酸の抱合形態を変えることは難しいことではない。非抱合型胆汁酸は回腸末端から能動輸送によって吸収されにくいことから，腸肝循環から逃れ，ふんに排泄される胆汁酸量が増加すると考えられる。事実 *Lactobacilli gasseri* SBT0270の投与でふん中胆汁酸排泄が増加し，血中コレステロール濃度が低下することも観察されている（**表2**）[24]。このように消化管内に常在する腸内細菌も胆汁酸排泄に重要な役割を担っていることが分かる。しかしながら，腸内細菌によっては大腸がん発症のプロモーターとなる二次胆汁酸への変換を促進するものもあり，消化管内で胆汁酸の挙動を望ましい方向で制御することは単純ではない。

まとめ

生体内のコレステロール量を減少させるため，ふん中への胆汁酸排泄経路は非常に重要である。すなわち，肝臓におけるコレステロールから胆汁酸への異化促進，胆汁中胆汁酸の分泌促進，回腸

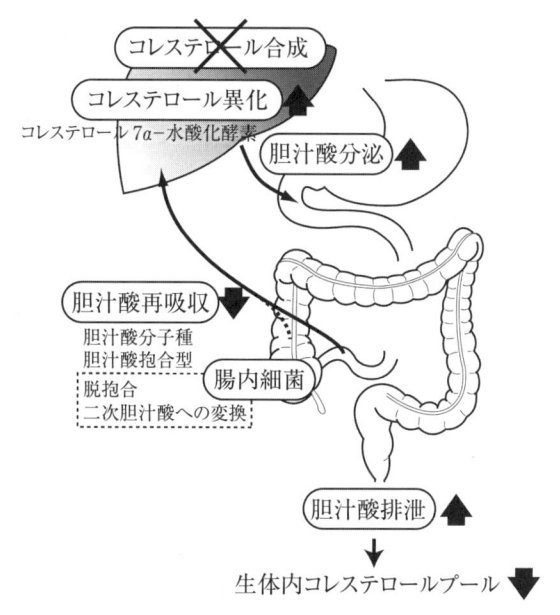

図11 胆汁酸排泄亢進の作用点と生体内コレステロールプールの減少

末端（場合によっては大腸も一部寄与）からの胆汁酸の吸収（腸肝循環）抑制が重要な働きを果たしている（図11）。食品成分や薬剤は，様々な可能性によって胆汁酸排泄を増加させ得るが，上記の作用点のいずれかに作用し，ふん中胆汁酸排泄を亢進し，生体内コレステロールプールを減少させる。通常，生体内におけるコレステロールホメオスタシスは厳密に保たれているため，生体内のコレステロールプールを変動させることは容易ではない。従って，同時に肝コレステロール合成が抑制されることがコレステロールプールの減少には欠かせない。ここではその分子メカニズムについて触れなかったが，もちろんこれらに関する知見も詳細が解明されつつある。一方，胆汁酸排泄の増加は大腸に流入する胆汁酸量が増えることを示している。胆汁酸は，細胞膜を攪乱することや，分子種によっては大腸がん発症を促進することが言われている。今後，詳細な分子メカニズムに基づいた食品・栄養成分の摂取に関する理解や薬剤の開発がさらに進むことで，弊害を生じない胆汁酸排泄増加が可能となることが期待される。

引用文献

1) Chen W, Owsley E, Yang Y, Stroup D, Chiang J Y. Nuclear receptor-mediated repression of human cholesterol 7alpha-hydroxylase gene transcription by bile acids. J Lipid Res. 2001；42：1402-1412.

2) Chiang J Y, Kimmel R, Weinberger C, Stroup D. Farnesoid X receptor responds to bile acids and represses cholesterol 7alpha-hydroxylase gene (CYP7A1) transcription. J Biol Chem. 2000；275：10918-10924.

3) Corzo G, Gilliland SE. Measurement of bile salt hydrolase activity from *Lactobacillus acidophilus* based on disappearance of conjugated bile salts. J Dairy Sci. 1999；82：466-471.

4) Dawson P A, Haywood J, Craddock A L, Wilson M, Tietjen M, Kluckman K, Maeda N, Parks JS. Targeted deletion of the ileal bile acid transporter eliminates enterohepatic cy-

cling of bile acids in mice. J Biol Chem. 2003 ; 278 : 33920-33927.
5) Elliott W H. Enzymic activation of cholic acid involving coenzyme A. Biochim Biophys Acta. 1995 ; 17 : 440-441.
6) Erickson S K, Lear S R, Deane S, Dubrac S, Huling S L, Nguyen L, Bollineni J S, Shefer S, Hyogo H, Cohen D E, Shneider B, Sehayek E, Ananthanarayanan M, Balasubramaniyan N, Suchy F J, Batta A K, Salen G. Hypercholesterolemia and changes in lipid and bile acid metabolism in male and female cyp7A1-deficient mice. J Lipid Res. 2003 ; 44 : 1001-1009.
7) Gallaher D D, Gallaher C M, Mahrt G J, Carr T P, Hollingshead C H, Hesslink R Jr, Wise J. A glucomannan and chitosan fiber supplement decreases plasma cholesterol and increases cholesterol excretion in overweight normocholesterolemic humans. J Am Coll Nutr. 2002 ; 21 : 428-433.
8) Jung D, Inagaki T, Gerard R D, Dawson P A, Kliewer S A, Mangelsdorf D J, Moschetta A. FXR agonists and FGF15 reduce fecal bile acid excretion in a mouse model of bile acid malabsorption. J Lipid Res. 2007 ; 48 : 2693-2700.
9) Krag E, Phillips S F. Active and passive bile acid absorption in man. Perfusion studies of the ileum and jejunum. J Clin Invest. 1974 ; 53 : 1686-1694.
10) Martins J M, Riottot M, de Abreu M C, Lanca M J, Viegas-Crespo A M, Almeida J A, Freire J B, Bento O P. Dietary raw peas (Pisum sativum L.) reduce plasma total and LDL cholesterol and hepatic esterified cholesterol in intact and ileorectal anastomosed pigs fed cholesterol-rich diets. J Nutr. 2004 ; 134 : 3305-3312.
11) Mottino A D, Hoffman T, Dawson P A, Luquita M G, Monti J A, Sanchez Pozzi E J, Catania V A, Cao J, Vore M. Increased expression of ileal apical sodium-dependent bile acid transporter in postpartum rats. Am J Physiol Gastrointest Liver Physiol. 2002 ; 282 : G41-50.
12) Moundras C, Behr SR, Remesy C, Demigne C. Fecal losses of sterols and bile acids induced by feeding rats guar gum are due to greater pool size and liver bile acid secretion. J Nutr. 1997 ; 127 : 1068-1076.
13) Muhlbauer M, Allard B, Bosserhoff A K, Kiessling S, Herfarth H, Rogler G, Scholmerich J, Jobin C, Hellerbrand C. Differential effects of deoxycholic acid and taurodeoxycholic acid on NF-kappa B signal transduction and IL-8 gene expression in colonic epithelial cells. Am J Physiol Gastrointest Liver Physiol. 2004 ; 286 : G1000-1008.
14) Nakahara M, Furuya N, Takagaki K, Sugaya T, Hirota K, Fukamizu A, Kanda T, Fujii H, Sato R. Ileal bile acid-binding protein, functionally associated with the farnesoid X receptor or the ileal bile acid transporter, regulates bile acid activity in the small intestine. J Biol Chem. 2005 ; 280 : 42283-42289.
15) Nishimura N, Nishikawa H, Kiriyama S. Ileorectostomy or cecectomy but not colectomy abolishes the plasma cholesterol-lowering effect of dietary beet fiber in rats. J Nutr. 1993 ; 123 : 1260-1269.
16) Nishimura N, Umeda C, Oda H, Yokogoshi H. The effect of taurine on the cholesterol metabolism in rats fed diets supplemented with cholestyramine or high amounts of bile acid. J Nutr Sci Vitaminol (Tokyo). 2003 ; 49 : 21-26.
17) Nishimura N, Yamamoto T, Ota T. Taurine feeding inhibits bile acid absorption from the ileum in rats fed a high cholesterol and high fat diet. Adv Exp Med Biol. 2009 ; 643 : 285-291.

18) Reihner E, Angelin B, Rudling M, Ewerth S, Bjorkhem I, Einarsson K. Regulation of hepatic cholesterol metabolism in humans : stimulatory effects of cholestyramine on HMG-CoA reductase activity and low density lipoprotein receptor expression in gallstone patients. J Lipid Res. 1990 ; 31 : 2219-2226.
19) Siperstein M D, Murray A W. Enzymatic synthesis of cholyl coA and taurocholic acid. Science. 1956 ; 123 : 377-378.
20) Tannock G W, Dashkevicz M P, Feighner S D. Lactobacilli and bile salt hydrolase in the murine intestinal tract. Appl Environ Microbiol. 1989 ; 55 : 1848-1851.
21) Tannock G W, Tangerman A, Van Schaik A, McConnell M A. Deconjugation of bile acids by lactobacilli in the mouse small bowel. Appl Environ Microbiol. 1994 ; 60 : 3419-3420.
22) Trautwein E A, Kunath-Rau A, Erbersdobler H F. Increased fecal bile acid excretion and changes in the circulating bile acid pool are involved in the hypocholesterolemic and gallstone-preventive actions of psyllium in hamsters. J Nutr. 1999 ; 129 : 896-902.
23) Turley S D, Daggy B P, Dietschy J M. Cholesterol-lowering action of psyllium mucilloid in the hamster : sites and possible mechanisms of action. Metabolism. 1991 ; 40 : 1063-1073.
24) Usman Hosono A. Effect of administration of *Lactobacillus gasseri* on serum lipids and fecal steroids in hypercholesterolemic rats. J Dairy Sci. 2000 ; 83 : 1705-1711.
25) Wright R S, Anderson J W, Bridges S R. Propionate inhibits hepatocyte lipid synthesis. Proc Soc Exp Biol Med. 1990 ; 195 : 26-29.
26) Zhang J X, Hallmans G, Andersson H, Bosaeus I, Aman P, Tidehag P, Stenling R, Lundin E, Dahlgren S. Effect of oat bran on plasma cholesterol and bile acid excretion in nine subjects with ileostomies. Am J Clin Nutr. 1992 ; 56 : 99-105.

■レジスタントプロテインの生理作用

静岡大学 農学部　森田達也
東京医科歯科大学　大西竜子
ルミナコイド・ラボ　桐山修八

はじめに

　従来，食品タンパク質の栄養的価値は，それらのアミノ酸バランスとともに，消化率も重要な要素とされてきた[1]。しかし，食物タンパク質のうち小腸をエスケープして大腸に流入する不消化部分には，予想外の栄養的役割があるように思われる。食物繊維の例に認められるように，まだヒトが未精製な食物を摂取しており，食物繊維の摂取量も現在に比べはるかに多かった時代，とくにタンパク質の大部分を植物性タンパク質から摂取していた農耕民族では，タンパク質の消化率も現在に比べ格段に低かったに違いない。では，はたして摂取したタンパク質中の不消化部分はどのような役割を演じているのであろうか？

　食物繊維の多様な生理作用が明らかにされつつある現在，栄養学者の興味は大腸内発酵基質としての食物繊維の役割に移りつつあるように見える。これは近年，急速に進展した短鎖脂肪酸（SCFA）の生理作用の解明と符号する。大腸内に流入した難消化性多糖類（食物繊維およびレジスタントスターチ）やオリゴ糖は，腸内細菌によって種々の有機酸やガスへと変換される。発酵産物，なかでもSCFAの生理作用のいくつかには，大腸粘膜のエネルギー供給，脂質代謝の修飾，エンテログルカゴン分泌の刺激など，食物繊維自体の生理作用解明の手掛かりとなるものも含まれている[2]。従って，難消化性多糖類やオリゴ糖の大腸内での作用を予測するためには，発酵によって生じた有機酸のパターンを把握することが重要である。

　従来，発酵基質としての評価は，主としてラットを用い，精製飼料中に添加することによって行われてきた。通常の精製飼料は炭水化物源にデンプンもしくはショ糖を，タンパク質源にはカゼインを用いているが，カゼインの真の消化率はほぼ100％であり，精製飼料を摂取した際に大腸内に流入し，発酵基質として利用される窒素源は，小腸剥離細胞，尿素，そのほかの小腸分泌物および膵外分泌由来の酵素タンパク質などごく限られた量になる。一方，ヒトの食事内容は変化に富んでおり，摂取するタンパク質の消化率も食品素材，また調理方法によってかなり異なると予測される。

レジスタントプロテインによる大腸内発酵制御

　高アミローストウモロコシデンプン（HAS）やフラクトオリゴ糖を含む半精製カゼイン飼料を投与したときのラット盲腸，結腸内有機酸濃度，総量の検討を通じて，これら糖質の大腸内発酵パターンは，同時に摂取するタンパク質の種類によって著しく異なることを知った。これら炭水化物（CH_2O）が一挙に，また多量に大腸へ流入したとき，盲腸内有機酸発酵は激増するが，大腸粘膜上皮細胞のエネルギー源として有用な酪酸のみならず，むしろ大腸生理にとって好ましくないコハク酸も基本飼料時の数倍から数十倍へと増加する。しかし，飼料タンパク質の種類によっては，コハク酸の生成を抑制し，酪酸量のみを上昇させることができる。この事実は，食物によって大腸内発酵ひいては体内代謝をコントロールし得る可能性を示している。

　通常のトウモロコシデンプン（CS）をCH_2O源，カゼイン（CAS）をタンパク質源とした飼料に，20％HAS（実測した小腸内消化率は60～70％）をCSの一部と置き換えて添加して基本飼料と

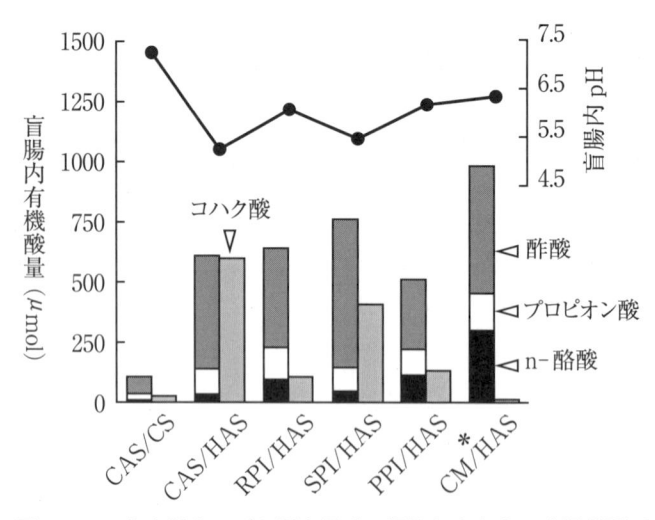

図1 HASと各種タンパク質を同時に摂取したときの盲腸発酵パターン
*，市販飼料にHASを添加した

した。CASの代わりに消化率の異なる各種タンパク質をそれぞれ25％加えた試験飼料を調製し，ラット盲腸内有機酸量を比較した。その際，CAS（見かけの消化率95％），大豆タンパク質（SPI；同93％），米タンパク質（RPI；同94％），ジャガイモタンパク質（PPI；同90％）を用いた。また同時に，市販の固形飼料粉末に20％のHASを添加した飼料も調製し，雄SDラットに10日間自由摂取させた[3,4]。

基本飼料群（CAS/CS）にくらべ，HAS摂取群の盲腸内有機酸量は著しく増加したが，CAS/HAS飼料群では，コハク酸の増加が極めて顕著だった（図1）。これに対し，RPI/HAS，PPI/HAS群ではコハク酸の上昇は抑制され，SCFA，とくに酪酸の増加が著しかった。またこのとき，ふん中デンプン排泄量は，CAS/HAS群の50mg/日に対して，PPI/HAS群で15mg/日，RPI/HAS群では10mg/日以下に減少しており，RPIやPPIの摂取によって，HASの大腸内発酵全体が非常に亢進していることが観察された。さらに，腸内細菌の活動性の指標となるふん中の中性ステロールパターン（coprostanol/cholesterol比）は，CAS/HAS群の0.02前後に対し，ほかの試験群では2～3と高値を示した。このように，消化率の低いタンパク質源の同時摂取は，発酵性難消化性多糖類の発酵過程を修飾するだけでなく，大腸菌叢パターンの変動をもひき起こす要因となっていると思われる。

一方，CAS/HAS群におけるコハク酸の蓄積はどのような機作によるのだろうか。この点を検討するため，小腸の末端を直腸に吻合させたモデルラットのふん便を分析し，試験飼料摂取時に大腸に流入するデンプン量および窒素量を測定した[4]。このモデルラットは3cm前後の直腸を残すのみで盲腸，結腸内発酵は無視できるとすると，ふん中排泄物量は正常ラットの小腸から大腸に流入する不消化物の量に対応すると考えた。先の実験と同様，CAS/HASあるいはCASとの置き換えで0～25％のPPIを添加したPPI/HAS飼料を摂取したモデルラットのふん中デンプン量は両群で差はなかったが，ふん中のデンプン/窒素比はCAS/HAS飼料の18に対し，PPI/HAS飼料では8にまで低下していた（図2）。従って，先の実験でCAS/HAS群で認められたコハク酸蓄積は，発酵基質としてのCH_2O/窒素比（C/N比）の不均衡（実際には単なる量比ではなく，腸内細菌による両者の利用速度比が問題であるが）によるもので，タンパク質の不消化部分（レジスタントプロテイン，RP）は両者間のバランスを正常化することにより，コハク酸生成を抑制し，酪酸

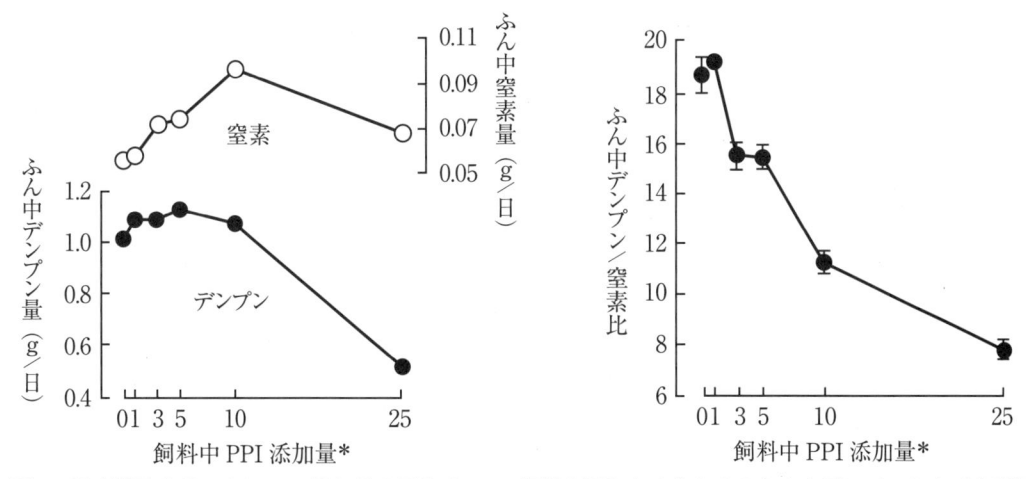

図2　回直腸吻合ラットにPPI添加量の異なるHAS飼料を摂取させたときのふん中デンプンおよび窒素排泄量の変動
　　＊，飼料中のタンパク質量は25％重量比とし，PPIはCASと置き換え添加した。

Morita T, et al[3]から転載・一部改変

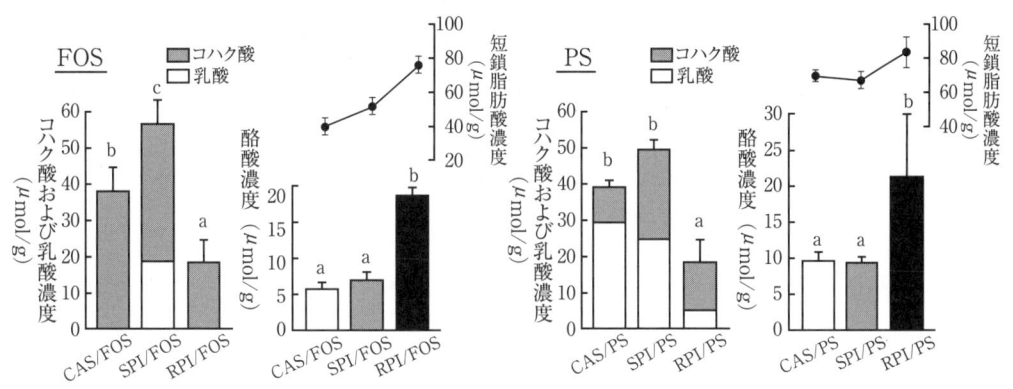

図3　FOSまたはPSと各種タンパク質を同時に摂取したときの盲腸発酵パターン
　　カラム上の異なるアルファベット記号は統計上の有意差を示す（P＜0.05）。

Morita T, et al[5]から転載・一部改変

生成を促進させると考えられた。

　またRPは量的な問題だけでなく，質的相違こそ重要である。上記SPIのRP含量はRPIとほぼ等しいにもかかわらず，SPIには酪酸生成を促進（またはコハク酸生成を抑制）する効果は認められない（図1）。この現象は，易発酵性のCH_2O源であるフラクトオリゴ糖（FOS）を6％添加した飼料やジャガイモデンプン（PS）を20％添加した飼料を摂取させたときにも観察され，FOSやPSの盲腸内発酵を修飾して酪酸生成を促進するのはRPIだけである（図3）[5]。この盲腸内発酵に対する効果の違いは，RPIとSPIのアミノ酸組成の相違によると推定した。とくに両者間の含硫アミノ酸量の差は大きい。大腸へのメチオニン供給源として，当時，桐山らが膵外分泌の研究に用いていたオリゴメチオニン（OM，平均重合度7）は，非常に有望な候補と考えられた[6]。このOMはメチオニンのエチルエステルにパパインを作用させ合成したもので，小腸内消化率は～30％である。SPI/HAS飼料に0.3％ OMを添加して調べたところ，盲腸内酪酸濃度はRPI/HAS飼料を摂取したときと同等のレベルに達することが明らかになった（図4）。またこのとき，ふん中デンプン排泄量は，SPI/HAS群の122mg/日に対して，SPI/HAS+0.3％ OM群では57mg/日であり，デンプンの盲腸内発酵効率も補足レベルのOM添加により著しく改善された[5]。

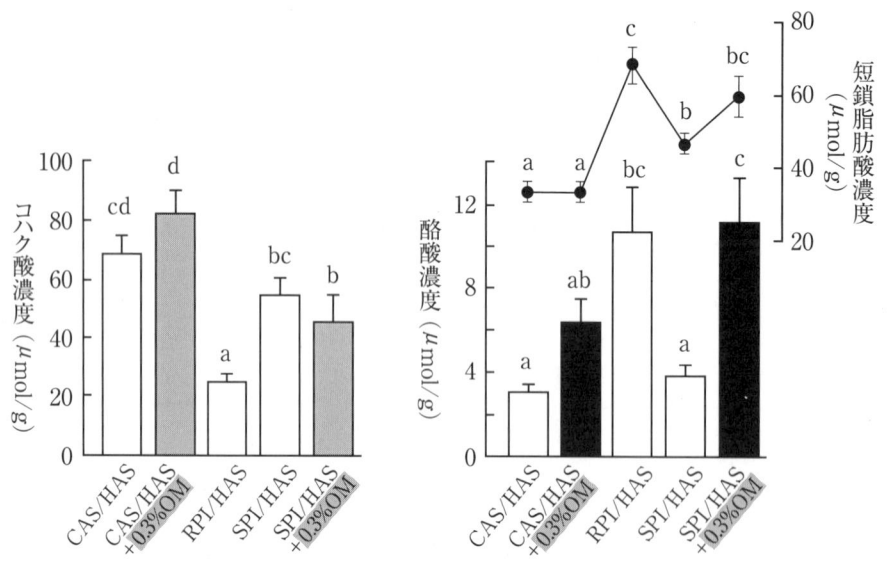

図4 HAS と各種タンパク質を同時に摂取したときの盲腸発酵パターンに及ぼす OM の添加効果
カラム上の異なるアルファベット記号は統計上の有意差を示す（P < 0.05）。
Morita T, et al[5]より転載・一部改変

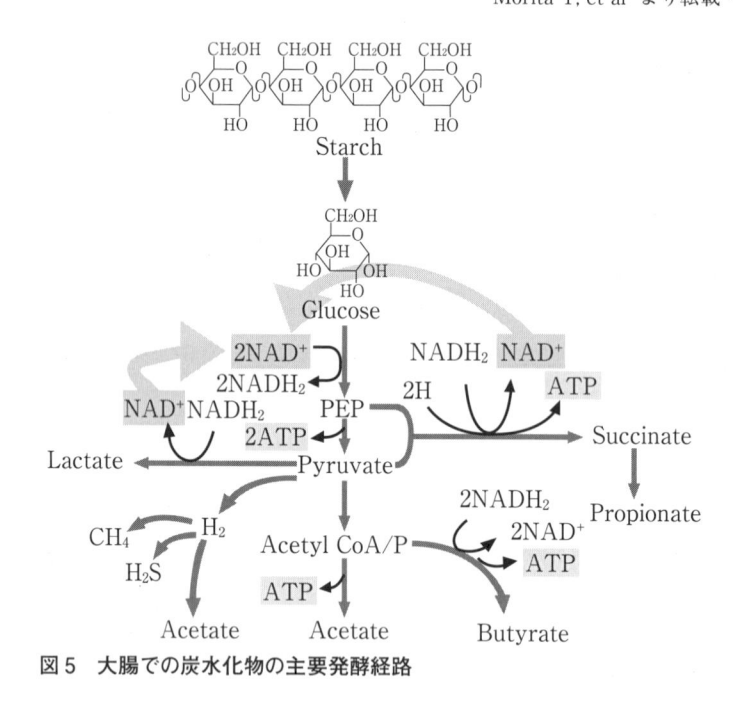

図5 大腸での炭水化物の主要発酵経路

これまでに得られた結果を**図5**の腸内細菌による糖の代謝経路から眺めてみると[7]，大腸内のN源が制限され一定であると仮定したとき，利用されやすい糖が大量に供給されると（CH_2O/N比のインバランス時），ATPの生成は主として基質レベルのリン酸化に依存すると考えられる。このとき大量のNADを消費するため，乳酸およびコハク酸脱水素酵素の働きによりNADの再生経路が亢進する。結果として，発酵産物には高濃度の乳酸やコハク酸が検出され，酪酸をはじめとするSCFA濃度は低くなる。乳酸やコハク酸の腸管からの吸収速度は遅く，これらの蓄積は大腸内容物のpHを極端に低下させる[8]。一方，大腸内にタンパク質由来のN（厳密にはS源も必要）が

適当量存在するときには，乳酸やコハク酸濃度は減少し，短鎖脂肪酸濃度の上昇が認められ pH も弱酸性に戻る。適当量の窒素源の存在は，腸内細菌の増殖を促し，結果的に糖の供給過剰を解消すると考えられる。

以上，大腸における CH_2O の発酵パターンは，ともに流入する RP の量と質によってコントロールできることが示された。これまでの栄養学では，タンパク質の栄養的価値は生体に利用される効率を基準とし，それをより正確に測定しようという立場で研究されてきた。しかし，大腸上皮細胞がそのエネルギー源としてグルコースやグルタミンよりもむしろ酪酸を優先的に利用するといった事実を考えると[9]，タンパク質の不消化部分は CH_2O 源とコラボレートして大腸粘膜への栄養供給を促進するという特異的役割を演じていると言える。この意味において，我々は，タンパク質の不消化部分をほかの食物成分と区別して「レジスタントプロテイン」と呼ぶべきであると考えている[10]。

遠位結腸への SCFA 供給系の確立

最初に述べたように，SCFA の生理作用が解明されつつある現在，ある種の難消化性糖類と RP を組み合わせることで，あるいは発酵速度を制御することによって特定の SCFA，例えば酪酸を結腸部位において効果的に生成させることが可能であれば（大腸組織への SCFA 供給系の確立），それは大腸生理を研究するうえで，また特定の疾患（潰瘍性大腸炎，大腸がん）の予防，治療のための良い手段になると考えられる。

酪酸の特異的生理作用のひとつには，ヒストンデアセチラーゼ阻害によるがん化細胞の増殖抑制が知られており，大腸がん発症抑制との関連性が注目されている。大腸がんは臨床例，動物実験ともに結腸，直腸部位で多発する[11,12]。また，大腸がん患者のふん便中酪酸濃度は，健常人にくらべ有意に低い値を示すことから[13]，遠位結腸の酪酸濃度を高く維持することは有益であると考えられている。ところが，HAS やオリゴ糖の発酵速度は速く，発酵により産生された SCFA は極めて速やかに吸収されるため，C/N インバランスを生じない程度の低用量摂取では遠位結腸の SCFA 濃度は必ずしも高まらない。従って，HAS 摂取時の遠位結腸酪酸濃度を上昇させるには盲腸，近位結腸部位での発酵を緩やかに保ち，HAS 発酵の場を遠位結腸にシフトさせる必要がある。

サイリウム（PSY）は高い保水能を有し，粘性の高い溶液を形成するが，腸内細菌による発酵を受け難く，摂取した PSY の 50% はふん中に排泄される[14]。この PSY の同時摂取は HAS を PSY のマトリックス中に閉じ込めることで，盲腸，近位結腸での HAS 発酵速度を制御し HAS を遠位結腸に送達すると考えた。先の試験と同じく，CS を CH_2O 源（65.5%），CAS をタンパク質源（25%）とした CAS/CS 飼料，または CH_2O 源の 5% を HAS に置き換えた CAS/HAS 飼料に PSY をそれぞれ 1.5% 添加した飼料（CAS/CS+PSY および CAS/HAS+PSY）を調製し，雄 SD ラットに 10 日間自由摂取させた[15]。CAS/CS や CAS/CS+PSY 群に比べ，CAS/HAS 群の盲腸内酪酸濃度は 2 倍以上に達するが，消化管下部に向かうに従い直線的に減少し，新鮮ふん（直腸内容物を反映する）では盲腸の 1/5 程度の濃度となる（図6）。一方，CAS/HAS+PSY 群の酪酸濃度は近位結腸以降ほぼ一定で，これは総 SCFA 濃度においても同様であった。またこのとき，ふん中の酪酸および総 SCFA 濃度とふん中デンプン排泄量との間には有意な相関が認められた（図7）。このように HAS と PSY の同時摂取は，HAS 発酵の場を遠位結腸にシフトさせ，ふん中酪酸濃度を高めるのである。

ヒトが食事として単一の食物だけを摂取することは稀であり，異なった生理作用を有する食物成分を同時に摂取したときの生体への影響について興味がもたれる。Cassidy らは，食物摂取量と結腸・直腸がんの発症率について調査した結果，発症率と負の相関を示したのは総デンプン摂取量，

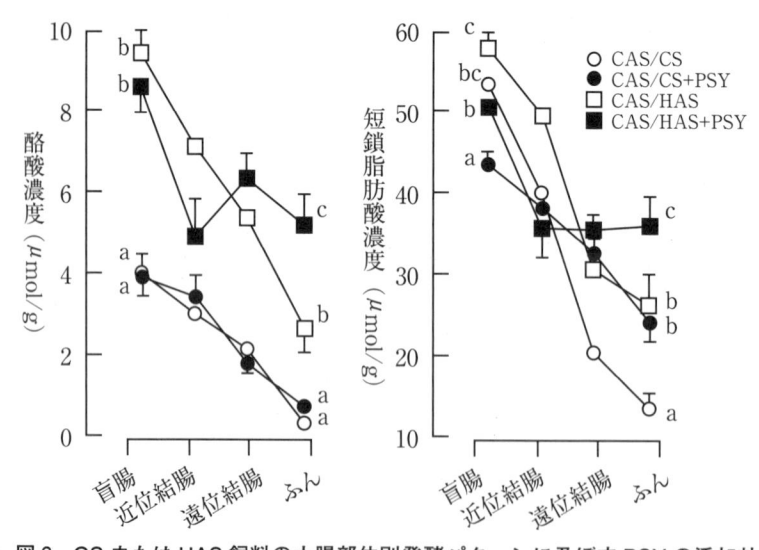

図6 CSまたはHAS飼料の大腸部位別発酵パターンに及ぼすPSYの添加効果

カラム上の異なるアルファベット記号は統計上の有意差を示す（$P < 0.05$）。

Morita T, et al[15]より転載・一部改変

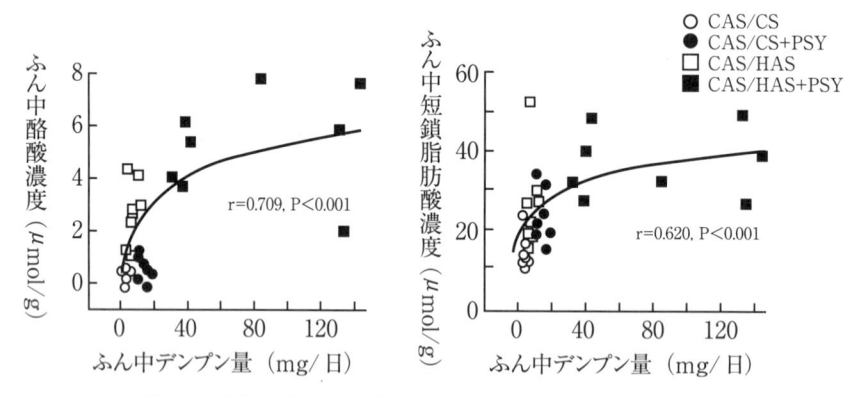

図7 ふん中デンプン排泄量とふん中酪酸または短鎖脂肪酸濃度との関係

Morita T, et al[15]より転載・一部改変

またはRS摂取量（デンプン摂取量から推定）と食物繊維摂取量の合計値であったと報告している[16]。これには大腸部位におけるRSと食物繊維の相互作用、即ち食物繊維によるRSの遠位結腸・直腸部位への送達が関与していると考えている。

おわりに

先に述べたように、RPに共通する成分的特徴はアミノ態N、メチオニン態Sの供給能であったが、そののち、桐山らはニジマスの皮、なまこなど、数種のRP源を広く比較、検索したところ、同時に摂取したHASの盲腸内発酵効率と酪酸生成量を最大に導くには、N、S源に加えリン酸態Pが必要であることを明らかにしている[17]。哺乳動物と同様、細菌、原虫、プランクトンなど、いずれも生物である限り、細胞膜の合成にはリン脂質が必須である。宿主にとって望ましい腸内細菌叢を必要とする場合、彼等の活動に見合った栄養素供給をするためには、N：S：Pには一定の最適比率があるのかもしれない。

参考文献

1) Anonymous. 'Protein Quality Evaluation', Report of a Joint FAO/WHO Expert Consultation, 1990 ; Bethesda, Md., USA, 4-8 December (1989).
2) Topping D L, Clifton P M. Short-chain fatty acids and human colonic function : role of resistant starch and nonstarch polysaccharides. Physiol Rev. 2001 ; 81 : 1031-1064.
3) Morita T, Kasaoka S, Ohhashi A, Ikai M, Numasaki Y, Kiriyama S. Resistant proteins alter cecal short-chain fatty acid profiles in rats fed high amylose cornstarch. J Nutr. 1998 ; 128 : 1156-1164.
4) Morita T, Kasaoka S, Kiriyama S. Physiological functions of resistant proteins : proteins and peptides regulating large bowel fermentation of indigestible polysaccharide. AOAC Int. 2004 ; 87 : 792-796.
5) Morita T, Kasaoka S, Hase K, Kiriyama S. Oligo-L-methionine and resistant protein promote cecal butyrate production in rats fed resistant starch and fructooligosaccharide. J Nutr. 1999 ; 129 : 1333-1339.
6) Hara H, Kiriyama S. Absorptive behavior of oligo-L-methionine and dietary proteins in a casein or soybean protein diet : porto-venous differences in amino acid concentrations in unrestrained rats. J Nutr. 1991 ; 121 : 638-645.
7) Macfarlane S, Macfarlane G T. Regulation of short-chain fatty acid production. Proc Nutr Soc. 2003 ; 62 : 67-72.
8) Hoshi S, Sakata T, Mikuni K, Hashimoto H, Kimura S. Galactosylsucrose and xylosylfructoside alter digestive tract size and concentrations of cecal organic acids in rats fed diets containing cholesterol and cholic acid. J Nutr. 1994 ; 124 : 52-60.
9) Roediger W E W. Role of anaerobic bacteria in the metabolic welfare of the colonic mucosa in man. Gut. 1980 ; 21 : 793-798.
10) 森田達也, 桐山修八. レジスタントプロテインの生理作用：大腸内発酵を制御するタンパク質とペプチド. 化学と生物. 1996 ; 34 : 564-566.
11) Schottenfeld D, Haas J F. Epidemiology of colon cancer. In : Lipin M, Good RA, editors. Gastrointestinal tract cancer. New York : Plenum Press ; 1978. 207-240.
12) Freeman H J, Spiller G A, Kim Y S. A double-blind study on the effect of purified cellulose dietary fiber on 1,2-dimethylhydrazine-induced rat colonic neoplasia. Cancer Res. 1978 ; 38 : 2912-2917.
13) Vernia P, Ciarniello P, Cittadini M, Lorenztti A, Alessandrini A, Caprilli R. Stool pH and short-chain-fatty acid in colorectal cancer and polyps. Gastroenterology. 1996 ; 96 : A528.
14) Edwards C A, Bowen J, Brydon G, Eastwood M A. The effects of ispaghula on rat cecal fermentation and stool output. Brit J Nutr. 1992 ; 68 : 473-482.
15) Morita T, Kasaoka S, Hase K, Kiriyama S. Psyllium shifts the fermentation site of high-amylose cornstarch toward the distal colon and increases fecal butyrate concentration in rats. J Nutr. 1999 ; 129 : 2081-2087.
16) Cassidy A, Bingham S A, Cummings J H. Starch intake and colorectal cancer risk : an international comparison. Brit J Cancer. 1994 ; 69 : 937-942.
17) 桐山修八. 食物繊維・ルミナコイドの頃からレジスタントプロテイン研究へ. A personal account of the dawn and latter development of luminacoid research in Japan. 日本食生活学会誌. 2005 ; 16 : 104-107.

■フラボノイド配糖体の腸管吸収と体内動態
―生体利用性の向上を目指して―

北海道大学大学院 農学研究科　松川典子
北海道大学 創成科学研究機構　松本　恵
北海道大学大学院 農学研究科　原　博

はじめに

　近年，食品成分がもつ疾病予防機能への関心が高まるなか，フラボノイドは，様々な生理機能を有することが報告され注目を集めている[1-3]。フラボノイドは，植物に存在するポリフェノール化合物の一種であり，ヒトは，このフラボノイドを野菜，果物，緑茶や紅茶などの植物性食品から，1日に数十～数百mg摂取していると見積もられている[4]。フラボノイドを多く含むワインやオリーブオイルを多く摂ると心疾患のリスクが減少するという疫学調査結果もあり[5,6]，フラボノイドを積極的に摂取するための清涼飲料水やサプリメントの開発が盛んである。

　フラボノイド化合物はそのアグリコンの構造や配糖体の種類，結合位置の違いから，3000種類が発見されているが，サプリメントや特定保健用食品として既に利用されているのはカテキンやアントシアニン類などのわずか数種類である。このため，既存のフラボノイド製品に用いられている化合物よりも効果の強い化合物や，生体利用性の高い化合物を検討する余地は大いにありそうである。さらに一歩進めて，これらのフラボノイドの生体利用性を計るうえで重要な，消化管での吸収を促進する（生体利用性を高める）食品成分の存在を明らかにすることは大変興味深い研究になることが考えられる。

　そこで，本稿ではフラボノイド配糖体の腸管吸収と体内動態について，その生体利用性に注目して最新の知見を概説したい。また，筆者らが行ったラットを用いた in vitro, in situ, in vivo の試験でいくつかのフラボノイド配糖体の吸収メカニズムを明らかにした報告と，これらのフラボノイド配糖体の生体利用性を向上させる機能性オリゴ糖の効果について明らかにした報告も併せて紹介したい。

フラボノイド配糖体の吸収動態研究の背景

　これまで，フラボノイド配糖体の吸収メカニズムの解明は，ビタミン類やカロテノイド類と比較して遅れていた。その理由に，食品中に含まれる量が微量であること，また，生体内への吸収量が少なく，従来のHPLCなどでは，検出限界，分離能の問題点があったためである。フラボノイド配糖体は消化管からの吸収の途中で，タンパク質と結合したり[7]，酵素により加水分解されたり[8,9]，アセチル化，メチル化，硫酸抱合，グルクロン酸抱合などの代謝を受けることが分かっている[10,11]。フラボノイド配糖体の生体内利用性を正確に評価するためには，これらの化合物を摂取したあとの消化管内や，吸収後，生体内で代謝された化合物を経時的にその分子構造の変化を観察し，かつ，正確に定量分析を行ったデータを併せて考察することが重要である。近年，HPLC-MSのような質量分析計の発達に伴い，難揮発性化合物のフラボノイド化合物も煩雑な抽出作業を省いて，生体成分中の微量のフラボノイド化合物とその代謝物を定量できるようになり[12,13]，フラボノイド配糖体の吸収動態研究の発展が期待されている。

フラボノイド配糖体の消化管吸収メカニズム

　フラボノイド配糖体の消化管吸収部位は主に小腸と大腸に分けられる。タマネギなどに多く含まれる，Quercetin-3-O-β-D-glucoside（以下 Quercetin-3-glucoside）は，これまでに小腸における2つの粘膜透過機構が報告されている。一つ目は，Caco-2細胞を用いた報告で，消化管上皮細胞膜のグルコース輸送担体である，sodium-dependent glucose transporter 1（SGLT1）により，配糖体のまま吸収されるとする機構[14]。もう一つの機構は，ラットなどの実験動物を用いた報告で小腸吸収上皮細胞上の膜消化酵素，lactase-phlorizin hydrolase（LPH）によって配糖体のグルコースがはずれ，アグリコンとして腸上皮細胞に取り込まれるとされる機構である[15-18]。SGLT1を介する機構については，アントシアニンの一種である Cyanidin-3-O-β-D-glucoside もこの機構を介して小腸上部から吸収されることを示唆する報告があるが[19]，糖鎖構造がグルコースではない配糖体でも，SGLT1が機能するのか疑問が残る。

　筆者らは，ケルセチンルチノース配糖体の Rutin にグルコースを付加して溶解性を高めたαG-rutin と，同様に Quercetin-3-glucoside にグルコースを付加して溶解性を高めた Quercetin-3-glucoside mixture（Q3GM）と Quercetin-3-glucoside を用いて（図1），消化管粘膜の透過機構を調べた。実験はラットの消化管を用いた，ユッシングチャンバーと小腸の腸管結紮ループによるこれらの透過試験である。その結果，αG-rutin はその多くがインタクトなまま吸収され，即ち細胞間経路が主な吸収経路であると推察された（図2）[20,21]。一方，Q3GM は小腸上部において Quercetin-3-glucoside まで分解され，その多くが細胞内に吸収され，グルクロン酸や硫酸抱合され，腸間膜静脈へ放出されており，インタクトなまま吸収された量は微量であった（図3）。以上

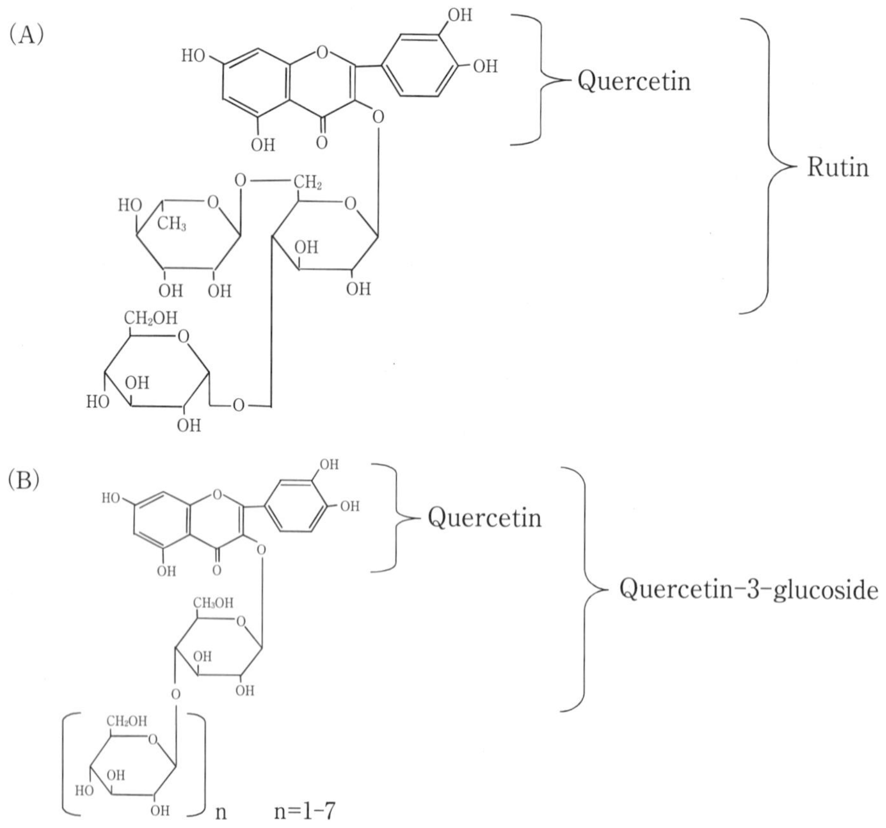

図1 αG-rutin および Quercetin-3-glucoside mixture の構造

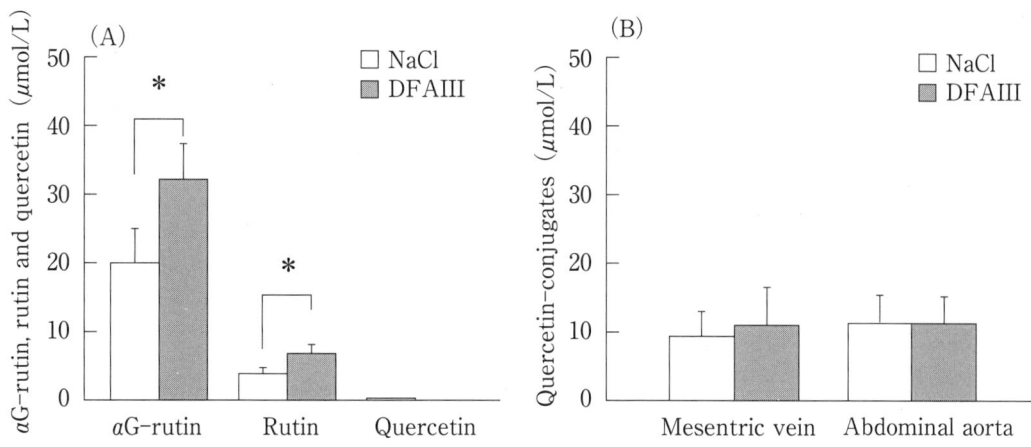

図2 小腸結紮ループによるDFAⅢがαG-rutin吸収に及ぼす影響
小腸結紮ループを作成後, αG-rutin (150μmol/rat), DFAⅢ (150μmol/rat) または NaCl (75μmol/rat) を各1.5mL投与し, 60分後に採血を行った。n=6。A, 腸間膜静脈血中のαG-rutin, rutin, ケルセチン濃度。B, 腸間膜静脈血中および腹部大動脈血中のケルセチン抱合体の濃度
データは平均値±SEMで示した。＊を付した群間で有意差あり, $p<0.05$

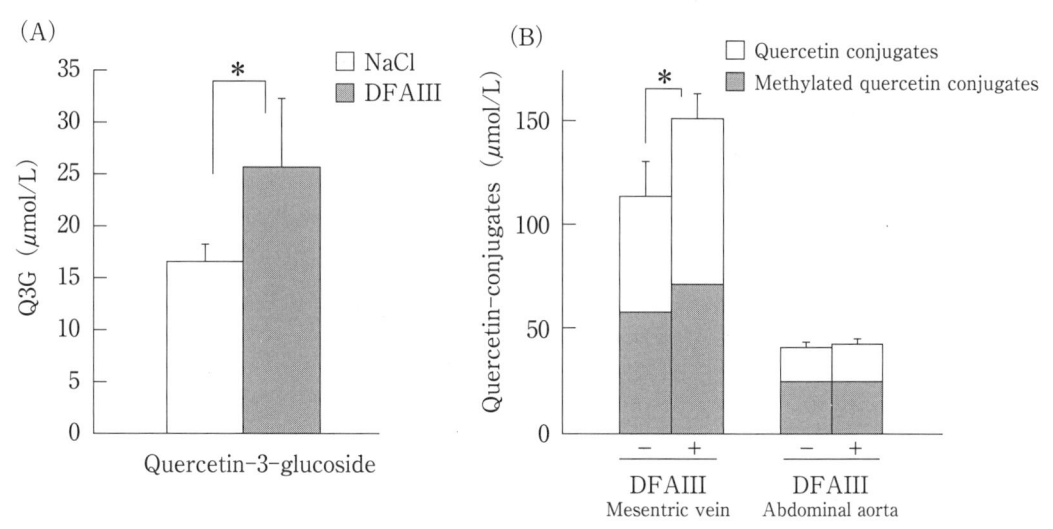

図3 小腸結紮ループによるDFAⅢがQ3GM吸収に及ぼす影響
小腸結紮ループを作成後, Q3GM (150μmol/rat), DFAⅢ (150μmol/rat) または NaCl (75μmol/rat) を各1.5mL投与し, 60分後に採血を行った。A, 腸間膜静脈血中のQuercetin-3-glucoside濃度。B, 腸間膜静脈血中および腹部大動脈血中のケルセチン抱合体およびケルセチンメチル化物抱合体の濃度
データは平均値±SEMで示した, n=6。＊を付した群間で有意差あり, $p<0.05$

のことから, フラボノイド配糖体は細胞間と細胞内経路の両方を介して吸収されている可能性が示唆された。これらの化合物による吸収経路の違いは, それぞれの結合している糖の種類と結合様式の違いによる溶解性と分子量の大きさの違いに起因するかもしれない。αG-rutinのケルセチンアグリコンに結合しているルチノースはLPHによる分解作用を受けないという報告[22]があり, 消化管管腔内では配糖体構造が分解されてアグリコンが遊離しないため, 細胞内に取り込まれないことが考えられた。このため, αG-rutinは小腸粘膜では抱合化などの代謝も受けないことが考えられた。一方, Q3GMはグルコースが分離され, Quercetin-3-glucosideにまで消化管管腔内で分解され, さらにLPHによって配糖体構造が分解されて, アグリコンが遊離し, このアグリコンが細胞内で

抱合化される経路と，その寄与は小さいが，配糖体のまま細胞間を透過する，両方の経路をもつことが示唆された．

一方，大腸でのフラボノイド配糖体の吸収は小腸での研究報告に比べてほとんどない．しかし，先に述べたRutinはLPHなどの消化酵素耐性があるため，消化管上部で吸収されないまま，大腸に流入することが考えられる[23]．筆者らのラットを用いたQ3GMの長期摂取試験でも盲腸内容物中にケルセチンの代謝物が流入していたため，大腸でのこれらフラボノイド化合物の吸収は十分考えられる．しかし，大腸での吸収メカニズムを考える場合，インタクトな化合物だけでなく，代謝物の再吸収も考慮しなくてはいけない．それは，フラボノイド配糖体はいったん消化管上部で吸収されても，肝臓でメチル化や抱合化などの代謝を受け，その多くが胆汁中に放出され，腸肝循環によって再び腸管へ排泄されるからである[24,25]．十二指腸に排出された抱合体は小腸では吸収されず，大腸に流入すると考えられている．そこで，筆者らは，フラボノイド化合物の胆汁排泄を調べるために，胆管と十二指腸にカテーテルを留置し，胆汁が循環した生理的条件下で，24時間のQ3GMの腸肝循環量とその構造の変化を経時的に調べた．その結果，ケルセチンの代謝物は速やかにかつ，大量に胆汁中に排泄され，その後減少するが，一定の高濃度を9時間後まで保っていた（図4）[26]．このことは大腸に流入したケルセチンの代謝物が再吸収され，腸肝循環を繰り返していることを示唆している．

さらに代謝物の構造に注目して大腸でのフラボノイド化合物の吸収寄与を考察すると，上記の試験で，ケルセチンメチル化物抱合体とケルセチン抱合体の胆汁中への排泄量を比較して，ケルセチンメチル化物抱合体はすべての時間でケルセチン抱合体の排泄量よりも高かった．しかし，Q3GMを長期に摂取した試験での結果では，ラットのケルセチンメチル化物抱合体とケルセチン抱合体の血中濃度は同程度であり，胆汁中と血中のケルセチン代謝物の構成比が異なることが分かった．このことから，ケルセチンメチル化物抱合体はケルセチン抱合体に比べ選択的に胆汁に放出され，腸管へ排泄されることが考えられた．Q3GM長期摂取試験での盲腸内に残存するケルセ

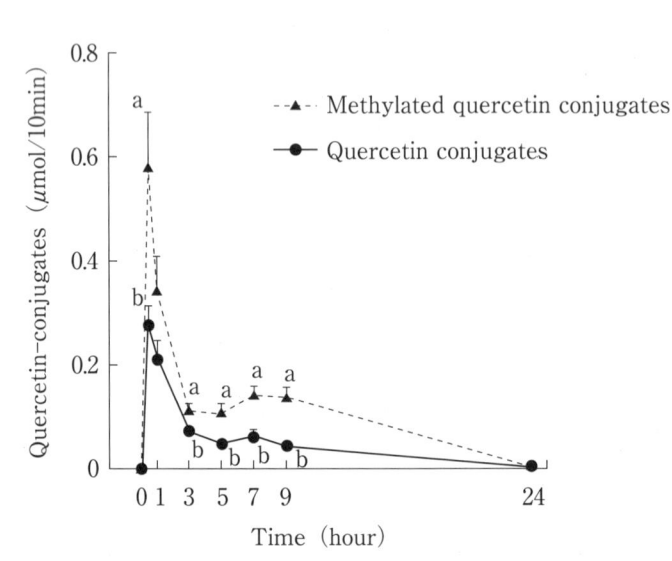

図4 胆汁へのケルセチン代謝物排泄の経時的変化
胆管および腸管カテーテル留置ラットに，Q3GM（50μmol/rat）を0.5mL投与し，9時間まで経時的に胆汁を10分間採取し，ケルセチン抱合体およびケルセチンメチル化物抱合体の濃度を測定した
データは平均値±SEMで示した，n=7．異なる文字間に有意差あり，$p<0.05$

チン代謝物も，そのほとんどがメチル化物であった[27]。これらのことは腸管に排泄され，その後，小腸で再吸収されなかった抱合体が盲腸内に流入し，腸内細菌によって脱抱合されメチル化物が大量に遊離することが考えられた。

このように大腸には多くのケルセチンメチル化物が流入することが分かった。そこで，筆者らはフラボノイド配糖体の吸収における大腸の寄与を直接的に確認するために盲腸結紮ループを用いて，ケルセチンメチル化物の透過試験を行った。その結果，盲腸静脈血中からケルセチンメチル化物抱合体が検出された。盲腸でのケルセチンメチル化物の吸収効率を評価するために，小腸結紮ループの単位面積当たりの吸収速度と比較したところ，小腸に比べ盲腸では1.7倍の吸収速度を示した。このことから，盲腸はケルセチンメチル化物の吸収部位であるだけでなく，その吸収能は小腸よりも高いことが示唆された[28]。これまで，フラボノイド配糖体の吸収部位として大腸の寄与は過小評価されてきたが，筆者らはこれらの試験によって大腸は，小腸で吸収されなかったフラボノイド配糖体の吸収だけでなく，腸肝循環を介した，代謝物の再吸収部位でもあることが証明され，その寄与が大きいことの確かな証拠を示した。

オリゴ糖によるフラボノイド配糖体の吸収促進作用

フラボノイド化合物の吸収動態の研究は，ここ数年に，消化管での吸収速度と構造の相関や，ほかの食品成分との相互作用について注目されるようになってきた。di-D-fructofuranosyl 1,2′:2,3′-anhydride（DFAIII）[29]はこれまでに，峯尾らの研究で，カルシウムの吸収を促進する働きがあることが明らかにされている。そのメカニズムは小腸では細胞間経路の吸収を促進し，大腸では発酵を促進することによって，腸内のpHが低下し，カルシウムの溶解性が上昇することが示されている。そこで，筆者らは，このDFAIIIが細胞間経路で吸収されるαG-rutinに対して，吸収促進作用をもつのではないかと考え，ラット小腸を用いた in vitro, in situ の試験でDFAIIIのフラボノイド配糖体の吸収促進効果を調べた。その結果，in situ の試験では，DFAIIIの投与によって小腸腸間膜静脈へのαG-rutinの放出が3倍に増加し，さらにユッシングチャンバーを用いた試験では，小腸，盲腸，結腸のすべての部位でDFAIIIの添加により，αG-rutinの粘膜側から漿膜側への透過が有意に増加した。これらのことからDFAIIIは消化管でαG-rutinの細胞間経路を介した吸収を促進することが見いだされた。さらに意外なことに，DFAIIIはQ3GMの細胞内経路を介した吸収も促進することが明らかになった（図2, 3）。DFAIIIがどのような機構で細胞内経路の吸収をも促進するのかについては，今後さらに研究を進める必要がある。いずれにしても，吸収量の非常に少ないフラボノイド配糖体の吸収を即時的に促進する効果がある食品成分が発見されたことは，これからのフラボノイドの食品への応用に非常に有意義であると考えられる。

DFAIIIなどのオリゴ糖は長期に摂取することによって，大腸発酵を亢進し，大腸の環境を大きく変化させる[30,31]。とくに，腸内細菌が有する酵素は様々な糖鎖分解活性をもつことから，この作用は，同時に摂取したRutinなどが上部消化管で吸収されずに，大腸に流入したフラボノイド配糖体の糖鎖分解を促進し，その吸収率にも影響を与えることで，長期的な生体利用性を向上させることが期待されている。上原らはフラクトオリゴ糖（FOS）を長期に摂取したラットにおいて腸内菌叢が変化し，イソフラボンの血中濃度上昇とともに，腸内細菌によるEquolへの構造変化が促され，結果，生体利用性が上昇することを報告している[32]。Equolは，イソフラボンの一種Daidzeinから，中間代謝物であるDihidrodaidzeinを介して腸内菌により変換される物質である[33]。田村らはDFAIIIを長期に摂取することによってEquolの血中濃度が顕著に上昇し，このことが血漿コレステロール濃度を低下させることを報告している[34]。筆者らのラットを用いたDFAIIIとFOSとケルセチン配糖体の長期摂取試験でも，両オリゴ糖ともケルセチン配糖体の血

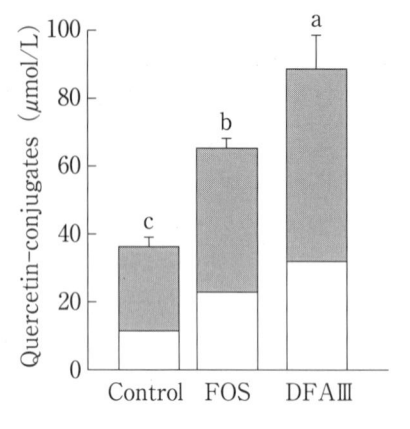

図5 長期摂取試験におけるオリゴ糖のケルセチン配糖体吸収への効果
0.63% Q3G 添加食, 0.63Q3G に 3% の FOS または DFAⅢ を添加した餌をラットに摂取させ, 13 日後に尾静脈より採血し, ケルセチン抱合体およびケルセチンメチル化物抱合体の濃度を測定した
データは平均値±SEM で示した, n=8。異なる文字間に有意差あり, $p<0.05$。

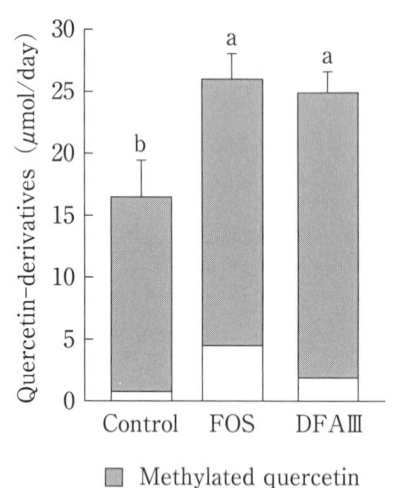

図6 オリゴ糖摂取によるケルセチン代謝物のふん排泄に及ぼす影響
1% Q3GM 添加食, 1% Q3GM に 3% の FOS または DFAⅢ を添加した餌をラットに摂取させ, 14 日間飼育した。試験 10 日目から 4 日間採ふんし, ふん中のケルセチンおよびケルセチンメチル化物量を測定した
データは平均値±SEM で示した, n=8。異なる文字間に有意差あり, $p<0.05$。

中濃度を上昇させた(図5)[27,35]。DFAⅢはこれまでに, 小腸での吸収を促進することが明らかになっており, 即時的な吸収促進効果に加えて, 長期的摂取においてもその効果が見られたことが考えられるが, FOS はこれまでに, 小腸でのフラボノイド配糖体の吸収を促進する報告はない。このため, FOS のケルセチン配糖体吸収促進効果は, 先に述べた大腸におけるアグリコン分解抑制作用が寄与していると考えられた。

フラボノイド配糖体の生体利用性と大腸の関係

大腸に流入したフラボノイド化合物は, 腸内菌によって糖鎖分解のみならず, そのアグリコン骨格も分解を受けることが知られている。即ち, 配糖体や抱合体のままで大腸へ流入した場合は, まず, 腸内菌によって糖の結合が分解されたり[36], 脱抱合の作用を受け, アグリコンまで分解される[37]。さらにアグリコンは phloroglucinol や 3, 4-dihydroxyphenylacetic acid のような小さな分子まで分解され, フラボノイド化合物としての生体利用性を失う。ケルセチンアグリコンの分解菌はブタ大腸より *Clostridium orbisciandens* や[37], ヒトふん便より, *Enterococcus* *casseliflavus*や*Eubacterium ramulus*などが同定されている[38]。DFAIIIとFOSの作用によって腸内菌叢の変化が起こり，これらの菌が影響を受けることは十分に考えられる。筆者らのラットを用いたDFAIIIとFOSとQ3GMの長期摂取試験で，血中，尿中のケルセチン代謝物濃度は大きく上昇したが，一方でふん中にもケルセチン代謝物は多く排泄されていた（図6）[27]。

一般には，吸収率の上昇はふん中排泄を低下させるが，この結果はこれとは矛盾する。しかし，摂取されたオリゴ糖が腸内菌によるケルセチンアグリコンの分解を抑制したとすれば，この矛盾は説明できる。実際に，Steerらは*in vitro*の発酵システムを用いた試験で，FOSの添加によってふん中のバクテリアの培養でイソフラボンアグリコンの残存が増加したことを報告している[39]。先に述べたとおり，DFAIIIやFOSは血中のEquol濃度を高めることが報告されており[32,34]，この作用においてもオリゴ糖摂取によって変化した腸内菌叢がかかわっていることが示唆されている。筆者らは，FOSやDFAIIIを摂取した，腸内菌を含むラット盲腸内容物による，ケルセチンアグリコンの分解抑制を明らかにしている[28]。オリゴ糖の長期摂取が引き起こす，どのような盲腸内菌叢の変化がQuercetinやEquolの分解，生成へ影響するのかはいまだ不明のままである。今後，大腸とフラボノイド配糖体吸収の関係がさらに明らかにされていくことが期待される。

フラボノイド配糖体の生体内利用性と大腸研究の今後

フラボノイド配糖体は，その構造の違いによって吸収メカニズムが異なり，生体利用性にも差があることが分かってきた。それぞれの化合物の吸収メカニズムは今後，より詳細に明らかになることが期待されるが，さらに，そのメカニズムに合わせて，効率的に吸収量を高める摂取方法を検討する必要がある。また，食品への応用面でもそれらの工夫が必須であろう。一方，オリゴ糖とのフラボノイド配糖体の同時摂取はオリゴ糖の大腸環境改善効果に加えて，フラボノイド化合物の生体利用性を向上させるという新規価値が加えられ，今後，この知見の実用化が望まれる。Quercetinは大腸での前がん病変の発生を抑制する効果が報告されている[40]。さらに最近では，Quercetinは大腸粘膜のバリア機能を向上させる働きがあることを示唆する論文も発表されており[41]，大腸でのフラボノイド化合物の代謝とともに生理作用に注目した研究が，フラボイド化合物と大腸発酵研究の新しい分野となることが期待される。

謝辞

本稿をまとめるにあたり，ご指導，ご助言いただきました，藤女子大学人間生活学部の知地英征教授に心より感謝申し上げます。また，嫌気培養試験を行うにあたり，多くのご指導，ご助言をいただきました京都府立大学大学院環境生命科学研究科の井上亮講師，動物試験の実施にご協力いただきました北海道大学大学院農学研究科博士後期課程の篠木亜季さん，UPLC-MSの分析方法を確立してくださった同大学院農学研究科博士後期課程の萩尾真人さんに心よりお礼申し上げます。

引用文献

1) Sakakibara H, Honda Y, Nakagawa S, Ashida H, Kanazawa K. Simultaneous determination of all polyphenols in vegetables, fruits, and teas. J. Agric. Food Chem. 2003；3：571-581.
2) Vinson J A, Su X, Zubik L, Bose P. Phenol antioxidant quantity and quality in foods：fruits. J. Agric. Food Chem. 2001；49：5315-5321.
3) Arts I C, Hollman P C. Polyphenols and disease risk in epidemiologic studies. Am. J. Clin. Nutr. 2005；81：317S-325S.

4) Manach C, Scalbert A, Morand C, Remesy C, Jimenez L. Polyphenol : food sources and bioavailability. Am. J. Clin. Nutr. 2004 ; 79 : 727-747.
5) Huang C L, Sumpio B E. Olive oil, the mediterranean diet, and cardiovascular health. J. Am. Coll. Surg. 2008 ; 207 : 407-410.
6) Diebolt M, Bucher B, Andriantsitohaina R. Wine polyphenols decrease blood pressure, improve NO vasodilatation, and induce gene expression. Hypertension. 2001 ; 38 : 159-165.
7) Tadao K. Chemical reactivities of oxygen molecules. Life Sci. Nutr. Health. 1999 ; 4 : 4-10.
8) Koo S I, Noh S K. Green tea as onhibitor of the intestinal absorption of lipids : potential mechanism for its lipid-lowering effect. J. Nutr. Biocchem. 2007 ; 18 : 179-183.
9) William H, Habing M, Pabst J, William B, Lakob Y. Glutathion S-transferases. J.Bio.Chem. 1969 ; 244 : 6049-6055.
10) Okuda T, Mori K, Hatano T. Relationship of the structures of tannins to the binding activities with hemoglobin and methylene blue. Chem. Phaem. Bul. 1985 ; 33 : 1424-1433.
11) Walle T. Methylation of dietary flavones greatly improves their hepatic metabolic stability and intestinal absorption. Mol. Pharm. 2007 ; 6 : 826-832.
12) Matsumoto M, Chiji H, Hara H. Intestinal absorption and metabolism of a soluble flavonoid, αG-rutin, in portal cannulated rats. Free Radical Research. 2005 ; 39 : 1139-1146.
13) Hagio M, Matsumoto M, Fukushima M, Hara H, Ishizuka S. Improved analysis of bile acids in tissues and intestinal contents of rats using LC/ESI-MS. J. Lipid Res. 2009 ; 50 : 173-180.
14) Wolffram S, Block M, Ader P. Quercetin-3-glucoside is transported by the glucose carrier SGLT1 across the brush border membrane of rat small intestine. J. Nutr. 2002 ; 132 : 630-635.
15) Ioku K, Pongpiriyadacha Y, Konishi Y, Takei Y, Nakatani N, Terao J. β-Glucosidase activity in the rat small intestine toward quercetin monoglucosides. Biosci. Biotechnol. Biochem. 1998 ; 62 : 1428-1431.
16) Day A J, DuPont M S, Ridley S, Rhodes M, Rhodes M J, Morgan M R, Williamson G. Deglycosylation of flavonoid and isoflavonoid glycosides by human small intestine and liver β-glucosidase activity. FEBS Lett. 1998 ; 436 : 71-75.
17) Sesink A L, Arts I C, Faassen-Peters M, Hollman P C. Intestinal uptake of quercetin-3-glucoside in rats involves hydrolysis by lactase phlorizin hydrolase. J. Nutr. 2003 ; 133 : 773-776.
18) Day A J, Cañada F J, Díaz J C, Kroon P A, Mclauchlan R, Faulds C B, Plumb G W, Morgan M R, Williamson G. Dietary flavonoid and isoflavone glycosides are hydrolysed by the lactase phlorizin hydrolase. FEBS Lett. 2000 ; 468 : 166-170.
19) Tsuda T, Horio F, Osawa T. Absorption and metabolism of cyanidin 3-O-β-D-glucoside in rats. FEBS Lett. 1999 ; 449 : 179-182.
20) Matsumoto M, Matsukawa N, Chiji H, Hara H. A soluble flavonoid-glycoside, αG-rutin, is absorbed as glycosides in the isolated gastric and intestinal mucosa. Biosci. Biotechnol. Biochem. 2004 ; 68 : 1929-1934.
21) Matsumoto M, Matsukawa N, Chiji H, Hara H. Difructose anhydride III promotes absorption of the soluble flavonoid αG-rutin in rats. J. Agric. Food Chem. 2007 ; 55 : 4202-4208.
22) Morand C, Manach C, Crespy V, Remesy C. Quercetin 3-O-β-glucoside is better absorbed than other quercetin forms and is not present in plasma. Free Radic. Biol. Med. 2000 ; 33 :

667-676.

23) Manach C, Morand C, Demigne C, Texier O, Regerat F, Rémésy C. Bioavailability of rutin and quercetin in rats. FEBS Lett. 1997 ; 409 : 12-16.

24) Manach C, Texier O, Regerat F, Agullo G, Demigne C, Remesy C. Dietary quercetin is recovered in rat plasma as conjugated derivatives of isorhamnetin and quercetin. J. Nutr. Biochem. 1995 ; 7 : 375-380.

25) Arts I C, Sesink A L, Faassen-Peters M, Hollman P C. The type of sugar moiety is a major determinant of the small intestinal uptake and subsequent biliary excretion of dietary quercetin glycosides. Br. J. Nutr. 2004 ; 91 : 841-847.

26) Matsukawa N, Matsumoto M, Hara H. High biliary excretion levels of quercetin metabolites after administration of a quercetin glycoside in conscious bile duct cannulated rats. Biosci. Biotechnol. Biochem. 2009 ; 73 : 1863-1865.

27) Matsukawa N, Matsumoto M, Hara H. Feedings of nondigestible saccharides promote bioavailability of quercetin glucosides with suppression of degrading luminal quercetin aglycone in rats. 日本食物繊維学会誌. 2009 ; 13 : 97-106.

28) Matsukawa N, Matsumoto M, Shinoki A, Hagio M, Inoue R, Hara H. Nondigestible saccharides suppress the bacterial degradation of quercetin aglycone in the large intestine and enhance the bioavailability of quercetin glucoside in rats. J. Agric. Food Chem. 2009 ; 28 : 9462-9468.

29) Mineo H, Hara H, Shigematsu N, Okuhara Y, Tomita F. Melibiose, difructose anhydride III and difructose anhydoride IV enhance net calcium absorption in rat small and large intestinal epithelium by increasing the passage of tight junctions in vitro. J. Nutr. 2002 ; 132 : 3394-3399.

30) Minamida K, Sujaya I N, Tamura A, Shigematsu N, Sone T, Yokota A, Asano K, Benno Y, Tomota F. The effect of di-fructofuranose-1,2' : 2,3'-dianhydride (DFAIII) administration on human intestinal microbiota. J. Biosci. Bioeng. 2004 ; 98 : 244-250.

31) Minamida K, Shiga K, Sujaya I N, Sone T, Yokota A, Hara H, Asano K, Tomita F. Effect of difructose anhydride III (DFAIII) administration on rat intestinal microbiota. J. Biosci. Bioeng. 2005 ; 99 : 230-236.

32) Uehara M, Ohta A, Sakai K, Suzuki K, Watanabe S, Adlercreutz H. Dietary fructooligosaccharides modify intestinal bioavailability of a single dose of genistein and daidzein and affect their urinary excretion and kinetics in blood of rats. J. Nutr. 2001 ; 131 : 787-795.

33) Atkinson C, Berman S, Humbert O, Lampe J W. In vitro incubation of human feces with daizein and antibiotics suggests interindividual differences in bacteria responsible for equol prodaction. J. Nutr. 2004 ; 134 : 569-599.

34) Tamura A, Nishimukai M, Shigematsu N, Hara H. Supplementation of difructose anhydride III enhanced elevation of plasma equol concentrations and lowered plasma total cholesterol in isoflavone-fed rats. Br. J. Nutr. 2006 ; 96 : 442-449.

35) Matsukawa N, Matsumoto M, Chiji H, Hara H. Oligosaccharide promotes bioavailability of a water-Soluble flavonoid glycoside, αG-rutin, in rats. J. Agric. Food Chem. 2009 ; 4 : 1498-1505.

36) Schneider H, Simmering R, Hartmann L, Pforte H, Blaut M. Degradation of quercetin-3-glucoside in gnotobiotic rats associated with human intestinal bacteria. J. Appl. Microbiol. 2000 ; 89 : 1027-1037.

37) Hein E M, Rose K, van't Slot G, Friedrich A W, Humpf H U. Deconjugation and degradation of flavonol glycosides by pig cecal microbiota characterized by Fluorescence in situ hybridization (FISH). J. Agric. Food Chem. 2008 ; 56 : 2281-2290.

38) Keppler K, Hein E M, Humpf H U. Metabolism of quercetin and rutin by the pig caecal microflora prepared by freeze preservation. Mol. Nutr. Food Res. 2006 ; 50 : 686-695.

39) Steer T E, Johnson I T, Gee J M, Gibson G R. Metabolism of the soyabean isoflavone glycoside genistin in vitro by human gut bacteria and the effect of prebiotics. Br. J. Nutr. 2003 ; 9 : 635-642.

40) Gee J M, Hara H, Johnson I T. Suppression of intestinal crypt cell proliferation and aberrant crypt foci by dietary quercetin in rats. Nutr. Cancer. 2002 ; 43 : 193-201.

41) Suzuki T, Hara H. Quercetin enhances intestinal barrier function through the assembly of zonula [corrected] occludens-2, occludin, and claudin-1 and the expression of claudin-4 in Caco-2 cells. J. Nutr. 2009 ; 139 : 965-974.

索　引

<和文>

あ

I 細胞	44
IgA	207, 225
IgG	207
悪性腫瘍	257, 270
アグリコン	316
足場タンパク質	74
アセチルコリン	73
アゾキシメタン（AOM）	259
アデノシン三リン酸（ATP）	40
アトピー性皮膚炎	210
アポトーシス	59, 61, 195, 199, 259, 276
アミノ酸バランス	303
アミラーゼ	186
α-ディフェンシン	206
アルブミン	186
アレルギー反応	71
アレルゲン	215
アテローム型動脈硬化症	192
アントシアニン	311
アンモニア	31

い

胃結腸反射	126
胃酸	151, 185
EC 細胞	43
イソ吉草酸	12, 24
イソフラボン	270, 315
イソマルターゼ	145
イソ酪酸	12
一過性受容器電位チャネル（TRP）	49
一酸化窒素合成酵素（NOS）	45
胃の膨張	133
嫌気性グラム陰性菌	185
陰窩	42, 58, 145, 156, 215
飲細胞運動（pinocytosis）	134
インスリン	45, 48, 90, 148
インスリン様成長因子（IGF）	237
インターフェロン	239
インターロイキン-6（IL-6）	237, 242

う

運動負荷	87, 91

え

AIDS 発症	199
衛生仮説	210
易消化性のタンパク質	130
易熱性エンテロトキシン（LT）	73
SPF	156
HMG-CoA リダクターゼ	293
Na^+/H^+交換輸送体	74
n-吉草酸	12
n-酪酸	12, 61, 62
エネルギー代謝	37
Fas 抗原	195
M 細胞	45, 225, 232, 249
遠位結腸	126
NaCl 共役吸収機構	72
嚥下	186
炎症性サイトカイン	169, 192, 252
炎症性腸疾患（IBD）	249
炎症性物質	72
エンドサイトーシス	175, 226, 228
エンドトキシン（LPS）	169

か

回腸ブレーキ	39
外部標準法	17
界面活性剤	275
潰瘍性大腸炎	57, 195
解離型短鎖脂肪酸（$SCFA^-$）	35
化学センサー細胞	40
ガスクロマトグラフィー（GCL）法	11
カゼイン	303
家族性大腸腺腫症	237
活性酸素（ROS）	176
カテキン	311
過敏性腸症候群	128
花粉症	210
ガム類	115
ガラクトオリゴ糖	267
ガラクトース	145
カリウム分泌機構	69
カルシウム	79, 81
カルボキシメチルセルロース	115
カルマンの渦	119
カロテノイド類	311
がん	215, 237, 257

肝機能改善 270
幹細胞 41
慣性力 118, 125
肝臓 275
肝ミクロソーム 267
甘味料 147

き

機械的刺激 42, 72
ギ酸 12
起電性 Cl 分泌 68, 71
機能性食品 128
揮発性脂肪酸 33
ギメチルサルファイド（CH₃）₂S 191
嗅細胞 41, 46
胸腺 200
共輸送体（NKCCl） 71
共輸送担体（SGLTs） 146
局所神経反射 72
虚血性心疾患 79, 270
魚類の消化管 131
近位結腸 125
菌体成分 48, 164
筋肉代謝 87

く

グラム陰性嫌気性菌 190
グラム陽性菌 149
グリシン 275
グルカゴン様ペプチド 45
グルコース 145
グルコース依存性インスリン分泌刺激
　ポリペプチド 45
グルコース輸送担体 312
クルコマンナン 115
グルコン酸ナトリウム（GNA） 259
グルタミン酸 24
クローン病モデル動物 239

け

経口補液 71
経口免疫寛容 210
形質転換増殖因子（TGF） 238
経上皮輸送速度 117
経腸栄養剤 122
結腸静脈 58
ケトン 145
ケノデオキシコール酸（CDCA） 289
ケモカイン 49, 230
下痢 67, 71, 73

ケルセチン 314
ケルセチンルチノース配糖体 312
懸濁流体 113

こ

抗アポトーシス作用 237
高インスリン血症 237
抗がん作用 239
交感神経 132
好気性菌 150
抗菌ペプチド 206
抗原刺激時期 210
硬骨魚類 134
口臭 191
好中球 173
誤嚥性肺炎 186
固形飼料の摂取 208
固形粒子 113
骨粗鬆症 79
骨代謝 87, 270
コハク酸 11, 57, 59, 155, 304
コール酸（CA） 289
コレシストキニン（CCK） 44
コレステロール 267, 275, 284, 292, 295, 299, 315

さ

細菌種特異性 207
細菌性心内膜炎 185
サイトカイン 49
細胞外液 67
細胞間経路 312
細胞間結合部（タイトジャンクション） 34
細胞死 195
細胞傷害性 T 細胞 238
細胞増殖増進作用 237
細胞内液 67
細胞の不死化 242
酢酸 12, 39
刷子（タフト）細胞 45
散発性大腸がん 237

し

C/N インバランス 307
Cl⁻/HCO₃⁻ 交換輸送活性 75
紫外部吸収測定法 17
G 細胞 44
止瀉剤 73
歯周病 185, 198, 200
歯石 190

自然免疫	48, 164, 176	すい臓内分泌細胞	30
C タイプレクチン	175	水様性下痢	147
G タンパク共役型受容体（GPCR）	46	水溶性成分	113
CDT	193	スクラーゼ	145
GP2	227, 230	ずり速度	116
脂肪合成	148		
収縮運動	125	**せ**	
宿主特異性	163	制限酵素	252
宿主粘膜免疫系	245	整腸作用	127, 148
宿主由来分泌物	164	成長ホルモン	178
樹状細胞	90, 176, 226, 238, 244	赤痢菌	176
腫瘍壊死因子（TNF-α）	195, 237	セグメント細菌（SFB）	159, 163
循環器疾患	185	セクレチン	41
消化管運動	71, 125	接着因子	163
消化管関連リンパ組織（GALT）	209, 225	セロトニン	73
消化管電解質液代謝	67	線維芽細胞	196, 198, 243
消化管内容物	99, 100, 113	前がん病変	259
消化管の重量変化	139	全身性易炎症状態	241
消化吸収面積	135, 136	全身転移	185
消化酵素	145, 314	蠕動運動	39, 118
消化率	303		
常在菌	163, 185	**そ**	
脂溶性ビタミン	275	早期低体重児出産	192
小腸絨毛	69	増殖上皮細胞	215
小腸剥離細胞	303	草食動物	125
上皮幹細胞	206		
上皮細胞	215, 276	**た**	
上皮細胞のエネルギー源	57	大腸がん	59, 87, 91, 237, 298, 307
食後血糖上昇緩和	122	大腸上皮細胞	57, 148
食餌性高脂血症モデルハムスター	270	大腸内発酵基質	303
食事摂取基準	79	大腸内容物滞留時間	91, 99
食生活の欧米化	87	大腸の運動量	128
植物食性魚類	134	大腸発がん	276, 284
食物アレルギー	177, 210	大腸発酵	33, 37, 80, 87
食物繊維	39, 114, 293, 304	大腸平滑筋細胞	30
食物の通過時間	136	大腸ポリープ	87
食間伝播性運動群（IMC）	39	タイトジャククション（TJ）	225
ショ糖	303	耐熱性エンテロトキシン（STa）	73
自律神経	59, 72	タウリン	275, 296, 297
神経増殖因子（NGF）	195	タウロコール酸輸送	281
心疾患のリスク	311	多形核白血病	194
心臓血管障害	192	多剤耐性	279
身体活動量の低下	87	脱水	67
浸透圧	67, 147	脱抱合	298
腎尿細管上皮細胞	146	脱落上皮細胞	114
		多膨起性推進運動	125
す		単一膨起性推進運動	125
すい液	151	単球走化性因子（MCP-1）	237
水産養殖	140	短鎖脂肪酸（SCFAs）	23, 27, 30, 39, 42,
推進性運動	125		57, 69, 138, 147, 185, 195, 297, 303

胆汁	151
胆汁酸	33, 267, 271, 277, 284, 289, 291, 295, 297
単糖	145
タンパク質源	303
タンパク質分解酵素	135, 187

ち

窒素源	303, 307
中性脂肪	87
中性ステロールパターン	304
腸肝循環	267, 276, 314
腸管内抗原の粘膜内への浸潤	244
腸管膜	132
腸管膜リンパ節（MLN）	172
腸管免疫関連リンパ組織（GALT）	205
腸クロム親和細胞	42
腸絨毛基底部	169
腸内ガス	147
腸内細菌	157, 205, 244
腸内フローラ構成	155
腸内分泌細胞	72

つ

通性嫌気性菌	150
通性嫌気性のレンサ球菌	187

て

低アディポネクチン血症	238
TACE 誘導活性	244
T 細胞	200
低酸素誘導因子	243
ディフェンシン	169, 185
デオキシコール酸（DCA）	267, 289
鉄	79, 83
転移（metastasis）	262
電解質液	67, 70
デンタルプラーク	185
デンプン	303

と

糖アルコール	147
透過性上昇	176
糖鎖分解	315, 316
糖質代謝	87
糖尿病	192
糖の供給過剰	307
毒素原性大腸菌	73
トランスサイトーシス	226, 232
トランスポーター	276, 291

トリプシン	135
トレハラーゼ	145
貪食細胞	169

な

内因性発熱物質	169
内臓脂肪	237
内毒素	187
ナチュラルキラー（NK）細胞	238
ナトリウム	79
ナトリウム依存性グルコース輸送体（SGLT）	49
Na$^+$/K$^+$交換輸送	70
難揮発性化合物	311
軟骨魚類	134, 136
難消化性オリゴ糖	27, 30, 57, 155
難消化性糖質	11, 27, 30, 57, 79, 216, 307

に

肉腫	257
肉食動物	125
二次胆汁酸	91, 165, 269
二糖類	145
乳がん発症のリスク低減	270
乳酸	11, 27, 57, 59, 155
乳糖	79, 147
ニューロテンシン（NT）	45
尿素	303
尿中ナトリウム排泄量	237

ね

粘液産生細胞	57, 139
粘性流体	30
粘度	114, 116, 119, 122
粘膜関連リンパ組織	225
粘膜固有層	156, 208, 215, 244
粘膜透過機構	312
粘膜免疫系	205

の

囊状部	139
濃度勾配	69
脳膿瘍	192
ノトバイオート（GB）	157

は

パイエル板	159, 221, 225, 230
バイオフィルム	185, 186
肺魚類	136
ハイドロキシプロピルメチルセルロース	115
排便頻度	127

バクテリア態タンパク質 100
バクテリアルトランスロケーション（BT） 169, 175
発がんプロモーター 269
発酵基質 138
発酵性糖質 121
パネート細胞 206
半精製カゼイン飼料 303
排便反射 39

ひ

非解離型拡散輸送 34
微絨毛 70, 146, 226
非推進性分節運動 125
ヒスタミン 72
ヒストン脱アセチル化 59, 239
ヒストンデアセチラーゼ阻害 307
微生物消化 137
ビタミン類 311
非ニュートン流体 113
非抱合型（遊離型）胆汁酸 289
肥満 90
病原性大腸菌 176
病原性プラーク 190
PYY 45
貧血 79, 83

ふ

フィステル 105
副交感神経 132
浮腫 83
フラクトオリゴ糖（FOS） 79, 81, 101, 305, 315
フラボノイド 311
フルクトース 145
プレバイオティクス 79, 127, 140, 267, 271
プロスタグランジン 49, 72
プロバイオティクス 127, 140, 163, 176, 267, 271
プロピオン酸 12, 24, 39, 90, 297
フローラ 156, 165
分節運動 118, 120, 125
ふん便菌叢 150

へ

ペクチン 115
$β$-ガラクトシダーゼ 267
ペプチド結合 267
偏性嫌気性菌 150
偏性嫌気性グラム陰性菌 187

ほ

抱合型胆汁酸 289
飽和脂肪酸モノカルボン酸 33
母乳摂取の減少 208
ポリメック IgA 受容体 231

ま

マウス CAC モデル 241
膜消化 145, 312
マグネシウム 79, 83
マクロファージ 173, 176, 238, 243
マルターゼ 145
マルトース 145
慢性炎症粘膜 242
慢性歯周炎 190

み

味細胞 40, 46
未消化残渣の発酵 125
水との親和性 115
ミセル化 33
ミトコンドリア 267
ミネラル 79, 81

む

無害抗原 205
無菌（GF） 156
無菌マウス 164
ムチン 34, 195

め

メタボリックシンドローム 90, 238
メチオニン供給源 305
メチルメルカプタン（CH$_3$SH） 191
免疫寛容 205
免疫系細胞 215
免疫調節活性 164
免疫抑制物質 185

も

盲腸 80, 88, 251, 305, 315
モチリン 45
モノカルボン酸トランスポーター 37
門脈 58, 267, 291

ゆ

有機アニオン 280
有機酸 11, 27, 39
遊離脂肪酸受容体 47
輸送担体（GLUTs） 146

よ

Toll 様受容体（TLR）·················· 48, 164

ら

酪酸 ············ 33, 39, 47, 185, 196, 199, 304
酪酸誘導アポトーシス ························· 194
ラクターゼ ·· 145
ラクトース ·· 147
ラクトフェリン ····································· 186
らせん腸 ··· 136

り

リゾチーム ·· 186
リトコール酸（LCA）······················ 267, 289
硫化水素（H$_2$S）····························· 29, 191
硫酸抱合胆汁酸 ···································· 280
流体力学的 ·· 113
リン酸化 ··· 306
リン脂質 ··· 308

れ

レイノルズ数 ··· 118
レンサ球菌 ·· 185

ろ

濾胞 ·· 225, 230

＜英文＞

A

ABCC3 ·· 277
acetate ·· 39
activation-induced cytidine deaminase（AID）
·· 230
AIDS ·· 199
AOM ·· 259
ATP ·· 306

B

Bacteroides ······························ 149, 207, 252
Bacteroium ·· 187
benign tumor ··· 257
Bifidobacterium ······························ 158, 244
Blautia producta ··································· 244
Bifidobacterium breve ··························· 270
borderline tumor ··································· 257
buyrate ··· 39

C

cancer ··· 257

cholecystokinin（CCK）·························· 44
cholesterol 7α-hydroxylase ···················· 267
Clostridium ······························ 149, 252, 316
Colitis-associated-cancer（CAC）·········· 241
CYA7A1 ··· 292
cyanidin-3-O-β-D-glucoside ················· 312
Cytolethal distending toxin（CDT）······· 193

D

damage associated molecular patterns
　（DAMPs）··· 169
di-D-fructofuranosyl 1,2'：2,3'-anhydride
　（DFA Ⅲ）··· 315

E

endogenous pyrogens ···························· 169
Enterobacteria ······································· 252
Enterobacteriaceae ································ 174
Enterococcus ··························· 174, 252, 316
Escherichia coli ······························ 175, 316
Eubacterium ··· 244
exogenous pyrogens ······························ 169

F

Farnesoid X receptor（FXR）················ 291
follicle-associated epithelium（FAE）···· 225
FOS ······················· 80, 81, 101, 305, 315
Fusobacterium ····························· 185, 187, 191

G

Germ free（GF）··································· 156
GLP-2 ··· 178
glucagon-like peptide-1（GLP-1）········ 45, 178
glucose-dependent insulinotropic
　polypeptide（GIP）······························ 45
glucose transporters（GLUTs）············· 146
glycoprotein 2（GP2）··························· 227
GNA ··· 259
GP2 ·· 227, 230
G-protein coupled receptors（GPCR）···· 46
gut-associated lymphoid tissue（GALT）
·· 205, 209, 225

H

HAS ··· 303
Helicobacter pylori ······························· 176
HIV ·· 199
HPLC ··· 311

I

IBABP ··· 277
inflammatory bowel disease (IBD) ············· 249
interdigestive migrating contractions (IMC) ····· 39
interferon (IFN) ·· 175
lactase-phlorizin hydrolase (LPH) ············· 312

L

Lactobacillus ······················ 149, 174, 244, 252
Listeria monocytogenes ······················ 163, 175
LPH ·· 314

M

malignant tumor ·· 257
MALT ·· 225
MCT1 ·· 37
Megasphaera ·· 158
MLN ·· 172

N

neurotensin (NT) ·· 45
NHE3 ·· 74
nitric oxide syntase (NOS) ································ 45

O

Ornithine Decarboxylase-1 ······························ 87
OST ·· 277

P

pancreatic polypeptide (PP) ····························· 45
pathogen-associated moiecula patterns
    (PAMPs) ·· 164, 169
peristalsis ··· 39
polymeric IgA 受容体 (pIgR) ························ 231
Porphyromonas ································ 185, 187, 191
Prevotella ·· 185, 187, 191
propionate ·· 39
Pseudomonas aeruginasa ······························ 244
PYY ·· 45

Q

Quercetin-3-O-β-D-glucoside ······················ 312

R

regulatory T cells
    (CD4$^+$CD25$^+$Foxp3$^+$T cells : Treg cells) ·· 177
resistant starch ··· 147
RP ··· 305
Rutin ··· 312

S

Salmonella ·· 176
sarcoma ·· 257
scaffolding protein ··· 74
Secretory Component (SC) ···························· 207
Segmented Filamentous Bacteria (SFB) ····· 163
Selenomonas ·· 158
SGLT ··· 49
Shigella sonnei ··· 175
short-chain fatty acids (SCFAs) ······ 23, 27, 39,
    42, 57, 69, 147, 185, 195, 297, 303
sodium-dependent glucose transporter 1
    (SGLT1) ·· 312
sodium-glucose cotransporters (SGLTs) ···· 146
Solid particle ··· 113
SPI ·· 305
Staphylococcus ······································ 174, 244
Streptococcus ························· 149, 174, 189
Suspension fluid ·· 113

T

Tamm-Horsfall glycoprotein (THP) ············· 229
taste cells ·· 40, 46
THP ·· 229
tight junction (TJ) ·· 225
TLR ··· 164
Toll-like receptors (TLRs) ······················ 48, 175
Treponema ··· 187
T-RFLP ·· 252
TRP ·· 49

V

Veillonella ·· 158, 191

消化管の栄養・生理と腸内細菌

※本書は，Hindgut Club Japan 創立 15 周年記念誌として製作されたものを基に，アニマル・メディア社が発行するものです。

2011 年 1 月 20 日　　初版 1 刷発行
編　者　Hindgut club Japan
発行者　清水嘉照
株式会社 アニマル・メディア社
　〒113-0034　東京都文京区湯島 2-12-5　湯島ビルド 3 階
　TEL 03-3818-8501　FAX 03-3818-8502
　http://www.animalmedia.co.jp

©Animal Media Inc 2011　Printed in Japan
ISBN 978-4-901071-22-2

本書の無断複製・転載を禁じます。万一、乱丁・落丁などの不良品がありましたら、小社あてにお送り下さい。送料小社負担にてお取り替えいたします。